ANÁLISE DO COMPORTAMENTO APLICADA AO TRANSTORNO DO ESPECTRO AUTISTA

Catalogação na Fonte
Elaborado por: Josefina A. S. Guedes
Bibliotecária CRB 9/870

A612a
2024

Análise do comportamento aplicada ao transtorno do espectro autista / Ana Carolina Sella, Daniela Mendonça Ribeiro (orgs.). - 2. ed. - Curitiba: Appris, 2024.
435 p. ; 27 cm. - (PSI).

Inclui referências.
ISBN 978-65-250-5858-0

1. Autismo. 2. Transtorno do espectro autista. I. Sella, Ana Carolina. II. Ribeiro, Daniela M. III. Título. IV. Série.

CDD - 616.85882

Livro de acordo com a normalização técnica da ABNT

Editora e Livraria Appris Ltda.
Av. Manoel Ribas, 2265 – Mercês
Curitiba/PR – CEP: 80810-002
Tel. (41) 3156 - 4731
www.editoraappris.com.br

Printed in Brazil
Impresso no Brasil

Ana Carolina Sella
Daniela Mendonça Ribeiro
(orgs.)

ANÁLISE DO COMPORTAMENTO APLICADA AO TRANSTORNO DO ESPECTRO AUTISTA

Appris editora

FICHA TÉCNICA

EDITORIAL Augusto V. de A. Coelho
Sara C. de Andrade Coelho

COMITÊ EDITORIAL Andréa Barbosa Gouveia - UFPR
Edmeire C. Pereira - UFPR
Iraneide da Silva - UFC
Jacques de Lima Ferreira - UP
Marli Caetano

SUPERVISOR DA PRODUÇÃO Renata Cristina Lopes Miccelli

REVISÃO Cristiana Leal Januário
Stephanie Ferreira Lima

DIAGRAMAÇÃO Bruno Ferreira Nascimento

CAPA Jhonny Reis

Dedicamos este livro à expansão do conhecimento sobre a Análise do Comportamento Aplicada no Brasil e às pessoas com Transtorno do Espectro Autista, que merecem receber tratamentos efetivos.

AGRADECIMENTOS

Aos nossos entes queridos, pelo apoio e paciência nesta jornada.

Aos nossos amigos e colegas que aceitaram fazer parte deste projeto.

APRESENTAÇÃO

Durante os cinco anos que decorreram da publicação da primeira edição deste livro, vimos multiplicar o número de prestadores de serviços baseados na Análise do Comportamento Aplicada (ABA), do inglês *Applied Behavior Analysis*, no Brasil, com especial atenção para os serviços voltados a pessoas com Transtorno do Espectro Autista (TEA). Dado que, conforme descrito na primeira edição, há uma expansão na oferta de atendimentos clínicos por profissionais de diferentes áreas, mas sem, necessariamente, esta vir acompanhada pela formação teórico-metodológica necessária para que as intervenções contemplem as características da ABA, as preocupações com a qualidade do serviço são cada vez maiores.

Com essa preocupação, vimos o lançamento, em 2023, da primeira certificação nacional específica para esses serviços: a Certificação ABA Brasileira (CABA-BR). Essa certificação busca estabelecer padrões mínimos de formação para os profissionais prestadores de serviços baseados na ABA.

Testemunhamos o aparecimento de diversos materiais em português, mas ainda sentimos falta de algumas discussões em especial sobre questões éticas, em linguagem mais acessível para pessoas iniciando na área. Um exemplo de discussão ética que precisaria ser trazida à tona é o fato que, apesar de continuar conhecido o fato de que os serviços baseados na ABA são extremamente efetivos para remediar os déficits e trabalhar os excessos associados ao TEA, existem discussões acerca da aversividade e invasividade de diversos procedimentos e acerca do capacitismo embutido no modelo de prestação de serviços que precisam ser feitas de maneira formal. Na atualidade, comumente encontramos essa discussão nas mídias sociais, em especial em posições polarizadas: por um lado, a defesa de uma prática baseada no modelo médica, de certa forma autoritária, que não compartilha decisões; de outro lado, uma prática totalmente permissiva, em que nem o risco ao cliente e àqueles ao seu redor é levado em consideração em termos de estabelecimento de limites.

Por essas razões, decidimos, mais uma vez, arriscar-nos no desafio de disponibilizar, em língua portuguesa, material didático sobre a ABA e o TEA, de forma atualizada. Para isso, buscamos temas que julgamos necessários para a compreensão da ABA para o tratamento de pessoas com TEA hoje. Dessa maneira, buscamos manter o conteúdo atual e necessário para que estudantes que estejam iniciando seus estudos compreendam a ABA neste momento. Os temas incluem conceitos filosóficos da ABA, as práticas baseadas em evidência para o TEA, o modelo de tratamento baseado na ABA e questões éticas recentes. Além disso, são apresentadas intervenções específicas para o tratamento de déficits e de excessos comportamentais que costumam ser observados em pessoas com TEA, tais como comportamentos interferentes, distúrbios de alimentação e orais-motores e de linguagem e comunicação.

Aos autores que, de fato, construíram o conteúdo do livro, expressamos nossa gratidão: Francisco Baptista Assumpção Jr., Evelyn Kuczynski, Raquel do Nascimento Amaral, Regina Basso Zanon, André A. B. Varella, Cássia Leal Da Hora, Alexandre Dittrich, Bruno Angelo Strapasson, Lidia Maria Marson Postalli, Ana Dueñas, M. Y. Savana Bak, Joshua Plavnick, Andresa A. DeSouza, Danielle LaFrance, Daniela Canovas, Christiana Gonçalves Meira de Almeida, Maria Carolina Correa Martone, Ariene Coelho Souza, Thomas S. Higbee, Azure J. Pellegrino, Rafael Augusto Silva, Allyne Marcon-Dawson, Keith E. Williams, Natany Ferreira, Romariz da Silva Barros, Adriano Alves Barboza, Álvaro Júnior Melo e Silva, Caio F. Miguel, Brian D. Greer, Daniel R. Mitteer, Wayne W. Fisher e Catherine B.

Kishel. Agradecemos, também, à professora Ana Verdu, que escreveu o prefácio desta obra. Foi uma honra contar com o apoio desta equipe de pesquisadores e clínicos extremamente competentes e importantes para a área!

Procuramos apresentar os capítulos em uma sequência lógica e integrada, atualizando conteúdos que melhorem a compreensão acerca da ABA para o tratamento de pessoas com TEA. Esperamos que gostem da leitura e aprendam mais um pouco sobre a ABA e suas contribuições para o tratamento de pessoas com TEA.

Ana Carolina Sella

Daniela Mendonça Ribeiro

PREFÁCIO À SEGUNDA EDIÇÃO

A 1ª. edição deste livro, em 2018, já havia me proporcionado muito entusiasmo, pois sintetizava, em um único material, muitos dos temas que eu vinha adicionando transversalmente em uma disciplina na graduação em Psicologia: Análise do Comportamento Aplicada: Necessidades Especiais. Este livro foi uma grande contribuição para a Análise do Comportamento Aplicada à Educação Especial de maneira geral e ao Transtorno do Espectro Autista (TEA), de maneira específica, pela possibilidade de contribuir com a formação do profissional que atua no atendimento dessa população. O conteúdo do livro atinge esse objetivo de maneira competente e elegante! A organização desta 2ª. edição do livro *Análise do comportamento aplicada ao Transtorno do Espectro Autista*, realizada novamente pelas pesquisadoras Daniela Mendonça Ribeiro e Ana Carolina Sella confirma o potencial deste material em atender a necessidade de formação em Análise do Comportamento Aplicada no Brasil.

A Dani Ribeiro e a Carol Sella continuam nos presenteando com esta nova edição com uma orientação sólida e compreensiva para a elaboração de programas de intervenção para pessoas com Transtornos do Espectro Autista (TEA) baseada em Análise do Comportamento Aplicada (ABA), do inglês *Applied Behavior Analysis*. Assim como na edição de 2018, o time de analistas do comportamento reunido, com *expertise* em pesquisa e em clínica, foi convidado a rever sua produção ora apresentada à comunidade brasileira. O conteúdo, além de atual e relevante por sintetizar aspectos filosófico-conceituais, metodológicos, éticos e aplicados da ABA aplicada ao TEA, já colocava esta obra ao lado dos principais manuais e programas de intervenção em ABA (Barbera & Rasmussen, 2007; Greer & Ross, 2008; Maurice, Green, & Luce, 1996; Cooper, Heron & Heward, 2007; Fisher, Piazza, & Roane, 2011) além de estar atento à lista de tarefas de certificação internacional em análise do comportamento (i.e., BACB, do inglês *Behavior Analysis Certification Broad*). E, tudo isso, em Língua Portuguesa!

Além dos aspectos mencionados, a produção de 2018 acrescentou informações médicas e de desenvolvimento relevantes na avaliação de pessoas com TEA e um conjunto de materiais e links de acesso de informações e formulários de avaliação e intervenção. Essas características fizeram com que a 1ª. edição fosse muito bem recebida pela comunidade brasileira que tem atuado em diferentes frentes na formação de profissionais para atuar no enfrentamento da demanda crescente de diagnósticos em TEA. Conforme o Centro de Controle e Prevenção de Doenças (CDC), do inglês *Center for Disease Control*, uma a cada 36 crianças pode receber diagnóstico de TEA. No Brasil, a oferta da então denominada terapia ABA, ou melhor dizendo, baseada em ABA, faz parte das políticas públicas do Sistema Único de Saúde (SUS) — Portaria 324, de 31 de março de 2016, atualizada pela Portaria Conjunta n.° 7, de 12 de abril de 2022 — e da oferta de serviços por planos de saúde do setor privado. Nesse cenário, faz-se premente o investimento na formação de profissionais que ampliem a rede de atendimentos e atendimentos de qualidade. Dessa feita, o conjunto de capítulos desta obra tem sido adotado em cursos de formação inicial como a graduação em Psicologia, em disciplinas específicas de Análise do Comportamento e em formação complementar e continuada como nas inúmeras especializações em ABA que se disseminaram pelo Brasil. Além do acesso a materiais na língua materna, o material disponibilizado por este livro é completo e tem uma preocupação com o aporte e robustez do referencial teórico que o sustenta determine a estratégia de intervenção e a relação estabelecida com o cliente, para além da monetização que o campo tem sofrido.

A estrutura do livro é mantida na 2ª. edição e traz uma revisão dos capítulos existentes na primeira, mantendo a maioria, adicionando outros, e complementando a abrangência de tópicos da obra. Os capítulos iniciais agrupados na seção introdutória trazem noções gerais de autismo e critérios diagnósticos (Capítulo 1), aspectos de desenvolvimento (Capítulo 2), noções gerais de Análise do Comportamento Aplicada (Capítulo 3), questões éticas da ABA (Capítulo 4), suas bases filosóficas (Capítulo 5), conceitos básicos (Capítulo 6) e critérios de evidência científica (Capítulo 7).

A esta seção introdutória foram acrescentadas informações importantes acerca dos critérios diagnósticos e as recentes revisões do CID 11 (2023) e DSM-5 TR (2021); uma preocupação mais evidente sobre como a ABA pode contribuir para sustentar boas práticas baseadas em resultados de pesquisa, incluindo diretrizes para avaliar a qualidade dos serviços prestados em ABA e um capítulo inédito sobre questões éticas mais recentes na atuação baseada em ABA aplicada ao TEA. O Capítulo 4 adicionado à 2ª. edição dá destaque, acertadamente, à discussão sobre a conduta ética que, embora seja transversal desde o primeiro contato com o cliente, envolve dimensões relevantes da atuação como: o escopo da formação, experiência e prática em ABA; discussão sobre boas práticas como, necessariamente, englobando valores dos clientes na tomada de decisão sobre a melhor intervenção disponível; a implementação de práticas compassivas; qualidade de vida como objetivo terapêutico; validade social ou a aprovação do consumidor; humildade e flexibilidade na interação com outras disciplinas na explicação mais abrangente do comportamento. O capítulo também discute polêmicas como: assentimento, procedimentos restritivos e punitivos, capacitismo. Dos temas polêmicos, as diferentes nomenclaturas para definir serviços baseados em ABA está entre eles e as delicadezas e riscos enfrentados ao se utilizar o acrônimo "ABA" juntamente com outros rótulos (i.e., ABA isso ou ABA aquilo) podendo restringir a ABA a uma visão tecnicista.

A segunda seção do livro dedica-se aos aspectos que devem ser considerados na avaliação de necessidades de aprendizagem e no planejamento de habilidades a desenvolver, considerando a maneira com que avaliação e intervenção estão relacionados e podem ser organizados em delineamentos. Dentre os tópicos abordados estão a necessidade de se conhecer as preferências do aprendiz antes de se planejar a intervenção (Capítulo 8), apresenta as diferentes formas de se fazer avaliação comportamental a partir de entrevistas, escalas, observações ou análises funcionais (Capítulo 9), a necessidade de se ter objetivos claros e relevantes para a vida (i.e., cusps) ao planejar intervenções (Capítulo 10) e a importância de se quantificar o comportamento e escolher a melhor medida, sejam indiretas ou diretas, para monitorá-lo (Capítulo 11).

A segunda seção traz atualizações nas instruções e protocolos de métodos de avaliações de preferência e atualização do uso do termo contagem ou frequência e taxa de respostas por período de tempo. O Capítulo 9 teve uma importante atualização sobre métodos de avaliação comportamental colocando como pano de fundo a crescente necessidade de definição de protocolos de avaliação, sem perder de vista as habilidades analíticas e a flexibilidade nas tomadas de decisão.

A terceira seção foi dedicada, genericamente, a procedimentos e aborda duas formas de se estruturar o ensino, seja por tentativas discretas (Capítulo 12) ou via ensino incidental (Capítulo 13). A seção traz uma relação mais refinada, com ilustrações adicionais, sobre a relação do procedimento de tentativas discretas com a contingência de três termos, além da avaliação da efetividade de prompts e uso de dicas.

Os capítulos finais na quarta seção trouxeram acréscimos e apresentam intervenções específicas para comportamentos considerados severos a partir da condução de análises funcionais (Capítulo 14);

a contribuição de mais um coautor na produção sobre distúrbios pediátricos da alimentação como a seletividade alimentar (Capítulo 15); essa seção também incluiu um capítulo sobre a avaliação de habilidades orofaciais envolvidas nos distúrbios alimentares (Capítulo 16), a partir de uma interação profícua entre a Análise do Comportamento e Fonoaudiologia; também resumiu a história de pesquisa sobre intervenção implementada por cuidadores a partir do treino de habilidades (Capítulo 17), sobre o ensino de linguagem (Capítulo 18) e de comunicação (Capítulo 19) em crianças com TEA.

A última seção também acrescenta um tópico sobre ética no uso de procedimentos em análise do comportamento e a necessidade de uso de procedimentos de restrição e gerenciamento de crises visando o bem-estar do cliente e de seu ambiente social; uma atualização e comparação da seletividade alimentar na criança com e sem TEA, com sugestões de seleção de objetivos de alimentação considerando domínios como saúde e nutrição, disfunções oral-motoras e social ou comportamentais. Também adiciona componentes de pacotes de treinamento como a videomodelação, automonitoramento via *checklist* e *feedback* via *teleheath* com resultados positivos no ensino de habilidades comportamentais a cuidadores.

Além das modificações e inclusões aqui destacadas, somado a toda essa complexidade de conteúdo organizado de forma concatenada para o leitor, os capítulos que se mantiveram trazem atualizações bibliográficas transversais, indicações de sites interessantes para consulta ou atualização sobre o tópico abordado no capítulo e acesso a materiais para registro.

A segunda edição deste material reafirma a importância da ABA no estudo das variáveis que afetam o comportamento de indivíduos com diagnóstico de TEA, na elaboração de programas de intervenção, o seu compromisso com práticas sustentadas por dados de pesquisa e evidência científica, além de incorporar responsabilidade ética em sua prática. Uma obra com esta qualidade e magnitude incorpora a missão de colaborar, junto com os demais materiais existentes, para a formação de pessoas interessadas em prestar serviços baseados em ABA, ampliando a sua oferta e atrelada à alta qualidade. Por esses aspectos, este material fornece aporte a uma necessidade atual na Análise do Comportamento Aplicada ao TEA, qual seja, a formação de qualidade.

Os pesquisadores colaboradores da obra têm suas expertises nas diferentes especialidades como psiquiatria, pediatria, enfermagem, fonoaudiologia e psicologia reconhecidas no cenário nacional e internacional. As organizadoras agradecem a todos que contribuíram com a obra.

Ana Claudia Moreira Almeida Verdu

Universidade Estadual Paulista (Unesp)

Instituto Nacional de Ciência e Tecnologia – Comportamento, Cognição e Ensino (INCT-ECCE)

Pesquisadora CNPp

SUMÁRIO

SEÇÃO I
INTRODUÇÃO

SEÇÃO II

AVALIAÇÃO E DELINEAMENTO DE INTERVENÇÕES

SEÇÃO III

PROCEDIMENTOS DE ENSINO

SEÇÃO IV
INTERVENÇÕES ESPECÍFICAS

SEÇÃO I
INTRODUÇÃO

CAPÍTULO 1

AUTISMO: CONCEITO E DIAGNÓSTICO

Dr. Francisco Baptista Assumpção JR.

Dr.ª Evelyn Kuczynski

Faculdade de Medicina da Universidade de São Paulo

A questão histórica e o desenvolvimento do conceito

Autismo é um transtorno complexo do desenvolvimento que envolve atrasos e comprometimentos nas áreas de interação social e linguagem, incluindo uma ampla gama de sintomas emocionais, cognitivos, motores e sensoriais (Greenspan & Wieder, 2006). O termo foi utilizado pela primeira vez em 1911 por Eugene Bleuler para designar a perda de contato com a realidade com dificuldade ou impossibilidade de comunicação, comportamento esse que foi por ele observado em pacientes diagnosticados com quadro de esquizofrenia (Ajuriaguerra, 1977).

Em 1943, Leo Kanner descreveu, em artigo intitulado *"Autistic disturbances of affective contact"* (Kanner, 1943), o que ele acreditou ser uma doença específica em 11 crianças, com quadro que caracterizou como de um isolamento extremo, tendência à mesmice, a estereotipias e à ecolalia, definindo assim o transtorno que conhecemos hoje e para o qual utilizou o termo empregado por Bleuler para um sintoma da esquizofrenia, embora considerando que esse conjunto de sinais caracterizava mais uma doença específica do que relacionada a fenômenos da linha esquizofrênica.

Em 1944, Hans Asperger publicou tese de doutorado em Viena (Áustria), em que descreveu quatro crianças com características semelhantes às descritas por Kanner, empregando o mesmo termo (autista), para a descrição dos sintomas. Embora ambos os trabalhos tenham sido publicados em anos próximos, as descrições só foram relacionadas em 1981, quando Lorna Wing traduziu o artigo de Hans Asperger e o publicou em uma revista de língua inglesa (Lyons & Fitzgerald, 2007; Sanders, 2009). Tanto Kanner quanto Asperger descreveram crianças com habilidades cognitivas irregulares, habilidades extraordinárias, particularmente no campo da memória e das habilidades visuais, que coexistiam com profundos déficits de senso comum e de julgamento (Tuchman & Rapin, 2009). Em 1956, Kanner salientou que todos os exames clínicos e laboratoriais eram incapazes de fornecer dados consistentes naquilo que se relacionava à sua etiologia, insistindo em diferenciá-lo dos quadros deficitários sensoriais como a afasia congênita e dos quadros ligados às "oligofrenias" (retardo mental), considerando-o "uma verdadeira psicose" (Kanner, 1956).

No final dos anos 60, o Grupo para o Avanço da Psiquiatria[1] (GAP, 1966) incluiu o autismo no grupo das psicoses da primeira e da segunda infância, caracterizando-o como um problema primário, a ser distinguido do autismo secundário (devido a dano cerebral ou retardo mental), dos

[1] Do inglês Groups for the Advancement of Psychiatry (https://www.ourgap.org/).

distúrbios simbióticos interacionais que englobariam as (assim chamadas) psicoses simbióticas, com dependência incomum à mãe, na forma de um prolongamento da ligação e das outras psicoses, que corresponderiam às crianças com desenvolvimento atípico, com alguns comportamentos autísticos e indiferença emocional. Inclusive, a nona edição da Classificação Internacional de Doenças (CID-9, OMS, 1975) refletiu essa classificação do autismo como psicose da infância.

Alterações do conceito de autismo enquanto parte do grupo das psicoses só surgiram a partir de Ritvo e Ornitz (1976) que passaram a considerar o autismo uma síndrome relacionada a um déficit cognitivo e não uma psicose, justificando-se assim pensá-lo como um transtorno do desenvolvimento.

As mudanças no conceito de autismo foram refletidas no Manual Diagnóstico e Estatístico de Transtornos Mentais (DSM-III-R, APA, 1987) que estabeleceu critérios mais concretos e observáveis, especificando que a avaliação de tais critérios demonstraria o nível desenvolvimento da criança em questão. Nesse manual, para diagnosticar o autismo, seria necessário observar ao menos 8 dos 16 itens descritos em três grupos de sintomas, ocorrendo pelo menos dois itens do grupo A (Incapacidade qualitativa na integração social recíproca), um item do grupo B (Incapacidade qualitativa na comunicação verbal e não verbal e na atividade imaginativa) e um do C (Repertório de atividades e interesses acentuadamente restritos), especificando-se o início do quadro na primeira infância (após os 36 meses de vida). A inespecificidade dos critérios diagnósticos tornou o DSM-III-R bastante criticado, uma vez que não permitia o diagnóstico diferencial com entidades[1] distintas, não só quanto à sintomatologia, mas principalmente quanto ao curso e ao prognóstico.

Na década de 90, a relação Autismo – Deficiência Mental passou a ser cada vez mais considerada, levando-nos a uma situação que podemos considerar conflitante, por exemplo, entre as classificações francesa (Misés, 1990), a da Associação Americana de Psiquiatria – APA (DSM-IV, 1994) e a da Organização Mundial de Saúde (1993). Assim, se as duas últimas (APA, 1994; OMS, 1993) enquadraram o autismo dentro da categoria "Transtornos Abrangentes de Desenvolvimento", enfatizando a relação Autismo-Cognição, conforme os trabalhos de Baron-Cohen (1988, 1991), em oposição flagrante aos conceitos apresentados pela CID-9; a primeira (MISÉS, 1990) remete-nos ao conceito de "defeito de organização ou desorganização da personalidade" (Houzel, 1991), caracterizando o conceito de "psicose" em sua expressão tradicional.

Gillberg (1990) foi um autor que, na década de 1990, destacou o papel das variáveis orgânicas envolvidas no autismo, afirmando que "é altamente improvável que existam casos de autismo não orgânico [...] o autismo é uma disfunção orgânica - e não um problema dos pais - isso não é matéria para discussão. O novo modo de ver o autismo é biológico". Ao mesmo esse autor também passou a discutir o autismo como síndrome comportamental, com etiologias biológicas múltiplas e evolução de um distúrbio do desenvolvimento, caracterizada por déficit na interação social e no relacionamento com os outros, associado a alterações de linguagem e de comportamento (Gillberg, 1990). As discussões desse autor ocasionaram uma mudança radical na maneira de se diagnosticar e, principalmente, de se abordar a questão sob o ponto de vista terapêutico, pois, hoje, considera-se o autismo uma síndrome comportamental definida, com etiologias orgânicas também definidas e sobre esse conceito se estruturam características sintomatológicas, etiologias e diagnóstico diferencial, bem como os aspectos terapêuticos.

[1] Na Medicina, a palavra *entidade* se refere a uma "condição médica distinta" ou "um conjunto de manifestações patológicas caracterizadas pela sua composição e constância, constituindo uma situação ou doença individualizada". Fonte: *entidade* in Termos Médicos [em linha]. Porto: Porto Editora, 2003-2016. [consult. 2016-09-15 14:16:07]. Disponível na Internet: http://www.infopedia.pt/dicionarios/termos-medicos/entidade

Burack (1992) também reforçou a ideia do déficit cognitivo, frisando que o autismo vinha sendo enfocado sob uma ótica desenvolvimentista, sendo relacionado ao retardo mental, uma vez que cerca de 70-86% dos indivíduos com autismo também apresentam essa condição. Mesmo a escola francesa, com sua tradição compreensiva, prefere vê-lo vinculado à questão cognitiva (Lellord & Sauvage, 1991). Lebovici e Duché (1991), com toda a sua tradição psicanalítica, são textuais quando dizem que "para os clínicos, é uma síndrome relativamente precisa. A referência histórica a Kanner faz da síndrome autística uma maneira mais ou menos específica de estar no mundo e aí formar relações atípicas". Leboyer (*apud* Lebovici & Duché, 1991) também o é quando diz que "a confrontação das observações clínicas e dos dados obtidos por meio da análise dos processos cognitivos e emocionais permite considerar a descrição de um modelo cognitivo anormal sustentando a patologia dos autistas". Assim sendo, hoje a ideia predominante é de se estudar autismo dentro de uma abordagem do neurodesenvolvimento.

Os trabalhos desenvolvidos nessa época se encontram refletidos na CID-10 (1993), a qual descreve o conceito de Transtornos Globais do Desenvolvimento como:

> [...] grupo de transtornos caracterizados por alterações qualitativas das interações sociais recíprocas e modalidades de comunicação e por um repertório de interesses e atividades restrito, estereotipado e repetitivo. Estas anomalias qualitativas constituem uma característica global do funcionamento do sujeito, em todas as ocasiões.

De acordo com Kamp-Becker et al. (2010), a partir desse momento, o autismo passou a se constituir como um conceito heterogêneo que inclui múltiplos sintomas, com variedades de manifestações clínicas e uma ampla gama de níveis de desenvolvimento e funcionamento (Kamp-Becker et al., 2010).

Na primeira década de 2000, foi publicado o DSM-IV-TR (APA, 2002), o qual descreve três domínios característicos: déficits na interação social, déficits na comunicação e padrões restritos, repetitivos e estereotipados de comportamento, interesses e atividades. Esse manual estabelece subgrupos específicos caracterizando diferentes quadros clínicos, evoluções e prognósticos e o diagnóstico diferencial dos quadros intra-grupo: os Transtornos Globais do Desenvolvimento incluem (DSM-IV-TR, 2002), quadros como Síndrome de Asperger, Síndrome de Rett, Transtornos Desintegrativos e quadros não especificados (as características de cada um dos quadros encontram-se na Tabela 1. Esse diagnóstico diferencial entre os diferentes grupos torna-se de fundamental importância e passa a ser uma das grandes dificuldades do clínico.

Temos daí:

1. Autismo Infantil: transtorno global do desenvolvimento caracterizado por:

    b. um desenvolvimento anormal ou alterado, manifestado antes da idade de três anos;

    c. apresenta uma perturbação característica do funcionamento em cada um dos três domínios seguintes: interações sociais, comunicação, comportamento focalizado e repetitivo.

É acompanhado ainda por numerosas outras manifestações inespecíficas, como por fobias, perturbações do sono ou da alimentação, crises de birra ou agressividade (autoagressividade).

2. Síndrome de Asperger: com maior ocorrência no sexo masculino, inteligência próxima da normalidade, déficit na sociabilidade, interesses específicos e circunscritos com história familiar de problemas similares e baixa associação com quadros convulsivos.

3. Síndrome de Rett: ocorrência no sexo feminino sendo reconhecida entre 5 e 30 meses. Apresenta marcado déficit no desenvolvimento, com desaceleração do crescimento craniano, retardo intelectual importante e forte associação com quadros convulsivos.

4. Transtornos desintegrativos da infância: usualmente já diagnosticados a partir dos 24 meses, com predomínio no sexo masculino, padrões de sociabilidade e de comunicação pobres, alta frequência de síndrome convulsiva e prognóstico pobre.

5. Transtornos abrangentes não especificados (conhecidos também como Transtornos Globais do Desenvolvimento sem outra especificação): com idade de início variável, predomínio no sexo masculino, comprometimento discrepante na área da sociabilidade, bom padrão comunicacional e pequeno comprometimento cognitivo.

Tabela 1. Principais características dos diferentes quadros englobados pelo grupo Transtornos Globais do Desenvolvimento, de acordo com o DSM-IV-TR (2002)

	T. Autista	**T. Desintegrativo**	**T. Rett**	**T. Asperger**	**TID SOE**
Características	padrão	grave	grave	alto funcionamento	atípico
Inteligência	RM[1] grave	RM grave	RM grave	RM leve a normal	RM leve a normal
Idade	0 a 3 anos	maior que 2 anos	6 meses a 2 anos	5 a 7 anos	variável
Habilidades Comunicacionais	pobres	pobres	pobres	boas	variável
Habilidades sociais	limitadas	limitadas	limitadas	regulares a boas	variáveis
Perda de habilidades	não	sim	sim	não	não
Interesses restritos	sim	não	não	variável	variável
Epilepsia	frequente	frequente	frequente	raro	raro
Curso de vida adulta	estável	declina	declina	estável	estável
Sexo	M>F	M>F	F	M>F	M>F
Prognóstico	pobre	muito pobre	muito pobre	regular	regular

[1] Retardo Mental (RM).

Fonte: Elaborado pelos autores

Em 2013, com a publicação do DSM-5, os três domínios característicos no DSM-IV-TR tornaram-se dois, a saber (1) Deficiências sociais e de comunicação e (2) Interesses restritos, fixos e intensos e comportamentos repetitivos. Outras alterações, menos expressivas do que se esperava de uma nova classificação, também foram estabelecidas.

A partir desses aspectos conceituais, o TEA é caracterizado pelo DSM 5-TR (APA, 2021) por meio dos seguintes critérios:

DSM-5-TR: Transtorno do Espectro do Autismo (APA, 2021)

Deve preencher os critérios 1, 2 e 3 a seguir:

A. Déficits persistentes na comunicação e na interação social em múltiplos contextos, conforme manifestado por todos os seguintes aspectos, atualmente ou por história prévia:

1. Déficits na reciprocidade socioemocional variando, por exemplo, de abordagem social anormal e dificuldade para estabelecer uma conversa normal a compartilhamento reduzido de interesses, emoções ou afeto, a dificuldade para iniciar ou responder a interações sociais.
2. Déficits nos comportamentos comunicativos não verbais usados para interação social, variando, por exemplo, de comunicação verbal e não verbal pouco integrada a anormalidade no contato visual e linguagem corporal ou déficits na compreensão e uso de gestos, a ausência total de expressões faciais e comunicação não verbal.
3. Déficits para desenvolver, manter e compreender relacionamentos variando, por exemplo, de dificuldade em ajustar o comportamento para se adequar a contextos sociais diversos a dificuldade em compartilhar brincadeiras imaginativas ou em fazer amigos, a ausência de interesse por pares.

B. Padrões restritos e repetitivos de comportamento, interesses e atividades, conforme manifestado por pelo menos dois dos seguintes, atualmente ou por história prévia:

1. Movimentos motores, uso de objetos ou fala estereotipados ou repetitivos.
2. Insistência nas mesmas coisas, adesão inflexível a rotinas ou padrões ritualizados de comportamento verbal ou não verbal.
3. Interesses fixos e altamente restritos que são anormais em intensidade e foco.
4. Hiper ou hiporreatividade a estímulos sensoriais ou interesse incomum por aspectos sensoriais do ambiente.

C. Os sintomas devem estar presentes precocemente no período de desenvolvimento (mas podem não se tornar plenamente manifestos até que as demandas sociais excedam as capacidades limitadas ou podem ser mascaradas por estratégias aprendidas mais tarde na vida).

D. Os sintomas causam prejuízo clinicamente significativo no funcionamento social, profissional ou em outras áreas importantes da vida do indivíduo no presente.

E. Essas perturbações não são mais bem explicadas por transtorno do desenvolvimento intelectual (deficiência intelectual) ou por atraso global do desenvolvimento. Transtorno do desenvolvimento intelectual e transtorno do espectro autista costumam ser comórbidos; para fazer o diagnóstico da comorbidade de transtorno do espectro autista e transtorno do desenvolvimento intelectual, a comunicação social deve estar abaixo do esperado para o nível geral de desenvolvimento.

Deve-se especificar a gravidade atual com base em prejuízos na comunicação social e em padrões de comportamento restritos e repetitivos (ver neste texto a seção nível de gravidade): exigindo apoio muito substancial, exigindo apoio substancial ou exigindo apoio.

Da mesma forma que no DSM-5, o novo nome para a categoria, Transtornos do Espectro do Autismo (TEA), inclui Transtorno Autístico (autismo), Transtorno de Asperger, Transtorno Desintegrativo da Infância, e Transtorno Global ou Invasivo do Desenvolvimento sem outra especificação, retirando do grupo a Síndrome de Rett, já com etiologia claramente definida. A diferenciação entre TEA, desenvolvimento típico/normal e outros transtornos "fora do espectro", parece passar a ser feita com maior segurança e validade. As distinções entre os transtornos intragrupo mostraram-se inconsistentes com o passar do tempo e por isso foram abolidas, ao passo que variáveis dependentes do ambiente, e frequentemente associadas à gravidade, nível de linguagem ou inteligência, parecem contribuir mais do que as características do transtorno.

A CID 11ª (Who, 2023), ainda não em vigor (6A02) refere o Transtorno do Espectro do Autismo como caracterizado por déficits persistentes na capacidade de iniciar e manter a interação social recíproca e a comunicação social, bem como uma série de padrões, comportamentos e interesses restritos, repetitivos e inflexíveis. Seu início ocorre durante o período de desenvolvimento, geralmente primeira infância, mas os sintomas podem não se tornarem manifestos plenamente até mais tarde quando as demandas sociais excedem as capacidades limitadas. Déficits são suficientemente graves para causar prejuízo na vida pessoal, familiar, educacional, ocupacional, social e outras sendo geralmente uma característica generalizada do indivíduo com funcionamento observável em todos os ambientes embora possam variar conforme o contexto.

Ela sugere, enquanto categorias:

Quadro I. Formas de TEA a CID 11ª

Código	Nome	Descrição
6A02	Transtorno do Espectro do Autismo	Déficits persistentes na capacidade de iniciar e manter a interação social recíproca e por uma série de padrões restritos, repetitivos e inflexíveis de comportamentos e interesses. Seu início ocorre durante o período de desenvolvimento, geralmente primeira infância, mas os sintomas podem não se tornarem manifestos plenamente até mais tarde quando as demandas sociais excedem as capacidades limitadas. Déficits são suficientemente graves para causar prejuízo na vida pessoal, familiar, educacional, ocupacional, social e outras sendo geralmente uma característica generalizada do indivíduo com funcionamento observável em todos os ambientes embora possam variar conforme o contexto.

6A02.0	Transtorno do Espectro do Autismo sem alteração no desenvolvimento intelectual e com leve ou sem comprometimento de linguagem funcional	Todos os requisitos para a definição são satisfeitos, o funcionamento intelectual e o comportamento adaptativo se encontram na faixa média e existe ligeira ou nenhuma redução na capacidade de uso de linguagem funcional para fins instrumentais como para expressar necessidades e desejos pessoais.
6A02.1	Transtorno do Espectro do Autismo com alteração no desenvolvimento intelectual e com leve ou sem comprometimento de linguagem funcional	Todos os requisitos para a definição de TEA e DI são satisfeitos com leve ou sem comprometimento da capacidade de uso de linguagem funcional para fins instrumentais como expressar necessidades e desejos pessoais.
6A02.2	Transtorno do Espectro do Autismo com alteração no desenvolvimento intelectual e com linguagem funcional prejudicada	Todos os requisitos para a definição de TEA são satisfeitos, funcionamento intelectual e comportamento adaptativo são dentro da faixa média e não é marcada a deficiência em linguagem funcional em relação a idade, com o indivíduo não sendo capaz de utilizar mais do que palavras ou frases simples para fins instrumentais como expressar necessidades ou desejos.
6A02.3	Transtorno do Espectro do Autismo sem alteração no desenvolvimento intelectual e com linguagem funcional prejudicada	Todos os requisitos para a definição de TEA e DI são satisfeitos com acentuada deterioração da linguagem funcional em relação a idade, com o indivíduo não sendo capaz de utilizar mais do que palavras ou frases simples para fins instrumentais como expressar necessidades e desejos pessoais.
6A02.4	Transtorno do Espectro do Autismo sem alteração no desenvolvimento intelectual e com ausência de linguagem funcional	Todos os requisitos para a definição são satisfeitos, o funcionamento intelectual e o comportamento adaptativo se encontram na faixa média e existe não é completa ou quase completa ausência de capacidade relativa para a idade no uso de linguagem funcional para fins instrumentais como para expressar necessidades e desejos pessoais.
6A02.5	Transtorno do Espectro do Autismo com alteração no desenvolvimento intelectual e com ausência de linguagem funcional	Todos os requisitos para a definição de TEA e DI são satisfeitos, e não é completa ou quase completa ausência de capacidade relativa para a idade no uso de linguagem funcional para fins instrumentais como para expressar necessidades e desejos pessoais.
6A02.Y	Outros Transtornos do Espectro do Autismo	
6A02.Z	Transtorno do Espectro do Autismo Não especificado	

Fonte: Elaborado pelos autores

Os TEA passam então a serem vistos como uma condição que afeta indivíduos de todas as raças e culturas; apresenta ampla gama de funcionamento. Uma condição permanente que pode se manifestar sob diversas formas ao longo dos anos (PLIMLEY, 2007), com variação notável na expressão dos sintomas e com suas características comportamentais se alterando durante seu curso e desenvolvimento (Klin, 2006). Isso lhe permite diferentes apresentações e combinações sintomatológicas (Greenspan & Wieder, 2006), o que proporciona, como fato frequente, a presença de déficits motores (citados desde a época das descrições inaugurais), tanto nos indivíduos com funcionamento elevado como baixo (Larson & Mostofsky, 2008).

Dessa forma, hoje, o autismo é definido por um conjunto comum de sintomas, admitindo-se que ele seja mais bem representado por uma única categoria diagnóstica, adaptável conforme apresentação clínica individual, o que permite incluir especificidades clínicas, por exemplo, transtornos genéticos conhecidos, epilepsia, deficiência intelectual e outros. Passa-se a considerar que déficits na comunicação e comportamentos sociais são inseparáveis e podem ser avaliados mais acuradamente quando observados como um único conjunto de sintomas com especificidades contextuais e ambientais. Considera-se ainda que atrasos de linguagem não são características exclusivas dos TEA e nem são universais dentro deles, podendo ser definidos, apropriadamente, como fatores que influenciam nos sintomas clínicos de TEA, e não como critérios de diagnóstico.

A exigência de que esses dois critérios sejam completamente preenchidos parece melhorar a especificidade do diagnóstico dos TEA sem prejudicar a sua sensibilidade. Os comportamentos sensoriais incomuns, explicitamente incluídos dentro de um subdomínio de comportamentos motores e verbais estereotipados, parecem aumentar a especificação daqueles que podem ser codificados dentro desse domínio, parecendo ser, particularmente relevantes para as crianças mais novas. Importante ainda é o fato de que a sintomatologia deve estar presente desde o nascimento ou começo da infância, mas que pode não ser detectada antes, por conta das demandas sociais mínimas na infância precoce e do intenso apoio dos pais ou cuidadores nos primeiros anos de vida.

Finalmente, a caracterização de gravidade dos quadros clínicos, expressa por meio do Quadro 2, parece ser de grande utilidade.

Quadro 2. Níveis de gravidade dos TEA ao DSM 5-TR (2021)

Gravidade do TEA	**Comunicação Social**	**Comprometimentos variados**
Nível 3 - Exigindo apoio muito substancial	Déficits graves nas habilidades de comunicação social verbal e não verbal causam prejuízos graves de funcionamento, grande limitação em dar início a interações sociais e resposta mínima a aberturas sociais que partem dos outros. Por exemplo, uma pessoa com fala inteligível de poucas palavras que raramente inicia as interações e quando o faz tem abordagens incomuns apenas para satisfazer a necessidades e reage somente a abordagens sociais muito diretas.	Inflexibilidade de comportamento, extrema dificuldade em lidar com a mudança ou outros comportamentos restritos/repetitivos interferem acentuadamente no funcionamento em todas as esferas. Grande sofrimento/dificuldade para mudar o foco ou as ações.
Nível 2 - Exigindo apoio substancial	Déficits graves nas habilidades de comunicação social verbal e não verbal; prejuízos sociais aparentes mesmo na presença de apoio; limitação em dar início a interações sociais e resposta reduzida ou anormal a aberturas sociais que partem de outros. Por exemplo, uma pessoa que fala frases simples, cuja interação se limita a interesses especiais reduzidos e que apresenta comunicação não verbal acentuadamente estranha.	Inflexibilidade de comportamento, dificuldade de lidar com a mudança ou outros comportamentos restritos/repetitivos aparecem com frequência suficiente para serem óbvios ao observador casual e interferem no comportamento em uma variedade de contextos. Sofrimento e/ou dificuldade de mudar o foco ou as ações.

Nível 1 – Exigindo apoio	Na ausência de apoio, déficits na comunicação social causam prejuízos notáveis. Dificuldade para iniciar interações sociais e exemplos claros de respostas atípicas ou sem sucesso a aberturas sociais dos outros. Pode parecer apresentar interesse reduzido por interações sociais. Por exemplo, uma pessoa que consegue falar frases completas e envolver-se na comunicação, embora apresente falhas na conversação com os outros e cujas tentativas de fazer amizades são estranhas e comumente malsucedidas.	Inflexibilidade de comportamentos causa interferência significativa no funcionamento em um ou mais contextos. Dificuldade em trocar de atividade. Problemas para organização e planejamento são obstáculos à independência.

Fonte: Elaborado pelos autores

Se observarmos as transformações que o conceito, a abordagem clínica e a terapêutica do autismo sofreram desde o momento de sua descrição por Kanner, verificaremos:

1. Mudanças conceituais: de doença à síndrome, de ser considerado como apresentando um comprometimento afetivo para um déficit cognitivo e de etiologia de base psicogênica a uma etiologia biológica que acabaram por acarretar as mudanças terapêuticas descritas no próximo item.

2. Mudanças Terapêuticas: passa-se do tratamento com antipsicóticos, a partir da consideração do quadro como uma forma precoce de psicose infantil, para o tratamento de sintomas-alvo a partir de sua conceituação enquanto síndrome de etiologias múltiplas. Passa-se ainda da psicoterapia de base analítica, quando era considerada como decorrente de dificuldades nas primeiras relações objetais, para abordagens pedagógicas com base cognitivo-comportamental em função da importância dos prejuízos cognitivos implícitos no quadro.

Epidemiologia

Observa-se a predominância do sexo masculino, conforme citado por Frith (1989) ou pelo próprio DSM-IV (APA, 1994), embora, quando analisamos as etiologias prováveis, não encontremos grande número de patologias vinculadas especificamente ao cromossoma X, a qual justificaria essa diversidade.

Fombonne (2005, 2009), analisando as publicações sobre epidemiologia dos TEA, encontra em 2005 uma estimativa de 60:10.000 para os TEA e em 2009 de 60 a 70:10.000, o que mostra um aumento significativo. Rutter (2005) destaca a dificuldade em se obter valores exatos da incidência de TEA, devido à incerteza sobre a síndrome, no entanto, considerando estudos epidemiológicos sobre o transtorno, afirma que, possivelmente, esses dados estejam entre 30 a 60:10.000, enfatizando que seria pouco provável que a real incidência estivesse abaixo desse valor. Ressalta ainda (Rutter, 2005) que há um aumento na prevalência com relação aos dados dos primeiros estudos, sendo que os dados aumentam conforme os anos de publicação, com aumentos significativos nos últimos 15 a 20 anos (Fombonne, 2009).

Esse aumento na prevalência não significa realmente que a incidência geral de autismo esteja aumentando, pois essas mudanças de valores, provavelmente, relacionam-se a uma combinação de fatores, como mudanças conceituais, diagnóstico precoce, estudos mais aprofundados sobre os TEA, maior disponibilidade de serviços específicos e melhoria nas avaliações, bem como maior sensibilização do público (Fombonne, 2005, 2009; Gernsbacher et al., 2005; Rutter, 2005; Klin, 2006; Assumpção, 2003).

Observa-se, também, maior incidência em meninos do que em meninas com uma média de 4,2 meninos para cada menina (Fombonne, 2009). Quando diferentes faixas de QI são examinadas, observa-se predomínio maior de indivíduos do sexo masculino, chegando-se a razões de 15:1, contrariamente a quando são avaliadas populações com QI superior a 50. A idade usual de diagnóstico confirma o descrito por Baron-Cohen, Allen e Gillberg (1992), de que a idade média para sua detecção é ao redor de 3 anos, embora os autores sugiram que o diagnóstico já possa ser bem estabelecido ao redor dos 18 meses de idade.

Estudos realizados com grandes amostras de pessoas com as chamadas psicoses infantis referem uma distribuição bimodal[1] com um grupo de crianças apresentando graves problemas já nos primeiros anos de vida, enquanto o outro grupo apresenta essas dificuldades somente após um período de desenvolvimento aparentemente normal (Volkmar et al., 1996). Considerando-se o desenvolvimento cognitivo, mesmo levando-se em conta as dificuldades de avaliação, em que pese o sugerido pela literatura internacional (Barthelémy et al., 1991), observa-se pequeno número de pessoas com inteligência normal. Tal fato é categoricamente enfatizado, considerando-se real a ligação entre autismo e deficiência intelectual, estabelecendo-se a noção de um "*continuum* autístico" ou de um "espectro autístico", conceito esse utilizado na construção da categoria no DSM-5 (APA, 2013), em função exatamente da variação de inteligência, com características sintomatológicas decorrentes desse perfil de desempenho.

Durante as últimas décadas, a incidência de casos de autismo cresceu segundo o CDC americano e tendo-se o fato de que uma em cada 36 crianças teria, em 2020, o diagnóstico de TEA aos 8 anos. O número de crianças que passaram por uma triagem de desenvolvimento aos 3 anos de idade aumentou de 74% para 84%, sinal de progresso potencial em direção a uma triagem mais precoce e mais consistente por profissionais de saúde ou, a nosso ver, em direção a um diagnóstico mais superficial. Os meninos têm quatro vezes mais chances de serem diagnosticados do que as meninas, mantendo-se estável em relatórios anteriores (Maenner et al., 2023).

Teorias cognitivas dos Transtornos do Espectro Autístico

O presente livro aborda a interrelação entre os TEA e a Análise do Comportamento Aplicada (ABA), porém julgamos importante informar ao leitor características das teorias cognitivas explicativas dos TEA, dado que essas são bastante utilizadas na atualidade (Rajendran & Mitchell, 2007).

Teoria da mente

Os déficits autísticos, conforme relatado até o presente momento, são relacionados a um distúrbio crônico nas relações sociais, descritos em todos os trabalhos de Kanner (1943, 1944, 1949, 1956, 1971), bem como no de Ritvo e Ornitz (1976) e mesmo nas classificações do DSM-III-R (APA, 1987), do DSM-IV (APA, 1994), na classificação francesa de distúrbios mentais de Misés (1990), na CID-10 (OMS, 1993) e no DSM-5 (APA, 2013).

[1] Distribuição bimodal significa que há dois grupos diferentes.

Alguns autores, citados por Baron-Cohen (1988), relacionam o falar autístico a déficits pragmáticos na linguagem. Esse dado, embora não apareça nos sistemas classificatórios, é importante na compreensão do quadro em si. Contrapondo-se a uma teoria afetiva, Baron-Cohen (1988, 1990, 1991) e Frith (1988) propõem uma teoria cognitiva para o autismo que tem, enquanto ponto central, a dificuldade central da criança autística em compreender estados mentais de outras pessoas.

A chamada Teoria da Mente envolve o conceito da existência de estados mentais que são utilizados para explicar ou prever o comportamento de outras pessoas. A base dessa visão poderia ser resumida da seguinte maneira:

1. Nossas crenças sobre conceitos referentes ao mundo físico podem ser chamadas de "representações primárias".

2. Nossas crenças sobre o estado mental das pessoas (por exemplo, seus desejos) são representações de representações. Podem então ser chamadas de "representações secundárias" ou metarrepresentações.

Assim, sugere-se que, nos TEA, a capacidade de meta-representações encontra-se alterada, fazendo com que os padrões de interação social sejam alterados. Dessa maneira, teríamos que:

- os TEA são causados por um déficit cognitivo central;
- um destes déficits é referente à capacidade para metarrepresentação;
- essa metarrepresentação é requerida nos padrões sociais que envolvem a necessidade de atribuir estados mentais ao outro.

Assim, padrões que não requerem essa capacidade metarrepresentacional (por exemplo, o reconhecimento de gênero, permanência do objeto ou autorreconhecimento no espelho) podem estar intactos nos TEA, conforme esclarece Baron-Cohen (1991);

- a capacidade metarrepresentacional é obrigatória em padrões simbólicos (como nos jogos);
- os padrões pragmáticos também requerem a presença dessa metarrepresentação, razão pela qual se encontram alterados nos TEA.

Assim, considerando-se a questão da Teoria da Mente, acredita-se na dificuldade desse indivíduo em perceber crenças, intenções, emoções e conceitos de outras pessoas, elaborando estados mentais a respeito delas. Paralelamente, sugere-se um déficit em suas funções executivas que lhe dificultariam a flexibilidade mental, a atenção dirigida, o planejamento estratégico e o raciocínio, bem como um déficit na integração contextualizada dos elementos, ocasionando apreensão de detalhes de um fenômeno em lugar de sua totalidade.

Teoria da Coerência Central

As diferenças observadas no sistema de processamento da informação em crianças com autismo é também a base de outra teoria em autismo (Frith, 1989). A falta da tendência natural em juntar partes de informações para formar um "todo" provido de significado (coerência central) é uma das características mais marcantes no autismo que implica na dificuldade na contextualização da informação. A tendência em ver partes, ao invés de uma figura inteira, e em preferir uma sequência randômica, ao invés de uma provida de significado (contexto), pode explicar a performance superior de crianças com autismo nas escalas de Wechsler, que envolvem reunião e classificação de imagens por séries, em especial no subteste de Cubos (Happé, 1994).

Teoria da Disfunção Executiva

A hipótese de comprometimento da função executiva como déficit subjacente ao autismo aparece em função da semelhança entre o comportamento de indivíduos com disfunção cortical pré-frontal e aqueles com autismo, comportamentos esses caracterizados por inflexibilidade, perseveração, primazia do detalhe e dificuldade de inibição de respostas. Essas características foram subsequentemente comprovadas pelos resultados do desempenho de indivíduos com autismo em testes destinados a medir funções executivas, como o *Wisconsin Card Sorting Test* (Heaton, 1981).

Teoria da Sistematização-Empatia

O conceito de empatia engloba uma modalidade de resposta comportamental e está presente em um modelo cognitivo para o autismo propondo dois traços, duas habilidades envolvidas na compreensão de causalidades — empatia e sistematização —, ambos presentes em toda a população e explicando a variação em desempenho, dependendo da natureza da tarefa, na população normal (Baron-Cohen & Belmonte, 2005). Essa teoria utiliza uma das características marcantes dos TEA, a dos interesses restritos, que em muitos casos tornam-se "ilhas de habilidades". De maneira simples, essa teoria refere que indivíduos com autismo mantêm intactas as habilidades de sistematização, apresentando, em contrapartida, deficiências em empatia.

Sistematização é definida como "um impulso de compreender e construir um sistema", este sendo definido "como tudo o que possa ser governado por regras que especificam a relação entre dado de entrada-operação-resultado" (Baron-Cohen, 2002). Esse modelo explica as falhas em empatia, uma vez que esta segunda preconiza a resposta emocional adequada em relação ao outro, e, por isso, os autores a consideram mais abrangente.

O modelo também visa explicar algumas diferenças cognitivas encontradas entre os sexos, uma vez que mulheres atingiriam melhor desempenho em tarefas que exigem empatia, tais como reconhecimento de emoções, ao passo que homens seriam mais sistematizadores, com maiores habilidades em tarefas viso-motoras e de raciocínio espacial, com os TEA apresentando uma diferença de grau em relação à média da população do sexo masculino, sendo esse modelo também chamado de cérebro "extremamente masculino" (*extreme male brain*) (Baron-Cohen, 2003).

Dessa maneira, pensar os TEA dentro de uma visão cognitiva é a possibilidade que, neste momento histórico, permite-nos a compreensão do fenômeno dentro de um modelo teórico. Vários estudos (Schopler & Mesibov, 1988; Happé, 1994; Jarrold, Boucher, & Smith, 1994) enfatizam a questão cognitiva, embora procurando funções mais especificamente comprometidas como sendo as responsáveis pela constelação sintomatológica.

Diagnóstico

Considerando-se a questão etiológica, ao considerarmos o DSM-IV (APA, 1994), em seu eixo III, correspondente a "Distúrbios e Condições Físicas", observamos grandes dificuldades relativas ao seu estabelecimento, considerando-se que, mesmo com acurada pesquisa diagnóstica, a inespecificidade dos dados obtidos, quanto à etiologia, é marcante, embora a associação com fatores biológicos seja indiscutível (Steffemberg, 1991). O DSM-5 (APA, 2013), mesmo abolindo os eixos diagnósticos, considera de fundamental importância o diagnóstico dos quadros associados aos TEA.

Considerando-se que diversos autores apresentam o conceito de TEA como um aspecto sintomatológico, dependente do comprometimento cognitivo, reforça-se a tendência de se pensar os TEA não como uma entidade única, mas como um sintoma comum a um grupo variado de doenças, com a gravidade da sintomatologia relacionada primariamente a déficits cognitivos.

Hoje, conforme já discutido, os TEA são considerados uma síndrome comportamental com etiologias múltiplas em consequência de um distúrbio de desenvolvimento (Gillberg, 1990). Seu rastreamento pode ser realizado por meio de escalas diagnósticas passíveis de serem aplicadas por professores especializados ou por outros profissionais, visando uma suspeita diagnóstica que, posteriormente, pode ser ou não confirmada por um especialista.

Dada a sua extrema complexidade e variabilidade, o prognóstico exige em sua realização uma abordagem multidisciplinar que vise não somente uma questão médica. Tal abordagem possibilita o estabelecimento de etiologias e quadros clínicos bem definidos, passíveis de prognósticos precisos e abordagens psicofarmacoterápicas eficazes. Além disso, avaliações diversificadas propiciam a melhoria do prognóstico e, principalmente, auxiliam o estabelecimento de modelos de reabilitação mais eficazes.

Deve-se assim estabelecer protocolos diagnósticos para maior fidedignidade, considerando-se seus objetivos e os recursos necessários para que eles sejam alcançados. Um protocolo geral, passível de adaptação, se considerado um interesse puramente clínico pode ser estabelecido da seguinte forma:

1. História cuidadosa com antecedentes gestacionais, pré, peri e pós-natais.

2. Estudo neuropsiquiátrico envolvendo aspectos de desenvolvimento, avaliação física (na busca e identificação de sinais dismórficos), neurológico e psiquiátrico.

3. Escalas e questionários específicos que, embora não definam o diagnóstico, servem de rastreamento e de sistemas de suporte diagnóstico lembrando-se sempre que o diagnóstico é eminentemente clínico.

- ABC – Lista de Checagem de Comportamento Autístico
- ADI-R – Entrevista Diagnóstica Para Autismo Revisada
- ADOS OU ADOS-2 – Protocolo de Observação Para Diagnóstico de Autismo
- ASQ – Questionário de Triagem Para Autismo
- ATA – Avaliação de Traços Autísticos
- ATEC – Avaliação de Tratamentos do Autismo
- CARS – Escala de Avaliação Para Autismo Infantil
- GARS-2 – Gilliam Autism Rating Scale
- M-CHAT-R/F – Escala Para Rastreamento de Autismo Revisada
- PEP-3 – Perfil Psicoeducacional

- PROTEA-R – Sistema de Avaliação do Transtorno do Espectro Autista

4. Testes auditivos.

5. Avaliação oftalmológica.

6. Estudo genético com análise cromossômica ou estudo de DNA visando estudo de fenótipos comportamentais, a partir de características comportamentais típicas de determinadas síndromes (S. Lesch-Nyhan, Angelman, Cornelia De Lange). Estudo das patologias ligadas ao cromossomo X (Gillberg & Coleman, 2000).

7. Neuroimagem:

   a. TAC: Assimetria de lobos cerebrais e dilatação ventricular.
   b. Ressonância Magnética: diminuição de volumes de lobos VI e VII do vermis cerebelar, agenesia de corpo caloso (S. Aicardi).
   c. Tomografia com ingestão intravenosa de Xenon 23: hipodébito de hemisférios a nível frontal.

8. EEG para o esclarecimento diagnóstico (S. Lennox; S. West; S. Landau-Kleffner). Avaliar a possível correlação direta entre QI e anormalidades de EEG e avaliar a possível correlação direta entre linguagem e anormalidades eletroencefalográficas.

9. Potenciais Evocados:

   a. auditivos de tronco cerebral. Avaliar se há latências prolongadas, como na esquizofrenia ou breves como no TDAH;
   b. auditivo-corticais. Avaliar se são inconsistentes, com amplitude pequena, latência curta e variabilidade morfológica no RM.

10. Testes específicos de metabolismo visando detecção de erros inatos.

11. Outros exames laboratoriais:

    a. Endócrinos:
       - Tireóide (T3, T4, TSH) – pode levar à depressão e à mania;
       - Suprarrenal (cortisol) – pode levar a Transtornos de Humor, ansiedade, ou delirium;
       - Hipófise (hormônio antidiurético).
    b. Hemograma completo.
    c. Eletrólitos (alteração de Consciência).
    d. Sorologia para doenças infecciosas (sífilis, HIV).

e. Toxicologia.

f. Dosagens séricas.

Cabe pensar que o pedido desses exames deve atender a uma necessidade clínica, uma vez que representam custo físico e econômico para o paciente e seus familiares. Assim, não devem ser pedidos e/ou realizados de maneira mecânica e sem significado. Isso porque, embora em desuso, a frase que refere que "a clínica é sempre soberana" continua tendo valor importante em nossa atividade.

Ainda como parte do protocolo diagnóstico, pode-se recomendar, como parte de uma abordagem multidisciplinar:

12. Avaliações psicométricas. Curiosamente, em nosso país, pouco utilizada em função da importância dada aos modelos psicanalíticos, consideramos indispensável para a detecção da etapa de desenvolvimento em que a criança se encontra. Essa informação é importante para o estabelecimento de projetos terapêuticos, uma vez que permite a avaliação do prejuízo específico em diferentes funções cognitivas e para o estabelecimento de estratégias de atendimento clínico, bem como permite a avaliação desse processo de atendimento. Salienta-se que os instrumentos de avaliação variam conforme o ambiente em que são aplicados e que devem ser sistematicamente atualizados e validados. Por essa razão, o Conselho Federal de Psicologia (CFP) vem tentando estabelecer e indicar aqueles que são considerados válidos em nosso meio e que não necessariamente se encontram nos exemplos apresentados a seguir, os quais têm apenas uma função ilustrativa.

a. Avaliações do Desenvolvimento:

- Motor (Brunet & Lézine, 1981).
- Mental não verbal (Launay & Borel-Maisonny, 1989).
- Desenvolvimento motor, linguagem, cognição, socialização e autocuidados: Inventário Portage Operacionalizado (Williams & Aiello, 2001/2018).

b. Eficiência Intelectual:

- WISC-IV (Wechsler, 2013).
- WAIS-III (Wechsler, 1997).

c. Sociabilidade:

- Escala Adaptativa Vineland II (Sparrow, Balla, & Cicchetti, 2005).

Essas três áreas, desenvolvimento, eficiência intelectual e sociabilidade são de fundamental importância para esse estabelecimento diagnóstico e terapêutico da pessoa com TEA.

d. Avaliações de Personalidade. Pouco utilizadas em avaliações diagnósticas para os TEA, com alguns trabalhos feitos com pessoas com a anteriormente denominada Síndrome de Asperger (Araujo, Nascimento, & Assumpção, 2011), nos quais se observou a existência de uma relativa integridade do processamento perceptivo-cognitivo, sendo positivo o índice do déficit relacional que pareceu demonstrar dificuldades em enfrentar as demandas comuns do meio social, dado esse compatível com a descrição clínica do quadro. Quanto às variáveis selecionadas para observação, encontrou-se grande variabilidade nos estudos, o que parece indicar que não se pode afirmar que essas avaliações façam parte de um perfil específico para os TEA. Testes que podem ser aplicados para a avaliação de personalidade incluem:

- CAT-H – Teste de Apercepção Infantil – Figuras Humanas (Miguel, Tardivo, Moraes, & Tosi, 2016).
- Teste Pirâmides Coloridas de Pfister (Villemor Amaral, 1978).
- Teste Rorschach, Psychodiagnostic Plates (1927)

e. Outros instrumentos:

- Trail Making Test (Partington, 1949).
- Teste Stroop de Cores e Palavras (Golden, 2013).
- Teste de aprendizagem auditivo-verbal (Rey, 1964).

Conforme discutido anteriormente, os TEA são um conjunto de doenças, hoje classificadas dentro de um *continuum*, cujo prognóstico exige uma abordagem multidisciplinar. O protocolo anteriormente sugerido demonstra tal complexidade e variabilidade, devendo ser considerado com cautela e ser modificado dependendo de cada indivíduo a ser avaliado.

Quadros associados aos TEA

Com a maior acurácia das pesquisas clínicas, um grande número de subsíndromes ligadas ao complexo "Autismo" devem ser identificadas nos próximos anos, de forma que os conhecimentos sobre a área aumentarão de modo significativo em um futuro próximo. Neste momento, trabalhamos com um complexo sindrômico que, à maneira do conceito de deficiência intelectual, engloba um número imenso de quadros clínicos que têm, entre outras, uma característica comportamental comum que denominamos autismo. Já foram encontrados os seguintes quadros como tendo relações com os TEA:

1. Infecções pré-natais:

    a. Rubéola congênita.

    b. Sífilis congênita.

    c. Toxoplasmose.

    d. Citomegaloviroses

2. Hipóxia neo-natal.
3. Infecções pós-natais – herpes simplex.
4. Déficits sensoriais.

5. Espasmos Infantis – S. West.
6. Doença de Tay Sachs.
7. Fenilcetonúria – herança recessiva ligada ao cromossoma 12.
8. Síndrome de Angelman – ocorrência esporádica, deleção proximal do braço longo do cromossoma 15.
9. Síndrome de Prader-Willi – ocorrência esporádica, deleção proximal do braço longo do cromossoma 15.
10. Esclerose Tuberosa.
11. Neurofibromatose.
12. Síndrome Cornélia De Lange – ocorrência esporádica, braço longo do cromossoma 3.
13. Síndrome de Williams.
14. Síndrome Moebius.
15. Mucopolissacaridoses.
16. Síndrome de Down.
17. Síndrome de Turner.
18. Síndrome do X Frágil.
19. Hipomelanose de Ito.
20. Síndrome de Zunich.
21. Síndrome de Aarskog.
22. Outras alterações cromossômicas estruturais (Kuczynski, 1996).
23. Intoxicações.

Comorbidades e nível de gravidade

As comorbidades, sejam elas genéticas ou ambientais, são detectadas em cerca de 20% dos indivíduos em amostras não selecionadas, com diferentes fatores a ele associadas, sejam esses de caráter de exposição pré-natal a teratógenos, complicações pré-natais como prematuridade, anóxia, infecções ou outros quadros, bem como síndromes genéticas cromossômicas ou gênicas sendo a maior comorbidade representada pelas síndromes genéticas (Garcia, Viveiros, Schwartzman, & Brunoni, 2016).

Para Matson e Goldin (2013), as comorbidades mais encontradas na literatura referem-se a quatro categorias referentes a

a. condições físicas;
b. condições mentais;
c. comportamentos desafiadores e
d. deficiência intelectual.

Sendo essa última a mais importante e muitas vezes estando associada aos transtornos de linguagem. Dentre as condições mentais, **são citados o TDAH, transtornos de sono, ansiedade e comportamento infrator.**

A ocorrência das comorbidades aumenta ou diminui conforme a idade da primeira avaliação considerando, entretanto, que elas são extremamente comuns, estendendo-se de alterações genéticas e deficiência intelectual a diferentes tipos de alterações comportamentais (sono, agressividade, controle de impulsos), quadros psicopatológicos específicos, como transtornos de humor, deficiência intelectual etc, e mostram assim uma grande variabilidade e inespecificidade dos conceitos e das associações.

Doshi-Velez, Ge e Kohane (2016) referem grandes grupos de comorbidades:

a. epilepsia (com prevalência de 77,5% em seu estudo);
b. alterações em multissistêmicas, incluindo o gastrointestinal (prevalência de 24,3% em seu estudo e com correlação positiva com as convulsões), auditivo e infecções (prevalência de 87,8%);
c. alterações psiquiátricas (prevalência de 33%) sem correlação com os quadros epilépticos.

Considerando-se essa multiplicidade de quadros que podem estar associados aos TEA (Kuczynski, 1996; Skuse et al., 2004), o diagnóstico em todos os seus eixos (pensando-se em diagnóstico sindrômico e descritivo, diagnóstico do desenvolvimento e seus prejuízos, diagnóstico etiológico ou de quadros médicos associados, diagnóstico familiar e diagnóstico funcional, todos de fundamental importância para o estabelecimento de prognóstico e projeto terapêutico eficaz) torna-se importante o estabelecimento de linhas que orientem esse pensamento.

Essa ideia corresponde à proposta de Skuse et al. (2004), quando referem que os TEA são um diagnóstico que abrange um grande espectro, com muitas comorbidades propondo um procedimento de tipo computacional que gera perfis diagnósticos para condições de TEA, chegando à conclusão de boas perspectivas e possibilidades no instrumento por eles proposto.

Assim, diagnosticar significa reconhecer e, em Medicina (e em Psiquiatria da Infância e da Adolescência), diagnosticar algo é reconhecer uma patologia ou um indivíduo enfermo com um propósito clínico (terapêutica), de comunicação, de investigação (anátomo patológico ou epidemiológico) ou outro (perícia laboral ou forense) (Miranda-Sá, 1992). Para seu estabelecimento, reúnem-se todos os elementos conseguidos por meio da anamnese e dos exames, buscando-se chegar a uma conclusão a partir da qual podem ser visualizadas a situação atual do paciente e as respostas e repercussões futuras. Diagnosticar não é prover um mero rótulo; esse complexo processo possui características próprias que, segundo Almeida-Filho (1989), podem ser descritas como:

1. sendo um processo mental dedutivo produzindo conclusões sobre casos particulares a partir de regras gerais;
2. sendo realizado em casos individuais, "considerados em sua singularidade" e integrados posteriormente a uma casuística. A seleção dos casos é feita em busca de uma homogeneidade;
    a. requerendo a integração de conhecimentos sobre cada caso, determinando uma maior necessidade de detalhamento, resultando em critérios subjetivos e, assim, diminuindo seu grau de reprodutibilidade;
    b. os dados semiológicos em Psiquiatria toleram atribuições simbólicas com diferentes graus de imprecisão, ambiguidade e incoerência.

Considerações finais

Podemos considerar, a partir do aqui exposto, que a síndrome autística é uma entidade clínica, com características definidas, principalmente em nível cognitivo, o que possibilita a avaliação da dinâmica familiar dos pais das pessoas com TEA, uma vez que a sua educação e processo de socialização cabe à família independentemente de processos de habilitação e tratamento. Sendo o autismo uma doença crônica, ele exige da família uma série de transformações para absorver em sua dinâmica um elemento com essa deficiência em seu processo de desenvolvimento.

Sítios recomendados

http://autismoerealidade.org/

http://bdkmsw.umwblogs.org/what-is-autism/autism-in-the-dsm/

http://entendendoautismo.com.br/artigo/autismo-sintomas-e-diagnostico/

http://www.psiquiatriainfantil.com.br/

http://www.tidelandscounseling.com/dsm-iv-tr-criteria-autism-spectrum-disorders

https://www.ufrgs.br/psicopatologia/wiki/index.php?title=Transtorno_global_do_desenvolvimento_sem_outra_especifica%C3%A7%C3%A3o_-_incluindo_autismo_at%C3%ADpico

http://www.unstrange.com/dsm1.html

Referências

Ajuriaguerra, J. (1977). *Manual de Psiquiatría Infantil*. Barcelona: Toray-Masson.

Almeida-Filho, N. (1987). *Epidemiologia sem números*: Uma introdução crítica à ciência epidemiológica. Rio de Janeiro: Campus.

American Psychiatric Association (1987). *Diagnostic and Statistical Manual of Mental Disorders - DSM–III–R* (3rd ed., revised). Washington, D.C.: APA.

American Psychiatric Association (1984). *Diagnostic and Statistical Manual of Mental Disorders (DSM-IV)*. Washington, D.C.: APA.

American Psychiatric Association (2002). *Manual Diagnóstico e Estatístico de Transtornos Mentais (DSMIV-TR, 2002)*. Porto Alegre: Artes Médicas.

American Psychiatric Association (2013). *Manual de Diagnóstico e Estatística dos Transtornos Mentais (DSM-5)*. Porto Alegre: Artmed.

APA (2021). *Manual de Diagnóstico e Estatística de Transtornos Mentais*. 5. Edição Texto Revisado. DSM-5-TR. Porto Alegre: ARTMED.

Araújo, C. A., Nascimento R. S. G. F., & Assumpção Jr F. B. (2011). Autismo e psicodiagnóstico de Rorschach. *PSIC*, Porto Alegre, PUCRS, 42(4):434-41.

Assumpção, Jr. F. B. (2003). Transtornos abrangentes do desenvolvimento. In: Assumpção, Jr. F. B., & Kuczynski, E. (Org.). *Tratado de Psiquiatria da Infância e Adolescência*. São Paulo: Atheneu. 265-80.

Baron-Cohen, S. (1988). Social and pragmatic deficits in autism: cognitive or affective? *J Autism Develop Disord*,18(3):379-401.

Baron-Cohen, S. (1990). Autism, a specific cognitive disorder of "mind-blindness". *Int Rev Psychiat*, 2:81-90.

Baron-Cohen, S. (1991). The development of a theory of mind in autism: Deviance or delay? *Psychiat Clin North Amer*, 14(1):33-52.

Baron-Cohen, S., Allen, J., & Gillberg, C. (1992). Can autism be detected at 18 months? *British J Psychiat*, 161:839-43.

Baron-Cohen, S. (2002). The extreme male brain theory of autism. *Trends in Cognitive Sciences*, 6(6):248-54.

Baron-Cohen, S. (2003). *A diferença essencial*. São Paulo: Objetiva.

Baron-Cohen, S., & Belmonte, M. K. (2005). Autism: A window onto the development of the social and the analytic brain. *Annu Rev Neurosci*, 28:109-26.

Barthelémy, J., Adrien, J. L., Bouron M., Sauvage, D., & Lélord, G. (1991). As escalas de avaliação no autismo da criança: Aspectos metodológicos e aplicações clínicas. In: Mazet, P., & Lebovici, S. *Autismo e psicoses na criança*. Porto Alegre: Artes Médicas. 51-61.

Brunet, O., & Lézine, I. (1981). *Echelle de développement psychomoteur de la première enfance*. EAP.

Bryson, S. E. et al. (1998). First report of a Canadian epidemiological study of autistic syndromes. *J Child Psychol Psychiatry*, 29(4):433-45.

Burack, J. A. (1992). Debate and argument: Clarifying developmental issues in the study of autism. *J Child Psychol Psychiat*, 33(3):617-21, 1992.

Doshi-Velez, F., Ge, Y., & Kohane, I. (2014). Comorbidity clusters in Autism Spectrum Disorders: An Eletronic Health Record Time-Series Analysis. *Pediatrics*, 133(1):e54-e63.

Fombonne, E. (2009). Epidemiology of pervasive developmental disorders. *Pediatr Res*, 65(6):591-8.

Fombonne, E. (2005). The changing epidemiology of autism. *Journal of Applied Research in Intellectual Disabilities*, 18(4):281-94.

Frith, U. (1998). *Autism:* Possible clues to the underlying pathology. 3:-Psychological facts. In: Wing L. Aspects of autism: Biological research. London: Gaskel Eds. & Royal College of Psychiatrists & The National Autistic Society.

Frith, U. (1989). *Autism, explaining the enigma*. Oxford: Blackwell Pub.

Garcia, A. H. C., Viveiros, M. M., Scwartzman, J. S., & Brunoni, D. (2016). Transtornos do espectro do Autismo:avaliação e comorbidades em alunos de Barueri, São Paulo. *Psicologia: Teoria e Prática*, 18(1):166-177.

Gernsbacher, M. A., Dawson, M., & Goldsmith, H. H. (2005). Three Reasons Not to Believe in an Autism Epidemic. *Current Directions in Psychological Science*, 14(2):55-8.

Gillberg, C., & Coleman, M. (2000). *The biology of the autistic syndromes*. Cambridge: Cambridge University Press.

Gillberg, C. (1990). Infantile Autism: Diagnosis and treatment. *Acta Psychiatr Scand*, 81:209-15.

Golden, C. (2013). *STROOP – Teste de Cores e Palavras*. Lisboa: CEGOC.

Greenspan, S. I., & Wieder, S. (2006). *Engaging autism*: Using floortime approach to help, children relate, communicate, and think. Cambridge: Da Capo Press.

Group for the Advancement of Psychiatry (1966). *Psychopathological Disorders in Childhood: Theoretical Considerations and a Proposed Classification*. New York: Group for the Advancement of Psychiatry.

Happé, F. G. E. (1994). Wechsler IQ profile and Theory of Mind in autism: A research note. *J Child Psychiat*, 35(8):1461-71.

Heaton, R. K. (1981). *Wisconsin Card Sorting Test (WCST) Manual*. Odessa (FL): Psychological Assessment Resources.

Houzel, D. (1991). Reflexões sobre a definição e a nosografia das psicoses. In: Mazet, P., & Lebovici, S. *Autismo e Psicose na Criança*. Porto Alegre: Artes Médicas.

Jarrold, C., Boucher, J., & Smith P. K. (1994). Executive functions deficits and the pretend play of children with autism: A research note. *J Child Psychiat*, 35(8):1473-82.

Kamp-Becker, L. et al. (2010). Categorical and dimensional structure of autism spectrum disorders: The nosologic validity of Asperger syndrome. *J Autism Dev Dis*, 40:921-9.

Kanner, L. (1943). Autistic disturbances of affective contact. *Nerv Child*, 2:217-50.

Kanner, L. (1944). Early infantile autism. *J Pediat*, 25:211.

Kanner, L. (1949). Problems of nosology and psychodynamics in early childhood autism. *Am J Orthopsychiatry*, 19(3):416-26.

Kanner, L. (1956). Early infantile autism, 1943-1955. *J Orthopsychiat*, 26:55-65.

Kanner, L. (1971). Follow-up study of eleven autistic children originally reported in 1943. *J Autism Child Schizophr*, 1:119-45.

Klin, A. (2006). Autismo e síndrome de Asperger: uma visão geral. *Rev Bras Psiquiatr*, 28(suppl I): S3-S11.

Kuczynski, E. (1996). Anormalidades cromossômicas esporádicas associadas à síndrome autística. Infanto. *Rev Neuropsiq Inf Adol*, 4(2):26-36.

Larson, J. C. G., & Mostofsky S. H. (2008). Evidence that the pattern of visuomotor sequence learning is altered in children with autism. *Autism Res*;1(6):341-53.

Launay, C. I., Borel-Maisony. (1989). *Distúrbios da Linguagem da Fala e da Voz na infância*. 2.ed. São Paulo: Roca. 56-70.

Lebovici, S., & Duché, D. J. (1991). Os conceitos de autismo e psicose na criança. In: Mazet, P., & Lebovici, S. *Autismo e Psicoses na Criança*. Porto Alegre: Ed. Artes Médicas.

Lellord, G., & Sauvage, D. (1991). *L'autisme de l'enfant*. Paris: Masson Eds.

Lyons, V., Fitzgerald, M. (2007). Asperger (1906-1980) and Kanner (1894-1981), the two pioneers of autism. *J Autism Dev Disord*, 37(10): 2022-3.

Maenner, J. M., Warren, Z., Williams, A. R., Amoakohene, E., Bakian, A. V., Bilder, D. A., Durkin, M. S., Fitzgerald, R. T., Furnier, S. M., Hughes, M. M., Ladd-Acosta, C. M., McArthur, D., Pas, E. T., Salinas, A., Vehorn,

A., Williams, S., Esler, A., Grzybowski, A., Hall-Lande, J., Nguyen, R. H. N., Pierce, K., Zahorodny, W., Hudson, A., Hallas, L., Mancilla K. C., Patrick, M., Shenouda, J., Sidwell, K., DiRienzo, M., Gutierrez, J, Spivey, M. H., Lopez, M., Pettygrove, S., Schwenk, Y. D., Washington, A., & Shaw, K. A. (2023). Prevalence and Characteristics of Autism Spectrum Disorder Among Children Aged 8 Years — Autism and Developmental Disabilities Monitoring Network, 11 Sites, United States, 2020. *Surveillance Summaries,* 72(2):1-14. Prevalence and Characteristics of Autism Spectrum Disorder Among Children Aged 8 Years — Autism and Developmental Disabilities Monitoring Network, 11 Sites, United States, 2020 | MMWR (cdc.gov)

Matson, J. L., & Goldin, R. (2013). Comorbidity and autism:Trends, topics and future directions. *Rev Autism Spect Dis,* 7:1228-1233.

Miguel A., Tardivo L. S. de La P. C., Moraes M. C. V., & Tosi, S. M. V. D. (2016). Coleção CAT-H - Teste de Apercepção Infantil – Figuras Humanas. São Paulo, SP: Vetor.

Miranda-Sá, L. S. (1992). Sinopse de psiquiatria: O diagnóstico psiquiátrico. Rio de Janeiro: Cultura Médica.

Misés, R. (1990). Classification française des troubles mentaux de l'enfant e de l'adolescent. Neuropsychiatrie de l'enfance, 38(10-11):523-39.

Organização Mundial da Saúde (1978). Manual de classificação internacional de doenças, lesões e morte. Nona revisão, 1975. São Paulo: Centro Colaborador da OMS para a Classificação de Doenças em Português.

Organização Mundial da Saúde (1993). Classificação das doenças mentais da CID 10. Porto Alegre: Ed. Artes Médicas,.

Partington, J. E., & Leiter, R. G. (1949). Partington's Pathway Test (Trail Making test). Psychological Service Center Bulletin, 168:111-117

Plimley L. A. A review of quality of life issues and people with autism spectrum disorders. British Journal Learning Disabilities;35(4):205-13, 2007.

Rajendran G., Mitchell, P. Cognitive theories of autism. Developmental Review, 27(2), 224-260, 2007.

Rey A. L'Examen clinique em psychologie. Paris: Press Universitaire de France, 1964.

Ritvo E. R., Ornitz E. M. Autism: Diagnosis, current research and management. New York: Spectrum, 1976.

Rorschach H. Rorschach Test – Psychodiagnostic Plates. Hogrefe, 1927.

Rutter M. A. etiology of autism: Findings and questions. J Intellect Disab Res; 49(4):231-8, 2005.

Sanders JL. Qualitative or quantitative differences between Asperger's disorder and autism? Historical considerations. J Autism Dev Disord; 39:1560-7, 2009.

Schopler E., Mesibov G. B. Diagnosis and assessment in autism. New York: Plennum Publishing Corp., 1988.

Skuse D., Warrington R., Bishop D., Chowdhury U., Lau J., Mandy W., Place M. The developmental, dimensional and diagnostic interview (3di): a novel computerized assessment for autism spectrum disorders. J Am Acad Adolesc Psychiatry 43(5):548-58; 2004.

Sparrow S., Balla D., Cicchetti, D. VINELAND-II - Escalas de Comportamento Adaptativo de Vineland (2ª Edição). Lisboa: CEGOC, 2005.

Steffemberg S. Neuropsychiatric assessments of children with autism: A population based study. Develop Med Child Neurol 33:495-511, 1991.

Tuchman, R. (2009). *Rapin* I. *Autismo*: Abordagem neurobiológica. Porto Alegre: Artmed.

Villemor, A. F. (1978). Pirâmides Coloridas de Pfister. 2. ed. Rio de Janeiro: CEPA.

Volkmar, F. R., Klin A., Marans, W. D., & McDougle C. J. (1996). Autistic Disorder. In: Volkmar, F. R. Psychoses and Pervasive Developmental Disorders in Childhood and Adolescence. Washington, D.C.: American Psychiatric Press.

Wechsler, D. (1997). Wechsler Adult Intelligence Scale-III (Third edition). Nova York: Psychological Corporation.

Wechsler, D. (2013). *Escala de Inteligência Wechsler para Crianças Revisada*. (4ed). São Paulo: Casa do Psicólogo.

WHO. https://icd.who.int/icd11refguide/en/index.html#1.2.4GeneralfeaturesofICD-11|general-features-of--icd11|c1-2-4

Williams, L. C. A.; Aiello, A. L. R. (2001). *O Inventário Portage Operacionalizado*: Intervenção com famílias. São Paulo, SP: Memnon.

Williams, L. C. A.; Aiello, A. L. R. (2018). *O Inventário Portage Operacionalizado*: Intervenção com famílias. Curitiba, PR: Juruá.

CAPÍTULO 2

OS SINAIS PRECOCES DO TRANSTORNO DO ESPECTRO AUTISTA

Dr.ª Raquel do Nascimento Amaral[1]
Dr.ª Regina Basso Zanon[2]
Dr. André A. B. Varella, BCBA-D[3]
[1]Organização Social Associação Hospitalar Beneficente do Brasil (AHBB)
[2]Universidade Federal da Grande Dourados
[3]iABA Instituto de Análise do Comportamento Aplicada.

Conforme apresentado no Capítulo 1, o autismo foi descrito primeiramente em 1943, em um artigo escrito por Leo Kanner, intitulado "Distúrbios Autísticos do contato afetivo". Kanner relatou um estudo com 11 crianças que apresentavam comportamentos anormais em comparação com crianças consideradas como tendo desenvolvimento típico (DT). Os sinais por ele identificados eram ações repetitivas, aderência a rotinas e, principalmente, um evidente isolamento social e afetivo. A partir desse artigo seminal, diversas áreas da ciência começaram a investigar o autismo sob diversos aspectos, desde a neurobiologia do transtorno, sua fenomenologia clínica, até estudos sobre possíveis causas genéticas e ambientais (Genovese & Butler, 2023; Volkmar & McPartland, 2014). Atualmente, entende-se que a etiologia do autismo envolve uma interação complexa entre fatores hereditários e ambientais, influenciados pela epigenética (Genovese & Butler, 2023). De fato, pesquisas mostram altas estimativas de herdabilidade observadas nos casos de autismo, envolvendo associações genéticas, síndromes e defeitos cromossômicos, incluindo deleções e duplicações (por exemplo, 15q11.2, BP1-BP2, 16p11.2 e15q13.3) (Genovese & Butler, 2020, 2023). Ainda, modificações epigenéticas que afetam a transcrição do DNA e exposições a fatores ambientais pré-natais e pós-natais (como a éteres difenílicos polibromados, bifenilos policlorados, bisfenol A e dibenzo-p-dioxina policlorada) também são indicados nos estudos como possíveis fatores precipitantes para a ocorrência de autismo (Genovese & Butler, 2023; Kim et al., 2010).

Acompanhando as evidências científicas, o conceito de autismo se modificou consideravelmente nos últimos 80 anos, desde a publicação do trabalho de Leo Kanner. O autismo, que foi considerado equivocadamente como produto de relações afetivas e práticas parentais, hoje é compreendido como um complexo transtorno do desenvolvimento com forte base genética (Genovese & Butler, 2023; Lai et al., 2014). A definição mais recente, apresentada na quinta edição (e mantida na versão revisada) do Manual Diagnóstico e Estatístico dos Transtornos Mentais (DSM-5-TR; APA, 2023) conceitua o autismo como um espectro, denominando-o como Transtorno do Espectro Autista (TEA). Essa nova definição representa uma nova concepção do TEA, que deixa de ser compreendido como categorias (por exemplo, Transtorno Autista, Síndrome de Asperger, Transtorno Invasivo do Desenvolvimento Sem Outra Especificação) e passa a ser entendido como um *continuum* de manifestações de ampla variabilidade, tanto no grau de acometimento quanto na forma particular em que os prejuízos se apresentam em diversas áreas do desenvolvimento do indivíduo. Por se tratar de uma condição heterogênea a respeito dos sintomas envolvidos e apresentar diversos níveis de gravidade e de suporte, o seu diagnóstico possui uma perspectiva dimensional em relação aos seus critérios (Yu et al., 2023; Zanon et al., 2023).

O diagnóstico do TEA é realizado com base em uma avaliação clínica, observando-se a criança e analisando o seu histórico de desenvolvimento por meio de entrevista com os responsáveis, sessões lúdicas, aplicação de instrumentos e testes padronizados, dados oriundos da escola e de avaliações de outros profissionais (Duvall et al., 2022; Zanon et al., 2023). De acordo com o DSM-5-TR (APA, 2023), o diagnóstico do TEA é realizado a partir da identificação de déficits em dois aspectos principais: (A) prejuízos nas habilidades relacionadas à comunicação e interação social e (B) presença de padrões de comportamentos repetitivos e interesses restritos. No que se refere aos prejuízos nas habilidades de comunicação e interação social, o indivíduo deve necessariamente apresentar déficits na reciprocidade social-emocional (isto é, dificuldade em compartilhar e reconhecer sentimentos e pensamentos), déficits na comunicação não verbal (e.g., ausência ou baixa frequência de contato visual, expressões faciais, gestos, entonação da fala) e déficits nas habilidades de iniciar e manter interações sociais (manifestadas normalmente por um reduzido interesse em pessoas, rejeição pelo contato com os outros ou formas inadequadas — às vezes agressivas — de iniciar interações com pessoas). Sobre os padrões de comportamento repetitivos e restritos, um diagnóstico de TEA requer que o indivíduo apresente pelo menos dois dos quatro sinais a seguir: movimentos repetitivos e estereotipados (como balançar as mãos, repetição de sons estranhos, de palavras ou até frases inteiras, mas fora de contexto), persistência em rotinas e/ou realizações de rituais (reagir de forma negativa e com intensidade atípica frente a mudanças, realizações de rituais para comer, sair de casa ou brincar), interesses restritos e com foco ou intensidade anormal (por exemplo, apego a um pedaço de pano ou parte de um brinquedo, preocupação excessiva em desmontar objetos, insistência em conversar sobre carros, dinossauros ou algum outro tópico específico) e uma hiper ou hiporresponsividade a estímulos (resistência ao frio ou a dor, reações atípicas a alguns sons ou texturas, fascínio por luzes ou objetos que giram, entre outros). Ainda, cabe mencionar que o DSM-5-TR incluiu a especificação sobre a existência ou não de comprometimento intelectual e/ou de linguagem concomitante ao TEA, como complementos ao diagnóstico.

Um dos critérios diagnósticos descritos no DSM-5-TR é que os sinais de TEA devem ser observados no início do desenvolvimento da criança. A habilidade de diagnosticar acuradamente uma criança com autismo tem avançado significativamente nas últimas duas décadas, devido ao aumento do conhecimento sobre os sinais precoces do transtorno e dos instrumentos disponíveis para rastreamento — Ex. M-CHAT (Castro-Souza, 2011), PROTEA-R (Bosa & Salles, 2018). Estudos mostram que o TEA pode ser diagnosticado com segurança em crianças entre 18 e 24 meses de idade (Dawson et al., 2022). No Brasil, em um estudo envolvendo 136 pais de indivíduos com TEA as autoras encontraram que as crianças brasileiras tendem a ser diagnosticadas quando têm cerca de cinco anos, havendo um intervalo de aproximadamente três anos entre a identificação dos primeiros sinais de alerta pelos pais e a confirmação formal do diagnóstico por parte de um profissional (Zanon et al., 2017). Essa média de idade de diagnóstico é especialmente importante no caso do TEA, porque, se realizado precocemente, o prognóstico do tratamento tende a melhorar, se a partir dele a criança for encaminhada ao tratamento especializado (Elder et al., 2017; Hyman et al., 2020; Kodak & Bergmann, 2020). Sem o diagnóstico precoce, é possível que os pais da criança protelem a busca por um tratamento precoce especializado, mesmo percebendo algumas irregularidades no desenvolvimento da criança. O início precoce da intervenção, isto é, por volta dos 3 anos, tem sido apontado como um fator de grande impacto no prognóstico da criança (Grampeesheh et al., 2009). Portanto, diagnosticar precocemente o TEA tem como principal vantagem facilitar o rápido encaminhamento para o tratamento especializado, o que pode ter importantes consequências para o desenvolvimento da criança (Barbaro & Dissanayake, 2009; Zanon et al., 2017).

Uma série de estudos têm demonstrado que, em muitos casos de TEA, alguns sinais podem ser observados a partir de 6 meses de idade, evidenciando-se entre os 12 aos 24 meses (Dawson et al., 2022; Duvall et al., 2022). No Brasil, em 2014 o Ministério da Saúde lançou uma cartilha apresentando Diretrizes de Atenção à Reabilitação da Pessoa com Transtornos do Espectro do Autismo (TEA) e, no ano de 2017, entrou em vigor o Projeto de Lei do Senado (PLS) 451/2011 determinando que o Sistema Único de Saúde (SUS) avalie, de forma obrigatória, os riscos ao desenvolvimento psíquico de crianças com até 18 meses de idade a partir de protocolo específico (Lei n.° 13.438, 2017). A avaliação de sinais precoces de TEA é relevante por permitir identificar crianças que apresentam fatores de risco de TEA. Dizer que uma criança está em risco de TEA não implica em afirmar que o diagnóstico será fechado no futuro (como ficará mais claro ao longo deste capítulo), mas permite aos profissionais de saúde, educação e aos pais a oportunidade valiosa de monitorar cuidadosamente o desenvolvimento da criança e de encaminhar para avaliações profissionais especializadas, seja para diagnóstico e/ou intervenção precoce. Conhecer os sinais precoces de TEA, portanto, pode resultar em importantes impactos no prognóstico das crianças com TEA.

Os marcos do desenvolvimento infantil

O desenvolvimento humano (DI) pode ser compreendido como mudanças quantitativas e qualitativas nas estruturas físicas, neurológicas, cognitivas e comportamentais do indivíduo, que ocorrem continuamente ou em estágios, a depender da compreensão teórica (Papalia, 2023). Para a Organização Mundial de Saúde – OMS (Ministério da Saúde, 2012), esse é um processo que ocorre desde a formação do feto até a morte, resultando em um indivíduo que responde às suas necessidades físicas e sociais de acordo com o meio em que está inserido. Ou seja, falar em desenvolvimento também implica em falar sobre comportamentos, ao se partir do entendimento de que comportamento se define enquanto uma relação do organismo com seu ambiente, ainda que se reconheça que a complexidade dessas interações (Todorov, 2017).

A noção de desenvolvimento traz consigo a ideia de passagem, de mudança, de alteração. A partir desse ponto de vista, compreender o desenvolvimento humano implica em entender as alterações que um indivíduo apresenta, em certos aspectos, em comparação a ele mesmo, em um período anterior. Dada a sua grande complexidade enquanto fenômeno, o estudo do desenvolvimento humano é normalmente dividido em diferentes períodos e áreas, por exemplo, desenvolvimento físico, psicossocial, cognitivo, entre outros (Papalia, 2023).

De acordo com Gerber et al. (2010) e conforme mencionado anteriormente, o desenvolvimento humano apresenta, em geral, uma certa regularidade e uma sequência. Denomina-se *marcos do desenvolvimento* algumas mudanças específicas que são tipicamente observadas em seres humanos, em determinados momentos das suas vidas. Na espécie humana, por exemplo, o bebê normalmente se senta sem apoio a partir dos 7 meses de idade, enquanto aos 12 meses ele normalmente consegue andar sozinho (Ministério da Saúde, 2012). Sentar-se sem apoio aos 7 meses e andar sozinho aos 12 meses são exemplos de marcos do desenvolvimento infantil. Assim, a identificação dos marcos do desenvolvimento tem grande relevância por permitir o acompanhamento do desenvolvimento de um indivíduo ao longo do tempo, o que facilitaria a identificação de irregularidades em seu curso.

A Tabela 1 apresenta alguns marcos do desenvolvimento infantil, conforme descritos pelo Ministério da Saúde (2012, 2014) e por Gerber et al. (2010). Uma análise detalhada de todos os marcos do desenvolvimento não faz parte do escopo do presente capítulo, uma vez que o desenvolvimento infantil é um processo bastante complexo e, como dito anteriormente, mostra-se a partir de diversos aspectos da vida do indivíduo. No entanto, alguns marcos são especialmente importantes para que seja possível identificar sinais precoces de TEA.

Por exemplo, aos 12 meses de idade, é esperado que o bebê comece a apresentar alguns comportamentos importantes para o desenvolvimento da comunicação e da socialização. Nessa idade, o bebê responde quando é chamado pelo nome, segue algumas instruções simples (por ex., "venha cá"), consegue imitar alguns sons e dizer uma ou outra palavra. Assim, a criança não apenas começa a entender a linguagem humana, como também começa a aprender como fazer uso dela para interagir com as pessoas ao seu redor. E é exatamente nesse período que uma habilidade comportamental que exerce um importante papel no desenvolvimento da socialização começa a se desenvolver: a atenção compartilhada.

A atenção compartilhada (AC) é a habilidade da criança em coordenar sua atenção com a de seu interlocutor em relação a um objeto ou evento terceiro, cujo desenvolvimento inicia quando o bebê tem 5 meses e contribuiu para o desenvolvimento dos sistemas neurais envolvidos na comunicação social humana (Bosa & Salles, 2018; Mundy, 2018; Santos & Rossini, 2023). A criança consegue tanto rastrear a direção do olhar ou dos gestos do adulto, quanto utilizar o seu próprio olhar ou gestos para coordenar a atenção do adulto para algum aspecto do mundo que ela esteja atenta (denominados comportamentos de Resposta e de Iniciativa de AC). Por exemplo, quando a mãe diz para a criança "cadê o papai?" e, simultaneamente, a mãe *olha para o pai*, a criança pode rastrear a direção do olhar da mãe, atentando-se ao mesmo aspecto do ambiente que a mãe estava atenta (nesse caso, a presença do pai). Nesse exemplo, dizemos que a criança respondeu à atenção compartilhada da mãe, ao rastrear a direção do seu olhar e ter sua atenção coordenada pelo interlocutor. Além de aprender a *responder* à *atenção compartilhada* de outras pessoas, a criança também aprende a *iniciar atenção compartilhada*: ao avistar um cachorro na rua, ela pode aprender a apontar para ele, direcionando a atenção de outra pessoa para o mesmo aspecto do ambiente que ela própria está atenta (nesse caso, o cachorro). É importante destacar que, no exemplo de apontar para o cachorro, a criança não está solicitando o cachorro, mas, sim, compartilhando seu interesse pelo mesmo com alguém, o que faz da AC um comportamento com intencionalidade comunicativa e um precursor do desenvolvimento da linguagem e cognição social (Bosa & Salles, 2018; Mundy et al., 2018).

Tabela 1. Marcos do desenvolvimento infantil

Idade	O que é esperado da criança
Aos 4 meses	Apresenta sorriso social Segue objetos com o olhar Fica de bruços, levanta a cabeça e os ombros Identifica a fala do cuidador
Aos 6 meses	Vira a cabeça na direção de uma voz ou de um objeto sonoro Faz o gesto de "tchau" e bate palmas Reage quando é chamado pelo nome Balbucia Interessa-se mais em pessoas do que em objetos ou brinquedos Atenção aos gestos, expressões faciais e fala do cuidador durante a alimentação
Aos 9 meses	Segue com o olhar gestos de apontar do adulto Usa sons para chamar atenção (choros discriminados e gritos menos aleatórios) Apresenta reações a pessoas estranhas Bebê senta sem apoio e engatinha Reconhece pessoas familiares Tem expressões faciais de afeto Imita sons Risadas e sorrisos Reconhece a fala materna
Aos 12 meses	Aponta para os objetos que deseja Utiliza o gesto de apontar para compartilhar atenção com o adulto Segue instruções simples (de um comando) Anda sozinho Fala de uma a três palavras Expressões faciais que refletem o estado emocional da criança Brincadeira exploratória ampla e variada
Aos 18 meses	Fala de 10 a 25 palavras Aponta para objetos quando ouve o nome Segue o olhar e o apontar do outro em várias situações Iniciativa de mostrar ou levar objetos de seu interesse ao seu cuidador Se entristece ou se alegra quando vê alguém chorar ou sorrir Começa a demonstrar vergonha quando é observado Engaja em brincadeira de faz-de-conta
Aos 2 anos	Apresenta um vocabulário de mais de 50 palavras Estrutura frases com duas palavras Mostra interesse e observa crianças, brincando em paralelo Segue instruções de dois comandos Capaz de reproduzir o cotidiano por meio de um brinquedo ou brincadeira (função social dos brinquedos) Imita ações de adultos

Fonte: Tabela elaborada pelos autores

Ao final do segundo ano de vida, a criança tipicamente demonstra evolução em sua habilidade de se comunicar e interagir com pessoas ao seu redor. Ela apresenta um vocabulário com mais de 50 palavras, estrutura frases com duas palavras, demonstra algum interesse por outras crianças e pode se alegrar ou se entristecer quando vê alguém sorrindo ou chorando. A criança começa cada vez mais a fazer parte do mundo social.

Portanto, conhecer e avaliar os marcos do desenvolvimento infantil é relevante para monitorar o desenvolvimento particular de cada criança. As crianças devem ser assistidas de forma continuada, de maneira que possíveis sinais de atraso, em quaisquer aspectos, sejam identificados e melhor avaliados. A identificação de irregularidades é de fundamental importância para o diagnóstico precoce do TEA. Apesar do diagnóstico do TEA normalmente ser realizado a partir de três anos, diversos estudos demonstram que alguns de seus sinais já se apresentam antes dessa faixa etária. De fato, as pesquisas e a prática clínica apontam para uma série de sinais de risco para o TEA (dede características clássicas até sinais mais sutis) que precisam ser avaliados nos primeiros anos de vida do bebê com cautela em relação a sua intensidade, atipicidade/convencionalidade, frequência e especificidade (Duvall et al., 2022).

Os sinais precoces de TEA

Diversos estudos têm confirmado que sinais precoces de TEA podem ser identificados ainda nos dois primeiros anos de vida, antes do diagnóstico ser fechado (Duvall et al., 2022; Bosa & Salles, 2018). Basicamente, existem dois tipos de metodologia utilizadas em pesquisas que procuram identificar sinais que pudessem indicar o início de TEA: a retrospectiva e a prospectiva. Os estudos retrospectivos normalmente buscam por sinais precoces de TEA por meio de análises de vídeos de crianças que foram diagnosticadas com TEA (ou seja, os vídeos foram gravados antes de os bebês receberem o diagnóstico) ou por meio de entrevista com os pais, que informam quais as irregularidades no desenvolvimento observadas antes da criança ser diagnosticada. Ainda que os estudos retrospectivos sejam importantes, eles apresentam algumas limitações importantes, sobretudo pelo fato de os dados obtidos por esses estudos poderem sofrer influência de fatores relacionados à percepção e à memória dos pais e das observações serem restritas a situações específicas e por vezes limitadas (festas familiares, brincadeiras isoladas etc.) da vida da criança (Backes et al., 2018).

Por outro lado, os estudos prospectivos buscam por sinais de TEA em bebês que se encontram em situação de risco de desenvolver TEA por terem um irmão mais velho com diagnóstico de autismo fechado (Szatmari et al., 2016). Assim, nesse tipo de estudo, os bebês em risco normalmente são acompanhados, por meio da observação e avaliação direta, a partir do primeiro ano de vida até a idade em que um possível diagnóstico poderia ser feito de forma confiável. Em virtude de o TEA ser um transtorno de forte base genética, os estudos prospectivos normalmente observam o desenvolvimento de irmãos de crianças diagnosticadas com TEA, que apresentam uma chance 25 vezes maior de desenvolver o transtorno do que uma criança que não tem um irmão com TEA (Abrahams & Geschwind, 2008). Eles têm confirmado e estendido os resultados encontrados nos estudos retrospectivos, apresentando novas informações sobre os sinais precoces e o desenvolvimento de pessoas com TEA.

Estudos retrospectivos e prospectivos têm mostrado que crianças com TEA se diferem de crianças com DT já aos dois anos de idade, apresentando diferenças na atenção, vocalizações, gestos, afeto, temperamento, envolvimento social, comunicação social, processamento sensorial e habilidades motoras (Dawson et al., 2022; Duvall et al., 2022). Especificamente, de acordo com Duvall et al. (2022), entre os sinais clássicos e específicos de TEA (*red flags*) vistos em bebês e que não são observados em crianças com DT estão: ausência ou redução importante de contato visual em diferentes ambientes e contextos; alterações sensoriais marcadas (p. ex., permanecem por longo tempo explorando estímulos visuais de maneiras atípicas, como a inspeção repetida e duradoura de um objeto e/ou dos dedos das mãos com o canto do olho); incômodo e evitação em lugares devido as luzes e/ou sons; resistência e aversão ao contato físico; reações adversas e severas em relação às mudanças triviais no ambiente e/ou rotina; uso da mão de outra pessoa como uma ferramenta para obter os objetos e materiais de interesse, sem estabelecer contato visual e/ou coordenar com gestos com intencionalidade comunicativa clara; e apego intenso e precoce a objetos incomuns.

Zwaigenbaum et al. (2013) apontam que, no primeiro ano, é possível observar alguns sinais, tais como comportamentos atípicos de se orientar para pessoas (mas que são aparentemente normais quando orientados para estímulos não sociais, tais como brinquedos e objetos), dificuldade de responder quando chamado pelo nome, pouco contato visual, afeto reduzido, incluindo pouco sorriso social e poucos gestos comunicativos de apontar. No segundo ano, os sinais observados no primeiro ano se mantêm e crianças com TEA podem apresentar comportamentos de ignorar pessoas, preferência por ficar sozinho, ausência de atenção compartilhada e reduzido interesse em crianças.

Se observarmos esses sinais cuidadosamente, podemos compreender o quanto o aspecto social do desenvolvimento da criança é qualitativamente afetado pelo TEA. Como apresentado na Tabela 1, aos 6 meses de vida, uma criança com DT já começa a reagir quando chamada pelo nome e ao final do primeiro ano se espera que ela responda quando é chamada, siga algumas instruções simples e desenvolva respostas de AC. A criança com TEA, por outro lado, pode não desenvolver essas habilidades nessa faixa etária (Bosa & Salles, 2018).

A partir da análise de diversos estudos prospectivos, Zwaigenbaum et al. (2013) sugerem que o curso de desenvolvimento do TEA pode ser heterogêneo, com os sinais precoces surgindo gradualmente dentro de um amplo espectro de habilidades de comunicação social. É possível que o curso de desenvolvimento de crianças com TEA comece a se diferenciar somente partir do sexto mês de vida. Ainda que no TEA exista uma certa variabilidade na maneira como os sinais precoces se apresentam, até os seis meses de idade as crianças com TEA são indistinguíveis de crianças com DT no que se refere ao contato visual, à responsividade social, à atenção para as faces humanas, sorriso social e a quantidade de vocalizações por minuto (Bryson et al., 2007).

Ozonoff et al. (2010) compararam o desenvolvimento de bebês em risco de TEA (que posteriormente foram diagnosticados) com o desenvolvimento de bebês com DT. Os autores observaram que a frequência do olhar para faces, do sorriso social e das vocalizações só começou a declinar a partir dos 6 meses de idade no grupo de risco. Antes dessa faixa etária, os grupos eram bastante semelhantes. Esse dado, portanto, confirma os achados de Bryson et al. (2007) que sugeriram não haver diferenças distinguíveis nos comportamentos de comunicação social antes de 6 meses de idade, sugerindo que o segundo semestre de vida possa ser um período crítico no surgimento dos sinais mais específicos do TEA.

Identificar sinais específicos de TEA é importante por favorecer a realização de diagnósticos precoces mais precisos (Dawson et al., 2022; Duvall et al., 2022). Diversos estudos prospectivos têm identificado os déficits em comportamentos básicos de comunicação social, incluindo alterações na habilidade de AC, como um importante preditor de risco de TEA. Foram observados precocemente em crianças com TEA sinais como atraso ou diminuição do olhar para os olhos do adulto, de habilidades sociais, de linguagem, da tendência em imitar as pessoas, bem como o uso mínimo de gestos e sorrisos em resposta ao adulto quando comparado às crianças com DT. Os resultados apontaram que bebês com risco de TEA precisavam de mais auxílio do adulto para responder às solicitações de atenção (Sullivan et al., 2007; Presmanes et al., 2007).

Ao analisar um conjunto de estudos sobre sinais precoces de TEA, Cervantes et al. (2016) sintetizaram os sinais mais comuns, nas principais áreas comprometidas. Na área de comunicação, observa-se atraso na fala, frequência alta de vocalizações repetitivas e estereotipadas, pouco uso de gestos de apontar e dificuldades em responder quando é chamado pelo nome. No aspecto social, percebe-se uma falta de expressões emocionais e afetivas positivas, pouco sorriso social, déficits no contato visual e na imitação, pouco interesse em crianças, baixa atenção a estímulos sociais, além do importante déficit no desenvolvimento de atenção compartilhada. No aspecto referente aos padrões de comportamentos repetitivos e estereotipados, estes são difíceis de se distinguir de crianças com DT até os 12 meses. A partir de 12 meses, pode-se ressaltar os padrões atípicos de brincadeira (p. ex., rodopiar, girar objetos) e de manipulação de objetos.

Há ainda uma importante consideração a ser feita sobre uma parcela dos casos de TEA. De acordo com a literatura, aproximadamente 32% dos casos de TEA apresentam um fenômeno denominada da *regressão*, que implica em perda de habilidades que já haviam sido desenvolvidas (Backes et al., 2019; Lai et al., 2014). O episódio regressivo costuma acontecer entre os 18 e 21 meses de idade, de acordo com o relato parental ou registro médico, sendo o conhecimento sobre suas características importante para a identificação precoce de TEA nesses casos (Backes et al., 2019). Por exemplo, algumas crianças podem atingir os marcos do desenvolvimento esperados para a idade, podem aprender a falar algumas palavras, a montar algumas frases e então, quase que subitamente, deixam de falar (e começam a apresentar outros sinais de TEA). Sendo assim, é possível que uma parcela dos casos não apresente sinais de TEA no primeiro ano de vida. Portanto, os pais e profissionais devem sempre estar atentos a possíveis sinais de regressão no desenvolvimento.

Considerações finais

Existem evidências robustas de que sinais precoces do TEA surgem ao longo do desenvolvimento da criança, ainda no primeiro ano de vida. No entanto, nessa faixa etária, os sinais de irregularidades no desenvolvimento identificados pelos estudos realizados não são específicos do TEA, nem suficientes para atender aos critérios diagnósticos (APA, 2023). Assim, os resultados dos estudos sobre sinais precoces indicam uma impossibilidade de se fechar um diagnóstico de TEA de forma confiável no primeiro ano de vida.

Os sinais referentes às habilidades de comunicação social e comportamentos repetitivos e restritos observados no primeiro ano de vida são muito difíceis de se identificar com precisão e, especialmente, de diferenciá-los de outros distúrbios do desenvolvimento. No entanto, entre os diversos sinais precoces de TEA identificados pelos estudos prospectivos e retrospectivos, os déficits de atenção compartilhada se destacam como um sinal fortemente relacionado a um futuro diagnóstico de TEA (Barbaro & Dissanayake, 2012; Bosa & Salles, 2018). De acordo com Garcia e Lampréia (2011), o final do primeiro ano de vida seria um período importante para o monitoramento de sinais, visto que é um momento de interação entre os pais e a criança com trocas afetivas e compartilhamento de experiências, uma vez que a atenção compartilhada se encontra em emergência. De acordo com Zwaigenbaum et al. (2013), uma diferenciação mais clara se torna possível a partir do segundo ano de vida da criança, quando os sinais vão se tornando mais evidentes e, progressivamente, os comprometimentos de natureza social-comunicativa específicos do TEA vão se destacando.

Deve-se ressaltar que a realização de um diagnóstico de TEA é uma tarefa complexa, que exige do profissional treinamento, habilidades e conhecimentos específicos sobre o transtorno e o desenvolvimento infantil, além de expertise no uso de instrumentos de rastreamento e diagnóstico (Zanon et al., 2023). Embora sinais precoces de TEA sejam possíveis de serem observados no segundo ano de vida, esse fato não implica que realizar um diagnóstico correto nesse período seja possível para todos os casos. Cabe destacar que o TEA envolve comprometimentos em várias áreas do desenvolvimento e seu diagnóstico deve atender a determinados critérios (e.g., APA, 2023; Zanon et al., 2023).

É importante diferenciar a identificação de sinais precoces de TEA com o diagnóstico de TEA. A identificação de sinais precoces não levará necessariamente a um diagnóstico no futuro. Alguns sinais podem regredir à medida que a criança interage e aprende com suas experiências no mundo (por exemplo, crianças que apresentam atraso na fala, mas que a desenvolvem em seguida); em outros casos, os sinais presentes não se apresentam de uma forma que atenda suficientemente aos critérios diagnósticos, podendo inclusive indicar algum outro distúrbio no desenvolvimento que não seja TEA. Sobre esse aspecto, os principais manuais de classificação diagnóstica adotados mundialmente, o DSM-5-TR e o CID-11, destacam ainda que os sintomas do TEA emergem durante o período inicial do desenvolvimento, embora alguns deles possam se manifestar somente mais tarde, a depender das características do indivíduo e de seu ambiente (demandas sociais) (APA, 2023; WHO, 2021).

Os sinais precoces de TEA devem sempre ser entendidos como fatores de risco e, portanto, não devem ser ignorados por profissionais de saúde e educação, além dos pais, familiares e/ou cuidadores. Quando identificados, a criança deve ter a oportunidade de ser avaliada e acompanhada por profissionais qualificados. Os estudos sobre sinais precoces de TEA evidenciam a importância do monitoramento do desenvolvimento infantil para a saúde da criança, algo que já vem sendo introduzido como política pública no Brasil (Brasil, 2014, 2017). Por exemplo, uma criança que aos 2 anos fala apenas duas ou três palavras (quando deveria ter um vocabulário de mais de 50 palavras e formar frases com duas palavras), que frequentemente não demonstra interesse em brincar com outras crianças, que apresenta dificuldades de compartilhar atenção, a atender pelo nome quando é chamada, ou algum outro sinal de um desenvolvimento irregular devem ser encaminhadas para uma avaliação especializada.

Finalmente, monitorar o desenvolvimento da criança também favorece duas importantes ações: a adoção de estratégias para prevenir possíveis atrasos no desenvolvimento e a tomada de ações terapêuticas que tenham por objetivo intervir nas irregularidades observadas. Cabe destacar que, especialmente em casos de TEA, o diagnóstico não representa um requisito ou uma necessidade para se iniciar intervenções precoces. Intervenções comportamentais baseadas na Análise do Comportamento Aplicada (ABA) apresentam grande eficácia no tratamento do TEA, especialmente se iniciadas precocemente e devem ser tomadas como prioridade para o tratamento dessas crianças (Hyman et al., 2020; Koegel et al., 2014; Wong et al., 2015).

Um cenário comum entre as intervenções em ABA com crianças pequenas com risco ou com TEA é a intervenção em ambientes naturalistas, oportunizando múltiplos contextos para aprender e praticar habilidades, comportamentos e rotinas. Ainda, as recomendações práticas atuais relativas às intervenções para crianças pequenas incluem a participação ativa dos cuidadores e familiares. Por exemplo, em casos de crianças com irritabilidade excessiva e hiperreatividade a sons ou ambientes movimentados, o terapeuta pode trabalhar com os pais para identificar situações ou rotinas superestimulantes nos ambientes naturais da criança e depois ensinar aos pais maneiras de prevenir a superestimulação e facilitar autorregulação do filho (Elder et al., 2017). Sendo assim, recomenda-se que as intervenções precoces em casos de TEA devem basear-se nos princípios da ABA, nas quais competências específicas são ensinadas numa progressão gradual, utilizando princípios de reforço ou teorias do desenvolvimento (Hyman et al., 2020). Com a avaliação e a intervenção precoce pode-se criar condições favoráveis ao desenvolvimento de novas competências e/ou minimizar comportamentos que possam interferir no desenvolvimento de uma criança com TEA.

Para saber mais sobre o desenvolvimento infantil e sinais precoces de TEA:

Documentário: "A vida secreta dos bebês" (produzido pela BBC)
http://www.cdc.gov/ncbddd/actearly/milestones/
http://brasil.babycenter.com/c25004333/marcos-do-desenvolvimento-do-beb%C3%AA
http://bvsms.saude.gov.br/bvs/publicacoes/crescimento_desenvolvimento.pdf
https://www.autismspeaks.org/what-autism/learn-signs
https://bvsms.saude.gov.br/bvs/publicacoes/diretrizes_atencao_reabilitacao_pessoa_autismo.pdf

Referências

Abrahams, B. S., & Geschwind, D. H. (2008). Advances in autism genetics: on the threshold of a new neurobiology. *Nature reviews genetics, 9*(5), 341-355. https://doi.org/10.1038/nrg2346

Associação de Psiquiatria Americana. (2023). *Manual diagnóstico e Estatístico de Transtornos Mentais: DSM 5-TH. Texto revisado.* 5.ed. Porto Alegre: Artmed.

Backes, B., Teixeira, M. C. T., Mecca, T. P., Brunoni, D., Zanon, R. B., & Bosa, C. A. (2019). Word loss trajectory in autism spectrum disorder: Analysis of home videos. *Revista Psicologia: Teoria e Prática, 21*(3), 437-455. doi:10.5935/1980-6906/psicologia.v21n3p437-455

Baranek, G. (1999). Autism during infancy: A retrospective video analysis of sensory-motor and social behavior as 9-12 months of age. *Journal of Autism and Developmental Disorders, 29*(3), 213-223. https://doi.org/10.1023/A:1023080005650

Barbaro, J., & Dissanayake, C. (2009). Autism Spectrum Disorder in infancy and toddlerhood: A review of the evidence of early signs, early identification tools, and early diagnosis. *Journal of Developmental Behavioral Pediatrics, 38*(2),447-459. https://doi.org/10.1097/DBP.0b013e3181ba0f9f

Barbaro, J., & Dissanayake, C. (2012). Early markers of autism spectrum disorders in infants and toddlers prospectively identified in the Social Attention and Communication Study. *Autism, 17,* 64-86. https://doi.org/10.1177/1362361312442

Bosa, C. A; Salles, J. F. (2018). *Sistema Protea -R de avaliação da suspeita de transtorno do espectro autista.* São Paulo: Vetor.

Brasil (2014). Ministério da Saúde. Diretrizes de Atenção à Reabilitação da Pessoa com Transtornos do Espectro do Autismo (TEA), Brasília.

Brasil (2012). Ministério da Saúde. Saúde da Criança: crescimento e desenvolvimento. *Cadernos de Atenção Básica (nº 33)*. Brasília, Ministério da Saúde.

Brasil (2017). LEI Nº 13.438, DE 26 DE ABRIL DE 2017. Altera a Lei nº 8.069, de 13 de julho de 1990 (Estatuto da Criança e do Adolescente), para tornar obrigatória a adoção pelo Sistema Único de Saúde (SUS) de protocolo que estabeleça padrões para a avaliação de riscos para o desenvolvimento psíquico das crianças. Brasília.

Bryson, S. E., Zwaigenbaum, L., Brian, J., Roberts, W., Szatmari, P., Rombough, V., et al. (2007). A prospective case series of high-risk infants who developed autism. *Journal of Autism and Developmental Disabilities, 37,* 12-24. https://doi.org/10.1007/s10803-006-0328-2

Castro-Souza, R. M. de. (2011). Adaptação brasileira do M-CHAT (modified checklist for autism in toddlers). 2011. 104 f. Dissertação (Mestrado em Psicologia Social, do Trabalho e das Organizações, Universidade de Brasília), Brasília.

Cervantes, P. E., Matson, J. L., & Goldin, L. R. (2016). Diagnosing ASD in very early childhood. In: J. Matson (Ed). *Handbook of Assessment and Diagnosis of Autism Spectrum Disorder* (pp.157-174). Suíça: Springer.

Dawson, G., Rieder, A. D., & Johnson, M. H. (2022). Prediction of autism in infants: progress and challenges. *The Lancet Neurology*. https://doi.org/10.1016/S1474-4422(22)00407-0

Duvall, S., Armstrong, K., Shahabuddin, A., Grantz, C., Fein, D., & Lord, C. (2022). A road map for identifying autism spectrum disorder: recognizing and evaluating characteristics that should raise red or "pink" flags to guide accurate differential diagnosis. *The Clinical Neuropsychologist*, 1-36. https://doi.org/10.1080/13854046.2021.1921276.

Elder J. H., Kreider C. M., Brasher S. N., Ansell M. (2017). Clinical impact of early diagnosis of autism on the prognosis and parent-child relationships. In. *Psychology Research and Behavior Management*, 10, 283–292. https://doi.org/10.2147/PRBM.S117499

Garcia, M. L., & Lampreia, C. (2011). Limites e possibilidades da identificação de risco de autismo no primeiro ano de vida. *Psicologia: Reflexão e Crítica, 24,* 300-308. https://doi.org/10.1590/S0102-79722011000200011

Genovese, A., & Butler, M. G. (2023). The Autism Spectrum: Behavioral, Psychiatric and Genetic Associations. *Genes, 14*(3), 677. https://doi.org/10.3390/genes14030677

Genovese A., Butler M. G. (2020). Clinical Assessment, Genetics, and Treatment Approaches in Autism Spectrum Disorder (ASD) *Int. J. Mol. Sci*, 21:4726. doi: 10.3390/ijms21134726.

Gerber, J. R., Wilks, T., & Erdie-Lalena, C. (2010). Developmental Milestones: Motor Development. *Pediatrics in Review, 31,* 267-277. https://doi.org/10.1542/pir.31-7-267

Granpeehsheh, D., Dixon, D. R., Tarbox, J., Kaplan, A. M., & Wilke, A. E. (2009). The effects of age and treatment intensity on behavioral intervention outcomes for children with autism spectrum disorder. *Research in Autism Spectrum Disorder, 3,* 1014-1022. https://doi.org/10.1016/j.rasd.2009.06.007

Hyman, S. L., Levy, S. E., Myers, S. M., Kuo, D. Z., Apkon, C. S., Davidson, L. F., Ellerbeck, K. A., Foster, J. E. A., Noritz, G. H., O'Connor Leppert, M., Saunders, B. S., Stille, C., Yin, L., Brei, T., Davis, B. E., Lipkin, P. H., Norwood, K., Coleman, C., Mann, M., Paul, L. (2020). Identification, evaluation, and management of children with autism spectrum disorder. *Pediatrics*, 145(1), Article e20193447. https://doi.org/10.1542/PEDS.2019-3447

Kodak, T., & Bergmann, S. (2020). Autism spectrum disorder: characteristics, associated behaviors, and early intervention. *Pediatric Clinics, 67*(3), 525-535. https://doi.org/10.1016/j.pcl.2020.02.007

Koegel, L. K., Koegel, R. L., Ashbaugh, K., & Bradshaw, J. (2014). The importance of early identification and intervention for children with or at risk for autism spectrum disorders. *International Journal of Speech-language Pathology, 16*(1), 50-56. https://doi.org/10.3109/17549507.2013.861511

Lai, M., Lombardo, M. V., & Baron-Cohen, S. (2014). Autism. *The Lancet, 383,* 896-910.

Lampreia, C. (2013). A regressão do desenvolvimento no autismo: Pesquisa e questões conceituais. *Revista Educação Especial, 26,* 573-586. <http://www.ufsm.br/revistaeducacaoespecial>

Mundy, P. (2018). A review of joint attention and social-cognitive brain systems in typical development and autism spectrum disorder. *European Journal of Neuroscience, 47*(6), 497-514. https://doi.org/10.1111/ejn.13720

Osterling, J. A., Dawson, G., Munson, J. A. (2002). Early recognition of 1-year-old infants with autism spectrum disorder versus mental retardation. *Development and Psychopathology, 14,* 239-251. doi:10.1017/S0954579402002031

Ozonoff, S., Iosif, A. M., Baguio, F., Cook, I. C., Hill, M. M., Hutman, T., et al. (2010). A prospective study of the emergence of early behavioral signs of autism. *Journal of the American Academy of Child and Adolescent Psychiatry, 49,* 256-266. https://doi.org/10.1016/j.jaac.2009.11.009

Papalia, D. E., & Martorell, G. (2021). *Desenvolvimento Humano-14.* McGraw Hill Brasil.

Presmanes, A. G., Walden, T. A., Stone, W. L., & Yoder, P. J. (2007). Effects of different attentional cues on responding to joint attention in younger siblings of children with autism spectrum disorders. *Journal of Autism and Developmental Disorders, 37*(1), 133-144. https://doi.org/10.1007/s10803-006-0338-0

Santos, J. A. M. D., & Rossini, J. C. (2023). Faces emocionais e sua influência no direcionamento da atenção compartilhada, uma revisão sistemática. *Jornal Brasileiro de Psiquiatria, 72,* 166-176. https://doi.org/10.1590/0047-2085000000407

Sullivan, M., Finelli, J., Marvin, A., Garret-Mayer, E., Bauman, M., & Landa, R. (2007). Response to joint attention in toddlers at risk for autism spectrum disorder: A prospective study. *Journal of Autism and Developmental Disorders, 37*(1), 37-48. https://doi.org/10.1007/s10803-006-0335-3

Szatmari, P., Chawarska, K., Dawson, G., Georgiades, S., Landa, R., Lord, C., Messinger, D. S., Thurm, A, & Halladay, A. (2016). Prospective longitudinal studies of infant siblings of children with autism: Lessons learned and future directions. *Journal of the American Academy of Child and Adolescent Psychiatry, 55*(3), 179-187. https://doi.org/10.1016/j.jaac.2015.12.014

Todorov, J. C. (2017). Sobre uma definição de comportamento. *Perspectivas Em Análise Do Comportamento, 3*(1), 32–37. https://doi.org/10.18761/perspectivas.v3i1.79.

Volkmar, F.R. & Partland, J.C. (2014). From Kanner to DSM-5: Autism as an evolving diagnostic concept. *Annual Review of Clinical Psychology*, 10, 193-212. https://doi.org/10.1146/annurev-clinpsy-032813-153710

Wong, C., Odom, S. L., Hume, K. A., Cox, A. W., Fettig, A., Kucharczyk, S., … & Schultz, T. R. (2015). Evidence-based practices for children, youth, and young adults with autism spectrum disorder: A comprehensive review. *Journal of autism and developmental disorders, 45,* 1951-1966. https://doi.org/10.1007/s10803-014-2351-z

World Health Organization. (2021). International classification of diseases for mortality and morbidity statistics (11th Revision). Geneva: WHO. https://icd.who.int/en

Yu, Y., Ozonoff, S., & Miller, M. (2023). Assessment of Autism Spectrum Disorder. *Assessment, 0*(0). https://doi.org/10.1177/10731911231173089

Zanon, R. B., Backes, B., & Bosa, C. A. (2017). Diagnóstico do autismo: relação entre fatores contextuais, familiares e da criança. *Psicologia: teoria e prática, 19*(1), 152-163. http://dx.doi.org/10.15348/1980-6906/psicologia.v19n1p164-175

Zanon, R. B., Backes, B., Wagner, F., Da Silva, M. A. Técnicas de Avaliação em Casos de Suspeita de Transtornos do Neurodesenvolvimento. In: Sergio Eduardo Silva de Oliveira; Clarissa Marceli Trentini. (Org.). Avanços em Psicopatologia: Avaliação e Diagnóstico baseado na CID-11. 1ed.Porto Alegre: Artmed, 2023, v. xv, p. 75-120.

Zwaigenbaum, L., Bauman, M. L., Choueiri, R., Kasari, C., Carter, A., Granpeesheh, D.,...Wheterby, A. (2015). Early intervention for children with Autism Spectrum Disorder under 3 years of age: Recommendations for practice and research. *Pediatrics, 136*(1), S60-S81. https://doi.org/10.1542/peds.2014-3667E

Zwaigenbaum, L., Bryson, S., & Garon, N. (2013). Early identification of Autism Spectrum Disorder. *Behavioral Brain Research, 251*,133-146. https://doi.org/10.1016/j.bbr.2013.04.004

CAPÍTULO 3

O QUE É A ANÁLISE DO COMPORTAMENTO APLICADA

Dr.ª Ana Carolina Sella, BCBA-D, QBA[1]

Dr.ª Daniela Mendonça Ribeiro[2]

[1]Aprendizagem em Pauta

[2]Universidade Federal de Alagoas e INCT-ECCE

O presente capítulo possui quatro objetivos principais. O primeiro deles é localizar a Análise do Comportamento Aplicada (ABA) como elemento constituinte da Análise do Comportamento. Em segundo lugar, pretende-se descrever brevemente a história da ABA como ciência, as sete dimensões que a definem, inclusive discutindo a possibilidade de uma oitava dimensão. Dado o foco do presente livro, a ABA ao Transtorno do Espectro do Autismo (TEA), o terceiro objetivo é apresentar a história do desenvolvimento desse campo de aplicação, descrevendo seu percurso até os dias de hoje, nos quais diversos procedimentos e práticas derivadas da ciência da ABA são considerados Práticas Baseadas em Evidência (PBEs) para o trabalho com pessoas com TEA. Finalmente, o último objetivo é discutir e sugerir alguns critérios para a avaliação da qualidade dos serviços baseados na ABA.

Uma breve introdução à ABA

É possível encontrar definições equivocadas acerca do que é a ABA (do inglês *Applied Behavior Analysis*) e no que ela consiste nos mais diferentes meios de comunicação, incluindo artigos publicados em periódicos científicos. Apenas para efeito de exemplificação, Camargo e Rispoli (2013, p. 641) afirmam em seu artigo que a ABA é um "método de intervenção e ensino". Carvalho Neto (2002, p. 16) define a ABA como "o campo de intervenção planejada dos analistas do comportamento. Nela, estariam assentadas as práticas profissionais mais tradicionalmente identificadas como psicológicas, como o trabalho na clínica, escola, saúde pública, organização e onde mais houver comportamento a ser explicado e mudado." Essa equiparação da ABA a uma intervenção, método de ensino ou prática psicológica é comum, sendo frequentemente disseminada. Neste capítulo, será apresentada a concepção de que a ABA é uma das ciências constituintes da Análise do Comportamento, responsável pelas aplicações de princípios comportamentais a problemas socialmente relevantes (Baer et al., 1968; Morris, 2009).

Conforme discutido por Morris et al. (2013), a Análise do Comportamento pode ser compreendida como um campo de estudo, uma disciplina e uma prática. Como campo de estudo, engloba "a disciplina e a prática, ambas denominadas análise do comportamento" (Morris et al., 2013, p. 73). Como prática, diz respeito à prestação de serviços oferecida por analistas do comportamento (Behavior Analysis in Practice, 2016). Como disciplina, é constituída por uma filosofia (o Behaviorismo Radical[1])

[1] O Behaviorismo Radical é a filosofia que fundamenta a Análise Experimental do Comportamento e a Análise do Comportamento Aplicada em termos conceituais, não devendo, portanto, ser confundida com estas ciências. Essa filosofia sugere que a EAB e a ABA devem estudar quaisquer relações comportamentais, sejam estas públicas ou privadas, abertas ou encobertas (Dittrich & Silveira, 2015), esforçando-se para serem ciências naturais, as quais pressupõem que comportamentos são eventos naturais e, dessa forma, devem ser explicados a partir de outros eventos naturais, tenham estes ocorridos no ambiente passado ou presente ou devido à história evolucionária dos organismos (Baum, 2011).

e por duas ciências — uma ciência básica, a Análise Experimental do Comportamento - EAB[1], e uma ciência aplicada, a ABA[2] (Fisher et al., 2011; Leaf et al., 2015; Morris et al., 2013). A segunda ciência, a aplicada (ABA), será o foco deste capítulo, bem como de todo este livro. Tal ciência abarca "pesquisas envolvendo aplicações da EAB a problemas de importância social" (Society for the Experimental Analysis of Behavior, 1968), baseadas nos princípios do Behaviorismo Radical, não sendo diferente da EAB por seus métodos ou objeto de estudo (o comportamento), e, sim, por sua relevância imediata para os envolvidos. Conforme discutido por Baer et al. (1968, p. 91), toda pesquisa aplicada é experimental, em ambas há uma busca pelo controle experimental e avaliação das variáveis responsáveis pelas mudanças de comportamento; a diferença entre a pesquisa aplicada e a básica está na ênfase e seleção dos mais variados aspectos da pesquisa, como estímulos, comportamentos e participantes.

A história da ABA

Apesar de não ser necessariamente considerado importante na formação de analistas do comportamento que prestarão serviços baseados na ABA, muitos são artigos que têm discutido a necessidade de todos os analistas do comportamento conhecerem a história da ABA[3], em especial para evitar que erros do passado se repitam (Morris, 2022; Morris & Peterson, 2022). Portanto, tendo como fundamento tal necessidade, um pouco desta história é apresentada a seguir.

O processo de reconstituição da história da fundação da ABA, assim como o de diversas outras ciências, é controverso. Os fatos históricos usados e (re)contados por diferentes autores dependem dos métodos utilizados para reconstruir tal história (p. ex., primeiras publicações científicas da área, entrevistas ou questionários, palavras-chaves e critérios de busca e de análise) e da visão de como uma ciência é construída — p. ex., evolução *versus* revolução (Morris et al., 2013). De forma geral, diferentes autores concordam que o processo de fundação da ABA pode ter seu início vislumbrado na década de 1920 (p. ex., Jones, 1924), perpassando a década de 30 (Mowrer & Mowrer, 1938) e intensificando-se nas décadas de 1950 e 1960 — p. ex., Ayllon & Michael (1959). Esse processo culminou no início oficial da ABA com (a) a publicação do primeiro volume do *Journal of Applied Behavior Analysis* (JABA) no qual (b) o artigo de Baer et al. (1968) descreveu as sete dimensões constituintes dessa nova ciência (Cooper et al., 2020; Morris, 2009; Morris et al., 2013).

As dimensões descritas no artigo de Baer et al. (1968) são utilizadas até hoje como a base para a caracterização (a) dos estudos constituintes dessa ciência e (b) dos serviços prestados baseados nessa ciência (Cooper et al., 2020, Morris et al., 2013). Baer et al. (1968) afirmam que, para fazer parte da ABA, um estudo precisa ser aplicado, comportamental e analítico. Além disso, deve ser tecnológico, conceitualmente sistemático, efetivo e demonstrar algum tipo de generalidade (Baer et al., 1968). Nos últimos anos, dadas questões éticas importantes derivadas da prestação de serviços, tem havido

[1] Abreviação do inglês para *Experimental Analysis of Behavior*. Essa ciência foi fundada por B. F. Skinner que a definiu a partir de algumas características, por exemplo, a sua variável dependente (comportamento medido especialmente pela taxa de resposta), suas principais variáveis independentes (p. ex., estímulos discriminativos e contingências de reforçamento) e as relações entre as variáveis dependentes e independentes que deveriam ser estudadas (Skinner, 1957, 1966). Baer et al. (1968) discutem que as pesquisas básicas, assim como as aplicadas, buscam analisar relações comportamentais, mas a escolha do comportamento a ser estudado nas pesquisas básicas pode se dar em virtude da busca pela compreensão de processos básicos de aprendizagem, da importância teórica de certas variáveis, da conveniência da resposta-alvo ou da possibilidade de controle de variáveis ou possibilidades de replicação. A diferença essencial entre a ciência básica e a aplicada, como será discutido ao longo deste capítulo, está no fato que pesquisas aplicadas têm por alvo problemas de relevância social.

[2] Neste capítulo, trataremos da ABA como ciência e não como prestação de serviços. Usaremos o termo serviços baseados na ABA para referência a tal prestação.

[3] Vide o volume 45, número 4, de dezembro de 2022, para diversos artigos discutindo a importância da formação em história da Análise do comportamento para todos os analistas do comportamento.

uma discussão sobre uma possível oitava dimensão da ABA, a compaixão (Penney et al., 2023). A seguir, são descritas as sete dimensões originais, seguidas de uma breve discussão acerca da possível oitava dimensão.

Conhecendo as dimensões da ABA

Leitores um pouco distraídos podem não perceber a diferença de ênfase que Baer et al. (1968) dão às dimensões da ABA. Conforme discutido por Morris et al. (2013), Baer et al. evidenciaram a *necessidade* de uma pesquisa ser aplicada, comportamental e analítica, enquanto as outras quatro dimensões aparecem como sugestões altamente recomendadas.

Em relação as três dimensões necessárias, de acordo com Baer et al. (1968), para uma pesquisa ser *aplicada*, deve haver um interesse social nas questões sob investigação: os comportamentos, os estímulos e/ou os organismos sendo estudados precisam ser importantes para os homens e para a sociedade, não apenas para a teoria. O comportamento-alvo precisa aumentar a probabilidade de o sujeito ter acesso a reforçadores[1] naturais. Os envolvidos deveriam fazer a seguinte pergunta quando quiserem refletir acerca da aplicabilidade ou da relevância social do problema investigado: "o quão imediatamente importante é esse comportamento ou são esses estímulos para este sujeito?". Se a resposta demonstrar que o comportamento é importante para o sujeito naquele momento, há evidência da característica aplicada. Por exemplo, muitas pessoas julgam importante aumentar o tempo que uma criança permanece sentada em sala de aula. Porém, se a dinâmica de uma escola demanda que a criança realize a maior parte de suas atividades em pé ou em movimento, realizar uma intervenção para que a criança permaneça sentada não terá importância social para aquela criança.

Wolf (1978) aprofundou-se nas questões definidoras da característica aplicada, tendo discutido que, na verdade, três são os pontos que devem ser considerados. O primeiro ponto diz respeito à validade social dos objetivos traçados: escalas de desenvolvimento ou opiniões de *experts* não tornam um comportamento válido socialmente *a priori*. Para Wolf, os objetivos-alvo devem passar pelo crivo social (e subjetivo) dos envolvidos: deve-se coletar amostras do comportamento, desenvolver definições operacionais e registrar comportamentos específicos; pedir que jurados relevantes olhem as definições e as amostras do comportamento e os julguem e, depois, é necessário correlacionar os dados de julgamento subjetivo com dados objetivos. Por exemplo, se você, como profissional, julga que é importante para uma criança de 4 anos de idade aprender a usar o toalete antes de qualquer outro comportamento-alvo, pode ser que os pais julguem que se alimentar sozinho deve ter prioridade sobre qualquer outro comportamento. Nesse caso, será importante ter certeza que a definição dos objetivos será feita de forma conjunta, baseada nos dados observados durante a avaliação inicial ou o profissional poderá enfrentar problemas em relação à adesão ao tratamento. O segundo ponto relacionado à característica aplicada discutido por Wolf diz respeito à aceitabilidade dos procedimentos. O autor ressalta que critérios éticos, o custo e a praticidade precisam ser levados em consideração quando se programam procedimentos de ensino pois, se os interessados não julgarem os procedimentos apropriados, não haverá adesão ao tratamento. Esse problema costuma acontecer, por exemplo, quando se propõe o uso de procedimentos de extinção. Muitos pais dizem que não conseguem ver seu(a) filho(a) chorando — comportamento de ocorrência comum durante o uso de procedimentos de extinção, senão houver planejamento de contingências de reforçamento para comportamentos adequados — e acabam não implementando o procedimento proposto. Ter certeza de que o proce-

[1] Os conceitos de reforçador e de extinção são descritos em detalhes no Capítulo 6.

dimento é aceitável para os envolvidos reduzirá falhas na adesão e na implementação. Vale lembrar que falhas na adesão e na implementação de procedimentos podem intensificar os problemas que trouxeram o cliente ao analista do comportamento. O terceiro e último ponto discutido por Wolf se refere à importância dos efeitos do tratamento. Muitas vezes, intervenções aplicadas a grupos de pessoas têm seus resultados analisados estatisticamente. Nesse processo, mudanças comportamentais pequenas aparecem como estatisticamente significantes, mas, na realidade, podem não ter resultado em diferenças clínica e socialmente significativas para as pessoas envolvidas (Barlow et al., 2009). Você, como profissional, pode achar que os comportamentos-alvo da criança melhoraram e os seus dados demonstram isso, mas, se os envolvidos não julgarem os resultados satisfatórios, não há validade social em sua intervenção. Por exemplo, você ensina uma criança a ler 20 palavras simples (consoante-vogal-consoante-vogal) e ela generaliza essa habilidade de leitura para 50 novas palavras. Todavia, quando foi ao shopping com os pais, a criança não conseguiu ler o menu do restaurante ou não leu as instruções para jogar os videogames e precisou de muita ajuda. Talvez, nesse caso, a família considere que a mudança no comportamento de ler da criança ainda não é significativa, pois as respostas de ler não ocorreram em ambientes relevantes. Nesse caso, seria necessário continuar a intervenção e programar a generalização da leitura para todos os ambientes considerados relevantes. Wolf discutiu que os consumidores do serviço precisam estar satisfeitos com os resultados para que a validade social da intervenção seja completa. Apesar de ter advogado a favor de medidas subjetivas dos objetivos, procedimentos e resultados na ABA, Wolf ressaltou que uma vasta área da literatura científica mostra que dados subjetivos sozinhos não são confiáveis e, portanto, eles devem ser utilizados em conjunto, e não como substitutos, dos dados objetivos acerca das mudanças de comportamento. Portanto, cabe ao analista do comportamento registrar dados objetivos do comportamento e, ao mesmo tempo, assegurar as medidas subjetivas de validade social.

Em relação à segunda dimensão da ABA tida como necessária, intervenções precisam ser *comportamentais*, dois pontos se fazem importantes. O primeiro se refere ao fato que o foco das intervenções deve ser na mudança daquilo que o indivíduo faz, e não daquilo que ele diz (a não ser que o comportamento verbal seja o alvo da intervenção). Portanto, é necessário que o comportamento seja observado de forma direta e não apenas relatado verbalmente pela pessoa ou por terceiros. Por exemplo, os pais ou avós de uma criança que não vocalizava podem relatar para o profissional que a criança está conversando com seus coleguinhas de sala, mas, quando você vai à escola fazer uma observação direta, a criança não vocaliza palavras na presença de seus colegas (ela apenas faz sons com vogais e aponta para o que quer). É necessário definir e medir o comportamento de forma direta; confiar no relato verbal de terceiros pode significar não ter dados essenciais para a tomada de decisões clínicas relevantes e eficazes. O segundo ponto se refere à mensuração do comportamento-alvo e à confiabilidade dos dados coletados. Em uma pesquisa aplicada, o comportamento-alvo precisa ser mensurado de forma precisa. Como muitos comportamentos não são passíveis de mensuração por instrumentos mecânicos, seres humanos são os mais utilizados para medir o comportamento de outros seres humanos (Baer et al., 1968; Kahng et al., 2011). Em virtude da utilização de humanos como observadores e registradores do comportamento, há possibilidades de ocorrências de erros durante a coleta de dados, o que torna medidas de confiabilidade (concordância entre observadores) um critério essencial para que um estudo possa ser considerado comportamental (Cooper et al., 2020; Kahng et al., 2011; Kazdin, 1977). Isso quer dizer que, sempre que possível, deve-se pedir a um segundo observador que observe e registre o comportamento de forma independente, seja por meio de observações durante as sessões de intervenção ou por meio de câmeras e vídeos. O importante é que alguém independente colete dados e os compare àqueles coletados pelo terapeuta responsável pela implementação da intervenção, aumentando a chance de os dados serem confiáveis.

A terceira característica necessária, a de a intervenção ser *analítica*, diz respeito à demonstração de quais variáveis são responsáveis pela ocorrência ou não ocorrência do comportamento em questão. Essa característica se refere ao controle experimental dos efeitos das intervenções sobre os comportamentos-alvo: os eventos manipulados precisam clara e repetidamente demonstrar que resultam ou não no comportamento-alvo. O principal obstáculo para tal demonstração na esfera aplicada é que muitas vezes não será desejável ou até mesmo permitida a replicação dos efeitos das variáveis: deve-se procurar demonstrar o controle experimental de forma confiável, mas respeitando-se os limites aceitáveis e éticos (Baer et al. 1968; Bailey & Burch, 2005; Barlow et al., 2009). Exemplos de comportamentos em relação aos quais comumente evitamos replicar os efeitos das variáveis são comportamentos interferentes severos: retirar as variáveis independentes (intervenções) responsáveis pela diminuição dos comportamentos interferentes é bastante complicado, pois pode resultar em risco para a pessoa emitindo tais comportamentos e para aqueles ao seu redor. Nesses casos, sugere-se fazer uma breve reversão apenas para demonstrar o controle experimental e, rapidamente, a intervenção é reapresentada. Delineamentos experimentais como os de reversão, linha de base múltipla e de tratamentos alternados são alguns dos que podem resultar em demonstrações de controle experimental consideradas confiáveis (Bailey & Burch, 2002; Barlow et al., 2009) e, portanto, deveriam, sempre que possível, ser utilizados em contexto clínico (Santos et al., 2019). Além disso, o registro de dados fidedignos são a base para decisões analíticas, inclusive na prática clínica e, portanto, obter tais dados deve ser um cuidado do analista do comportamento (p. ex., Bergmann et al., 2023; Wolfe et al., 2021).

Além das dimensões tidas como necessárias (aplicada, comportamental e analítica), Baer et al. (1968) descreveram outras quatro dimensões que aplicações analítico-comportamentais deveriam apresentar: serem tecnológicas, conceitualmente sistemáticas, efetivas e demonstrarem algum tipo de generalidade. A seguir, descrevemos brevemente cada uma dessas dimensões.

Pesquisas aplicadas deveriam ser *tecnológicas* no sentido que todos os procedimentos utilizados devem ser identificados e descritos em detalhes de forma que "um leitor treinado tipicamente conseguiria replicar esse procedimento bem o bastante para produzir os mesmos resultados, apenas lendo a descrição"[1] de tal procedimento (Baer et al., 1968, p. 95). Por exemplo, não basta dizer que foi utilizado um procedimento de atraso progressivo de dica. É necessário informar qual a duração dos atrasos que foram utilizados, quais os critérios para o aumento ou diminuição do atraso e que tipo de dica foi utilizado. Mais especificamente, conforme discutido por Baer et al. (1968, p. 95),[2]

> Não é suficiente dizer o que deve ser feito quando o indivíduo emite a resposta R1; também é essencial, sempre quando possível, dizer o que deve ser feito se o indivíduo emitir as respostas alternativas R2, R3, etc. Por exemplo, alguém pode ler que birras em crianças são comumente extintas ao se fechar a criança em seu quarto pela duração da birra, adicionada de mais 10 minutos. A não ser que essa descrição do procedimento também afirme o que deveria ser feito se a criança tentar sair de seu quarto antes do tempo, ou chutar a janela,

[1] "a typically trained reader could replicate that procedure well enough to produce the same results, given only a reading of the description." (Baer et al., 1968, p. 95).

[2] "it is not enough to say what is to be done when the individual makes response R1; it is essential also, whenever possible, to say what is to be done if the individual makes the alternative responses R2, R3, etc. For example, one may read that temper tantrums in children are often extinguished by closing the child in his room for a duration of the tantrums plus ten minutes. Unless that procedure description also states what should be done if the child tries to leave the room early, or kicks out the window, or smears feces on the walls, or begins to make strangling sounds, etc., it is not precise technological description" (Baer et al., 1968, p. 95).

ou besuntar fezes nas paredes, ou começar a fazer sons de estrangulamento etc., esta não é uma descrição tecnológica precisa.

Ser *conceitualmente sistemática* se refere ao fato que não apenas os procedimentos devem ser descritos em detalhes, mas eles devem sempre ser relacionados explicitamente aos conceitos e princípios da Análise do Comportamento dos quais são derivados, oferecendo "relevância para uma teoria compreensiva acerca do comportamento" (Baer et al., 1987, p. 318). Conforme discutido por Baer et al. (1968), Baer et al. (1987), Cooper et al. (2020), entre outros: sem as ligações com a base conceitual, os procedimentos acabam se tornando truques tecnológicos e as pessoas acabam não conseguindo explicar o porquê seus procedimentos funcionaram ou deixaram de funcionar. Por exemplo, muitas pessoas dizem utilizar o procedimento conhecido como *time out* como uma estratégia que resulta na extinção do comportamento, porém não avaliam se esse procedimento está realmente resultando na diminuição do comportamento-alvo (característica definidora de um processo de extinção operante). Se um profissional utiliza *time out* sem o aparato conceitual — que pressupõe que o tratamento seja baseado em uma análise funcional do comportamento[1] —, pode, por não basear suas decisões nos princípios da Análise do Comportamento, sem perceber, estar reforçando comportamentos inadequados. Em um exemplo mais específico em relação ao *time out*, um profissional pode pedir a uma criança que rasga uma tarefa que vá para um canto da sala sem ter de terminar a tarefa na qual estava trabalhando até rasgá-la. Tal profissional, sem a base conceitual necessária, pode não perceber que ir para o canto da sala está aumentando a probabilidade de a criança rasgar a tarefa com mais frequência. Esse fato pode levar o profissional a dizer que *time out* não funciona ou, ainda mais grave, dizer que os princípios da Análise do Comportamento não são válidos (Baer et al., 1987), quando, na realidade, é o profissional que não tem o aparato teórico-conceitual necessário para avaliar a situação e modificar seus procedimentos de acordo. Esse fato tem se tornado mais problemático com a propagação de protocolos e com a manualização de procedimentos baseados na ABA: as pessoas fazem cursos e se certificam em protocolos e manuais sem terem a base conceitual para poderem avaliar para quais clientes e em quais situações essas ferramentas poderiam ser utilizadas e acabam as utilizando de forma rígida, sem ficar sob controle dos dados do comportamento do aprendiz (Leaf et al., 2015; Milne & Creem, 2022).

A *eficácia* é a dimensão da ABA que se refere à amplitude das mudanças comportamentais produzidas pelo procedimento de intervenção: as mudanças precisam ser clinicamente significativas, ou seja, a mudança precisa produzir efeitos grandes o suficiente para que sejam considerados socialmente importantes. Baer et al. (1987) discutem que, além de medir as mudanças no comportamento-alvo em si, para demonstrar efetividade, deve-se medir se as razões explicativas e percepções acerca do comportamento-alvo se modificaram. Esses autores citam como exemplo que não é suficiente ensinar habilidades sociais, é necessário avaliar se tais habilidades melhoraram a vida social do cliente; não é suficiente ensinar habilidades de se manter seguro, sem avaliar se tais habilidades efetivamente mantiveram o cliente seguro em outros ambientes. Baer et al. (1987) discutem que, apesar de não necessariamente ser uma prática corriqueira para analistas do comportamento, há formas de medir tais mudanças de percepção e avaliar os reflexos das habilidades na vida cotidiana dos clientes, por exemplo, medir a validade social das intervenções, especialmente no que diz respeito à validade social dos resultados obtidos, conforme discutido por Wolf (1978). Obviamente tal julgamento será subjetivo, dependendo das pessoas que são afetadas pelo problema; não obstante, tal julgamento precisa ocorrer (Bailey & Burch, 2002). Baer et al. (1968) propõem que a pergunta "quanto o comportamento precisava mudar?" seja respondida para que se avalie a eficácia do procedimento: quando se chega à mudança esperada, pode-se inferir eficácia.

[1] A análise funcional do comportamento é descrita em detalhes no Capítulo 9.

Como discutido anteriormente, todos os envolvidos precisam julgar as mudanças obtidas como suficientes, sendo importante o estabelecimento de metas antes de se iniciar as intervenções, para que os parâmetros não mudem ao longo do processo (Richling, Fienup & Wong, 2023).

Por fim, a dimensão da *generalidade* pode englobar, de acordo com Baer et al. (1968), tanto sua a perduração ao longo do tempo, como o seu aparecimento em novos ambientes, com novas pessoas e na generalização para novos comportamentos. Os autores são cuidadosos ao discutir que se deve programar o tipo de generalização almejado, pois nem sempre a generalização ampla é recomendada. Por exemplo, se comportamentos sexuais como a masturbação são alvos de terapia, deve-se evitar que eles se generalizem para todo e qualquer ambiente. A "generalização deveria ser programada, ao invés de ser esperada ou lamentada"[1] (Baer et al., 1968, p. 97). Um outro exemplo comum, em que terapeutas se esquecem de programar o ensino para haver generalização, refere-se ao ensino de categorias ou conceitos. Terapeutas costumam programar sessões de ensino de conceitos ou de classes de conceitos como animais, profissões, meios de transporte, brinquedos, entre muitos outros, com apenas um exemplar de cada conceito ou com múltiplos exemplares sem refletir sobre as características necessárias e variáveis de tais exemplares. Se o objetivo é que a criança consiga classificar qualquer tipo de cachorro como cachorro e diferenciar cachorros de gatos, ratos e coelhos, a programação para que tal generalização ocorra deve ser feita desde o princípio da implementação dos procedimentos (Layng, 2019; Johnson & Bulla, 2021; Twyman & Hockman, 2021).

Na atualidade, além das sete dimensões tradicionalmente conhecidas, a compaixão tem sido referida como uma possível nova dimensão da ABA (Penney et al., 2023). Essa dimensão tem sido proposta dadas as frequentes críticas à ABA em relação ao uso de procedimentos aversivos, à não consideração de medidas de validade social e preferências dos clientes, ao uso de avaliações e intervenções capacitistas, ao uso de intervenções restritivas, entre outros fatores. Apesar de ainda não existir uma definição comportamental para compaixão, autores analítico-comportamentais a tem definido como constituída por comportamentos de observação do outro, empatia e ação de acordo com a empatia (Denegri et al., 2023; Taylor et al., 2019). A implementação da compaixão depende de uma formação bastante específica (Taylor et al., 2019) e, como toda questão eticamente sensível, existem diversas variáveis a serem consideradas nesse processo as quais serão mais detalhadamente discutidas no capítulo sobre ética (Capítulo 4), como o fato que ambientes de trabalho desfavoráveis não são favoráveis à compaixão.

Uma breve história da Análise do Comportamento Aplicada ao TEA

Antes de iniciar a discussão sobre a história da ABA no contexto da pesquisa e prestação de serviços para pessoas com TEA, é importante salientar que, desde sua oficialização em 1968 (Morris et al., 2013), a ABA vem produzindo aplicações bem-sucedidas em diversas áreas e organizações (p. ex., escolas, hospitais, empresas, gerenciamento de organizações, negócios, gerenciamento de pessoal, aconselhamento, violência infantil, terapia conjugal, segurança no trânsito) e com diversas populações (crianças com desenvolvimento típico e com desenvolvimento atípico, adolescentes, adultos com ou sem deficiência e pessoas idosas, com ou sem doenças crônicas associadas e, até, animais de estimação ou de serviço). Referências sobre tais áreas de atuação incluem o *website* da *Association of Professional Behavior Analysts* e da *Behavior Analyst Certification Board*, Cooper et al. (2020), Foxx (2008), Morris

[1] "generalization should be programmed, rather than expected or lamented" (Baer et al., 1968, p. 97).

(2009), Normand e Kohn (2013) e Ramp e Semb (1975) e os grupos de interesses especiais da Association for Behavior Analysis International (ABAI).

No início da década de 60, diversos pesquisadores que colaboraram para o processo que culminou com o estabelecimento da ABA como ciência e que influenciaram fortemente a direção da Análise do Comportamento aplicada ao TEA (p. ex., Risley, Wolf e Lovaas) estudavam ou trabalhavam no Institute for Child Development, na Universidade de Washington. Grande parte de seu trabalho se referia a aplicações dos princípios e procedimentos analítico-comportamentais a problemas de relevância social. Portanto, não é surpreendente que nesta época — e com esses pesquisadores — tenham surgido os estudos que forneceram as principais bases para a fundação da ABA, incluindo as aplicações para resolver questões de pessoas com TEA. Hoje, grande parte desses estudos é bastante criticada dado seu vocabulário e objetivos capacitistas (p. ex., Veneziano & Shea, 2022), mas como descrito por Morris & Peterson (2022) é preciso contextualizar estes estudos, aprender com seus erros e continuar buscando uma evolução ética e eficaz para a área.

A seguir, são descritos alguns estudos que tiveram destaque na área de intersecção da ABA com o TEA, mas se faz importante enfatizar que há centenas de autores, de artigos e de livros que fazem parte desta história.

Os resultados do estudo de Morris et al. (2013) descrevem que Wolf, Ayllon e Staats[1] foram os principais pesquisadores cujos estudos iniciais representaram publicações influentes para o processo de fundação da ABA como ciência aplicada. Apesar de outras publicações da época terem proposto ligações entre o TEA e a Análise do Comportamento (p. ex., Ferster & DeMyer, 1961; Ferster & DeMyer, 1962), a primeira publicação de uma pesquisa com uma criança com TEA na Análise do Comportamento considerada *aplicada* foi o estudo de Wolf, Risley e Mees (1964). Nesse estudo, os autores relataram o caso de Dicky, um menino com TEA que tinha 3 anos e 6 meses de idade no início do estudo e apresentava diversos problemas de comportamento (p. ex., batia em sua própria cabeça e rosto, arranhava-se e puxava seus próprios cabelos, muitas vezes até sangrar) e déficits comportamentais (p. ex., na fala e na interação social). Após uma observação da interação entre Dicky e sua mãe, os autores (a) recomendaram sua readmissão pelo hospital onde a criança já se tratara, (b) definiram e explicaram cuidadosamente para os atendentes do hospital as consequências que os comportamentos-alvo das intervenções deveriam ter e (c) ensinaram os atendentes a fazer o registro dos eventos necessários em seu prontuário. Ao final do procedimento, os excessos comportamentais de Dicky diminuíram e os déficits foram sanados (Wolf et al., 1964).

Lovaas, comumente reconhecido como o maior representante das aplicações da Análise do Comportamento para o TEA, foi influenciado por diversos pesquisadores ao longo de sua vida. Lovaas, ao buscar crianças com o perfil de atrasos no desenvolvimento da linguagem, descobriu em crianças com TEA o grupo ideal para seu trabalho. O autor realizou uma série de estudos e suas decorrentes publicações revolucionaram o campo da ABA e, concomitantemente, os serviços para pessoas com TEA (Smith & Eikeseth, 2011). Seu artigo mais citado[2] é Lovaas (1987), no qual relatou que 47% das crianças que receberam intervenções baseadas em ABA de forma precoce e intensiva (40 horas por semana) chegaram a ter um funcionamento indistinguível do típico e, adicionalmente, outros 40% da amostra do grupo experimental tiveram seus déficits diminuídos consideravelmente. Os dados do grupo controle (crianças que receberam tratamentos baseados na ABA por 10 horas ou menos por

[1] Aqui, descrevemos um estudo do grupo de Wolf. Para conhecer mais sobre a importância desses três autores, vide Morris et al. (2013).

[2] 5597 citações, de acordo com o Google Acadêmico, em 8 de fevereiro de 2024.

semana) mostram que apenas 2% das crianças passaram a ter funcionamento indistinguível do típico[1]. Após esse estudo, replicações foram conduzidas para aumentar a validade dos dados e, a cada ano, mais evidências empíricas são produzidas acerca da efetividade dos procedimentos da ABA para o tratamento do TEA. Importante destacar, mais uma vez, que por sua linguagem e objetivos capacitistas, esse é um dos artigos mais criticados por ativistas do movimento neurodivergente (Veneziano & Shea, 2022).

Atrelado a essas críticas ao capacitismo da ABA, é importante descrever brevemente um outro lado da história de Lovaas (Bowman & Baker, 2014; Devita-Raeburn, 2016) que contruibuiu para a propagação de mitos acerca do uso de procedimentos aversivos na ABA. Conforme discutido por Larsson e Wright (2011) e Smith e Eikeseth (2011), apesar de Lovaas ter enfatizado a necessidade do uso de reforço positivo com crianças com TEA ao longo de toda a sua carreira, ele também utilizou métodos aversivos como parte de seu tratamento. Reportagens acerca de seus métodos, por exemplo, a conhecida *Screams, Slaps, and Love*, publicada na revista *Life*, em 1965, deixaram para muitos a ideia de que a maior parte de suas intervenções era baseada em punição (Larsson & Wright), sendo tal ideia também generalizada para a ABA de forma geral (Bowman & Baker, 2014). É importante ressaltar que, como discutido por Larsson e Wright e Smith e Eikeseth, ao final da década de 1980, tendo visto os avanços das terapias comportamentais não aversivas, Lovaas deixou de utilizar completamente procedimentos aversivos, defendendo ainda mais o uso de reforçamento durante o processo terapêutico. Na atualidade, todos os programas que envolvem a formação de analistas do comportamento enfatizam a necessidade do uso de procedimentos envolvendo reforço positivo antes que qualquer outra intervenção seja utilizada (Cooper et al., 2020; Hanley et al., 2005).

Conforme já citado, muitos autores (p. ex., Nathan Azrin, Douglas Greer, Wayne Fisher, Richard Foxx, Greg Hanley, Thomas Higbee, Brian Iwata, Robert Koegel, Linda LeBlanc, Dorothea Lerman, Cathleen Piazza, Todd Risley, Henry Roane, James Sherman, entre muitos outros) foram (e ainda são) importantes para a construção da história da ABA para o tratamento do TEA. Os leitores interessados em conhecer mais acerca de pesquisas e de autores que trabalham na perspectiva analítico-comportamental aplicada para o TEA podem iniciar buscando a palavra "autism" no JABA ou no Behavior Analysis in Practice (BAP). Muitos outros periódicos publicam pesquisas em ABA ao TEA e podem ser consultados. Periódicos brasileiros como a *Acta Comportamentalia*, a *Revista Brasileira de Análise do Comportamento* e a *Revista Perspectivas em Análise do Comportamento* são periódicos que trazem publicações baseadas na Análise do Comportamento, porém a maior parte dos artigos ainda não reflete as dimensões da ABA e são poucas as pesquisas com a população com TEA.

A ABA e o TEA na atualidade

Os fatos históricos apresentados anteriormente servem como suporte para a afirmação de que há décadas a Análise do Comportamento vem produzindo pesquisas aplicadas que demonstram sua eficácia no tratamento para pessoas com TEA. Tais demonstrações fizeram com que diversos procedimentos da ABA possuíssem suporte empírico-científico, tornando-se base para práticas baseadas em evidência para o TEA.

Mas o que são práticas baseadas em evidência (PBEs)? Ainda existem divergências na definição de PBEs no contexto da ABA aplicada ao TEA (Ferguson et al., 2022), mas no contexto deste livro[2],

[1] Afirmações como essa têm levado a ABA a ser criticada por ser capacitista (Shyman, 2016; Veneziano & Shea, 2022).

[2] O Capítulo 7 discutirá de forma mais detalhada as PBEs para o TEA.

PBEs são consideradas como "um esforço para melhorar o processo de tomada de decisões em contextos aplicados ao se articular explicitamente o papel central de evidências nas decisões e, desta forma, melhorar os resultados" obtidos com as intervenções (Slocum et al., 2014). Lembrando que, não apenas os resultados de pesquisa são levados em consideração nas PBEs: é preciso que haja uma integração da melhor evidência disponível, com os valores e o contexto do cliente e a perícia clínica do terapeuta (Slocum et al., 2014) e frequente monitoramento do progresso do cliente (Silbaugh & El Fattal, 2022).

A importância das PBEs advém da noção de que os profissionais possuem a responsabilidade ética de tomar decisões que aumentem as chances de os resultados serem efetivos para seus clientes (BACB, 2020; Detrich, 2015). Além disso, é obrigação do analista do comportamento defender e informar o cliente e todos os interessados acerca dos procedimentos que possuem base científica acerca de sua efetividade (BACB, 2020). Portanto, analistas do comportamento aplicados devem ter como base de suas decisões as evidências científicas acerca da efetividade das intervenções a serem utilizadas e discutir com os envolvidos no processo as bases para suas decisões.

Na atualidade, as evidências que trazem suporte científico a procedimentos da ABA continuam crescendo. Porém, dadas todas as críticas à área, vem sendo cada vez mais demandado que o profissional, intencionalmente, vá além do uso de práticas que possuem suporte científico: habilidades de escuta e comunicação, medidas de validade social e treinamento específico em habilidades nas quais não possui experiência precisam ocorrer para que pesquisas e serviços de qualidade sejam implementados.

Qualidade dos Serviços Baseados na ABA

Conforme já definido, a ABA é uma ciência aplicada cujos estudos derivam na prestação de diversos tipos de serviço. Tanto a ciência como a prestação de serviços estão presentes em diversas áreas de atuação, mas a aplicação de tecnologias comportamentais para o tratamento de pessoas com desenvolvimento atípico é uma das demandas que mais tem crescido (Linnehan et al., 2023; Silbaugh & El Fattal, 2022). O crescimento das demandas, do número de prestadores de serviços e a presença de muitas mudanças sociais, econômicas e políticas ao redor de todo o globo tem aumentado a necessidade de discussão sobre padrões de qualidade na prestação de serviços (Linnehan et al., 2023; Silbaugh & El Fattal, 2022).

Não há uma definição consensual do que é qualidade da prestação de serviços em ABA, nem dos possíveis parâmetros que podem ser utilizados para avaliá-la (Silbaugh, 2023). Provavelmente, esse fato se dê porque a qualidade dos serviços prestados pode ser avaliada sob muitas perspectivas que variam desde a formação e desempenho clínico do aplicador, do coordenador e do supervisor, até a interação desses profissionais com o cliente e com a família, até diversos aspectos das organizações prestadoras de serviços. A seguir, segue (a) uma das poucas definições de qualidade de prestação de serviços encontradas na literatura da ABA, seguida da (b) discussão de algumas perspectivas que se pode adotar para avaliar tal qualidade e da (c) descrição de alguns artigos que podem auxiliar o leitor a pensar em parâmetros para avaliar a prática de prestadores de serviço baseados na ABA.

A qualidade de prestação de serviços baseados na ABA foi descrita de forma mais objetiva em 2022, por Silbaugh e El Fattal (Silbaugh, 2023). Nessa definição, os autores afirmam que a qualidade é a extensão com a qual os produtos, os serviços e os resultados de tais serviços baseados na ABA (a) se adequam a padrões determinados por profissionais e consumidores, (b) ao longo do tempo, (c) em resposta a mudanças no mercado consumidor enquanto (d) maximizam a saúde financeira da organização.

Para Silbaugh e El Fattal (2022), é necessário que haja padrões mensuráveis de qualidade em relação ao profissional e à organização prestadora de serviços, sob o ponto de vista dos profissionais da área e dos consumidores. Mais especificamente, quando se analisam possíveis parâmetros de qualidade da prestação de serviços baseados na ABA, deveriam existir padrões para avaliar desde a qualidade dos programas até a gestão de clínicas prestadoras de serviços, do ponto de vista de quem presta os serviços e de quem os recebe. Podem ser analisados aspectos de funcionamento geral de uma clínica (p. ex., valores, missão, regras de conduta ética etc), a estrutura física do local onde a prestação dos serviços ocorre, questões de treinamento e de gerenciamento do pessoal técnico, interações entre profissionais e clientes, elementos das avaliações comportamentais e dos programas de ensino, entre muitos outros aspectos. É importante ressaltar que Silbaugh e El Fattal sugerem que cada provedor de serviços tenha seus próprios critérios de qualidade de acordo com diversas diretrizes profissionais, ao invés de depender apenas de fontes reguladoras externas. Eles discutem que, como certificações, conselhos e fiscalizações (do indivíduo e das organizações) não têm acesso às contingências que governam a qualidade da prestação em cada organização, eles conseguem fazer muito pouco para efetivar mudanças na qualidade da prestação de serviços.

Apesar de não haver parâmetros definitivos, testados para a mensuração da qualidade de serviços prestados, algumas sugestões já foram descritas na literatura científica e em manuais de organizações certificadoras da área. Está além do escopo deste capítulo abordar todos as descrições/diretrizes, mas algumas dessas diretrizes serão tratadas de forma breve, a seguir. E, ao final do capítulo, o leitor encontrará um quadro/*checklist* que poderá orientá-lo na reflexão acerca de seus próprios parâmetros de qualidade.

Em 2015, Sundberg propôs duas versões para um instrumento de análise da qualidade de programas de ensino para prestadores de serviços baseados na ABA. Esses instrumentos baseiam-se nas sete dimensões originais da ABA. A versão breve contém 30 itens distribuídos entre as dimensões aplicada, comportamental, analítica, tecnológica, conceitualmente sistemática, efetiva e com generalidade. A segunda versão (detalhada) possui 61 itens divididos nestas mesmas 7 categorias, sendo a tecnológica a com mais itens, incluindo itens de avaliação de diversos procedimentos comportamentais. De forma geral, ambas as versões trazem parâmetros que permitem a profissionais e a consumidores examinar se houve uma avaliação sistemática antes da criação de objetivos e do plano comportamental, se as recomendações do plano estão sendo seguidas, se há um sistema de coleta de dados funcionando, com medidas apropriadas, com alvos definidos de forma observável e mensurável, e se existe um sistema de gerenciamento de arquivos e de documentos que permite facilmente a localização de alvos comportamentais, programas e procedimentos. Além disso, as versões descrevem itens relacionados à predição e ao controle dos comportamentos-alvo, inclusive com a descrição da necessidade de se diminuir barreiras ambientais que prejudiquem a aquisição dos alvos. Adicionalmente, o instrumento determina que se deve deixar claro quais os procedimentos sendo utilizados na intervenção, descritos em detalhes, para assegurar a fidelidade de implementação. Além disso, é descrito que discussões sobre os dados devem ser feitas de acordo com conceitos e princípios da análise do comportamento e não com base em outras teorias e os gráficos que baseiam tais discussões devem demonstrar a efetividade das intervenções. Finalmente, o instrumento descreve formas de se programar contingências de ensino de forma que haja generalização de respostas e de estímulos, inclusive explicitamente determinando que o treino parental precisa estar presente. De forma geral, é um instrumento interessante para aqueles que buscam iniciar a implementação de parâmetros de qualidade na construção, implementação e monitoramento de seus programas.

Grauerholz-Fisher e colaboradores (2019) conduziram um estudo em clínicas de prestação de serviços baseados na ABA para pessoas com TEA, no qual utilizaram a medida de amostra temporal momentânea (*momentary time sampling*; MTS) para avaliar diversos parâmetros de qualidade de serviços relacionados a quatro categorias: comportamento da equipe, atividade do cliente, condição do cliente e condição do ambiente de atendimento. Foram analisadas 7 subcategorias para comportamento da equipe, 3 subcategorias para atividade do cliente, 7 para condição do cliente e 7 para condição do ambiente. As subcategorias foram descritas de forma operacional e facilmente observáveis. Três clínicas foram observadas. Os resultados trouxeram informações acerca de parâmetros nos quais havia alta qualidade e parâmetros, ainda necessitando de intervenção mais específica nas clínicas observadas. Os autores sugerem que usar MTS para avaliar parâmetros de qualidade pode ser uma opção viável.

Silbaugh e El Fattal (2022) levantaram a discussão sobre a necessidade de haver parâmetros de avaliação de qualidade diferentes para o profissional prestador de serviços e para a organização. Enquanto no nível do profissional a formação, a certificação e algumas caraterísticas da prestação de serviços podem auxiliar na determinação da qualidade, os autores argumentam que, no nível organizacional, é necessário olhar para as contingências culturais e usar o conceito de metacontingência para possibilitar a descrição, predição e controle dos parâmetros de qualidade. Os autores descrevem quais seriam os componentes envolvidos na seleção de práticas culturais em clínicas prestadoras de serviço que garantiriam uma maior qualidade e sugerem que, para tanto, haja uma transposição de conceitos das PBEs para o nível organizacional. Para finalizar, eles propõem seis passos para a implementação de PBEs no nível organizacional. Apesar de não haver dados empíricos acerca da implementação de tais sugestões, os seis passos fornecem subsídios para organizações buscando diretrizes de implementação de processos para aumento da qualidade na prestação de serviços baseados na ABA.

Silbaugh (2023) apresenta um artigo conceitual complexo que se propõe a discutir e a exemplificar como contingências orientadas para o grupo (contingências dependentes, independentes, interdependentes e metacontingências) podem ser usadas por gerentes e diretores para mudar sistemas e processos organizacionais, visando a melhora de indicadores de qualidade na prestação de serviços baseados na ABA. Além disso, o autor ressalta a necessidade de se desenvolver avaliações frequentes de tais indicadores como parte das contingências organizacionais envolvidas na constante transformação da qualidade dos serviços.

Tendo por base a literatura discutida neste capítulo, segue um *checklist*/diretrizes com pontos importantes a serem avaliados por aqueles iniciando sua caminhada na esfera da ABA.

Quadro 1. Checklist/Diretrizes com sugestões de pontos a serem avaliados por profissionais iniciantes em termos de qualidade de serviços baseados na ABA. Marque um X na frente do S (sim) ou do N (não) para descrever a presença destes elementos no serviço prestado por quem irá te contratar. Leia a nota abaixo do quadro para maiores esclarecimentos

Área: limites de competência	
Os aplicadores possuem a formação ética, conceitual e técnica para prestar serviços baseados na ABA, conforme descrito por organizações especializadas na área (p. ex., CABA-BR)?	S( ) N( )
Os supervisores possuem a formação ética, conceitual e técnica para prestar serviços baseados na ABA, conforme descrito por organizações especializadas na área (p. ex., CABA-BR)?	S( ) N( )
Os coordenadores possuem a formação ética, conceitual e técnica para prestar serviços baseados na ABA, conforme descrito por organizações especializadas na área (p. ex., CABA-BR)?	S( ) N( )
O prestador do serviço estipula a população-alvo a ser atendida (p. ex., idade)?	S( ) N( )
Área: Processos de prestação de serviços	
O serviço possui aplicadores e supervisores (e coordenadores quando necessário ou combinado)?	S( ) N( )
As horas de supervisão e de coordenação foram estipuladas conforme recomendação da literatura científica e/ou diretrizes reguladoras do serviço?	S( ) N( )
Foi feita uma triagem inicial para avaliar se as queixas do cliente estão dentro do escopo de competência do prestador de serviços?	S( ) N( )
Foi feita uma triagem inicial para avaliar se o prestador/clínica possui os recursos físicos (p. ex., ambiente seguro para manejo de crises comportamentais) e pessoais (p. ex., terapeutas treinados em procedimentos de manejo de crises comportamentais) disponíveis para atender a esse cliente?	S( ) N( )
Após a triagem inicial, foi feita uma anamnese completa (dados completos do cliente e de seus responsáveis, dado do médico responsável pelo acompanhamento do aprendiz e outros membros da equipe, principais queixas e expectativas comportamentais, hábitos de sono, alimentação e uso do banheiro, história médica, história do desenvolvimento neurológico, história escolar, história social, história familiar, contatos profissionais prévios, padrão de comunicação da equipe prévia e atual, levantamento indireto de preferências do aprendiz)?	S( ) N( )
Foi explicada a necessidade da colaboração com outros profissionais (p. ex., Fonoaudiólogo, Fisioterapeuta, professores), quando cabível?	S( ) N( )
Foi explicado o prejuízo comportamental que pode ser causado por intervenções ecléticas (p. ex., dietas restritivas quando não há necessidade; uso de quelação ou uso de câmera hiperbárica sem recomendação de uso específico; múltiplas abordagens psicológicas para o tratamento de um mesmo caso)?	S( ) N( )
Foi determinado em contrato quem deverá fornecer os estímulos/materiais/brinquedos/itens de preferência/equipamentos para o processo terapêutico (clínica ou cuidadores)?	S( ) N( )
Foi explicado aos responsáveis sobre coleta de dados e armazenamento de dados e imagem (questões de sigilo, ética e Lei Geral de Proteção de Dados - LGPD)?	S( ) N( )
Existe um canal ou meio de coletar a opinião ou queixas dos responsáveis para o serviço prestado?	S( ) N( )
Existem medidas cabíveis descritas quando o cliente está sob suspeita de maus tratos, negligência ou abusos?	S( ) N( )
Há pautas ou atas em reuniões de equipe e orientações de pais?	S( ) N( )
Há processos descritos para encaminhamento de caso ou alta?	S( ) N( )

Área: Questões de Saúde	
Todos os possíveis diagnósticos relacionados às necessidades do cliente foram investigadas e há informações multi ou interdisciplinares sobre como tais diagnósticos afetam o comportamento do cliente?	S( ) N( )
Todas as questões de saúde relacionadas às necessidades do cliente foram investigadas e há informações multi ou interdisciplinares sobre como tais questões afetam o comportamento do cliente (p. ex., problemas de sono e alimentares)?	S( ) N( )
Questões de saúde que foram investigadas e que comumente interferem em intervenções comportamentais (p. ex., problemas de visão, audição, epilepsia) foram descartadas com exames recentes (não mais do que 3-6 meses da realização dos mesmos)?	S( ) N( )
Avaliações acerca de possíveis efeitos da dor sobre o comportamento foram conduzidas (p. ex., Breau et al., 2002)?	S( ) N( )
Foi sugerido o encaminhamento para especialidades médicas e outros profissionais de saúde quando necessário?	S( ) N( )
Área: Avaliação	
Foi feita uma avaliação sistemática e compreensiva do repertório comportamental do cliente (p. ex., VB-MAPP, Inventário Portage Operacionalizado)? Para avaliações focadas, foi realizada avaliação sistemática específica (p. ex., Socially Savvy)?	S( ) N( )
Durante a avaliação, foi escolhido algum protocolo de avaliação comportamental? Foi explicada a razão da escolha de tal protocolo?	S( ) N( )
O cliente foi observado de forma direta pelo profissional avaliador, em situação clínica e/ou em casa e/ou na escola, ou em qualquer ambiente relevante?	S( ) N( )
Foi feita uma avaliação sistemática das barreiras ambientais que influenciam o comportamento do aprendiz?	S( ) N( )
As avaliações resultaram em um relatório (descritivo e quantitativo) do que foi observado?	S( ) N( )
As explicações e propostas do relatório da avaliação são fundamentadas pela análise do comportamento?	S( ) N( )
Se necessário, foram utilizadas avaliações fora do escopo da análise do comportamento (p. ex., IAR, WISC, Vineland, SRS etc.)?	S( ) N( )
Se necessário, foi realizada avaliação funcional?	S( ) N( )
Há programação para reavaliações periódicas?	S( ) N( )
Área: Plano de Intervenção	
Os objetivos terapêuticos foram propostos com base: - Nos resultados das avaliações - Na busca pela qualidade de vida do cliente - Nas preferências do cliente - Na validade social do que está sendo proposto.	S( ) N( )

Foi criado um plano de intervenção educacional e comportamental contendo: - Objetivos de longo, médio e curto prazo para todas as áreas em que foi acordado haver intervenção - Sugestões de procedimentos de ensino baseados em evidência científica, no contexto do cliente e na formação dos aplicadores e supervisores. - Sugestão do número de horas mínimo de atendimento, baseando-se na literatura científica e nas necessidades do cliente.	S( ) N( )
Foi criado um plano de intervenção para manejo de comportamentos e/ou para manejo de crises com base nos resultados da avaliação?	S( ) N( )
Os pais/responsáveis estão de acordo com os objetivos de ensino e manejos de comportamento? Houve coleta de assinatura de consentimento dos pais?	S( ) N( )
Área: Intervenção	
Foram descritas definições operacionais mensuráveis e observáveis para cada alvo?	S( ) N( )
Foram escolhidas as medidas apropriadas para o comportamento-alvo (frequência, duração, porcentagem de tentativas corretas etc)?	S( ) N( )
Foi criado um sistema de coleta e análise de dados para os comportamentos do cliente?	S( ) N( )
Os estímulos escolhidos (inclusive brinquedos) são apropriados para a idade?	S( ) N( )
Os terapeutas envolvidos foram treinados nos procedimentos de ensino?	S( ) N( )
Os terapeutas envolvidos foram treinados nos procedimentos de manejo de crise de comportamento, quando necessário?	S( ) N( )
Os terapeutas envolvidos estabeleceram vínculo com o cliente? Houve procedimento e tempo destinado ao vínculo?	S( ) N( )
O supervisor (ou coordenador) faz avaliações frequentes da implementação dos programas (fidelidade de implementação)?	S( ) N( )
O supervisor (ou coordenador) faz avaliações e análises frequentes dos dados?	S( ) N( )
Há demonstração por meio de gráficos que os procedimentos estão gerando mudanças no comportamento do cliente?	S( ) N( )
Os objetivos propostos estão sendo alcançados dentro do prazo estipulado? (p. ex., alguma mudança de comportamento ocorreu na direção esperada dentro de 15 a 30 dias)?	S( ) N( )
Há, claramente, uma programação para haver generalização para novos ambientes, estímulos e pessoas?	S( ) N( )
Área: Comportamento dos Profissionais	
Os profissionais são pontuais?	S( ) N( )
Os profissionais prezam e protegem a confidencialidade do cliente?	S( ) N( )
Os vídeos, dados e materiais são enviados nos prazos estabelecidos?	S( ) N( )
Os profissionais são treinados ou orientados para gerenciar conflitos entre profissionais e família?	S( ) N( )

O supervisor/coordenador pesquisa, seleciona e estuda sobre procedimentos e atualizações na literatura sobre o caso em específico?	S( ) N( )
O supervisor/coordenador identifica as variáveis de controle do comportamento do aprendiz e utilizam conceitos da Análise do Comportamento para fazer suas análises?	S( ) N( )
Há feedback frequente sobre a execução do trabalho?	S( ) N( )
O aplicador faz perguntas e descreve suas dificuldades durante a supervisão (ou coordenação)?	S( ) N( )
O aplicador faz descrições precisas dos atendimentos?	S( ) N( )
Área: Ambiente de Intervenção	
O ambiente onde acontece a intervenção é limpo?	S( ) N( )
Os atendimentos são livres de interrupções?	S( ) N( )
Há instalações seguras que possibilitem o manejo do comportamento de forma segura, para aprendizes que assim necessitem (p. ex., sala acolchoada, sem quinas vivas, sem fios, sem vidros, sem objetos e sem mobília que possa machucar o aprendiz ou os envolvidos)?	S( ) N( )
Há isolamento acústico ou diminuição luminosa ou controle de temperatura na sala para aprendizes que necessitem dessas alterações para a aprendizagem?	S( ) N( )
Há um sistema organizado para o acesso aos programas e estímulos, mesmo para programas baseados em ensino naturalístico (pastas, caixas, materiais)?	S( ) N( )
O ambiente de atendimento é organizado, conforme horários e espaços combinados?	S( ) N( )
Os materiais estão disponíveis e organizados antes do início do atendimento?	S( ) N( )
Área: Participação dos pais	
Foi explicada e recrutada a participação imprescindível dos pais?	S( ) N( )
Foi explicado como o comportamento dos pais influencia o comportamento do cliente e que eles possuem grande parte da responsabilidade na mudança de comportamento do cliente?	S( ) N( )
Reuniões e orientações parentais são feitas com frequência (p. ex., pelo menos 1 vez ao mês)?	S( ) N( )
Treino parental é realizado quando necessário?	S( ) N( )
A evolução do ensino do aprendiz e/ou barreiras comportamentais são relatadas aos responsáveis, pelo menos a cada 3 ou 6 meses?	S( ) N( )
Foi estabelecido e mantido vínculo terapêutico com pais e cuidadores, manejando esse cuidado com compaixão?	S( ) N( )
Área: Trabalho multi ou interdisciplinar	
Há contato com profissionais que atendem o cliente (Médico, Fonoaudiólogo, Terapeuta Ocupacional, escola etc.), conforme necessidade?	S( ) N( )
Há definição clara dos papéis dos profissionais da equipe multiprofissional e da escola?	S( ) N( )
Há colaboração com a equipe multiprofissional e escola para o melhor interesse do cliente?	S( ) N( )

Há coleta de dados relevantes e definição de objetivos, tanto com a equipe multiprofissional quanto com a escola?	S( ) N( )
Há orientação à escola após observação direta do aprendiz nesse ambiente?	S( ) N( )
Se necessário, há orientação da equipe para o analista do comportamento e vice-versa?	S( ) N( )

Nota: para analisar as diretrizes presentes nesse quadro é importante o profissional conhecer o que é necessário em termos de formação ética, conceitual e técnica na prestação de serviços baseados em ABA, conforme descrito por organizações especializadas na área (p. ex., CABA-BR).

Fonte: Adaptado de Sella e Manfrim (2023)

Considerações finais

Conforme apresentado no início deste capítulo, encontramos, em diversos meios de comunicação, concepções errôneas acerca do que é a ABA. Tais concepções errôneas podem ser exemplificadas, inclusive, na fala de pessoas com autismo (p. ex., Britton, 2023), em relatórios de organizações médicas (p. ex., American Medical Association, 2023) e mesmo por pessoas que se autodenominam analistas do comportamento aplicados e que oferecem "terapia ABA" (p. ex., profissionais que passam regras de atuação na mídia social, descartando a necessidade de análise individual de cada situação[1]. Tal problema só poderá ser sanado com a atuação mais produtiva e efetiva de analistas do comportamento na disseminação de informações mais precisas e de forma inteligível para a população em geral (Código de Ética do BACB, 2020).

Uma breve apresentação do que é a ABA de acordo com a literatura científica da área, uma breve descrição de sua história e de suas dimensões definidoras (com a inclusão da possível oitava dimensão), a narração de parte de sua história aplicada ao TEA e o destaque para as PBEs foram realizados com o intuito de trazer ao leitor uma visão mais ampla e consistente do que é essa área. Foram trazidas também informações acerca da discussão recente sobre os parâmetros de qualidade da prestação de serviços baseados na ABA. Esses parâmetros ainda não são (e talvez não devam ser) unânimes e, conforme discutido por Silbaugh e El Fattal (2022), a depender das contingências culturais, cada organização prestadora de serviços deve, baseando-se nos estudos e diretrizes da literatura, programar contingências para, junto com a saúde financeira de suas organizações, dar prioridade para a qualidade da prestação de serviços.

O objetivo deste capítulo foi prover informações e incitar o leitor a buscar por si mesmo mais informações e analisá-las de forma crítica. Espera-se ter chamado a atenção do leitor para o fato de que a ABA é mais do que um método de intervenção para pessoas com TEA. A ABA é uma **ciência** com consistência teórica e metodológica, com vistas a resolver questões de valor social. Tal ciência e a prestação de serviços dela derivada devem preocupar-se em prover evidências de que seus procedimentos são efetivos na resolução das questões a que se propõe em resolver, com a realização de medidas de validade social em conjunto, para assegurar que o processo é aceitável.

Vale ressaltar, conforme discutido por Leaf et al. (2015), que qualquer avaliação e tratamento baseados na ABA devem ser flexíveis, individualizados e com base na função do comportamento. Qualquer plano deve levar em conta evidências científicas e contingências culturais, além da formação e experiência dos profissionais envolvidos (nem todos os profissionais estão aptos a utilizar todas as

[1] Vide Capítulo 4 para mais informações acerca desta discussão.

intervenções baseadas na ABA). Além disso, deve haver constante avaliação e reavaliação de dados e resultados (Ostrovsky, 2023), devendo o profissional estar atento a abordagens ecléticas que prejudicam os resultados da maior parte dos tratamentos de crianças com TEA (Foxx, 2008; Howard et al., 2014).

Finalmente, pessoas com interesse em integrar a força de trabalho dos prestadores de serviços baseados na ABA e pessoas contratando tais serviços devem analisar de forma crítica a prática profissional daqueles a quem vão se vincular. Acreditar que protocolos e regras descritas na mídia social podem resolver qualquer caso, sem uma análise frequente do que está acontecendo com aquele indivíduo é uma forma bastante ingênua de adentrar essa área de pesquisa e de prestação de serviços. Forma essa que pode resultar em diversos prejuízos para a pessoa com TEA.

Referências

American Medical Association (2023). Resolution 706 (A-23). Retrieved on October 02, 2023 from https://www.ama-assn.org/system/files/a23-706.pdf

Ayllon, T., & Michael, J. L. (1959). The psychiatric nurse as a behavioral engineer. *Journal of the Experimental Analysis of Behavior, 2*(4), 323-334.

Baer, D. M., Wolf, M. M., & Risley, T. R. (1968). Some current dimensions of applied behavior analysis. *Journal of Applied Behavior Analysis, 1*(1), 91-97.

Baer, D. M., Wolf, M. M., & Risley, T. R. (1987). Some still-current dimensions of applied behaviour analysis. *Journal of Applied Behavior Analysis, 20*(4), 313-327.

Bailey, J. S., & Burch, M. R. (2002). *Research methods in applied behavior analysis*. Thousand Oaks, CA: Sage.

Bailey, J., & Burch, M. (2005). *Ethics for Behavior Analysts*. New York, NY: Taylor & Francis.

Barlow, M. D., Nock, M., & Hersen, M. (2009). *Single case experimental designs: Strategies for studying behavior for change*. New York, NY: Allyn and Bacon.

Baum, W. M. (2011). What is radical behaviorism? A review of Jay Moore's Conceptual Foundations of Radical Behaviorism. *Journal of the Experimental Analysis of Behavior, 95*(1), 119-126.

Behavior Analysis in Practice (2016). Retirado em 14 de setembro de 2016, de http://www.springer.com/psychology/psychology+general/journal/40617.

Behavior Analyst Certification Board (BACB, 2020). *Ethics code for behavior analysts* [Código de ética para analistas do comportamento]. Retirado em 02 de outubro de 2023, de https://www.bacb.com/wp-content/uploads/2022/01/Ethics-Code-for-Behavior-Analysts-230119-a.pdf

Bergmann, S., Niland, H., Gavidia, V. L., Strum, M. D., & Harman, M. J. (2023). Comparing multiple methods to measure procedural fidelity of discrete-trial instruction. Education and Treatment of Children, 46, 201–220. https://doi.org/10.1007/s43494-023-00094-w

Bowman, R. A., & Baker, J. P. (2014). Screams, slaps, and love: The strange birth of Applied Behavior Analysis. *Pediatrics, 133*(3), 364-366.

Breau, L. M. (2003). Non-communicating children's pain checklist: better pain assessment for severely disabled children. Expert Review of Pharmacoeconomics & Outcomes Research, 3(3), 327-339. https://doi.org/10.1586/14737167.3.3.327

Britton, N. (2023). *Why people hate ABA.* [Conference presentation]. 3rd Annual Fall Conference for Northeastern Applied Behavior Analysis. https://www.eventbrite.com/e/3rd-annual-fall-conference-for-northeastern-applie-d-behavior-analysis-tickets-685783525987

Camargo, S. P. H., & Rispoli, M. (2013). Análise do comportamento aplicada como intervenção para o autismo: definição, características e pressupostos filosóficos. *Revista Educação Especial, 26*(47), 639-650.

Carvalho Neto, M. B. (2002). Análise do comportamento: behaviorismo radical, análise experimental do comportamento e análise aplicada do comportamento. *Interação em Psicologia, 6*(1), 13-18.

Cooper, J. O., Heron, T. E., & Heward, W. L. (2020). *Applied behavior analysis* (3 Ed). Upper Saddle River, N.J.: Pearson/Merrill-Prentice Hall.

Denegri, S., Cymbal, D., & Catrone, R. (2023). A multilevel framework for compassionate care in ABA: Approaches to cultivate a nurturing system. *Behavior Analysis in Practice*, 1-12. https://doi.org/10.1007/s40617-023-00828-7

Detrich, R. (May, 2015). Clinical Expertise: An Essential Component of Applied Behavior Analysis. In T. A. Slocum (Chair), *Clinical Expertise: An Essential Component of the Ethical Practice of Applied Behavior Analysis.* Symposium conducted at the 41st ABAI Annual Convention, San Antonio, TX.

Devita-Raeburn, E. (Aug, 2016). Is the most common therapy for autism cruel? *The Atlantic*, Retrieved from http://www.theatlantic.com/health/archive/2016/08/aba-autism-controversy/495272/ on October 09, 2016.

Dittrich, A., & Silveira, J. M. (2015). Uma introdução ao behaviorismo e à análise do comportamento: Da teoria à prática. In C. S. M. Bandini, L. M. M. Postalli, L. P. Araújo & H.

H. M. Bandini (Eds.), Compreendendo a prática do analista do comportamento (pp. 17-45). São Carlos, SP: EdUFSCar.

Ferguson, J.L., Weiss, M.J., Cihon, J.H., Leaf, J.B. (2022). Defining Evidence-Based Practice in the Context of Applied Behavior Analysis and Autism Intervention. In: Leaf, J.B., Cihon, J.H., Ferguson, J.L., Weiss, M.J. (eds) Handbook of Applied Behavior Analysis Interventions for Autism. Autism and Child Psychopathology Series. Springer, Cham. https://doi.org/10.1007/978-3-030-96478-8_2

Ferster, C. B., & DeMyer, M. K. (1961). The development of performances in autistic children in an automatically controlled environment. *Journal of Chronic Diseases, 13*(4), 312–345.

Ferster, C. B., & DeMyer, M. K. (1962). A method for the experimental analysis of the behavior of autistic children. *American Journal of Orthopsychiatry, 32*(1), 89

Fisher, W. W., Groff, R. A., & Roane, H. S. (2011). Applied behavior analysis: History, philosophy, principles, and basic methods. In W. W. Fisher, R. A. Groff & H. S. Roane (Eds.), *Handbook of Applied Behavior Analysis* (pp. 3-33). New York, NY: Guilford Press.

Foxx, R. M. (2008). Applied behavior analysis treatment of autism: The state of the art. *Child and adolescent psychiatric clinics of North America, 17*(4), 821-834.

Grauerholz-Fisher, E., Vollmer, T. R., Peters, K. P., Perez, B. C., & Berard, A. M. (2019). Direct assessment of quality of care in an applied behavior analysis center. *Behavioral Interventions*, 34, 451– 465. https://doi.org/10.1002/bin.1680

Hanley, G. P., Piazza, C. C., Fisher, W. W., & Maglieri, K. A. (2005). On the effectiveness of and preference for punishment and extinction components of function-based interventions. *Journal of Applied Behavior Analysis, 38*(1), 51–65. http://doi.org/10.1901/jaba.2005.6-04

Howard, J. S., Stanislaw, H., Green, G., Sparkman, C. R., & Cohen, H. G. (2014). Comparison of behavior analytic and eclectic early interventions for young children with autism after three years. *Research in Developmental Disabilities, 35*(12), 3326-3344.

Jones, M. C. (1924). The elimination of children's fears. *Journal of Experimental Psychology, 7*(5), 382-390.

Johnson, K., & Bulla, A. J. (2021). Creating the components for teaching concepts. Behavior Analysis in Practice, 14(3), 785-792. https://doi.org/10.1007/s40617-021-00626-z

Kahng, S., Ingvarsson, E. T., Quigg, A. M., Seckinger, K. E., & Teichnan, H. M. (2011).

Defining and measuring behavior. In W. W. Fisher, C. C. Piazza, & H. S. Roane, *Handbook of applied behavior analysis* (pp. 113-131). New York, NY: Guilford Press.

Kazdin, A. E. (1977). Artifact, bias, and complexity of assessment: The ABCs of reliability. *Journal of Applied Behavior Analysis, 10*(1), 141-150.

Larsson, E. V., & Wright, S. (2011). O. Ivar Lovaas (1927–2010). *The Behavior Analyst, 34*(1), 111-114.

Layng, T. J. (2019). Tutorial: Understanding concepts: Implications for behavior analysts and educators. *Perspectives on Behavior Science, 42*(2), 345-363. https://doi.org/10.1007/s40614-018-00188-6

Leaf, J. B., Leaf, R., McEachin, J., Taubman, M., Ala'i-Rosales, S., Ross, R. K., … & Weiss, M. J. (2016). Applied behavior analysis is a science and, therefore, progressive. *Journal of autism and developmental disorders, 46*, 720-731.

Linnehan, A., Weiss, M. J., & Zane, T. (2023). The contingencies associated with certification and licensure. *International Electronic Journal of Elementary Education*, 15(3), 247-255.

Lovaas, O. I. (1987). Behavioral treatment and normal educational and intellectual functioning in young autistic children. *Journal of Consulting and Clinical Psychology, 55*(1), 3-9.

Milne, C. M., & Creem, A. (2022). Developing social skills groups for behavioral intervention for individuals with autism. In *Handbook of Applied Behavior Analysis Interventions for Autism: Integrating Research into Practice* (pp. 267-287). Cham: Springer International Publishing.

Morris, C., & Peterson, S. M. (2022). Teaching the history of applied behavior analysis. *Perspectives on Behavior Science*, 45(4), 757-774.

Morris, E. K. (2009). A case study in the misrepresentation of applied behavior analysis in autism: The Gernsbacher lectures. *The Behavior Analyst*, 32(1), 205-240.

Morris, E. K. (2022). Introduction to teaching the history of behavior analysis: Past, purpose, and prologue. *Perspectives on Behavior Science*, 45(4), 697-710.

Morris, E. K., Altus, D. E., & Smith, N. G. (2013). A study in the founding of applied behavior analysis through its publications. *The Behavior Analyst, 36*(1), 73-107.

Mowrer, O. H., & Mowrer, W. M. (1938). Enuresis: A method for its study and treatment. *American Journal of Orthopsychiatry, 8*(1), 436–459.

Normand, M. P., & Kohn, C. S. (2013). Don't Wag the Dog: Extending the Reach of Applied Behavior Analysis. *The Behavior Analyst, 36*(1), 109–122.

Ostrovsky, A. et al. (2023). Data-driven, client-centric applied behavior analysis treatment-dose optimization improves functional outcomes. *World Journal of Pediatrics 19*, 753-760.

Penney, A. M., Bateman, K. J., Veverka, Y., Luna, A., & Schwartz, I. S. (2023). Compassion: The eighth dimension of applied behavior analysis. *Behavior Analysis in Practice*. https://doi.org/10.1007/s40617-023-00888-9

Ramp, E., & Semb, G. (1975). *Behavior analysis: Areas of research and application*. Englewood Cliffs, N. J.: Prentice Hall.

Richling, S. M., Fienup, D. M., & Wong, K. (2023). Establishing performance criteria for mastery. In J. L. Matson (Ed.), Applied behavior analysis: A comprehensive handbook. Springer Nature. https://doi.org/10.1007/978-3-031-19964-6_22

Santos, J. J. D. S., Sella, A. C., & Ribeiro, D. M. (2019). Delineamentos intrassujeitos na avaliação de práticas psicoeducacionais baseadas em evidência. *Psicologia em Estudo,* 24, e39062.

Sella, A. C. & Manfrim, E. (2023, projeto de pesquisa em andamento). *Possíveis parâmetros de qualidade de prestação de serviços em ABA*: um projeto de avaliação.

Shyman, E. (2016). The reinforcement of ableism: Normality, the medical model of disability, and humanism in applied behavior analysis and ASD. *Intellectual and Developmental Disabilities, 54*(5), 366–376. https://doi.org/10.1352/1934-9556-54.5.366

Silbaugh, B. C. (2023). Discussion and Conceptual Analysis of Four Group Contingencies for Behavioral Process Improvement in an ABA Service Delivery Quality Framework. Behavior Analysis in Practice, 16(2), 421-436. https://doi.org/10.1007/s40617-022-00750-4

Silbaugh, B. C., & El Fattal, R. (2022). Exploring quality in the applied behavior analysis service delivery industry. *Behavior Analysis in Practice, 15* (2), 571-590.

Skinner, B. F. (1957). The experimental analysis of behavior. *American Scientist, 45*(4), 343-371.

Skinner, B. F. (1966). What is the experimental analysis of behavior? *Journal of the Experimental Analysis of Behavior, 9*(3), 213-218.

Slocum, T. A., Detrich, R., Wilczynski, S. M., Spencer, T. D., Lewis, T., & Wolfe, K. (2014). The evidence-based practice of applied behavior analysis. *The Behavior Analyst, 37*(1), 41-56.

Smith, T., & Eikeseth, S. (2011). O. Ivar Lovaas: Pioneer of applied behavior analysis and intervention for children with autism. Journal of *Autism* and *Developmental Disorders, 41*(3), 375-378.

Society for the Experimental Analysis of Behavior (1968). *Society information.* Retrieved July 16, 2016, from http://onlinelibrary.wiley.com/journal/10.1002/(ISSN)1938-3711/homepage/Society.html

Sundberg, M. (2015). M. (2015). ABA program evaluation form v.1.4. AVB Press. Retirado de https://avbpress.com/vb-mapp-supplementary-material/ em 07 de setembro de 2023.

Taylor, B. A., LeBlanc, L. A. & Nosik, M. R. (2019). Compassionate care in behavior analytic treatment: Can outcomes be enhanced by attending to relationships with caregivers?. *Behavior Analysis in Practice, 12*, 654–666. https://doi.org/10.1007/s40617-018-00289-3

Twyman, J. S., & Hockman, A. (2021). You have the big idea, concept, and some examples … now what? *Behavior Analysis in Practice, 14*(3), 802–815. https://doi.org/10.1007/s40617-021-00638-9

Veneziano, J., & Shea, S. (2022). They have a Voice; are we Listening?. *Behavior Analysis in Practice, 16*(1), 127–144. https://doi.org/10.1007/s40617-022-00690-z

Wolf, M. M. (1978). Social validity: The case for subjective measurement or how applied behavior analysis is finding its heart. *Journal of Applied Behavior Analysis, 11*(2), 203-214.

Wolf, M., Risley, T., & Mees, H. (1964). Application of operant conditioning procedures to the behaviour problems of an autistic child. *Behavior Research and Therapy, 1*, 305-312.

Wolfe, K., McCammon, M. N., LeJeune, L. M., & Holt, A. K. (2021). Training preservice practitioners to make data-based instructional decisions. Journal of Behavioral Education, 1-20. https://doi.org/10.1007/s10864-021-09439-0

Links e materiais

Associação de Analistas do Comportamento Profissionais (APBA): http://www.apbahome.net/

Autism Internet Modules (2016). Retrieved June 10, 2016, from http://www.autisminternetmodules.org

Cursos e materiais acerca de Análise do Comportamento: https://www.behaviordevelopmentsolutions.com/

Curso para Supervisores em Análise do Comportamento Aplicada: https://trainingvenue.com/articles/course/behavior-analysis-supervisor-training-2016/

Informações acerca da Análise do Comportamento Aplicada: http://www.appliedbehavioranalysis.com/

Junta de Certificação em Análise do Comportamento (BACB): http://bacb.com/

O que é ABA: https://www.youtube.com/watch?v=E_TaEZMoP74

História da Análise do Comportamento: http://aubreydaniels.com/institute/museum/timeline

ABA e autismo: https://www.autismspeaks.org/what-autism/treatment/applied-behavior-analysis-aba

Informações e materiais em ABA: http://www.behaviorbabe.com/autism.htm

Grupo de interesse em Ensino de Análise do Comportamento (TBA) http://gator.uhd.edu/~williams/tba/

Quem pode oferecer serviços em ABA: http://rsaffran.tripod.com/qualifications.html

Parâmetros de qualidade: https://www.casproviders.org/

https://www.bhcoe.org/standards/ https://oadd.org/wp-content/uploads/2012/01/41013_JoDD_18-3_63-67_Whiteford_et_al.pdf; https://journals.sagepub.com/doi/abs/10.1177/0145445520923998

https://avbpress.com/wp-content/uploads/2019/07/J-Detailed-ABA-Program-Assessment.pdf

CAPÍTULO 4

QUESTÕES ÉTICAS RECENTES NA ANÁLISE DO COMPORTAMENTO APLICADA AO TEA

Dr.ª Ana Carolina Sella, BCBA-D, QBA[1]

Dr.ª Cássia Leal Da Hora, BCBA, CABA-BR[2]

[1]Aprendizagem em Pauta

[2]Instituto PAR - Ciências do Comportamento

Conforme já discutido em outros capítulos, existe, no mercado, uma crescente busca por serviços baseados na Análise do Comportamento Aplicada (ABA), especialmente para o atendimento de populações neurodiversas (p. ex., Linnehan et al., 2023). Com esse aumento na demanda, tem havido um crescimento no número de profissionais afirmando oferecer tais serviços, mas sem a formação necessária para tal oferta (p. ex., Linnehan et al., 2023). Ademais, diversos profissionais têm feito recomendações a serem incorporadas em intervenções com pessoas neurodiversas, como condições *sine qua non* para prover serviços de qualidade (p. ex., Hanley, 2020). Algumas dessas recomendações, por vezes, parecem prover regras de atuação profissional absolutas, em especial nas mídias sociais[1] ou *websites* (O'Leary et al., 2017). Esse fato pode levar à aplicação rígida de tais regras em situações nas quais elas não cabem. Apenas sob controle de regras, as práticas profissionais podem se tornar inflexíveis e terminar por esquecer a individualidade da história e do contexto do cliente, resultando em práticas sem validade social, não analíticas, tecnicistas e, em última instância, abusivas (Abdel-Jalil et al., 2023; Leaf et al., 2016; O'Leary et al., 2017). Devido a esses e a outros fatos, reflexões e questionamentos sobre a prática e conduta ética de analistas do comportamento têm surgido no contexto da pesquisa e da prestação de serviços da ABA nos últimos anos.

O objetivo deste capítulo é informar o leitor sobre questões éticas que têm emergido como críticas à ABA feitas por pessoas com Transtorno do Espectro do Autismo (TEA), seus familiares, profissionais de outras áreas e da própria área. Os tópicos aqui abordados incluem (a) a formação e a certificação do analista do comportamento; (b) discussões sobre práticas baseadas em evidência em intervenções com pessoas com TEA; (c) a compaixão e a autocompaixão na prestação de serviços para pessoas neurodivergentes; (d) qualidade de vida e objetivos terapêuticos; (e) validade social e escolhas do cliente no processo de intervenção terapêutica; e (f) humildade, flexibilidade e variabilidade no Behaviorismo. Além disso, dadas algumas polêmicas envolvendo a ABA na atualidade, serão mencionadas, de forma absolutamente não exaustiva, questões de assentimento, do uso de procedimentos restritivos e invasivos (com foco no uso de choque para o tratamento de comportamentos interferentes), do capacitismo na Análise do Comportamento e o surgimento de algumas nomenclaturas descritivas da ABA no campo de prestação de serviços.

[1] Por exemplo, em um perfil de Instagram de provedores de créditos de educação continuada da ABA, com pelo menos 50.000 seguidores, não é incomum aparecerem posts que não são conceitualmente sistemáticos ou regras que profissionais "precisam seguir" para poderem trabalhar em determinadas funções na ABA.

Formação e certificação do analista do comportamento

Garantir a sua competência é um dos princípios fundamentais que deveriam nortear a atuação profissional de prestadores de serviços baseados na ABA (BACB, 2020). Para tanto, é essencial que os profissionais reconheçam os limites de sua formação e da experiência que obtiveram até então, bem como suas habilidades e características pessoais que podem favorecer a oferta de serviços solicitados. Dessa forma, só deveriam assumir responsabilidades que estejam dentro do seu escopo de formação, experiência e prática. Além disso, é essencial que os profissionais, continuamente, atualizem a sua formação buscando os avanços e as melhores evidências científicas desenvolvidas até o momento nas áreas da ABA e relacionadas à sua atuação. Além disso, a formação e atualizações devem informar e capacitar o profissional para fazer análises críticas sobre intervenções pseudocientíficas e/ou que possam causar danos ao outro. Por fim, prestadores de serviço devem visar o aumento da sua capacidade de responsividade cultural e sua competência para atender a diversos grupos populacionais, respeitando suas características, necessidades e valores (BACB, 2020).

A comunidade analítico-comportamental desenvolveu diversos processos de certificação ou acreditação de pessoas que atuam com base na análise do comportamento em qualquer área (p. ex., BACB, 2022; ABPMC, 2017) ou, especificamente, com pessoas diagnosticadas com TEA e outros transtornos relacionados (p. ex., QABA, 2023; Costa et al., 2023). Um dos principais objetivos da criação de tais processos foi proteger consumidores, bem como a área como um todo, da prestação de serviços equivocada, decorrente de formação inadequada ou insuficiente (Linnehan et al., 2023). Também é entendido aqui como outro objetivo importante das certificações, a criação de condições para que profissionais que atuem com base na ABA "garantam sua competência". Esse entendimento advém do fato de que, de forma geral, os processos para obtenção de certificações, requerem a demonstração de capacitação profissional em vários níveis: formação teórico-conceitual nos contextos de educação básica (p. ex., ensino médio completo), ensino superior (p. ex., graduação, pós-graduação stricto ou lato sensu, cursos livres), prática supervisionada e, para a manutenção da credencial, a realização de atividades de formação contínua. Assim sendo, em tese, a obtenção de certificações oferecidas por entidades confiáveis e referendadas pela área garantiria a aquisição de repertórios verbais e não verbais, entendidos por parte da comunidade analítico-comportamental como necessários para aumentar a probabilidade de prover serviços eficazes e éticos.

Neste ponto, faz-se necessário colocar que, na perspectiva das presentes autoras, nenhuma certificação ou licença profissional fornece uma garantia total de que determinado serviço será, necessariamente, prestado de forma eficaz e ética. Talvez, nada garanta. Também se acredita que a obtenção de certificações pode não garantir a competência profissional conforme a concepção apresentada no primeiro parágrafo desta seção. Ainda assim, é possível afirmar que os processos de certificação da formação em ABA para atuação com o TEA, muito provavelmente, viabilizam (a) o acesso a contingências de formação mínima; (b) o reconhecimento por entidades de referência e/ou por pares da demonstração dos repertórios (verbais e não verbais) mínimos; (c) a submissão à contingências de formação contínua (no caso de interesse por renovação); e (d) algum diálogo com o que a comunidade considera como conduta ética.

Em paralelo, uma análise retrospectiva dos movimentos de certificação e/ou licenciamento de serviços baseados em ABA em diversos países (inclusive no Brasil), a despeito das suas especificidades, parecem ter auxiliado (a) no delineamento de competências-chave, verbais e de desempenho, para prestadores de serviços baseados em ABA (p. ex., Costa et al., 2023; BACB, 2022), (b) no direcionamento de programas de formação e treinamento (p. ex., Freitas, 2022), (c) na criação de processos de supervisão (Sellers et al., 2016; Valentino et al., 2016), (d) na definição de alguns padrões norteadores da aplicação (BACB, 2020), (e) no direcionamento e descrição de condutas ética na área (Rosenberg & Schwartz, 2019) e (f) no início do processo de capacitação dos consumidores para identificar prestadores cuja formação e experiência atendam ao conjunto de competências recomendadas pela área (Linnehan et al., 2023).

Embora se reconheça os diversos auxílios decorrentes dos processos de certificações, é essencial destacar que, entende-se aqui, a obtenção de certificados profissionais não é e nem deveria ser compreendida como a única forma de desenvolver as competências-chave para prover serviços em ABA, altamente prováveis de serem eficazes e éticos, para pessoas com TEA. Isso porque é sabido que, mesmo sem alguma certificação específica, muitos profissionais tiveram (e podem ter) condições de receber formações sólidas que os permitam fornecer serviços adequados e compatíveis com os princípios teóricos e filosóficos da Análise do Comportamento.

Além disso, sabe-se que processos de certificação e recertificação podem ser bastante onerosos financeiramente e pouco acessíveis para grande parte da população, levando a dificuldades de adesão a eles. Levam também ao encarecimento dos serviços em função dos custos implicados na sua obtenção e renovação. Vistas como barreiras ao acesso ou como variáveis encarecedoras do serviço, é muito provável que famílias que não possam contratar profissionais certificados entendam que não estão oferecendo as melhores condições de intervenção para os seus. Por outro lado, profissionais que ainda não têm condições de acessar as contingências de certificação, mas que estejam trilhando caminhos para adquirir os conhecimentos e experiências necessárias, podem vir a se considerar ou serem acusados de práticas antiéticas, caso não tenham suas práticas supervisionadas. Dessa forma, entende-se aqui que é essencial criar contingências que também protejam consumidores e profissionais da compreensão equivocada de que apenas profissionais certificados podem prestar serviços de qualidade. Por exemplo, estimulando o acesso às informações acerca das habilidades e competências entendidas como necessárias para a prestação de serviços, bem como o desenvolvimento e engajamento em outras contingências que levem ao autocontrole de se formar/atualizar continuamente e manter a sua atuação dentro do escopo de conhecimento/experiência.

Outro ponto de atenção a ser destacado no presente capítulo diz respeito aos próprios serviços de formação e de treinamento profissional que passaram a ser oferecidos após o advento das certificações. Ainda que a disponibilidade de cursos de formação específica em ABA, bem como a procura por tais cursos tenham aumentado muito nos últimos anos (p. ex., Freitas, 2022), duras críticas aos serviços prestados pela área ainda têm sido recorrentes, de dentro (Leaf et al., 2016; Linnehan et al., 2023) e de fora da área (p. ex., Sandoval-Norton & Shkedy, 2019). Ao que parece, a formação em análise do comportamento pode estar sendo negligenciada, possivelmente, em função da monetização do campo (p. ex., Linnehan et al., 2023) aliada à altíssima e à crescente demanda por profissionais suficientemente treinados para oferecer serviços baseados na ABA para pessoas com TEA (há diversas outras variáveis econômicas e culturais relacionadas, cuja discussão foge do escopo do presente capítulo). Críticas relacionando o campo a práticas abusivas, torturantes ou geradoras de traumas indicam que ainda é necessário (e urgente) o desenvolvimento de contingências que promovam formações verdadeiramente analíticas e a superação de práticas obsoletas e anacrônicas (p. ex., Sandoval-Norton & Shkedy, 2019). Tal formação exerceria contraposição àquelas baseadas em listas de conteúdos isolados, com foco em técnicas, procedimentos e protocolos ensinados de forma descontextualizada, ou ainda que prescrevam um conjunto de regras rígidas de aplicação.

Por fim, entende-se ainda ser um desafio da área criar contingências que estimulem a formação profissional que, além de ser contínua, seja baseada no desenvolvimento de competências referenciadas pela comunidade verbal, como minimamente necessárias para se estar apto a prover serviços analíticos e com maior probabilidade de produzir efeitos socialmente válidos. Além disso, é necessário planejar e implementar contingências para a formação profissional que efetivamente preparem os prestadores a responder às demandas de seus clientes de forma ética, compassiva e, sobretudo, analítica.

Discussões atuais sobre Práticas Baseadas em Evidências (PBEs) para o TEA

Atualmente, não há consenso sobre a definição de prática baseada em evidências (PBE) no campo da ABA (Ferguson et al., 2022). Uma das perspectivas existentes, possivelmente a mais recorrente, define PBE como o conteúdo de listas de "procedimentos/estratégias de ensino", "intervenções focadas" e/ou "modelos ou pacotes de intervenção", que atingiram os critérios de qualificação quanto às evidências científicas[1] disponíveis em estudos com delineamento de grupo e/ou de sujeito único (p. ex., Wong et al., 2015; Steinbrenner et al., 2020).

Em paralelo, parece existir uma segunda perspectiva que define as PBEs como pacotes de intervenção que, além de serem manualizados, devem possuir evidências de eficácia demonstradas a partir de delineamentos de grupo do tipo ensaios clínicos randomizados de alta qualidade (Smith, 2013).

Por fim, há ainda uma terceira perspectiva que define PBE em ABA como sendo "um processo de tomada de decisão que integra (a) as melhores evidências disponíveis com (b) a experiência clínica do profissional e (c) os valores e contexto do cliente" (Slocum et al., 2014, p. 44). Essa concepção de PBE está mais alinhada à proposição original do movimento da "medicina baseada em evidências" (Sackett et al., 1996) e que é entendida aqui como um paradigma norteador da prestação de serviços por diversos campos de conhecimento e da atuação (da Hora & Sella, 2022). Sob essa ótica, para que um serviço seja considerado baseado em evidências no contexto da ABA, é necessário que o profissional atue não somente (a) identificando, a partir da melhor evidência científica disponível, o(s) procedimento(s) ou intervenção(ões) mais adequado(s), mas também (b) utilizando suas habilidades analíticas (AKA, expertise/julgamento clínico) para fazer as acomodações necessárias ao contexto, (c) considerando os valores, as particularidades e as preferências do cliente (da Hora & Sella, 2022).

É importante ressaltar que as definições de PBEs implicadas nos dois primeiros posicionamentos supramencionados enfatizam somente uma das três dimensões da definição do paradigma das PBEs: a identificação de procedimentos cuja eficácia seja suportada por evidências científicas. Avalia-se que tal ênfase gerou a concepção equivocada de que para que o serviço prestado seja considerado uma PBE, é imperativo que sejam utilizadas somente as intervenções, procedimentos ou modelos especificados nas listas publicadas por entidades de referência. Consequentemente, também tem sido comum a interpretação de que não as utilizar estritamente como é recomendado nas pesquisas e nas listas referência é errado ou antiético. Entende-se aqui que interpretações como essas representam risco potencial para o campo, dado que podem levar a aplicações rígidas e tecnicistas. Isso é oposto do que vem sendo recomendado desde os primórdios da ABA até os dias de hoje: o campo preza por uma atuação profissional socialmente válida, alinhada aos princípios teóricos e filosóficos da Análise do Comportamento e requer, constantemente, exercícios de análise de dados do processo

[1] O termo "evidência científica" é entendido aqui como relatos de estudos experimentais que demonstram empiricamente os efeitos de uma intervenção focada e que possuem qualidade metodológica reconhecida, dado que foram publicados em periódicos revisados por pares (Hume et al., 2021).

de intervenção como um todo, análise essa derivada da história de formação profissional do analista do comportamento em conjunto com os valores e o contexto do cliente (Baer et al., 1987; Wolf, 1978; Da Hora & Sella, 2022; Veneziano & Shea, 2022).

Compaixão[1] e autocompaixão

A compaixão tem sido chamada por alguns analistas do comportamento como a oitava dimensão da ABA (Penney et al., 2023). Na área, ela já foi definida como "o reconhecimento, a compreensão empática e a repercussão emocional com as preocupações, dores, angústias e sofrimento de outras pessoas, associados a uma ação relacionada para melhorar estas condições." (Taylor et al., 2019, p. 655). Mais especificamente, compaixão envolve: (a) reconhecer as emoções que resultam no sofrimento do outro, (b) haver uma operação estabelecedora para a ação em relação a esse reconhecimento e (c) ter esses comportamentos relacionados à ação reforçados pelo alívio do sofrimento do outro (Abdel-Jalil et al., 2023).

Para alguns autores, há uma diferença entre empatia e compaixão. Na empatia, é necessário haver a identificação da emoção demonstrada pelo outro, a compreensão de tal emoção e o estar em contato com essa experiência do outro, relacionando-a à sua própria. Na compaixão, a empatia resulta em ações com o propósito de aliviar o sofrimento do outro, que seriam reforçadas por esse alívio (Abdel-Jalil et al., 2023; Taylor et al., 2019). A autocompaixão envolve os mesmos componentes da compaixão, mas em relação a si próprio.

A discussão acerca de empatia, compaixão e autocompaixão na ABA é recente, mas já resultou em produções acadêmicas (p. ex., Rohrer et al., 2021; Taylor et al., 2019) e em sua inserção como parte da formação ética sugerida por organizações como o BACB (2022). A seguir, serão apresentadas algumas discussões que podem nortear a implementação de uma prática mais compassiva por analistas do comportamento prestadores de serviços para populações neurodivergentes.

Taylor et al. (2019) buscaram definir os termos empatia e compaixão dentro de um contexto analítico-comportamental e prover diretrizes acerca de habilidades terapêuticas de relacionamento com o cliente que auxiliariam na implementação de práticas compassivas em serviços baseados na ABA. Os autores defendem que é necessário um currículo específico para o ensino de habilidades de compaixão a analistas do comportamento e descrevem habilidades envolvidas em relações profissionais compassivas. Também descrevem formas de monitorá-las, avaliá-las e quais atividades e recursos podem ser utilizados para o processo de ensino de tais habilidades a novos profissionais. Para finalizar, apesar de não haver avaliações empíricas sobre as relações causais descritas no artigo, os autores discutem que habilidades compassivas tendem a aumentar e manter o engajamento dos pais e melhorar os resultados de intervenções[2] e, portanto, deveriam assumir prioridade no treinamento dos profissionais da área. Importante descrever que os autores discutem pouco sobre a necessidade de autocompaixão e do estabelecimento de limites para evitar problemas de saúde física e mental derivadas das condições de trabalho de profissionais de saúde (p. ex., Conversano et al., 2020; Newman, 1997).

---

[1] Há artigos que propõem currículos de formação baseados na compaixão para analistas do comportamento (p. ex., Reinecke, et al., 2023; Rohrer & Weiss, 2022) e formas de atuar de forma compassiva (p. ex., Moran & Ming, 2020; Rodriguez et al, 2023), que podem fazer parte da formação daqueles, buscando conhecer e implementar práticas mais compassivas. O leitor pode buscá-los para uma leitura mais aprofundada.

[2] Outra referência acerca do aumento e manutenção do engajamento dos pais na intervenção e melhora dos resultados a partir do uso da empatia e da compaixão é Rohrer et al. (2021).

Austin e Fiske (2023) descreveram as taxas de burnout e de rotatividade em provedores de serviço ABA, destacando como a alta demanda por serviços, em conjunção com a dificuldade em reter funcionários, pode levar à inconsistência e à queda na qualidade de serviços clínicos. Em seu estudo, encontraram que, dentre os fatores protetivos para os prestadores de serviço, o suporte do supervisor e dos colegas parece ser de grande importância. Os autores também discutem a importância da compaixão, da autocompaixão e ser tratado com compaixão como fatores possivelmente protetivos. Os autores usaram uma amostra de 1.335 participantes divididos entre analistas do comportamento e membros da equipe cujo trabalho é supervisionado por um analista do comportamento. Dentre essa amostra, a maioria se identificou como mulheres, brancas, com idade entre 22 e 29 anos, cuja principal formação era mestrado ou graduação. A função de 47% dos respondentes era assistente de sala de aula ou técnico comportamental e 37% eram analistas do comportamento. A maior parte das pessoas trabalhava em clínicas ou em atendimento domiciliar. Diferentes funções resultaram em níveis e tipos diferentes de burnout. Todas as variáveis hipotetizadas como fatores protetivos contra o burnout tiveram correlação positiva entre si (p. ex., supervisores percebidos como compassivos também eram percebidos como oferecendo mais suporte). Foram correlacionadas a menor probabilidade de burnout a percepção de que (a) o supervisor é compassivo, (b) o supervisor oferece suporte e (c) a organização oferece suporte. Além disso, a presença de suporte social no trabalho e a satisfação com o treinamento também foram correlacionados como fatores protetivos. Essas variáveis também se correlacionaram inversamente à intenção de trocar de emprego, ou seja, a presença de compaixão e suporte no ambiente de trabalho parece diminuir a chance de burnout e aumentar a probabilidade de o profissional permanecer na função em que está.

Denegri et al. (2023) propõem um modelo para a criação de um sistema acolhedor e solidário para todos os membros da organização prestadora de serviços baseados na ABA e para as pessoas que recebem os serviços. Tal modelo tem por base dados da ciência comportamental contextual (*Contextual Behavioral Science* – CBS) e da gestão do comportamento em organizações (*Organizational Behavior Management* – OBM), assim como evidências científicas relacionadas a supervisões efetivas. De forma geral, os autores argumentam que currículos e treinamentos específicos para práticas compassivas, assim como o treinamento na terapia da aceitação e compromisso (*Acceptance and Commitment Therapy* – ACT), fundamentariam a incorporação de tais práticas e, consequentemente, a aceitação e satisfação com os serviços baseados na ABA. Ao mesmo tempo, eles argumentam que, sem uma liderança e estrutura organizacional que suporte tais práticas, dificilmente elas serão implementadas e se manterão. Inclusive, apesar de não ser discutido diretamente no texto, é importante destacar que há pesquisas na área da saúde em que se discute que, em contextos nos quais (a) as lideranças administrativas visam apenas ao lucro, (b) o profissional está exausto, dada a quantidade de horas de trabalho, (c) há muitos pacientes pelos quais é responsável e (d) há necessidade constante de preenchimento de documentação, a presença de compaixão e empatia pode levar à fadiga por compaixão[1] e adoecer o profissional de saúde, tanto em termos de saúde física como mental (p. ex., Jilou et al., 2021; Riess, 2015)[2]. Portanto, as análises sobre compaixão e autocompaixão, bem como a implementação de práticas compassivas precisam se estender ao ambiente de trabalho como um todo.

[1] O termo fadiga por compaixão já é estabelecido para descrever questões de saúde mental e física que podem ser causadas durante a experiência de profissionais da saúde (Jilou et al., 2021).

[2] É importante trazer esse dado porque muitos cursos e *workshops* de análise do comportamento parecem levar o profissional a assumir sozinho a responsabilidade por cuidados compassivos.

Em suma, apesar da importância da compaixão, ter uma prática compassiva sem o treinamento adequado, com carga de trabalho alta, com condições de trabalho inadequadas, com muitas responsabilidades em relação aos clientes, alta demanda por preenchimento de documentação e ausência de tempo para autocuidado e equilíbrio entre vida pessoal e trabalho, pode levar à fadiga por compaixão, com sofrimento emocional, exaustão emocional, burnout, depressão e até suicídio (Jilou et al., 2021; Riess, 2015). É necessário haver um cuidado organizacional com a saúde do prestador de serviços.

Qualidade de vida e objetivos terapêuticos

A discussão sobre qualidade de vida enquanto componente *si ne qua non* de terapias para pessoas neurodivergentes e com deficiência é presente na literatura científica há décadas (p. ex., Bannerman et al., 1990). Porém, na Análise do Comportamento, a produção de literatura científica sobre o tema é escassa. Em um dos poucos artigos que toca tangencialmente nesse tema, Bannerman et al. (1990) discutem que qualquer provedor de serviços para populações vulneráveis precisa refletir sobre o equilíbrio entre (a) objetivos terapêuticos relacionados à reabilitação e à estimulação e (b) objetivos destinados a fornecer ao cliente a capacidade de realizar suas escolhas e acessar suas liberdades individuais. Portanto, a qualidade de vida enquanto fenômeno multideterminado, que envolve um equilíbrio entre diversas esferas da vida do indivíduo, deveria fazer parte, de forma intencional, de qualquer plano de intervenção, havendo inclusive a escuta do próprio cliente ou, quando o cliente não é responsável por si mesmo, dos responsáveis por ele (família e equipe).

Pensando em uma abordagem que proponha o equilíbrio entre a reabilitação e o acesso a liberdades pessoais, é importante descrever ao leitor deste capítulo que hoje existem, possivelmente, duas visões acerca do papel dos serviços baseados na ABA que tendem a gerar dúvidas nos prestadores de serviço acerca de tal equilíbrio.

Por um lado, parece existir uma visão que tende a defender a reabilitação baseada no retorno "à normalidade", ao desenvolvimento típico como indicativo de sucesso (p. ex., Lovaas, 1987). Essa perspectiva parece ter como fundamento a eliminação dos sintomas dos transtornos e das deficiências e tem por base o modelo médico da deficiência (p. ex., Shyman, 2016; Veneziano & Shea, 2022). Ela tem sido descrita como capacitista, pois é quase inteiramente baseada em parâmetros da população neurotípica e costuma ferir os direitos e liberdades dos aprendizes (p. ex., Sandoval-Norton & Shkeydy, 2019; Shyman, 2016). Pesquisas e práticas profissionais que se enquadram nessa concepção obviamente não se identificam como tal. Mas o problema é tão pervasivo que muitos são os artigos que o discutem (p. ex., Schwartz & Kelly, 2021; Shyman, 2016; Veneziano & Shea, 2022).

Ao mesmo tempo, parece existir uma segunda visão descrevendo que o cliente deveria ter direito de fazer aquilo que quiser, quando quiser, da forma que quiser e que, a qualquer sinal de desconforto, o terapeuta deveria remover a intervenção apresentada (p. ex., Breaux & Smith, 2023; Abdel-Jalil et al., 2023). Tal abordagem parece não discutir o fato de que regras de convívio social são importantes para a sobrevivência dos grupos e que alguns padrões de comportamento do indivíduo podem colocar em risco, inclusive, a sua própria saúde, vida e/ou e a integridade do ambiente físico e social ao seu redor. Também não discutem que padrões comportamentais de risco precisariam ser objeto de intervenção imediata (p. ex., fuga de uma determinada área sem permissão para uma área de risco – Boyle & Adamson, 2017; problemas de adição em indivíduos – Kervin et al., 2021; comportamentos autolesivos com função automática – Hagopian et al., 2015).

Dadas essas duas possíveis visões na prestação de serviços baseada na ABA, esta seção do capítulo buscará propor reflexões sobre a qualidade de vida como objetivo terapêutico, visando a busca pelo equilíbrio entre (a) escolhas e preferências do cliente com (b) necessidades terapêuticas específicas (p. ex., diminuição de riscos de abuso, de dependência e de ameaças para a saúde e segurança de si próprio e daqueles ao redor).

Aqui, qualidade de vida será entendida como um constructo social multidimensional, influenciado por fatores individuais e ambientais, experienciada no nível individual, quando a pessoa tem a oportunidade de se engajar em experiências de vida socialmente significativas que vão além de suas necessidades básicas (Schwartz & Kelly, 2021). Para Schwartz e Kelly, o profissional, que pretende inserir objetivos terapêuticos relacionados à qualidade de vida de seu cliente, precisará pensar em objetivos em sete domínios: autodeterminação, bem-estar emocional, relações interpessoais, bem-estar material, bem-estar físico, direitos e inclusão.

Para o ensino das habilidades em cada um desses domínios, os terapeutas envolvidos na avaliação e na intervenção precisarão sempre avaliar quais habilidades são prioritárias e precisam ser ensinadas para a sobrevivência do indivíduo e qual a melhor forma de ensiná-las (i.e., duas das dimensões do que se entende por validade social na ABA, desde Wolf (1978) até Huntington et al., 2023). Ao mesmo tempo, precisam avaliar quais habilidades não são necessárias de forma que o aprendiz possa escolher não se engajar nas atividades a elas relacionadas, podendo escolher outros alvos a partir de alternativas (Abdel-Jalil et al., 2023). Sempre é preciso oportunizar escolhas de acesso a itens, atividades e outras preferências, ensinando, assim, ao indivíduo habilidades de autodeterminação. Por exemplo, existem muitas crianças neurodivergentes que possuem muitas questões de saúde graves associadas à sua condição. Algumas medicações são necessárias para manter essa criança viva, então entende-se que intervenções para aumentar a tolerância da criança ao consumo de tais medicações são necessárias, implementadas de forma sistemática e programada, de acordo com a literatura científica (Rajaraman et al., 2022). Outras habilidades, como o tato e a imitação, para autores como McGreevy et al. (2012), não são necessárias à sobrevivência da criança e podem ser alvo de intervenção mais tarde, caso o cliente não dê seu assentimento para engajar-se nessas intervenções.

Uma observação importante salientada por Kelly e Schwartz (2021) é que a inserção de objetivos/intervenções terapêuticos relacionados à qualidade de vida de seu cliente requererá do analista do comportamento o aprofundamento em outras abordagens conceituais e metodológicas relativas a essa temática, por exemplo, as propostas por Schalock e Alonso (2004) ou por Bronfenbrenner (1994). Isso porque não há produção científica suficiente na análise do comportamento para orientar decisões.

Por fim, apesar de "qualidade de vida do cliente" ser um conceito subjetivo, para o qual há dificuldades em construir definições operacionais e, portanto, em delinear e monitorar o progresso[1] das intervenções entende-se aqui que ele deveria ser objeto de reflexão para profissionais e pesquisadores da ABA que procuram investigar e prover serviços éticos.

Validade social

Atualmente, pode-se definir validade social (VS) como um construto conceitual que se refere ao fato que todos os envolvidos na intervenção baseada na ABA precisam compreender, aceitar e, se possível, admirar os objetivos, resultados e métodos de uma intervenção (Cooper et al., 2020; Risley,

[1] Para uma visão geral, sobre instrumentos que podem ser utilizados para medir se objetivos e intervenções relacionados à qualidade de vida estão resultando em mudanças para população com deficiências vide Schalock e Alonso (2004), Capítulo 10.

2005). Diferentes medidas têm sido propostas para medir os três componentes da validade social, a saber: (a) a significância social dos objetivos de mudança do comportamento, (b) a adequação social dos procedimentos escolhidos e a (c) importância social dos efeitos de tais procedimentos (Wolf, 1978). Boas medidas englobam os três componentes e devem ser aplicadas em diversos momentos da intervenção e, preferencialmente, envolvem componentes objetivos, dados os questionamentos acerca da validade de medidas subjetivas (Ledford et al., 2016).

Nos primórdios da ABA (e ainda hoje), a mensuração precisa e objetiva dos dados, bem como a eficácia da intervenção pareciam ser muito mais importantes do que a satisfação ou aprovação do "consumidor" em relação ao que fora realizado pelo profissional (p. ex., Wolf, 1978, Baer et al., 1987). Devido à falta de confiabilidade que medidas subjetivas possuíam (e ainda possuem) no campo da Psicologia comportamental, métodos de análise ou de medidas subjetivas ou indiretas eram (e ainda são), menos respeitados. Possivelmente por isso, a VS não era (e ainda não é) frequentemente usada em pesquisas da Análise do Comportamento (Ferguson et al., 2019; Wolf, 1978; Cooper et al., 2020).

Mesmo que a maior parte das medidas de VS seja subjetiva, dados *feedbacks* de clientes e de profissionais de outras e da própria área, a partir do final da década de 1960, pesquisadores começaram a descrever e a introduzir tais medidas em seus trabalhos (p. ex., Jones & Azrin, 1969). Em 1977, Kazdin buscou sistematizar formas de avaliação e de mensuração da relevância social, aceitabilidade, impacto social e análise do custo-benefício de intervenções. Em 1978, foi publicado o clássico artigo de Wolf que definiu a VS como critério para avaliar a eficácia e a aceitabilidade de intervenções analítico-comportamentais em termos de objetivos, procedimentos e resultados, apesar das dificuldades em se medir tal validade. Baer et al. (1987) reiteraram a importância da VS na pesquisa aplicada, inclusive enquanto medida de efetividade[1]. No verão de 1991, foi publicada uma edição especial no *Journal of Applied Behavior Analysis* (JABA) em que diversos autores propuseram refinamentos nos conceitos e metodologias para a mensuração da VS. Publicações recentes continuam a definir e descrever formas de avaliar a VS, discutindo implicações éticas que podem resultar de sua não mensuração na pesquisa e na prática da ABA.

Apesar de haver um número considerável de publicações incentivando e descrevendo formas de mensurar a VS desde a década de 1970, a porcentagem de pesquisas que reporta tais medidas tem aumentado lentamente e, a depender dos periódicos envolvidos na análise, diferentes dados são encontrados. Por exemplo, Kennedy (1992) avaliou a presença de medidas de VS em dois periódicos: no *JABA* e no *Behavior Modification* e encontrou que 20% dos artigos apresentavam informações acerca da VS. Carr et al. (1999) fizeram uma análise dos 31 primeiros anos de publicação do *JABA* e descreveram que menos do que 13% dos artigos de pesquisa relataram tais medidas. Mais recentemente, Ledford et al. (2016) revisaram diversos periódicos, olhando para as medidas de VS em estudos envolvendo pessoas com TEA. Cerca de 44% dos estudos incluíram medidas de VS, sendo a maior parte medidas subjetivas. Quando, em 2019, Ferguson et al. (2019) fizeram nova revisão de estudos do JABA, medidas de VS foram reportadas em apenas 12% dos estudos. Huntington et al. (2023) analisaram medidas de VS em 8 periódicos e encontrou tais medidas em 47% dos estudos. Considerando que uma das dimensões definidoras da ABA é a aplicação, definida pela VS, algumas questões merecem ser discutidas.

A primeira questão, relacionada aos dados apresentados anteriormente, é que parece haver uma inconsistência em relação à porcentagem de artigos reportando medidas de VS, a depender de

[1] De acordo com esses autores, há múltiplas variáveis a serem levadas em consideração quando se discute a efetividade de uma intervenção.

quais periódicos são analisados. Pode-se interpretar que no *JABA*, periódico mais importante da ABA, é onde os números relacionados à VS se encontram mais baixos, levantando-se a questão do quão aplicadas e/ou efetivas as pesquisas ali publicadas são. Ainda em relação a artigos com medidas de VS, se todas as revisões da literatura forem levadas em consideração, mesmo nos melhores cenários, essas porcentagens não estão presentes nem em 50% dos artigos da área, levando-se, novamente, ao questionamento acerca da característica aplicada e/ou efetiva na área.

Segundo Ferguson et al. (2019), a obtenção de medidas de validade social seria, idealmente, um processo envolvendo (a) a coleta de informações dos consumidores sobre os objetivos, procedimentos e resultados da intervenção (Fawcett, 1991; Wolf, 1978) e (b) a utilização das informações obtidas para manter ou alterá-la (Schwartz & Baer, 1991). Dada a importância de tais medidas, não apenas para se conhecer a satisfação dos envolvidos, mas também para aprimorar as intervenções, tem-se discutido diferentes formas de mensurar a VS (p. ex., Ledford et al., 2016; Snodgrass et al., 2018). Como medidas subjetivas têm sido mais utilizadas do que as objetivas (Ledford et al., 2016), diferentes autores têm proposto que se discuta a necessidade de se (a) produzir e utilizar, em pesquisas e na prestação de serviços, medidas de VS, (b) aprimorar a consistência e a precisão da linguagem para descrever os métodos de mensuração da VS, (c) compreender efetivamente as críticas atribuídas a algumas das propostas construídas até o momento e (d) desenvolver mais estudos que investiguem formas de produzir medidas de VS cujos resultados sejam, de fato, confiáveis ou, no mínimo, defensáveis (Huntington et al.; 2023; Ledford et al., 2016; Snodgrass et al., 2018).

Para que a ABA possa efetivamente produzir intervenções aplicadas, definições e medidas de VS devem ser continuamente consideradas, levando em consideração variáveis contextuais e culturais dos envolvidos[1]. Os envolvidos precisam ser consultados acerca dos objetivos, procedimentos e resultados e estabelecidos como parceiros ativos. Medidas de VS se relacionam de forma muito próxima às questões de assentimento, compaixão, capacitismo, e trauma que vêm ganhando espaço na ABA, tanto na produção de pesquisas quanto na prestação de serviços. Especificamente em relação ao assentimento, no contexto deste capítulo, ele pode ser compreendido como uma medida de VS de objetivos e de procedimento, na qual simultaneamente há um compartilhamento de poder com o cliente, visto que ele precisa concordar em participar do que está sendo proposto. Em um contexto mundial, no qual críticas à ABA estão levando à retirada de apoio à área (p. ex., a Associação Médica Americana, 2023), o uso de medidas de VS, em diversos formatos, poderá auxiliar na aceitabilidade do campo pela sociedade.

Humildade, flexibilidade e variabilidade no behaviorismo

O termo humildade, dentro do contexto do behaviorismo, foi usado pela primeira vez por Neuringer (1991), com a função de discutir formas de melhorar a percepção da sociedade acerca da análise do comportamento, diminuir conflitos entre abordagens da psicologia e incentivar pesquisadores a identificar seus pontos fracos e trabalhar para melhorá-los. A premissa fundamental da humildade no behaviorismo é que cada pesquisador e/ou prestador de serviços possui uma história única que tem papel determinante na escolha das questões com as quais trabalha (Neuringer, 1991). Cada analista do comportamento precisa reconhecer que suas crenças, seus valores, seu conhecimento

[1] A depender de quais artigos são consultados como referência, a definição de quem são os envolvidos que devem ser consultados no processo pode mudar (p. ex., Fawcett, 1991 e Schwartz & Baer, 1991). É importante o analista do comportamento refletir sobre quem será incluído em possíveis medidas de VS e o porquê.

teórico-conceitual-técnico e seus próprios comportamentos, assim como os de outros profissionais, nascem da interseccionalidade de identidades culturais múltiplas, relacionadas à raça, à etnia, à identidade sexual, à religião, ao gênero, à deficiência, à educação, à política etc. Isso significa que a chamada neutralidade científica ou neutralidade na prática clínica não é passível de ser alcançada[1]. Portanto, conhecer e colaborar com outras ciências de forma aberta, questionar a sua própria ciência e prática profissional e prover e receber *feedback* deveriam fazer parte do repertório daqueles buscando descobrir as leis do comportamento e resolver problemas sociais (Neuringer, 1991).

As colocações de Neuringer iniciaram, na época, um debate que resultou no aparecimento de posições favoráveis e desfavoráveis ao que ele propôs, sem um consenso. Três décadas depois, essa discussão foi retomada, lançando holofotes sobre o que tem sido chamado de humildade cultural, em especial no contexto da necessidade de colaboração entre analistas do comportamento e profissionais de outras áreas de atuação e pesquisa (Cihon, 2022; Kirby et al., 2022). Há outros artigos na área que não se mantêm fiéis ao uso do termo humildade, mas que trazem discussões relevantes a essa temática (p. ex., Brodhead, 2015; Fong et al., 2016).

Especificamente em relação à humildade cultural, Kirby et al. (2022) argumentam que essa se refere às habilidades interpessoais de se estar aberto a pontos de vista diferentes e, muitas vezes, opostos aos seus. Segundo os autores, essas habilidades requerem aprendizado por toda a vida juntamente a "um compromisso com a interrupção de desequilíbrios no poder" (Kirby et al. 2022, p. 11). Quando no contexto da produção e da implementação de conhecimento e de técnicas científicas, a humildade cultural se relaciona à reciprocidade cultural, a qual implica em um "processo de auto-observação e de questionamento colaborativo de suas próprias suposições e que força o indivíduo (e as profissões) a confrontar as contradições entre seus valores e sua prática" (Kirby et al., 2022, tradução livre).

Buscando facilitar a implementação do processo de reciprocidade cultural, Kirby et al. (2022) descreveram quatro passos que o profissional pode adotar em sua prática: (a) autorreflexão, (b) escuta, (c) validação e (d) busca por um acordo. A autorreflexão, segundo os autores, refere-se à identificação dos valores e suposições que são parte das próprias opiniões e comportamentos. A escuta descreve o processo de ouvir o outro de forma ativa na busca por informações acerca dos valores e suposições do outro. Nesse momento, semelhanças e diferenças entre visões de mundo devem ser buscadas (Kirby et al., 2022). A validação diz respeito ao reconhecimento explícito e respeitoso das diferenças em valores e suposições, sem incorporar comentários avaliativos de tais diferenças. Finalmente, os autores discutem a necessidade de se chegar a um acordo entre os envolvidos. Isso seria feito com a explicação completa do porquê possui suposições diferentes e a comunicação continuaria até haver uma direção comum. Kirby et al. (2022) trazem diversos exemplos de perguntas que podem ser feitas ao longo de cada passo da reciprocidade social. Esse processo se assemelha muito àquele da comunicação não violenta (Rosenberg, 2018), no qual se deve observar o que está ocorrendo, descrever como a situação nos faz sentir, descrever as nossas necessidades e fazer nossos pedidos de forma clara.

Para concluir, conforme discutido por Cihon (2022), é necessário que, em suas práticas, analistas do comportamento ampliem suas lentes científicas, buscando modelos explicativos do comportamento abrangentes, que vão além da contingência de 3 ou 4 termos (unidade de análise imprescindível para a nossa ciência e prática clínica, mas com limitações). Cihon também argumenta que analistas do comportamento precisam utilizar ferramentas da análise eco-comportamental, da psicologia comunitária comportamental e da ciência culturo-comportamental (*Culturo-Behavior Science* – CBS) como

[1] Estudos têm mostrado que inclusive algoritmos de inteligência artificial possuem vieses (p. ex., Castaneda et al., 2022).

forma de ampliar a compreensão sobre o comportamento do indivíduo. Nesse processo de beber de outras fontes, em outros níveis de análise, o analista do comportamento se verá convidado a exercer humildade cultural e colaboração interprofissional, melhorando processos de reciprocidade cultural e, ao mesmo tempo, a sua capacidade de análise (Cihon, 2022).

Polêmicas atuais envolvendo a ABA

Assentimento

O assentimento é um tópico que tem aparecido com frequência em cursos (p. ex., BHCOE, s/d), podcasts (p. ex., *ABA Inside Track*, Episódio 236), blogs (p. ex., *How to ABA*, Maio, 2025) e posts do Instagram voltados a profissionais que prestam serviços baseados na ABA. Como o assentimento é (a) um conceito imbricado em muitos outros (p. ex., compaixão, validade social, tratamentos informados pelo trauma, resiliência, consentimento, procedimentos invasivos e decisões baseadas em dados) e (b) ainda é necessário que haja mais pesquisas para que diretrizes da ABA possam ser estabelecidas para diferentes contextos, ainda não há uma definição operacional consensual do que é assentimento na ABA.

O assentimento pode ser definido, de forma geral, como a disposição do indivíduo em participar em uma determinada atividade (Breaux & Smith, 2023; Abdel-Jalil et al., 2023). Comumente, ele é demonstrado, de forma vocal ou não vocal, por aqueles que não podem consentir legalmente, como crianças e pessoas com deficiência (Breaux & Smith, 2023). Argumenta-se que, para cada indivíduo, há a necessidade de descrever operacionalmente quais comportamentos serão considerados assentimento e quais serão considerados retirada de assentimento, dado que cada indivíduo possui uma história de reforçamento de comportamentos diferentes para representar cada classe de comportamento (Breaux & Smith, 2023). Um outro componente do assentimento parece ser a necessidade de haver monitoramento contínuo de tais comportamentos; ao haver sinais de retirada do assentimento, programas de ensino deveriam ser interrompidos, avaliados e, apenas se considerados imprescindíveis ao indivíduo, modificados antes de serem reaplicados (Breaux & Smith, 2023; Abdel-Jalil et al., 2023). Abdel-Jalil et al. (2023) argumentam ainda que o assentimento genuíno precisa ser diferenciado do assentimento aparente, a partir da oferta de escolhas de atividades ao indivíduo. As diferentes atividades precisam resultar na mesma consequência crítica, diminuindo a probabilidade de coerção por manipulação de reforçadores. Inclusive, quando o aprendiz optar por se engajar em comportamentos como choros, jogar-se no chão que tenham função de atenção, os autores sugerem que a atenção não pode ser retirada completamente, senão caracterizaria coerção e propõem o uso do chamado esquema de reforçamento conjugado[1] para que haja manipulação da magnitude do reforço, mas não a retirada dele.

De forma geral, a principal questão ética relacionada ao assentimento diz respeito aos relatos e denúncias de abuso cometidos por analistas do comportamento. Breaux e Smith (2023) e Abdel -Jalil et al. (2023) argumentam que, para uma prestação de serviços não abusiva, ética e compassiva com indivíduos autistas, existe a necessidade de um modelo de intervenção baseado no assentimento,

[1] "Um esquema de reforçamento conjugado inclui a apresentação de alguma magnitude de reforçamento, relativa a alguma magnitude de comportamento, continuamente ao longo da sessão. É importante notar que um esquema de reforçamento conjugado não utiliza extinção. Reforçamento não é removido, e sim variado em magnitude" (Abdel- Jalil et al., 2023, p. 5, tradução livre).

pautada no modelo social de direitos humanos da deficiência. Esses autores dão algumas sugestões sobre como alcançar essas práticas, as que incluem, mas não são limitadas a: (a) sempre refletir sobre a necessidade da habilidade-alvo e do programa que se está propondo, ou seja, os benefícios daquela habilidade a curto, médio e longo prazo precisam estar claros para o aprendiz. Para os autores, se não houver um valor explícito e efetivo na habilidade e o aprendiz não assentir à aplicação do programa, ele deve ser removido; (b) definir operacionalmente, de forma individualizada, os comportamentos de assentimento e sua retirada e monitorar tais comportamentos ao longo de cada sessão, reforçando-os para aumentar a sua probabilidade; e (c) avaliar cada programa acerca de seus pré-requisitos e modificar cada programa para incluir preferências e repertórios relacionados ao que o aprendiz já tem, para buscar garantir o assentimento[1].

Além de se perguntar sobre a necessidade dos programas, construí-los de acordo com o repertório do cliente e, diante da retirada de assentimento, modificar os programas antes de sua reinserção, Breaux e Smith (2023) sugeriram três opções sobre o que fazer quando o assentimento é retirado. A primeira é que, se a retirada de assentimento ocorrer durante a sessão (a) em um momento que o programa não pode ser modificado, (b) o terapeuta não consegue gerenciar a intensidade dos comportamentos de retirada de assentimento, (c) e o aprendiz deixa claro que não vai se engajar de forma alguma sob aquelas condições, o terapeuta não deve voltar a apresentar o programa naquele dia (vide Breaux e Smith para especificações dessa opção). Na segunda opção, se o terapeuta entender que a retirada se deu devido a variáveis ambientais sob as quais não tinha controle no momento (p. ex., alguém chegando e interrompendo a sessão de forma abrupta), ele pode escolher reapresentar o programa mais tarde, quando o ambiente estiver mais estável. Finalmente, a terceira opção é quando a causa da retirada de assentimento é conhecida de forma explícita pelo terapeuta e o aprendiz se engaja em comportamentos interferentes leves ou em precursores apenas, o terapeuta pode fazer modificações na hora e oferecer acomodações ou alternativas. Breaux e Smith (2023) ainda sugerem um processo de tomada de decisão como apoio ao terapeuta, mas, a partir das informações descritas no texto, considera-se aqui ser que o processo é complexo e optar por tal opção pode resultar em um retorno a situações de risco de abuso pelo terapeuta, como na comunicação facilitada[2]. Esse risco pode ser vislumbrado na frase dos autores em que descrevem que é necessário entender "como assegurar que elas (decisões com apoio) sejam livres de influência e coerção." (Breaux & Smith, 2023, p. 119)

Para concluir, conforme discutido por Arthur et al. (2023) e Newcomb e Wine (2023), a principal problemática do assentimento e que não vem sendo discutida por autores que discorrem acerca do tema se dá em situações em que há risco de saúde, de vida ou que são mandatórias por lei, especialmente com populações que, devido à idade ou à deficiência, não compreendem as consequências prejudiciais que suas escolhas e comportamentos podem ter no longo prazo. Abdel-Jalil et al. (2023), talvez, argumentariam que seria necessário mais tempo de reflexão e investigações sistemáticas, com a revisão dos procedimentos usados para conseguir o assentimento nestas situações. Todavia, permanece o questionamento: e quando a intervenção precisa ocorrer imediatamente? Caberá a cada profissional tomar as suas decisões, consultando seu código de ética profissional e os códigos de ética do analista do comportamento, enquanto o campo avalia e revisa a efetividade dos procedimentos utilizados para obtenção do assentimento e desenvolve diretrizes mais descritivas e contextualizadas a situações de risco.

---

[1] Para as cinco perguntas críticas a serem feitas ao longo de todo processo de intervenção, vide a seção "A abordagem construcional", no texto de Abdel-Jalil et al. (2023).

[2] Vide nota da posição ABAI sobre a comunicação facilitada (ABAI, 1995).

Procedimentos restritivos e invasivos e a possível retirada de apoio da AMA à ABA

O uso de procedimentos restritivos e invasivos mereceria a publicação de diversos artigos e capítulos com foco apenas neste tópico. Procedimentos restritivos/invasivos têm uma longa história na ABA, por exemplo, Bailey e Burch (2016) e Grant (1965) e se relacionam de forma profunda ao assentimento, pois, comumente, representam uma quebra na participação voluntária nas atividades da intervenção. Apesar da ABA ter surgido como uma ciência para resolver problemas socialmente relevantes (Baer et al., 1968), diversos procedimentos restritivos/invasivos, sem requerimento de assentimento, já foram utilizados no contexto dessa ciência (Bailey & Burch, 2016; Morris & Peterson, 2022). Exemplos advindos das décadas de 1960 e 1970 incluem o uso abusivo de estímulos potencialmente aversivos em instituições como a Willowbrook (Rivera, 1972), o Sunland Training Center em Miami (Bailey & Burch, 2016) e a clínica de Lovaas (Grant, 1965). Conforme discutido por Morris e Peterson (2022), é necessário compreender essas práticas de forma historicamente contextualizada, quando não havia muitas alternativas conhecidas para o tratamento de comportamentos perigosos ao indivíduo. O entendimento histórico pode promover explicações acerca das mudanças nas tecnologias de intervenção produzidas e utilizadas pela ABA a profissionais e usuários dos serviços, talvez amenizando a imagem negativa resultante de alguns procedimentos. Por outro lado, é essencial reconhecer que ainda há exemplos atuais de implementação de práticas altamente restritivas/invasivas, como o uso de eletrochoque para a diminuição de comportamentos interferentes no Centro Educacional Juiz Rotenberg.

O Centro Rotenberg merece destaque, porque ele é um exemplo que deveria trazer reflexões sobre a prática profissional dos analistas do comportamento. Apesar de diversas organizações, comportamentais e de outras áreas (p. ex., Nações Unidas, IASSIDD) terem se manifestado há tempos contra o uso do eletrochoque contingente (Contingent Electric Skin Shock, CESS) pela instituição em questão, até o ano de 2022, a Association for Behavior Analysis International (ABAI), principal organização internacional de analistas do comportamento, ainda não havia se manifestado contra tal uso. Apenas após membros da diretoria da Comissão de Programação da ABAI se manifestarem publicamente[1] em mídias sociais no primeiro semestre de 2022, que houve alguma movimentação da ABAI para mudanças acerca dessa questão. Houve consultas públicas e votação dos associados em relação (a) à permanência do uso do eletrochoque em casos extraordinários *versus* (b) a não permanência do uso, sob qualquer circunstância. Em novembro de 2022, a ABAI publicou a Declaração de Posição sobre o Uso de Eletrochoque Contingente na Pele (*Position Statement on the Use of Contingent Electric Skin Shock* – CESS), na qual descreve-se que tal uso não será aceito sob qualquer circunstância por essa organização.

Por que esse exemplo é importante? Além de ser recente, o eletrochoque contingente é utilizado no Centro Rotenberg sem dados suficientes para comprovar a sua eficácia (ABAI, 2022). Além disso, é implementado de forma mais frequente em populações vulneráveis como pessoas com deficiência, pertencentes a minorias raciais e com renda familiar na faixa de vulnerabilidade social (vide Great!Schools.org, 2024). Adicionalmente, há diversos relatos de abuso no uso desse procedimento, o que não é difícil de ser visualizado dado que o cessar dos comportamentos interferentes, provavelmente, reforça o comportamento de quem ministra os choques. As questões éticas envolvidas nesse contexto deveriam levar cada analista do comportamento a descrever, para si mesmo e para os outros,

[1] Vide o e-mail enviado por Amy Odum e Jonathan Tarbox neste link https://www.instagram.com/p/CdeZKoxMxCe/?igshid=YmMyMTA2M2Y%3D.

que tipo de procedimentos deveriam ser aceitáveis e sob quais condições, de forma a evitar práticas abusivas e desumanas.

Além do uso de eletrochoque contingente, há uma outra questão relacionada que gera preocupações quanto à conduta ética de analistas do comportamento em relação a procedimentos invasivos/restritivos. Nos últimos anos, parece ter havido um aumento no número de cursos que ensinam o manejo corporal de aprendizes em crises com comportamentos de hetero e autoagressão[1]. Sem a conduta ética e analítica necessária para a implementação desses procedimentos, o risco de abuso é iminentemente alto, dado que os ensinamentos, por vezes, podem ser interpretados como regras rígidas de conduta, sob o rótulo de "boas práticas", referendadas por certificação internacional. Abusos decorrentes de implementações tecnicistas, muito provavelmente, acontecem com frequência, dadas as frequentes manifestações contra a ABA na forma de (a) artigos publicados em periódicos científicos, por exemplo, Sandoval-Norton e Shkedy (2019) e Shyman (2016), (b) artigos publicados em revistas e blogs não científicos[2] e (c) relatos de pessoas com TEA[3] ou seus familiares.

Nesse contexto, a Associação Médica Americana (2023), em sua Resolução 703 (A-26), propôs a reconsideração de seu apoio para serviços baseados na ABA. Apesar de ainda não resolvida, tal proposição deve ser levada em consideração por prestadores de serviço, de dentro e de fora da ABA, enquanto alerta sobre o uso de procedimentos restritivos e invasivos que pode, mais uma vez, colocar não só a credibilidade, mas também a existência de toda área em risco.

Para concluir, sugere-se que, de certa forma, o uso de procedimentos restritivos e invasivos se relaciona a diversas questões discutidas ao longo deste capítulo, por exemplo, se provedores de serviço permitem a seus clientes neurodivergentes e com deficiências exercerem suas liberdades pessoais e se está no melhor interesse dos clientes exercer tais liberdades. Quando um procedimento restritivo/invasivo é utilizado[4], de forma geral, está se bloqueando o acesso ao exercício de liberdades pessoais. Por outro lado, como já descrito, ferir-se a si mesmo ou a outros não é benéfico ao indivíduo nem ao grupo. É necessário que cada profissional conheça a história e tenha a formação analítica necessária para evitar abusos no uso de procedimentos restritivos/invasivos.

Capacitismo na análise do comportamento

Apesar de há quase uma década haver críticas acerca do capacitismo na ABA (Shyman, 2016), foi apenas nos últimos anos que houve a publicação de artigos científicos de autores da área abordando essa problemática (Leaf et al., 2021; Arthur et al., 2023; Veneziano & Shea, 2022). Nesta seção, serão descritas algumas críticas a (a) características capacitistas da ABA no contexto de pesquisa e aplicação com o TEA quando suas práticas têm foco no modelo e linguagem médicos, (b) a busca pela indistinguibilidade de pares típicos, (c) a linguagem utilizada para se fazer referência à pessoa com autismo *versus* pessoa no espectro *versus* pessoa autista e (d) a seleção de objetivos.

---

[1] Há casos em que esse tipo de procedimento precisa ser utilizado: quando há risco para o aprendiz e para aqueles ao seu redor. Porém, para seu uso, conforme já discutido, é necessária a formação ética, conceitual e técnica para avaliar a necessidade da implementação do procedimento, de sua integridade, dos resultados e quando será feita a sua retirada.

[2] Por exemplo, https://neuroclastic.com/i-am-a-disillusioned-bcba-autistics-are-right-about-aba/; https://www.spectrumnews.org/features/deep-dive/controversy-autisms-common-therapy/.

[3] http://www.neurodiversity.com/main.html.

[4] Um exemplo de exceção seria quando o analista do comportamento não faz uma avaliação ou análise funcional, o comportamento é mantido por toque físico e os procedimentos restritivos resultam em aumento da frequência do comportamento.

Para iniciar esta discussão, no contexto deste capítulo, capacitismo é definido como "a leitura que se faz a respeito de pessoas com deficiência[1], assumindo que a condição corporal destas é algo que, naturalmente, as define como menos capazes." (Vendramin, 2019, p. 17). Segundo Neuman (2021, p. 1), "o capacitismo é a ideia de que pessoas com deficiência são inferiores àquelas sem deficiência, tratadas como anormais, incapazes, em comparação com um referencial definido como perfeito".

Na visão capacitista do autismo, comumente baseada no modelo e linguagem médicos, o indivíduo é caracterizado como incapaz e dependente, requerendo suporte para suas atividades do dia a dia (Arthur et al., 2023; Shyman, 2016). Nessa visão, o TEA é visto como uma doença, manifestada por sintomas ou déficits específicos, e, como tal, o objetivo de intervenções ou terapias é a busca pela "normalidade" ou por tornar a pessoa com TEA indistinguível de seus pares (Arthur et al., 2023; Shyman, 2016; Veneziano & Shea, 2022). A ABA tem sido acusada de perpetrar o modelo e linguagem médicos por focar-se na avaliação de déficits e excessos comportamentais e na reabilitação do indivíduo. O problema com tal ponto de vista é a manutenção da dicotomia entre aquilo que é normal e o que não é, juntamente com a compreensão da anormalidade como um problema que deve, portanto, ser eliminado. No caso específico do TEA, alguns padrões de comportamento frequentes na forma como o transtorno pode se manifestar, como as estereotipias, costumam ser entendidas, em especial por familiares, como um sintoma e parte daquilo a ser eliminado, como forma de afastar a anormalidade e trazer "a cura" ou a indistinguibilidade daquela pessoa em relação a seus pares.

Ainda em relação ao modelo médico, uma outra crítica em relação à ABA é que ela mantém uma visão unilateral e dominante do terapeuta, enquanto detentor do conhecimento (Shyman, 2016). Shyman argumenta que um exemplo de tal visão é que, até hoje, não há marcadores biológicos precisos para o TEA, mas a maior parte do financiamento das pesquisas envolvendo essa população é para questões genéticas e biológicas. Parece haver pouco interesse em financiar projetos que busquem tentar mudar as questões culturais, sociais e políticas do ambiente da pessoa com TEA, questões essas que produzem as barreiras que a impedem de ter uma plena participação em sua comunidade.

Em relação aos termos usados para se referir a pessoas com deficiência ou neurodivergentes, há diversas discussões as quais parecem depender da língua falada e da cultura de cada (sub) grupo de pessoas, por exemplo, Mota e Bousquat (2021). Arthur et al. (2023) argumentam que pode ser que quando se olha para dois grupos diferentes de pessoas com as mesmas deficiências há diferenças em relação a como preferem ser chamados. Para os autores, é importante que cada analista do comportamento pergunte à própria pessoa como ela prefere que se refiram a ela e a seu diagnóstico, dando a ela o poder de escolher.

Em relação à seleção de objetivos, de forma geral, analistas do comportamento seguem um processo de receber um novo cliente, avaliá-lo, criar um plano, criar programas de ensino, monitorá-los e assim sucessivamente. As avaliações utilizadas focam em déficits e excessos comportamentais, havendo, inclusive, algumas avaliações que possuem referência etária a pares com desenvolvimento neurotípico (p. ex., o *Verbal Behavior Milestones Assessment and Placement Program* – VB-MAPP). Dado que as avaliações resultam na descrição de déficits e excessos comportamentais, a criação de objetivos e metas terapêuticas baseadas em tais avaliações acaba focando na normalização do indivíduo, na diminuição de excessos e déficits de habilidades. Mesmo uma avaliação como o *Essential for Living*

[1] As pessoas autistas são incluídas nesse grupo no Brasil para efeito de direitos do cidadão desde a publicação da Lei n.º 12.764, de 27 de dezembro de 2012, que versa sobre Política Nacional de Proteção dos Direitos da Pessoa com Transtorno do Espectro Autista.

(McGreevy & Fry, 2012), apesar de não referenciar uma determinada idade, tem por foco déficits e excesso que precisam ser trabalhados para permitir uma vida digna e com qualidade.

Além disso, analistas do comportamento têm sido criticados por não envolver o cliente de forma direta na escolha dos objetivos e por escolherem, muitas vezes, objetivos que parecem ser derivados da busca pela normalidade como redução de estereotipias e contato visual (Arthur et al., 2023; Graber & Graber, 2023). Arthur et al. e Newcomb & Wine (2023) argumentam que, a depender da idade e do nível de compreensão do cliente acerca das consequências de médio e longo prazo de certos comportamentos, seria muito difícil envolvê-lo nas decisões acerca dos objetivos. Esses autores argumentam que padrões de comportamento que impliquem em riscos à vida, à saúde ou a consequências sociais sérias devem ser alvo de intervenção, independentemente da vontade do cliente. Arthur et al. (2023, p. 135) também descrevem que "então, ao mesmo tempo em que devemos valorizar o input de nossos consumidores diagnosticados com TEA no desenvolvimento de seus objetivos, poderá haver objetivos e habilidades os quais os cuidadores e os profissionais decidirão que estão no melhor interesse do cliente serem aprendidos". Os autores ainda discutem que o ensino de algumas habilidades que seriam essenciais para o cliente poder exercer sua assertividade e se proteger, por exemplo, a linguagem complexa, pode gerar comportamentos de fuga/resistência porque sinalizam dificuldade para o cliente. Ao escolher não trabalhar essas habilidades, dada a esquiva do cliente em lidar com dificuldade, o terapeuta responsável pode estar privando esse aprendiz da oportunidade de aprender algo que será importante no longo prazo. Em resumo, analistas do comportamento precisam assegurar a VS de seus objetivos, individualizando cada um deles de acordo com o contexto do cliente. É preciso ouvir o cliente, porém é sempre necessária a reflexão acerca de quando decisões mais arbitrárias precisam ser tomadas pelos responsáveis de forma a assegurar que habilidades importantes e que respondam ao melhor interesse do aprendiz façam parte do currículo.

As diferentes nomenclaturas dos serviços baseados na ABA

Desde os seus primórdios, houve esforços na ABA para desenvolver cientificamente tecnologias de intervenção direcionadas às demandas decorrentes dos desafios enfrentados por pessoas neurodivergentes e/ou com deficiência. Ao que parece, as evidências científicas da efetividade da aplicação dos princípios da Análise do Comportamento a essas demandas, foi fazendo com que o acrônimo "ABA" passasse a ser reconhecido, predominantemente, como sinônimo de um tipo específico de "tratamento" para essa população. Dessa forma, todo um campo científico e de prestação de serviços passou a ser equivocadamente reduzido a um tipo de intervenção para uma população específica. A divulgação destas informações equivocadas se deu especialmente por pessoas responsáveis por canais de disseminação que ainda desconhecem a abrangência da ABA como um dos ramos de produção de conhecimento da ciência Análise do Comportamento e, também, como um campo de aplicação dos princípios dessa ciência (Cooper et al., 2020; Moore, 2008; Tourinho & Sério, 2010). Além disso, a proliferação de diferentes serviços sob o rótulo ABA, sua divulgação e comercialização parece contribuir para essa concepção errônea.

Conforme a ciência ABA foi descrevendo variáveis críticas relacionadas à eficácia das intervenções analítico-comportamentais e melhora na qualidade de vida de pessoas com TEA (p. ex., precocidade, intensidade), diferentes "pacotes" ou modelos de intervenção, com características próprias, foram sendo delineados de forma circunscrita e comercializados por diferentes entidades (atreladas a centros de pesquisa universitários ou não). Alguns exemplos incluem o *Pivotal Response Training* (PRT), *Comprehensive Application of Behavior Analysis to Schooling* (CABAS) e o *Early Start Denver Model.*

Alguns desses modelos de intervenção foram manualizados, outros tiveram sua marca registrada e passaram a ser comercializados como uma tecnologia específica de "intervenção ABA" (ou baseada na ABA). Além disso, as entidades propositoras de alguns modelos pré-estabelecidos passaram a oferecer cursos de treinamento para os interessados em implementar a tecnologia "desenvolvida" e sistematizada por elas, de forma que sua implementação só poderia ser denominada como "intervenção x ou y", caso a pessoa implementadora tivesse recebido o treinamento específico para tal e/ou demonstrado integridade na aplicação dos procedimentos. Como consequência, o campo de prestação de serviços para pessoas com TEA passou a dispor de grande variabilidade de opções de modelos de intervenções, com características e nomenclaturas peculiares, porém todas baseadas nos princípios analíticos-comportamentais.

Ainda que a variabilidade na oferta seja importante para consumidores, a prática de difundir novos nomes a partir de variáveis críticas ou temáticas específicas pertinentes ao campo é digna de reflexão, dadas as implicações práticas e éticas decorrentes de tal prática. Sem a pretensão de esgotar todas as possibilidades de nomenclatura de intervenções baseadas na ABA que foram surgindo, seguem alguns exemplos encontrados em meios de comunicação, como redes sociais, livros ou websites: "Método ABA", "ABA Integrativa", "ABA compassiva", "ABA de hoje", "ABA atual", "ABA Humanizado", "ABA Naturalístico", "ABA Naturalista","ABA Natural", "ABA Naturista", "ABA Progressiva", "ABA Contemporânea" e várias outras. É como se a ABA fosse uma "bolsa", cuja função central é guardar e transportar objetos, mas que pode ser adquirida a partir de fornecedores de diferentes marcas (p. ex., Le Postiche, Victor Hugo, Gucci, Prada), ainda que a maioria "das bolsas" não tenha uma marca específica.

Em relação a implicações práticas e éticas das diferentes nomenclaturas, uma das questões que merece atenção é que tais nomenclaturas têm sido disseminadas e comercializadas como algo inteiramente novo ou como uma "nova proposta" de "tratamento para o autismo". Muitas vezes esses "novos produtos" surgem atrelados a propagandas que enfatizam suas diferenças em relação ao "ABA clássico" e destacam seu caráter inovador que superam as técnicas e estratégias obsoletas. Tais propagandas incluem o destaque para os resultados positivos "do produto", obtidos de forma rápida e, muitas vezes, com pouco esforço por parte dos contratantes. O refinamento das propagandas é tamanho que não é incomum que os consumidores as interpretem quase como uma "promessa de cura".

Para ilustrar esta discussão, será utilizada uma nomenclatura que tem sido amplamente difundida, principalmente pela internet e nas mídias sociais: a "ABA contemporânea". Embora não tenham sido encontradas evidências científicas de eficácia dessa proposta em pesquisa de revisão da literatura realizada entre 1968 e 2023, ela foi apresentada em 2020, no texto "*A Perspective on Today's ABA from Dr. Hanley*", publicado no website do próprio autor[1], originalmente na língua inglesa e traduzido, até o momento, para 13 outras línguas, inclusive para a língua portuguesa[2].

No texto, o autor apresenta a ABA contemporânea como sendo o que deveria ocorrer no contexto de atendimento de pessoas com TEA (com ênfase para os que têm comportamentos interferentes frequentes) e anuncia que o texto tem a função de ser um guia para as pessoas que estivessem

1 https://practicalfunctionalassessment.com. O texto disponível é datado de 09/09/21, mas foi originalmente postado em 4/06/20.

2 A tradução oficial publicada no site do autor utilizou o termo "ABA contemporânea" para a expressão Today's ABA. Os termos "ABA de hoje", "ABA de hoje em dia", "ABA atual" e "ABA Contemporânea" serão utilizados de forma intercambiável ao longo do texto.

implementando a "ABA contemporânea" e especifica sua audiência como quaisquer curiosos acerca dos aspectos que a envolvem. Tais aspectos enfatizam (a) a promoção do aprendizado a partir do conhecimento contínuo e constante das preferências do aprendiz; (b) a criação de contextos de aprendizados personalizados, enriquecidos, engajadores, sem nenhuma forma de restrição de liberdade e geradores de sensações de felicidade, relaxamento e controle pelo aprendiz; (c) o estabelecimento de relações de segurança; (d) o desenvolvimento de habilidades de brincar/lazer, comunicação, tolerância e cooperação, com introdução gradativa dos objetivos, sem obrigação de manter o contexto de ensino diante de marcadores de baixa motivação ou controle aversivo; (e) e, por fim, uma prática que seja informada pelo por trauma[1].

Assim sendo, ao que parece, as características definidoras da "ABA contemporânea" são similares àquelas previstas pelo paradigma de PBEs (integrando as melhores evidências científicas com as preferências dos clientes e expertise analítica, c.f., Slocum et al., 2014). Além disso, a proposta resgata a lógica do desenvolvimento gradativo de repertório, partindo do mais simples para o mais complexo e considerando estratégias naturalísticas de ensino, visando a motivação e promoção da generalização e manutenção do aprendizado. Portanto, avalia-se aqui que a ABA contemporânea não é, e nem deveria, ser comercializada como um "novo" tipo intervenção baseada em ABA para pessoas com TEA. Isso porque muitas das suas características "definidoras" não deveriam ser novidade para os profissionais se os serviços prestados fossem verdadeiramente baseados em princípios analítico--comportamentais (motivação, centrado no cliente, VS, personalizado, analítico e conceitualmente sistemático [vs. tecnicista], com objetivos comportamentais, aplicados e significativos ao cliente, baseado em dados e que utilize procedimentos com evidências de efetividade).

Um exercício de análise sobre a função da prática de atribuir diferentes nomes às intervenções baseadas em ABA e comercializá-las como "novos produtos" indica que esse é um fenômeno multideterminado. Possíveis funções incluem produzir adesão de consumidores ao serviço oferecido, descrever regras para atuação, contra-controlar as críticas decorrentes de aplicações equivocadas, destacando a necessidade de utilizar as tecnologias mais recentemente desenvolvidas e compatíveis com os pressupostos teóricos, filosóficos e da ABA. Entretanto, entende-se aqui que os efeitos produzidos pela segmentação da área e comercialização de "novos produtos diferenciados" podem impactar de forma predominantemente negativa consumidores diretos e indiretos dos serviços, seus prestadores, profissionais que os indicam e, em última análise, o próprio campo científico da Análise do Comportamento e da ABA. Dentre os impactos negativos, destacam-se aqui a possibilidade de fortalecer ou perpetuar concepções equivocadas do que é a ABA; gerar confusão nos consumidores; enfraquecer o valor de outras intervenções ou arranjos de ensino tradicionalmente eficazes; a criação de muitas comunidades verbais dentro da área implicando na diminuição de diálogo dado que diferentes grupos acabam trabalhando em paralelo o que pode levar à pulverização do conhecimento (Araiba, 2020); a possibilidade de difundir a "nova prática" como um conjunto de regras que devem ser seguidas rigidamente e, portanto, fortalecer um padrão de atuação profissional mais tecnicista e menos analítico. Por fim, pode-se criar a concepção de que tais diferenciais constituintes do "novo produto" caracterizam a qualidade de uma intervenção e, se não houver a implementação/contratação de uma intervenção do tipo "ABA naturalística", "ABA contemporânea" ou "ABA humanizada", não há respeito pelo cliente.

[1] Para mais detalhes desse conceito, vide Rajaraman et al. (2022).

Por fim, também se sugere que a diminuição da divulgação de novos produtos a partir de novas nomenclaturas poderia direcionar menos esforços no sentido de diferenciar práticas tecnicistas e potencialmente prejudiciais daquelas verdadeiramente analítico-comportamentais. Isto é, práticas que aumentem e/ou mantenham o compromisso de alinhamento com a visão de mundo decorrente do behaviorismo radical e pressupostos teórico-conceituais da Análise do Comportamento, com a busca pelo bem comum (indivíduos e seus interlocutores do grupo social próximo e da sociedade), a partir das melhores evidências científicas produzidas até o momento e dos princípios éticos culturais vigentes.

Considerações finais

O objetivo deste capítulo foi descrever e destacar algumas questões éticas atuais referentes à conduta de profissionais da ABA. As discussões aqui apresentadas têm sido feitas não apenas por clientes que recebem os serviços, mas também por suas famílias, por profissionais de outras áreas e profissionais da própria análise do comportamento. Cada questão foi apresentada de forma breve, devido ao escopo do capítulo, mas com um propósito comum: mobilizar o leitor acerca da necessidade de análise crítica, ética, técnica, conceitual e filosófica em toda prática da ABA, seja ela de pesquisa ou de prestação de serviços.

Especialmente em tempos em que o conhecimento tem sido disseminado por meio de mídias sociais, websites e blogs, muitas vezes de forma superficial e/ou rígida, cabe ao analista do comportamento buscar fontes confiáveis de informação e analisá-las sob uma ótica parcimoniosa, com cuidado e atenção. É a prática analítica que permite ao profissional ter flexibilidade e compaixão para construir intervenções individualizadas, que levam em consideração o contexto, a necessidade, o repertório pré-existente do cliente (Abdel-Jalil et al., 2023) e as evidências científicas existentes (da Hora & Sella, 2022).

A título de exemplificação de como regras de atuação divulgadas no formato digital podem chegar a ocupar um papel "de lei" (e talvez até "de culto") entre analistas do comportamento, podemos nos referir, novamente, às diretrizes dispostas no texto de Hanley (2020), sobre a ABA contemporânea. Um ponto ainda não ressaltado é que esse texto não foi avaliado por pares e está disponível no website do próprio autor, no qual são vendidos os serviços por ele prestados, o que implica, talvez, em uma questão de conflito de interesse? Aqueles que consomem esse conteúdo de forma acrítica, estão, provavelmente, em risco de o utilizarem sob uma ótica restrita e descontextualizada em suas práticas, especialmente se tal prática for governada por essas regras de maneira rígida, sem conhecimento mais profundo da área[1]. É importante lembrar que, eticamente, é delicado vender qualquer informação como verdade absoluta e isso vale inclusive para pessoas que ocupam um lugar de expertise na área. Incitar questionamentos deveria ser parte das funções de um mentor; não passar regras de conduta como imutáveis. Finalmente, é importante ressaltar que, ao consumir regras de atuação profissional de forma acrítica, o analista do comportamento pode estar prejudicando (a) a própria Análise do Comportamento, por não apresentar comportamentos de humildade cultural e de reflexão analítica sobre a sua atuação, e (b) a sua própria saúde física e mental quando não consegue atuar ou obter os resultados prometidos nas mídias sociais e entra em processo de sofrimento por isso.

Ainda em relação à análise crítica, ética, conceitual, filosófica e técnica, é necessário chamar a atenção para questões cujas diretrizes ainda estão distantes de um consenso na área, por exemplo

[1] Leia sobre problemas de viés de confirmação, ou seja, atitudes que tomamos na busca por informações, pessoas e dados que confirmem as nossas próprias ideias, sem ouvir posições diferentes ou sem olhar para dados que mostram que nossas ações não resultaram no que era esperado em Gasque (2020). Percepções e estratégias relacionadas ao "viés de confirmação" por pesquisadores no processo de busca e uso da informação.

assentimento e capacitismo. Especificamente, alguns autores vêm propondo o assentimento integral por parte de aprendizes e/ou a abolição de serviços baseados na ABA[1] (Graber & Graber, 2023), argumentando, inclusive, que terapeutas não deveriam manipular contingências para evocar comportamentos-alvo de seus clientes (p. ex., Shyman, 2016). Outros autores argumentam que, até podemos manipular contingências, mas provendo escolhas, de forma a haver graus de liberdade disponíveis ao aprendiz para acesso às mesmas consequências críticas (p. ex., Abdel- Jalil et al., 2023). De uma forma ou de outra, a crítica se refere à manipulação de reforçadores como forma de levar alguém a agir de determinada maneira. É, realmente, necessário ter cuidado com a manipulação/restrição de acesso a reforçadores, mas também é necessário não se esquecer que o acesso irrestrito a alguns itens/atividades pode resultar em adição (p. ex., o acesso irrestrito a telas e a alimentos de alto valor calórico) e levar o indivíduo a ter problemas de saúde física e mental (Lembke, 2022). O terapeuta sempre precisará avaliar esse equilíbrio e pensar, junto com a família, com outros membros da equipe e com o próprio aprendiz (se esse possui ou está aprendendo repertório de avaliação de consequências de seus atos), quando, sob quais condições e quais reforçadores manipular.

Um outro ponto de críticas abolicionistas é o fato que, comumente, a prestação de serviços baseada na ABA tem comportamentos adaptativos e funcionais como alvos principais, sendo os excessos e déficits comportamentais nestas áreas a base da intervenção para pessoas com TEA (Arthur et al., 2023; McGreevy et al., 2012). Críticas de cunho abolicionistas descrevem que o indivíduo deveria poder escolher o tipo e quais os alvos de sua intervenção, sem a interferência de profissionais (Shyman, 2016). Cabe aqui apenas a reflexão acerca de como balancear as escolhas e o comportamento do indivíduo com o bem e a sobrevivência tanto dele como a do grupo/cultura, especialmente quando as escolhas do indivíduo colocam ele e aqueles ao seu redor em risco (Bogo & Laurenti, 2012).

Mais especificamente em relação ao controle e Análise do Comportamento, quando há críticas em relação a qualquer manipulação de variáveis ambientais, a qualquer tipo de controle, elas parecem descrever as mesmas críticas que foram feitas a Skinner quando ele descreveu as relações de controle do comportamento: porque alguém descreve relações de controle, essa pessoa passa a ser acusada de estar criando o controle e sendo coercitiva (Rogers et al., 1966). É preciso se lembrar que o determinismo é uma das características do Behaviorismo Radical, ou seja, não há possibilidade de livre-arbítrio, como este é comumente descrito. É preciso que analistas do comportamento se lembrem que o controle por variáveis do ambiente, seja tal ambiente dentro ou fora da pele, público ou privado, aberto ou encoberto, existe e que controle não é sinônimo de controle aversivo, nem de ausência de escolhas. Controle é uma descrição do fato que nosso comportamento é determinado, por uma infinidade de variáveis, mas ainda assim, determinado (Fernandes & Dittrich, 2018).

Uma outra crítica à ABA, que se relaciona intimamente com o capacitismo, com o assentimento e, em certo grau, com a VS é uma prática centrada em sintomas que promove a mera modificação do comportamento, ao invés da busca pela causa real dos problemas e de intervenções baseadas na função (Hanley, 2012). Práticas que não se baseiam em função costumam vir atreladas a escolha por alvos que visam a indistinguibilidade do indivíduo, ainda que não ofereçam prejuízo ou risco a ele. Esse tipo de prática é um motivo de muitas críticas à ABA (Veneziano & Shea, 2022). Conforme discutido por Veneziano e Shea (2022) e Newcomb & Wine (2023), entre outros, é importante entender, de forma ampla, se comportamentos que distinguem neuroatípicos de neurotípicos trazem riscos à saúde, riscos à vida, riscos legais ou riscos sociais (p. ex., isolamento social ou aumento da probabilidade de sofrer bullying

[1] *abolitionist neurodiversity critique of ABA.*

e abandono), antes da decisão de tê-los como alvo de mudança. O profissional precisa estar ciente de que, em uma sociedade em que a perspectiva médica é soberana, não é fácil se afastar de estereótipos do que é normal e do que é patológico e pensar na diversidade, dentro de um modelo social da deficiência. Apenas uma prática crítica, ética, conceitual e técnica pode auxiliar na tomada de decisões um pouco menos capacitistas. Como a sociedade atual tem por referência o modelo médico da deficiência, acaba-se propagando na área os objetivos de reabilitação ao invés de mudanças no funcionamento da sociedade acerca da deficiência. Não é só o cliente que deve mudar seus comportamentos, mas profissionais também precisam agir, como analistas do comportamento, para tornar a sociedade mais inclusiva, iniciando pela divisão de governança e humildade cultural na prática clínica até a criação de sistemas que, aos poucos, possam modificar concepções capacitistas, visando o bem de todos e não apenas de alguns indivíduos.

Referências

Araiba, C. (2020). Current Diversification of Behaviorism. Perspectives on Behavior Science, 43(1), 157-175. https://doi.org/10.1007/s40614-019-00207-0

Association for Behavior Analysis International (ABAI, 1995). *Facilitated communication.*https://www.abainternational.org/about-us/policies-and-positions/facilitated-communication,-1995.aspx

Association for Behavior Analysis International (ABAI, 2022). *Position Statement on the Use of CESS.* https://www.abainternational.org/about-us/policies-and-positions/position-statement-on-the-use-of-cess-2022.aspx

Abdel-Jalil, A., Linnehan, A. M., Yeich, R., Hetzel, K., Amey, J., & Klick, S. (2023). Can there be compassion without assent? A nonlinear constructional approach. Behavior Analysis in Practice, 1-12. https://doi.org/10.1007/s40617-023-00850-9

Associação Brasileira de Psicologia e Medicina Comportamental (2017) [ABPMC]. Regulamento do trabalho de acreditação de analistas do comportamento a ser realizado pela Associação Brasileira de Psicologia e Medicina Comportamental – ABPMC. Retirado de https://abpmc.org.br/comissoes-acreditacao/regulamento/

Arthur, S. M., Linnehan, A. M., Leaf, J. B., Russell, N., Weiss, M. J., Kelly, A. N., … & Ross, R. K. (2023). Concerns about Ableism in Applied Behavior Analysis: An Evaluation and Recommendations. *Education and Training in Autism and Developmental Disabilities, 58*(2), 127-143. Retirado de https://www.proquest.com/scholarly-journals/concerns-about-ableism-applied-behavior-analysis/docview/2810209178/se-2.

American Medical Association House of Delegates (AMA, 2023). [Associação Médica Americana]. Resolution: 706 (A-23). Retirado de https://www.ama-assn.org/system/files/a23-706.pdf em agosto de 2023.

Austin, A., & Fiske, K. (2023). Evaluating the Relationship between Compassion, Perceived Supervisor Support, and Burnout among ABA Staff. Behavior Analysis in Practice, 1-12. https://doi.org/10.1007/s40617-023-00813-0

Behavior Analyst Certification Board (2020). Ethics Code for Behavior Analysts. Retirado de https://www.bacb.com/wp-content/uploads/2022/01/Ethics-Code-for-Behavior-Analysts-230119-a.pdf.

Behavior Analyst Certification Board (2022). Board Certified Behavior Analyst® Handbook. Retirado dehttps://www.bacb.com/wp-content/uploads/2022/01/BCBAHandbook_231227-a.pdf em 20 de agosto de 2023.

Baer, D. M., Wolf, M. M., & Risley, T. R. (1968). Some current dimensions of applied behavior analysis. *Journal of applied behavior analysis, 1*(1), 91-97. https://doi.org/10.1901/jaba.1968.1-91

Baer, D. M., Wolf, M. M., & Risley, T. R. (1987). Some still-current dimensions of applied behavior analysis. Journal of applied behavior analysis, 20(4), 313-327. https://doi.org/10.1901%2Fjaba.1987.20-313

Bailey, J.S., & Burch, M.R. (2016). Ethics for behavior analysts. New York: Routledge.

Bannerman, D. J., Sheldon, J. B., Sherman, J. A., & Harchik, A. E. (1990). Balancing the right to habilitation with the right to personal liberties: the rights of people with developmental disabilities to eat too many doughnuts and take a nap. *Journal of applied behavior analysis, 23*(1), 79–89. https://doi.org/10.1901/jaba.1990.23-79

Bogo, A. C., & Laurenti, C. (2012). Análise do comportamento e sociedade: implicações para uma ciência dos valores. *Psicologia: Ciência E Profissão, 32*(4), 956-971. https://doi.org/10.1590/S1414-98932012000400014

Boyle, M. A., & Adamson, R. M. (2017). Systematic review of functional analysis and treatment of elopement (2000–2015). Behavior Analysis in Practice, 10, 375-385. https://doi.org/10.1007/s40617-017-0191-y

Breaux, C. A., & Smith, K. (2023). Assent in applied behaviour analysis and positive behaviour support: ethical considerations and practical recommendations. *International journal of developmental disabilities, 69*(1), 111-121. https://doi.org/10.1080/20473869.2022.2144969

Brodhead M. T. (2015). Maintaining Professional Relationships in an Interdisciplinary Setting: Strategies for Navigating Nonbehavioral Treatment Recommendations for Individuals with Autism. *Behavior analysis in practice, 8*(1), 70-78. https://doi.org/10.1007/s40617-015-0042-7

Bronfenbrenner, U. (1994). Ecological models of human development. In T. Husten & T.N. Postlethewaite (Eds.), International Encyclopedia of Education (2nd Ed., Vol. 3) pp. 1643-1657, NY: Freeman.

Carr, J. E., Austin, J. L., Britton, L. N., Kellum, K. K., & Bailey, J. S. (1999). An assessment of social validity trends in applied behavior analysis. Behavioral Interventions: Theory & Practice in Residential & Community-Based Clinical Programs, *14*(4), 223-231. https://doi.org/10.1002/(SICI)1099-078X(199910/12)14:4<223::AID-BIN37>3.0.CO;2-Y

Cihon, T. M. (2022). Expanding our Scientific Lens in the Search for Humility and Advancing Culturo-Behavior Science. Behavior and Social Issues, 31(1), 1-10. https://doi.org/10.1007/s42822-022-00112-3

Conversano, C., Ciacchini, R., Orrù, G., Di Giuseppe, M., Gemignani, A., & Poli, A. (2020). Mindfulness, compassion, and self-compassion among health care professionals: What's new? A systematic review. Frontiers in psychology, 11, 1683. https://doi.org/10.3389/fpsyg.2020.01683

Cooper, J. O., Heron, T. E., & Heward, W. L. (2020). *Applied behavior analysis* (3rd ed.). Pearson.

Costa, A.R.M., Souza, A.C., da Hora, C.L., Pacifico, C.R., & Bagaiolo, L. (IBES/ABPMC, 2023). Manual de Certificação de Prestadores de Serviço de Intervenções Baseadas em ABA para TEA / Desenvolvimento Atípico (versão 01.02). https://ibes.ac-page.com/download-manual-certificacao-caba-br

da Hora, C. L., & Sella, A. C. (2022). Evaluation parameters for evidence-based practices for people with autism spectrum disorder: a narrative review of group and single-subject design studies. *Psicologia, reflexão e critica, 35*(1), 23. https://doi.org/10.1186/s41155-022-00213-3

Denegri, S., Cymbal, D., & Catrone, R. (2023). A Multilevel Framework for Compassionate Care in ABA: Approaches to Cultivate a Nurturing System. Behavior Analysis in Practice, 1-12. https://doi.org/10.1007/s40617-023-00828-7

Fawcett, S. B. (1991). Social validity: a note on methodology. Journal of Applied Behavior Analysis, 24(2), 235-239. https://doi.org/10.1901%2Fjaba.1991.24-235

Ferguson, J. L., Weiss, M. J., Cihon, J. H., Leaf, J. B. (2022). Defining Evidence-Based Practice in the Context of Applied Behavior Analysis and Autism Intervention. In: Leaf, J.B., Cihon, J.H., Ferguson, J.L., Weiss, M.J. (eds) Handbook of Applied Behavior Analysis Interventions for Autism. Autism and Child Psychopathology Series. Springer, Cham. https://doi.org/10.1007/978-3-030-96478-8_2

Ferguson, J. L., Cihon, J. H., Leaf, J. B., Van Meter, S. M., McEachin, J., & Leaf, R. (2019). Assessment of social validity trends in the journal of applied behavior analysis. European Journal of Behavior Analysis, 20(1), 146-157. https://doi.org/10.1080/15021149.2018.1534771

Fernandes, R. C., & Dittrich, A. (2018). Expanding the behavior-analytic meanings of "freedom": The contributions of Israel Goldiamond. Behavior and Social Issues, 27, 4-19. https://doi.org/10.5210/bsi.v27i0.8248

Fong, E.H., Catagnus, R.M., Brodhead, M.T., Quigley, S., & Field, S. (2016). Developing the Cultural Awareness Skills of Behavior Analysts. Behavior Analysis in Practice. 9(1), 84-94. doi: 10.1007/s40617-016-0111-6. PMID: 27606242; PMCID: PMC4788642.

Freitas, L. A. B. (2022). Certificação profissional, Análise do Comportamento Aplicada e Transtorno do Espectro Autista: contribuições para um debate. *Revista Brasileira De Terapia Comportamental E Cognitiva, 24*(1), 1–29. https://doi.org/10.31505/rbtcc.v24i1.1689

Gasque, K. C. G. D. (2020). Percepções e estratégias relacionadas ao "viés de confirmação" por pesquisadores no processo de busca e uso da informação. *Em Questão, 27*(2), 392- 405. https://doi.org/10.19132/1808-5245272.392-417

Graber, A., & Graber, J. (2023). Applied Behavior Analysis and the Abolitionist Neurodiversity Critique: An Ethical Analysis. *Behavior analysis in practice, 16*(4), 1–17. Advance online publication. https://doi.org/10.1007/s40617-023-00780-6

Grant, A. (1965). Screams, Slaps & Love: A surprising, shocking treatment helps far-gone mental cripples. *Life Magazine*. Retirado de neurodiversity.com em 04 de outubro de 2022.

Hagopian, L. P., Rooker, G. W., & Zarcone, J. R. (2015). Delineating subtypes of self-injurious behavior maintained by automatic reinforcement. Journal of Applied Behavior Analysis, 48(3), 523-543. https://doi.org/10.1002/jaba.236

Hanley, G. P. (2012). Functional assessment of problem behavior: Dispelling myths, overcoming implementation obstacles, and developing new lore. *Behavior Analysis in Practice, 5*, 54-72.https://doi.org/10.1007/BF03391818

Hanley, G. P. (2020). A Perspective on Today's ABA from Dr. Hanley. Retirado de https://practicalfunctionalassessment.com/2021/09/09/a-perspective-on-todays-aba-by-dr-greg-hanley/

Hume, K., Steinbrenner, J. R., Odom, S. L., Morin, K. L., Nowell, S. W., Tomaszewski, B., Szendrey, S., McIntyre, N. S., Yücesoy-Özkan, S., & Savage, M. N. (2021). Evidence-Based Practices for Children, Youth, and Young Adults with Autism: Third Generation Review. Journal of autism and developmental disorders, 51(11), 4013–4032. https://doi.org/10.1007/s10803-020-04844-2

Huntington, R. N., Badgett, N. M., Rosenberg, N. E., Greeny, K., Bravo, A., Bristol, R. M., ... & Park, M. S. (2023). Social validity in behavioral research: A selective review. Perspectives on behavior science, 46(1), 201-215. https://doi.org/10.1007/s40614-022-00364-9

Jilou, V., Duarte, J. M. G., Gonçalves, R. H. A., Vieira, E. E., & Simões, A. L. D. A. (2021). Fatigue due to compassion in health professionals and coping strategies: a scoping review. *Revista brasileira de enfermagem, 74,* e20190628. https://doi.org/10.1590/0034-7167-2019-0628

Jones, R.J. and Azrin, N.H. (1969), Behavioral engineering: stuttering as a function of stimulus duration during speech synchronization. Journal of Applied Behavior Analysis, 2: 223-229. https://doi.org/10.1901/jaba.1969.2-223

Kazdin, A. E. (1977). Assessing the clinical or applied importance of behavior change through social validation. Behavior modification, 1(4), 427-452. https://doi.org/10.1177/014544557714001

Kennedy, C. H. (1992). Trends in the measurement of social validity. *The Behavior Analyst, 15,* 147-156. https://doi.org/10.1007/BF03392597

Kervin, R., Berger, C., Moon, S. J., Hill, H., Park, D., & Kim, J. W. (2021). Behavioral addiction and autism spectrum disorder: A systematic review. Research in Developmental Disabilities, 117, 104033. https://doi.org/10.1016/j.ridd.2021.104033

Kirby, M. S., Spencer, T. D., & Spiker, S.T. (2022). Humble Behaviorism Redux. *Behavior and Social Issues,* 31, 133-158. https://doi.org/10.1007/s42822-022-00092-4

Leaf, J. B., Leaf, R., McEachin, J., Taubman, M., Ala'i-Rosales, S., Ross, R. K., Smith, T., & Weiss, M. J. (2016). Applied Behavior Analysis is a Science and, Therefore, Progressive. *Journal of autism and developmental disorders, 46*(2), 720-731. https://doi.org/10.1007/s10803-015-2591-6

Leaf, J. B., Sato, S. K., Javed, A., Arthur, S. M., Creem, A. N., Cihon, J. H., ... & Oppenheim-Leaf, M. L. (2021). The evidence-based practices for children, youth, and young adults with autism report: Concerns and critiques. Behavioral Interventions, 36(2), 457-472. https://doi.org/10.1002/bin.1771

Lembke, A. (2022). Nação dopamina. São Paulo: Vestígio

Linnehan, A., Weiss, M. J., & Zane, T. (2023). The Contingencies Associated with Certification and Licensure. International Electronic Journal of Elementary Education, 15(3), 247–255. Retrieved from https://www.iejee.com/index.php/IEJEE/article/view/2059

Ledford, J. R., Hall, E., Conder, E., & Lane, J. D. (2016). Research for young children with autism spectrum disorders: Evidence of social and ecological validity. Topics in Early Childhood Special Education, 35(4), 223-233. https://doi.org/10.1177/0271121415585956 .

Brasil (2012). Política Nacional de Proteção dos Direitos da Pessoa com Transtorno do Espectro Autista. Lei nº 12.764, de 27 de dezembro de 2012. Brasília, DF.

Lovaas, O. I. (1987). Behavioral treatment and normal educational and intellectual functioning in young autistic children. Journal of consulting and clinical psychology, 55(1), 3.https://psycnet.apa.org/doi/10.1037/0022-006X.55.1.3

McGreevy, P., & Fry, T. (2012). Essential for Living (EFL). Orlando.

Moore, J. (2008). *Conceptual foundations of radical behaviorism.* Cornwall-on-Hudson, NY: Sloan.

Moran, D.J., Ming, S. (2022). The Mindful Action Plan: Using the MAP to Apply Acceptance and Commitment Therapy to Productivity and Self-Compassion for Behavior Analysts. Behav Analysis Practice 15, 330–338. https://doi.org/10.1007/s40617-020-00441-y

Morris, C., & Peterson, S. M. (2022). Teaching the history of applied behavior analysis. *Perspectives on Behavior Science, 45*(4), 757-774. https://doi.org/10.1007/s40614-022-00354-x

Mota, P. H. S. & Bousquat, A. (2021). Deficiência: palavras, modelos e exclusão. *Saúde em Debate*, 45(130), 847-860. https://doi.org/10.1590/0103-1104202113021

Neuman, C. (set, 2021). Capacitismo: entenda o que é e como evitar preconceito disfarçado de brincadeira. CNN Brasil. Retirado de https://staging.cnnbrasil.com.br/saude/capacitismo-entenda-o-que-e-e-como-evitar- preconceitodisfarcado-de-brincadeira/.

Neuringer, A. (1991). Humble behaviorism. *The Behavior Analyst*, 14(1), 1-13. doi: 10.1007/BF03392543. PMID: 22478072; PMCID: PMC2733448.

Newman, C. F. (1997). Maintaining professionalism in the face of emotional abuse from clients. *Cognitive and Behavioral Practice*, 4(1), 1-29. https://doi.org/10.1016/S1077-7229(97)80010-7

Newcomb, E. T., & Wine, B. (2023). A brief response to assent in applied behaviour analysis and positive behaviour support: ethical considerations and practical recommendations. *International Journal of Developmental Disabilities*, 69(4), 628-629, DOI: 10.1080/20473869.2023.2206686

O'Leary, P.N., Miller, M.M., Olive, M.L. *& Kelly, A. N.* (2017). Blurred Lines: Ethical Implications of Social Media for Behavior Analysts. *Behav Analysis Practice*, 10, 45-51. https://doi.org/10.1007/s40617-014-0033-0

Penney, A. M., Bateman, K. J., Veverka, Y., Luna, A., & Schwartz, I. S. (2023). Compassion: The Eighth Dimension of Applied Behavior Analysis. *Behavior Analysis in Practice*, 1-15. https://doi.org/10.1007/s40617-023-00888-9

Qualified Applied Behavior Analysis Credentialing Board® (QABA, 2023). Candidate Handbook: Qualified Behavior Analyst (QBA®). Retirado de https://qababoard.com/wp-content/uploads/QBA-Candidate-Handbook-Oct-2023.pdf.

Rajaraman, A., Austin, J.L., Gover, H.C., Cammilleri, A.P., Donnelly, D.R. and Hanley, G.P. (2022), Toward trauma-informed applications of behavior analysis. *Journal of Applied Behavior Analysis*, 55:40-61. https://doi.org/10.1002/jaba.881

Reinecke, D., Lasley, J. & Cirincione-Ulezi, N. (2023). Coursework in Compassion and Behavior Analysis Training Programs. *Behavior Analysis in Practice*. https://doi.org/10.1007/s40617-023-00815-y

Riess, H. (2015). The Impact of Clinical Empathy on Patients and Clinicians: Understanding Empathy's Side Effects, AJOB Neuroscience, 6:3, 51-53, DOI: 10.1080/21507740.2015.1052591

Risley, T. (2005). Montrose M. Wolf (1935–2004). *Journal of Applied Behavior Analysis*, 38(2), 279-287. https://doi.org/10.1901/jaba.2005.165-04

Rivera, G. (Diretor). (1972). *Willowbrook: The last disgrace* [Film]. WABC-TV. https://www.youtube.com/watch?v=bpVEjzO6Dd0

Rodriguez, K.A., Tarbox, J., & Tarbox, C. (2023). Compassion in Autism Services: A Preliminary Framework for Applied Behavior Analysis. *Behavior Analysis in Practice*, 1-13. https://doi.org/10.1007/s40617-023-00816-x

Rogers, C., Skinner, B. F., & Savage, R. D. (1966). *Some issues concerning the control of human behavior*. Oxford: Pergamon Press.

Rohrer, J. L., & Weiss, M. J. (2023). Teaching Compassion Skills to Students of Behavior Analysis: A Preliminary Investigation. *Behav Analysis Practice*, 16, 763-782. https://doi.org/10.1007/s40617-022-00748-y

Rohrer, J. L., Marshall, K. B., Suzio, C. et al. (2021). Soft Skills: The Case for Compassionate Approaches or How Behavior Analysis Keeps Finding Its Heart. *Behav Analysis Practice*, 14, 1135-1143. https://doi.org/10.1007/s40617-021-00563-x

Rosenberg, M. B. (2018). *Nonviolent communication: a language of life* (3rd ed). PuddleDancer Press.

Rosenberg, N.E., & Schwartz, I.S. (2019). Guidance or Compliance: What Makes an Ethical Behavior Analyst?. *Behav Analysis Practice*, 12, 473-482. https://doi.org/10.1007/s40617-018-00287-5

Sackett, D. L., Rosenberg, W. M., Gray, J. A., Haynes, R. B., & Richardson, W. S. (1996). Evidence based medicine: what it is and what it isn't. *BMJ (Clinical research ed.), 312*(7023), 71-72. https://doi.org/10.1136/bmj.312.7023.71

Sandoval-Norton, A. H., & Shkedy, G.. (2019) How much compliance is too much compliance: Is long-term ABA therapy abuse? *Cogent Psychology*, 6:1, DOI: 10.1080/23311908.201

Schalock, R., & Alonso, M.A.V. (2004). *Handbook on quality of life for human service practitioners*. American Association on Mental Retardation. Washington DC.

Schwartz, I. S., & Baer, D. M. (1991). Social validity assessments: Is current practice state of the art?. *Journal of applied behavior analysis*, 24(2), 189-204. https://doi.org/10.1901/jaba.1991.24-189

Schwartz, I. S., & Kelly, E. M. (2021). Quality of life for people with disabilities: Why applied behavior analysts should consider this a primary dependent variable. *Research and Practice for Persons with Severe Disabilities*, 46(3), 159-172. https://doi.org/10.1177/15407969211033629

Sellers, T. P., Valentino, A. L., & LeBlanc, L. A. (2016). Recommended Practices for Individual Supervision of Aspiring Behavior Analysts. *Behavior Analysis in Practice*, 9, 274-286. https://doi.org/10.1007/s40617-016-0110-7

Shyman E. (2016). The Reinforcement of Ableism: Normality, the Medical Model of Disability, and Humanism in Applied Behavior Analysis and ASD. *Intellectual and developmental disabilities, 54*(5), 366-376. https://doi.org/10.1352/1934-9556-54.5.366

Slocum, T. A., Detrich, R., Wilczynski, S. M. *et al.* (2014). The Evidence-Based Practice of Applied Behavior Analysis. *The Behavior Analyst*, 37, 41-56. https://doi.org/10.1007/s40614-014-0005-2

Smith, T. (2013). What is evidence-based behavior analysis?. *The Behavior Analyst, 36*, 7-33. https://doi.org/10.1007/BF03392290

Snodgrass, M. R., Chung, M. Y., Meadan, H., & Halle, J. W. (2018). Social validity in single-case research: A systematic literature review of prevalence and application. *Research in developmental disabilities, 74*, 160-173. https://doi.org/10.1016/j.ridd.2018.01.007

Steinbrenner, J. R., Hume, K., Odom, S. L., Morin, K. L., Nowell, S. W., & Tomaszewski, B. Savage, M. N. (2020). Evidence-based practices for children, youth, and young adults with autism. Chapel Hill: The University of North Carolina, Frank Porter Graham Child Development Institute, National Clearinghouse on Autism Evidence and Practice Review Team.

Taylor, B.A., LeBlanc, L.A. & Nosik, M.R. (2019). Compassionate Care in Behavior Analytic Treatment: Can Outcomes be Enhanced by Attending to Relationships with Caregivers?. *Behav Analysis Practice*, 12, 654-666. https://doi.org/10.1007/s40617-018-00289-3

Tourinho, E. Z. & Sério, T. M. A. P. (2010). Dimensões contemporâneas da Análise do Comportamento. Em Tourinho, E. Z. & Luna, S. V. (Orgs.), Análise do comportamento: Investigações históricas, conceituais e aplicadas (pp. 1-13). São Paulo: Roca.

Valentino, A. L., LeBlanc, L. A., & Sellers, T. P. (2016). The benefits of group supervision and a recommended structure for implementation. *Behavior Analysis in Practice*, 9, 320-338. doi:10.1007/s40617-016-0138-8[AS1]

Vendramin, C. (2019). Repensando mitos contemporâneos: o capacitismo. *Simpósio Internacional repensando mitos contemporâneos, 2,* 16-25.

Veneziano, J., & Shea, S. (2022). They have a Voice; are we Listening?. *Behavior Analysis in Practice, 16*(1), 127-144. https://doi.org/10.1007/s40617-022-00690-z

Wolf, M. M. (1978). Social validity: The case for subjective measurement or how applied behavior analysis is finding its heart. *Journal of Applied Behavior Analysis, 11*(2), 203-214. https://doi.org/10.1901/jaba.1978.11-203

Wong, C., Odom, S. L., Hume, K. A., Cox, A. W., Fettig, A., Kucharczyk, S., Brock, M. E., Plavnick, J. B., Fleury, V. P., & Schultz, T. R. (2015). Evidence-Based Practices for Children, Youth, and Young Adults with Autism Spectrum Disorder: A Comprehensive Review. *Journal of autism and developmental disorders, 45*(7), 1951-1966. https://doi.org/10.1007/s10803-014-2351-z

CAPÍTULO 5

BASES FILOSÓFICAS DA ANÁLISE DO COMPORTAMENTO APLICADA[1]

Dr. Alexandre Dittrich

Dr. Bruno Angelo Strapasson

Universidade Federal do Paraná

Uma das primeiras descobertas de qualquer pessoa que se proponha a estudar Psicologia com alguma profundidade é que ela é uma ciência plural. A Psicologia é composta, na verdade, por diversas "psicologias". Vários nomes são usados para designar as diferenças entre as psicologias: linhas, abordagens, correntes, teorias etc. Você certamente já ouviu falar de pelo menos algumas delas: psicanálise, fenomenologia, psicologia cognitiva, psicologia sócio-histórica... e análise do comportamento — ou "behaviorismo", como é mais comum ouvir no meio acadêmico.

No nível mais fundamental, as diferenças entre as linhas da Psicologia dizem respeito à caracterização dos fenômenos que estudam e aos métodos que utilizam para estudá-los. Não há nenhuma regra universal que diga que a Psicologia "deve" necessariamente estudar esse ou aquele fenômeno, dessa ou daquela forma. Essas são escolhas que podemos chamar de filosóficas — ou, mais especificamente, epistemológicas, na medida em que dizem respeito à produção de conhecimento. Assim, diferentes grupos de psicólogos caracterizaram e estudaram diversos fenômenos ao longo da história, produzindo a partir disso diferentes formas de descrição e avaliação de processos psicológicos. Começaram a surgir assim as divergências entre as várias linhas, que hoje compõem um panorama teórico bastante diversificado na Psicologia.

As linhas, abordagens, correntes e teorias não são meras abstrações: elas são constituídas pelo comportamento de pessoas que produzem e aplicam conhecimento psicológico. Os analistas do comportamento adotam um conjunto de pressupostos e orientações presentes em uma proposta epistemológica específica, denominada Behaviorismo Radical. Essa proposta foi inicialmente apresentada pelo psicólogo estadunidense B. F. Skinner (1904-1990) (e.g., 1953/1965, 1971, 1974) e posteriormente desenvolvida pela comunidade de analistas do comportamento.

A fundamentação no behaviorismo radical faz com que os analistas do comportamento compartilhem formas específicas de caracterizar e pesquisar os fenômenos psicológicos e de intervir sobre eles. Na análise do comportamento há uma ligação muito estreita entre essas atividades — caracterizar, pesquisar e intervir. A forma como os analistas do comportamento caracterizam e estudam o seu objeto produz um conjunto singular de conhecimentos, que permite intervir de maneiras especialmente efetivas sobre o comportamento de pessoas em seu cotidiano, sozinhas ou em grupos. As intervenções realizadas pela Análise do Comportamento em situações socialmente relevantes derivam diretamente dos conhecimentos científicos produzidos pelos analistas do comportamento

[1] Partes deste capítulo reproduzem, com algumas adaptações, trechos previamente publicados em Dittrich (2011) e Dittrich e Silveira (2015).

dedicados à pesquisa. Isso é muito importante, porque dá aos analistas do comportamento a confiança de que suas intervenções, apoiadas por décadas de investigações experimentais, têm fundamentação científica sólida. Considerando que no âmbito da Psicologia muitas intervenções são guiadas por propostas teóricas vagas, que carecem de base empírica confiável, esse é um diferencial relevante. Os analistas do comportamento são especialmente céticos em relação a propostas psicológicas que não descrevam claramente seus conceitos, suas evidências empíricas e os métodos que utilizam para produzí-las. Auxiliar as pessoas a mudar comportamentos demanda uma quantidade considerável de conhecimento, tempo e trabalho. Esse é um campo no qual é muito fácil encontrar pessoas sem preparação profissional adequada vendendo soluções mágicas. Basta pensar nas tantas promessas de que você poderá "mudar sua vida", caso faça certos rituais, compre certos produtos ou siga um conjunto qualquer de regras ou princípios. No campo do comportamento, a aplicação de métodos científicos constitui a exceção, não a regra. A análise do comportamento faz parte da exceção.

O que fazem os analistas do comportamento?

É possível identificar diferentes funções desempenhadas por analistas do comportamento em sua comunidade científica. Mencionamos há pouco que os analistas do comportamento fazem pesquisas sobre o comportamento, mas também que aplicam o conhecimento derivado dessas pesquisas para auxiliar pessoas e grupos a mudar seu comportamento. Vamos detalhar um pouco melhor essas funções.

Os analistas do comportamento produzem conhecimento em três áreas distintas, mas complementares: (1) Behaviorismo Radical, compreendendo estudos sobre os fundamentos conceituais e filosóficos da Análise do Comportamento; (2) Análise Experimental do Comportamento (AEC), compreendendo estudos empíricos sobre como variáveis ambientais afetam o comportamento; e (3) Análise do Comportamento Aplicada (ACC), compreendendo estudos empíricos sobre a eficácia da aplicação dos princípios básicos do comportamento, conforme descritos pela AEC, para a resolução de problemas comportamentais socialmente relevantes. Em conjunto, essas três áreas de produção de conhecimento fundamentam cientificamente a prestação de serviços ofertados por analistas do comportamento, em qualquer contexto no qual seja importante transformar comportamentos (Tourinho & Sério, 2010).

A diferença entre um analista do comportamento aplicado, que é um pesquisador, e um analista do comportamento que presta serviços profissionais é que apenas o primeiro tem compromisso com a posterior publicação dos dados coletados em seus estudos. Tanto o pesquisador quanto o aplicador têm compromisso com o controle de variáveis e com a coleta sistemática de dados em suas intervenções (embora em graus mais exigentes no primeiro caso), mas o objetivo principal do pesquisador é produzir conhecimento científico que permita a solução de problemas comportamentais socialmente relevantes, enquanto o objetivo principal do prestador de serviços é aplicar o conhecimento científico disponível para solucionar esses problemas. Analistas do comportamento podem, em princípio, atuar em todas as áreas de pesquisa e aplicação aqui mencionadas, mas via de regra eles se dedicam especialmente a uma ou a algumas delas (Birnbauer, 1979; Cooper et al., 2020; Foxx, 2008).

Historicamente, a Psicologia estabeleceu distinções genéricas entre diversas áreas de pesquisa e aplicação: clínica, educacional, organizacional, jurídica, esportiva, comunitária etc. Essas distinções podem ser relevantes, na medida em que ajudam a identificar problemas tipicamente presentes nessas áreas, mas é importante destacar que, em princípio, os analistas do comportamento podem atuar em qualquer contexto no qual haja problemas comportamentais socialmente relevantes. Se o comportamento está em todos os lugares, o analista do comportamento também pode estar — seja como pesquisador ou como prestador de serviços.

Comportamento: um "objeto" de estudo especial

Em certa ocasião, Skinner (1987, p. 780) afirmou que o comportamento humano é "possivelmente o mais difícil objeto já submetido à análise científica". Compreender o comportamento humano é uma tarefa exigente, e a forma como os analistas do comportamento buscam essa compreensão parte de uma caracterização particular do comportamento — diferente do senso comum e diferente de outras abordagens da Psicologia.

O que é o comportamento? Podemos começar com alguns exemplos mencionados por Sidman (1989/2009, p. 48):

> Quando falamos sobre comportamento nos referimos a coisas que fazemos: andar, correr, agarrar, cavalgar, dirigir um carro, relaxar, falar, cantar, escrever, ler, somar, sentar, cozinhar, comer, ensinar, estudar, entrevistar um candidato a emprego, programar um computador, vender carros, tratar um doente, comprar alimentos, lavar roupa, lutar, fazer amor, tocar piano, entreter uma audiência, esculpir, compor um poema ou uma canção, ouvir música, ver televisão, ir dormir, levantar, fazer uma lista de presentes de Natal, pagar o aluguel, tomar remédio, escovar os dentes, relatar uma dor de dente, fazer um regime, exercitar-se. Todas estas ações são públicas; outras pessoas podem vê-las, medi-las e descrevê-las. Uma parte do comportamento é privado, não diretamente acessível a outros: pensar, falar para si mesmo, prestar atenção, sentir-se triste ou alegre, preocupar-se, divertir-se, imaginar. Comportamentos privados colocam problemas especiais de medida e descrição, mas ainda permanecem dentro do campo da análise do comportamento.

Como mostra essa lista, nós normalmente usamos verbos para nos referir a comportamentos. Ao usar esses verbos, nós tendemos a pensar primeiramente em respostas — isto é, nas ações corporais que nós, ou qualquer outra pessoa, executamos. No que diz respeito às respostas que observamos publicamente, parece claro que há diferenças, por exemplo, entre escovar os dentes e cavalgar. Mas também deveria ser claro que respostas sempre ocorrem em determinados contextos ambientais e frequentemente dependem deles para ocorrer: ninguém escova os dentes sem ter no mínimo uma escova, ninguém cavalga sem ter no mínimo um cavalo. Na Análise do Comportamento, costumamos dizer que escova e cavalo são estímulos que alteram a probabilidade dos comportamentos de escovar os dentes e cavalgar — mas muitos outros estímulos podem adquirir essa capacidade e nem sempre eles são fisicamente indispensáveis para que o comportamento ocorra, como são a escova e o cavalo nesses casos.

Outro aspecto do comportamento que os verbos que usamos nem sempre deixam evidente é que as respostas que emitimos produzem efeitos no ambiente, tanto físico quanto social. Uma mesma resposta pode produzir vários efeitos, às vezes temporalmente distantes. Uma criança que escova seus dentes deixa-os mais limpos e fica com o hálito mais fresco, mas ela também pode receber elogios dos pais, de um dentista ou de um professor — e, em um prazo mais longo, pode evitar cáries e outro problemas bucais. Uma pessoa que cavalga pode simplesmente ir de um lugar a outro, mas também pode estar disputando uma corrida ou entretendo uma audiência (em um circo, por exemplo). O fato de que nossas respostas acontecem em contextos específicos e que produzem diversas consequências ambientais, físicas e/ou sociais, em diferentes momentos ao longo do tempo, ajuda a explicar o porquê nós as emitimos nesses contextos.

Comportamento, como estamos vendo, é um fenômeno relacional, interativo: todas as respostas que emitimos ocorrem em determinados contextos ambientais e alteram esse contexto. Os analistas do comportamento pressupõem esse caráter relacional sempre que usam a palavra "comportamento". Eventualmente, para tornar esse caráter relacional ainda mais evidente, os analistas do comportamento usam expressões como "interações organismo-ambiente" (Todorov, 1989) ou "relações comportamentais" (Tourinho, 2006) para se referir ao seu objeto de estudo. Comportar-se é interagir com o ambiente físico e social — algo que nós fazemos desde o nascimento até a morte.

Comportamento: entre o público e o privado

Os analistas do comportamento usam a palavra "resposta" para se referir às ações dos organismos e a palavra "estímulo" para se referir aos aspectos do ambiente funcionalmente relacionados com as respostas, quer ocorram antes ou depois delas. O uso de substantivos como "resposta" e "estímulo" é apenas uma conveniência gramatical, porque a análise do comportamento lida sempre com processos, e não com "coisas". Nossas respostas e os ambientes nos quais as emitimos estão em constante interação e em constante transformação. Skinner (1957, p. 1) resumiu esse fato em uma frase frequentemente citada: "Os homens agem sobre o mundo, e o modificam, e são, por sua vez, modificados pelas consequências de sua ação". Essa "ação sobre o mundo" inclui, como vimos, não apenas as consequências que produzimos no mundo físico, mas também aquelas que produzimos no mundo social — isto é, no comportamento de outras pessoas.

A lista de comportamentos que apresentamos há pouco evidencia que o comportamento pode envolver respostas e estímulos que não são acessíveis a observadores externos. No behaviorismo radical, essas respostas e estímulos são chamadas "privadas", enquanto as respostas e estímulos que podem ser externamente observadas são chamadas "públicas". Pensar, imaginar, sentir-se triste ou alegre são exemplos de comportamentos que envolvem respostas e estímulos privados. Ao final da lista, como vimos, o próprio Sidman afirma que "comportamentos privados colocam problemas especiais de medida e descrição, mas ainda permanecem dentro do campo da análise do comportamento" (Sidman, 1989/2009, p. 48). Isso evidencia um princípio importante da filosofia behaviorista radical: consideramos que os eventos privados, apesar da dificuldade em acessá-los, têm a mesma natureza dos eventos públicos — isto é, ambos são eventos comportamentais.

Analisemos o caso dos sentimentos. Muitos de nossos comportamentos produzem consequências no ambiente que, por sua vez, eliciam efeitos corporais privados. Nós normalmente chamamos esses efeitos de sentimentos. Quando você observa uma pessoa cavalgando, talvez não consiga observar nenhum efeito evidente de seu comportamento no ambiente público. Se você observasse essa pessoa por um pouco mais de tempo, talvez concluísse que ela se locomoveu até um local qualquer, onde então teve chance de fazer outras coisas. Essa é uma consequência importante, mas suponhamos que a pessoa está simplesmente cavalgando em círculos, sem ser acompanhada ou observada por mais ninguém. Mesmo que você não identifique consequências publicamente observáveis, cavalgar certamente muda o ambiente de quem cavalga, pois sua relação com o mundo físico se altera: a pessoa sente o trote do cavalo, sente seu corpo se movimentando no espaço, observa diferentes cenários e tem diversas outras sensações relacionadas ao cavalgar... Se você perguntar a essa pessoa o porquê ela cavalga, ela pode dizer que o faz porque gosta, ou porque sente prazer, ou alegria, ou alívio... São esses os efeitos corporais privados que nós costumamos chamar de sentimentos. Eles ocorrem o tempo todo, conforme entramos em contato com diferentes situações ao longo da vida.

Nossa linguagem tem muitos nomes para designar os sentimentos que experimentamos nessas situações. Os analistas do comportamento consideram que esses sentimentos são respostas reflexas, condicionadas ou não, eliciadas por certos estímulos ambientais. Essas respostas não são diretamente observáveis, no sentido óbvio de que você não pode sentir o que outra pessoa sente "no lugar dela" — mas ainda assim trata-se de um fenômeno comportamental, que interessa ao analista do comportamento como qualquer outro. Sentimentos são uma parte essencial das nossas relações com o mundo, e grande parte das queixas que os clientes apresentam aos psicólogos em diferentes contextos fazem referência a eles: as pessoas se sentem tristes, deprimidas, ansiosas, estressadas, raivosas... O analista do comportamento apenas insistirá quanto ao fato de que são nossas relações com o mundo que explicam nossos sentimentos — e não o contrário. Para um analista do comportamento, não basta dizer, por exemplo, que uma pessoa age de forma agressiva porque sente raiva. Precisamos descobrir o porquê essa pessoa está agindo de forma agressiva *e* sentindo raiva. E só poderemos descobrir isso se analisarmos o que está acontecendo nas relações dessa pessoa com seu ambiente físico e social. Nós sentimos o mundo ao interagir com ele.

Os processos que chamamos de pensamento e imaginação também envolvem respostas e estímulos, que podem ser tanto públicos quanto privados. Suponhamos que um professor pergunte a você "quanto é 582 + 347?". Você pode resolver esse problema com o auxílio de estímulos públicos (fazer a conta com papel e lápis, por exemplo) ou pode resolver a conta "de cabeça". Ao fazer isso, você estará emitindo respostas e produzindo estímulos privadamente, até que você chegue ao resultado: 929. Digamos que o professor ainda esteja esperando que outros alunos terminem o problema. Você pode repetir o resultado privadamente, "para não esquecer", ou pode criar um estímulo público (escrever o resultado, por exemplo) que lhe permitirá dizer o resultado posteriormente. O professor pergunta: "Qual é o resultado?" — e você responde publicamente, falando em voz alta. Sua resposta pode estar sob controle discriminativo tanto do estímulo verbal privado (repetir o resultado para si mesmo) quanto de sua forma verbal escrita.

Esse exemplo mostra que a transição entre eventos comportamentais públicos e privados é corriqueira, e não precisa implicar uma distinção entre um universo mental e outro comportamental. Algumas pessoas entendem "comportamento" como sendo apenas aquilo que uma pessoa faz publicamente: os movimentos do corpo externamente perceptíveis. Para os analistas do comportamento, uma pessoa pode comportar-se de muitas maneiras, visíveis ou não para outra pessoa. Nosso behaviorismo é radical no sentido de tratar como comportamentais todos os fenômenos que possam potencialmente interessar a um psicólogo, sejam eles públicos ou privados. Em relação aos eventos privados, nossa radicalidade está na inclusão, e não na exclusão. Algumas pessoas acham que os behavioristas radicais se chamam assim porque "excluem radicalmente" a subjetividade, os sentimentos, os pensamentos etc. Na verdade, trata-se exatamente do contrário. Os behavioristas radicais entendem os eventos privados como eventos comportamentais, que ocorrem em relação constante com eventos públicos — e que, portanto, devem necessariamente compor o objeto de estudo da Análise do Comportamento. A nossa subjetividade é o que nós fazemos, pública e privadamente, quando interagimos com o mundo.

É comum que psicólogos de outras abordagens tratem o comportamento apenas como uma parte secundária daquilo que as pessoas fazem e são. O comportamento pode, por exemplo, ser considerado um indício, expressão ou sintoma dos eventos que realmente interessam ao psicólogo — isto é, os eventos mentais. Para os behavioristas radicais, essa distinção é não apenas desnecessária, mas prejudicial, pois separa artificialmente o comportamento humano em dois campos ("mental" e "comportamental") que se distinguem apenas por sua observabilidade.

Por que as pessoas se comportam?

A pergunta que dá título a essa seção é a mais básica feita pelos analistas do comportamento, seja em contextos de pesquisa ou de aplicação. O objetivo primordial do analista do comportamento é descobrir por que uma pessoa, ou grupo de pessoas, faz o que faz, da maneira como faz — incluindo, quando pertinente, seu falar, seu pensar e seu sentir. Analisar o comportamento é identificar relações funcionais entre aspectos do ambiente e aspectos do comportamento das pessoas. Outra forma de dizer isso é afirmar que analisar o comportamento significa identificar variáveis que afetam sua forma e sua frequência. Essa identificação não é baseada apenas no que o analista do comportamento "acha" que pode afetar o comportamento. As relações funcionais precisam ser descritas empiricamente, por meio de métodos experimentais que permitam verificar com clareza os efeitos de variáveis ambientais sobre o comportamento do indivíduo (e.g., Cooper et al., 2020; Johnston et al., 2020; Sidman, 1960).

Quando perguntamos quais são as variáveis que afetam certos comportamentos, é importante perceber que a resposta a essa pergunta só pode estar nas relações do comportamento com o ambiente, e não no próprio comportamento. Se queremos saber por que alguém faz algo, não podemos tomar esse próprio fazer como explicação, pois ele é justamente o que queremos explicar. Se algum comportamento (incluindo pensamentos e sentimentos) é apontado como variável importante para explicar outro comportamento, é natural que perguntemos, por sua vez, por que o comportamento inicial ocorreu. Em algum momento, inevitavelmente, veremo-nos novamente investigando as relações das pessoas com seus ambientes (Dittrich, 2011).

Conforme já mencionamos, várias abordagens da Psicologia adotam um modelo explicativo que também encontramos no senso comum: os eventos comportamentais são causados por eventos mentais. Mesmo que algum psicólogo adote essa postura, ainda lhe restará a tarefa de explicar a ocorrência dos eventos chamados "mentais". Fatalmente esse psicólogo, em algum momento, deverá remeter-se às relações da pessoa com seu ambiente para explicar o porquê ela pensa ou sente dessa ou daquela forma. Se insistir que não deve ou não precisa fazê-lo, pode-se desafiá-lo a mudar qualquer aspecto da "vida mental" de uma pessoa sem alterar nada em seu ambiente (e é importante notar que o comportamento de um psicólogo faz parte do ambiente de seus clientes) (Dittrich, 2011).

Os behavioristas radicais costumam chamar de "mentalistas" as tentativas de explicar o comportamento humano como sendo um indício, expressão ou sintoma de eventos mentais. A essa altura, já deve estar claro que os behavioristas radicais criticam esse tipo de explicação. Há vários motivos teóricos e práticos para isso. É importante lembrar, antes de tudo, que essa postura não implica negar a existência ou a importância dos eventos normalmente chamados de "mentais". Na Análise do Comportamento, como vimos há pouco, esses eventos são chamados de privados e são tratados como eventos comportamentais. A palavra "privados" indica apenas que nas relações comportamentais os estímulos e as respostas nem sempre são publicamente observáveis. Mas seria impossível compreender a evolução e a ocorrência de sentimentos e pensamentos sem analisar relações comportamentais que necessariamente envolvem a interação das pessoas com o mundo público, tanto físico quanto social. Em termos práticos, seria impossível intervir sobre sentimentos e pensamentos se não pudéssemos identificar suas relações com variáveis públicas. Os psicólogos necessariamente atuam no ambiente físico e social que afeta seus clientes. Portanto, qualquer tentativa de alterar os eventos privados de uma pessoa exige intervenções sobre variáveis físicas e sociais que se encontram no ambiente público.

Em nosso cotidiano, é comum usarmos conceitos mentais para tentar explicar o nosso comportamento e o de outras pessoas. Tomemos o exemplo da "motivação". Frequentemente dizemos que as pessoas fazem ou não fazem algo porque estão mais ou menos motivadas. É curioso constatar que nós só podemos identificar a "motivação" de uma pessoa observando seu comportamento. Por exemplo, se uma pessoa trabalha muito e se diz feliz ao trabalhar, nós dizemos que ela está "motivada" para o trabalho. Por outro lado, se a pessoa evita o trabalho e reclama dele, dizemos que está "desmotivada". Para o analista do comportamento, porém, "motivação" não é uma causa, mas um efeito. Normalmente, dizemos que uma pessoa está motivada para um trabalho qualquer quando verificamos que ela se engaja nele com frequência, que dedica a ele grande parte de seu tempo, que o executa com especial dedicação etc. Se nos perguntarmos o que tornou essa pessoa motivada, precisaremos avaliar suas interações (atuais e passadas) com seu ambiente social. Uma pessoa pode se mostrar motivada em seu trabalho, por exemplo, porque é o único lugar no qual recebe reconhecimento pela qualidade do que faz. Em um caso como esse, ambientes sociais pobres em reconhecimento social fora do trabalho, junto com um ambiente de trabalho rico em reforçadores sociais, ajudam a explicar tanto o engajamento no trabalho como o fato de que essa pessoa pode se descrever como motivada, "cheia de motivação" etc.

Se uma pessoa se diz "desmotivada" para o trabalho, o analista do comportamento não buscará dentro da pessoa as causas do problema, mas, sim, nas relações dela com as variáveis relacionadas ao trabalho: quais tem sido as consequências do comportamento de trabalhar? É possível mudá-las? O que o próprio trabalhador ou outras pessoas que convivem com ele podem fazer a respeito? Qualquer mudança em sua "motivação" ocorrerá como efeito disso. Os sentimentos que experimentamos dependem diretamente das relações que estabelecemos com o mundo físico e social.

Uma pergunta que certamente poderia ser feita nesse caso é a seguinte: não há diferenças individuais importantes entre as pessoas? Por exemplo, duas pessoas poderiam reagir de formas completamente diferentes a demandas e oportunidades muito semelhantes em um ambiente de trabalho: uma delas adora trabalhar com vendas, enquanto a outra odeia. Uma delas é extrovertida, comunicativa, enquanto a outra é introvertida e fala pouco. Não há aí um elemento individual, subjetivo, proveniente da personalidade de cada pessoa? Como os analistas do comportamento explicam as semelhanças e diferenças entre os repertórios comportamentais das pessoas? Como explicam, além disso, o fato de que elas são reforçadas ou punidas por diferentes objetos ou eventos?

Seleção por consequências: um modelo "biopsicossocial" do comportamento

É óbvio para qualquer psicólogo que as pessoas são muito diferentes entre si. Essas diferenças se verificam desde o nascimento: biologicamente, não há duas pessoas iguais no mundo — nem mesmo gêmeos "idênticos". Mas muitas das principais diferenças entre as pessoas se devem às suas histórias particulares de interação com o ambiente físico e social. Essas histórias fazem com que contextos ambientais semelhantes possam ter efeitos muito diversos sobre o comportamento das pessoas. Os objetos ou eventos que têm efeito reforçador ou punitivo sobre o comportamento variam muito de um indivíduo para outro. Como resultado disso, as pessoas gostam (ou não gostam) de fazer coisas muito diferentes, de diferentes maneiras. Na linguagem comum, dizemos que as pessoas têm "personalidades" diferentes, mas para os analistas do comportamento, as personalidades são repertórios comportamentais. A personalidade de uma pessoa não é uma entidade interna que explica o que ela faz, mas, sim, o conjunto dos comportamentos que ela emite — especialmente aqueles nos quais verificamos certa estabilidade entre contextos e épocas da vida. Há no conceito de personalidade uma circularidade que é muito comum quando usamos conceitos "mentais" para explicar o comportamento:

dizemos, por exemplo, que uma pessoa é tímida, porque possui timidez ou porque tem uma personalidade tímida. Mas como constatamos que ela "possui" timidez? Ora, porque observamos certos padrões em seu repertório comportamental (ela evita contato social, por exemplo) e o classificamos com uma palavra que, em nossa cultura, é usada para identificar pessoas que evitam contato social.

Tornou-se comum na Psicologia afirmar que o ser humano deve ser compreendido de modo "biopsicossocial". O modelo de seleção por consequências constitui uma compreensão biopsicossocial do comportamento humano por parte dos behavioristas radicais. Esse modelo foi inicialmente proposto por Skinner (1981/2007) e até hoje orienta os behavioristas radicais na explicação do comportamento humano. De acordo com esse modelo, o comportamento de qualquer pessoa, em qualquer momento, é o produto conjunto de variáveis atuantes em três diferentes níveis seletivos: (1) filogenético, (2) ontogenético e (3) cultural.

A palavra "filogênese" refere-se genericamente ao processo de seleção natural que ocorre continuamente durante a evolução das espécies. Assim, a filogênese explica o processo de seleção de nossa herança comportamental genética. Como membros da espécie *Homo sapiens*, todos nós apresentamos comportamentos, tendências comportamentais e suscetibilidades particulares no contato com o ambiente — muito diferentes, por exemplo, das de uma formiga, de um peixe ou de um gato. Esse fato é bastante óbvio, mas há mais do que isso: como membros *singulares* de uma espécie, temos características genéticas únicas. Todas as nossas características genéticas — tanto as da espécie quanto as individuais — resultam de uma história que selecionou nos membros de nossa espécie tendências comportamentais que permitiram sua sobrevivência. É nesse sentido que temos seleção *pelas consequências* nesse nível: características comportamentais que permitiram a sobrevivência e a reprodução dos membros de uma espécie tendem a ser selecionadas simplesmente por esse motivo. Essas características são transmitidas para as gerações seguintes da espécie por meio dos genes (Dittrich & Silveira, 2015).

Os reflexos fazem parte dessa herança genética, assim como faz parte a grande suscetibilidade ao condicionamento operante que nossa espécie apresenta. É dessa suscetibilidade e de seus efeitos que trata o segundo nível seletivo: o nível ontogenético. Os seres humanos são especialmente sensíveis às consequências do que fazem. Como interagimos com o ambiente o tempo todo e somos continuamente afetados pelas consequências do que fazemos, nosso comportamento está sempre sujeito a mudanças, a transformações. Isso também se aplica a outras espécies, mas nenhuma tem um repertório comportamental tão flexível, tão maleável quanto os seres humanos. Assim, o nível ontogenético lida com a nossa história singular de interação com o ambiente — ou, em palavras mais comuns, com a nossa "história de vida", na medida em que ela envolve a seleção gradual de nosso repertório comportamental operante pelas consequências reforçadoras ou punitivas que ele produz. Podemos afirmar com certeza que nenhum ser humano tem uma história de vida igual à de outro e isso é essencial para compreender nossas características individuais (Dittrich & Silveira, 2015).

Por fim, temos o terceiro nível de seleção: o nível cultural. Os analistas do comportamento sempre demonstraram interesse em compreender (e intervir sobre) fenômenos sociais e culturais. Podemos mesmo dizer que a Análise do Comportamento é uma psicologia inerentemente social, pois é impossível compreender o amplo repertório comportamental humano sem analisar suas interações sociais e a evolução das culturas. O terceiro nível seletivo lida exatamente com essa evolução: culturas têm histórias particulares de interação com seus ambientes (incluindo interações com outras culturas), que explicam o surgimento, a manutenção ou o desaparecimento de suas práticas. Nem todas as culturas sobreviveram ao longo da história, mas aquelas que sobreviveram obviamente conseguiram, de alguma forma, fazer frente aos desafios que encontraram para que isso fosse possível. Isso quer dizer que suas práticas permitiram sua sobrevivência e, por isso, essas práticas permanecem até hoje — embora elas estejam sempre em transformação para lidar com novas demandas ambientais. Ao lançar um olhar para a história das diferentes culturas, percebemos que elas se transformam continuamente. Isso é essencial: culturas estáticas não poderiam lidar com novos desafios. Em resumo, culturas são conjuntos mutáveis de práticas culturais transmitidas entre gerações ao longo da história (Dittrich & Silveira, 2015).

O processo que chamamos de "globalização" tem aumentado cada vez mais o contato entre diferentes culturas, sua influência mútua e sua variabilidade. A definição do que é "uma cultura" sempre foi controversa e talvez se torne ainda mais. Não obstante, é evidente a importância de compreender as formas pelas quais as culturas evoluem, relacionam-se e se transformam — e as formas pelas quais elas influenciam o comportamento das pessoas que fazem parte delas (Dittrich & Silveira, 2015). As culturas têm histórias evolutivas particulares, durante as quais diferentes práticas surgiram para lidar com demandas ambientais específicas. Isso explica não apenas as impressionantes diferenças entre as práticas de culturas geográfica e temporalmente distintas, mas também o fato de que indivíduos que crescem no interior de culturas particulares apresentam repertórios comportamentais típicos delas, socialmente selecionados pelos seus membros. Há diferenças óbvias, por exemplo, entre o repertório comportamental de um brasileiro criado em uma grande metrópole e outro criado em uma tribo indígena isolada. Da mesma forma, seria fácil constatar diferenças entre o repertório comportamental de um brasileiro criado em uma grande metrópole contemporânea e outro criado na mesma região geográfica há um ou dois séculos.

O impacto das culturas sobre nosso comportamento fica especialmente evidente quando observamos o comportamento de pessoas que cresceram privadas do contato com elas. Eventualmente, são relatados casos de pessoas que cresceram sem qualquer contato com outras pessoas, às vezes na companhia de animais (e.g., Lacerda, 2013). O resultado disso em seu repertório comportamental mostra o papel crucial da aprendizagem social para nossa «humanização». Essas pessoas não apresentam nenhum traço dos repertórios comportamentais que tipicamente esperaríamos caso tivessem sido criadas em culturas humanas: não falam, não escrevem e não compreendem palavras (e presumivelmente pensam de forma muito limitada, na medida em que o pensar depende do comportamento verbal ou da «linguagem»); também não apresentam habilidades de interação social, empatia, "bons modos" etc. Além disso, podem adquirir repertórios comportamentais típicos das espécies com as quais tenham convivido, sejam lobos ou galinhas — o que mostra a surpreendente maleabilidade do comportamento humano e sua suscetibilidade a ser transformado pelas interações com os ambientes nos quais vivem.

O modelo de seleção por consequências, ao considerar necessária a conjugação entre os níveis filogenético (bio), ontogenético (psico) e cultural (social) para a explicação do comportamento humano, torna a Análise do Comportamento uma proposta psicológica integrativa. Além de oferecer uma forma de explicação produtiva do comportamento humano, o modelo de seleção por consequências garante a natureza interdisciplinar da Análise do Comportamento, pois reconhece que tanto variáveis biológicas quanto culturais são indispensáveis para explicar nossa complexidade e singularidade. Por isso, os behavioristas radicais estão sempre atentos aos avanços produzidos pelas ciências biológicas e sociais e buscam estabelecer intercâmbios produtivos com os cientistas dessas áreas.

Determinação, liberdade, responsabilidade

Nossa linguagem cotidiana está repleta de expressões que sugerem que nosso comportamento é resultado de processos mentais: nós escolhemos, deliberamos, decidimos — e só então nos comportamos. Mas para os behavioristas radicais escolher, deliberar ou decidir também são comportamentos, mesmo que eventualmente algumas de suas dimensões não sejam publicamente observáveis (e.g., Skinner, 1953/1965, pp. 242-244). Como qualquer comportamento operante, o comportamento de decidir também produz consequências e é modelado por elas.

O número de situações em nosso dia a dia nas quais efetivamente nos engajamos no comportamento de decidir antes de fazer alguma outra coisa é provavelmente muito menor do que gostaríamos de pensar. Talvez, nossa vida se tornasse impossível se não fosse assim. Fazemos muitas coisas "sem pensar" — dirigir, tomar banho, escovar os dentes —, porque nossa experiência nessas situações nos dá alguma segurança de que os resultados do que estamos fazendo são previsíveis. Quando não são, porém, podemos preliminarmente "decidir" — isto é, buscar subsídios que nos permitam tomar um certo curso de ação e não outros (Dittrich, 2011).

Se decidir é comportar-se, o fato de que decidimos também deve ser explicado. Ninguém nasce sabendo como decidir, e presumivelmente algumas pessoas decidem melhor ou com mais frequência do que outras. Isso quer dizer que o comportamento de decidir também deve ser aprendido:

> Um homem pode gastar muito tempo planejando sua própria vida - ele pode escolher as circunstâncias nas quais viverá com muito cuidado, e pode manipular seu ambiente cotidiano em larga escala. Tais atividades parecem exemplificar um alto grau de autodeterminação. Mas elas também são comportamento, e nós as explicamos por meio de outras variáveis ambientais e da história do indivíduo. São essas variáveis que proveem o controle final. (Skinner, 1953/1965, p. 240).

É importante notar também que se um comportamento é aprendido, ele pode ser ensinado. Se tratássemos o comportamento de decidir como um acontecimento mental inalcançável e inexplicável, essa perspectiva se fecharia. Se o tratamos, porém, como uma relação comportamental, podemos interferir sobre ele. Eis aí a importância da insistência dos analistas do comportamento em identificar variáveis ambientais que afetam o comportamento: se podemos mudar o ambiente que afeta uma pessoa, podemos mudar seu comportamento (Dittrich, 2011).

De tudo o que afirmamos até aqui deriva inevitavelmente uma pergunta mais básica: se até mesmo nossas decisões são comportamento e se até mesmo elas são passíveis de explicação, em que medida nosso comportamento é livre? Desde as proposições iniciais de Skinner (e.g., 1953/1965, 1971), os behavioristas radicais têm discutido esse assunto com frequência. É óbvio que nós nos *sentimos* livres durante a maior parte do tempo. Isso acontece especialmente quando nosso comportamento está predominantemente sob controle de contingências de reforçamento positivo e menos sob controle de contingências coercivas (de reforçamento negativo ou punição). Ninguém costuma se sentir coagido quanto está fazendo o que gosta: saindo com os amigos, dançando, ouvindo música, jogando um *game*... (é bem verdade que uma pessoa que não consegue parar de fazer algo de que gosta muito, a ponto de sofrer prejuízos com isso, pode se sentir bem menos livre).

Não é fácil identificar as variáveis que influenciam o comportamento — nem o nosso, nem o de outras pessoas. Quando observamos o nosso comportamento de decidir, por exemplo, nós nem sempre estamos conscientes dos "motivos", históricos ou atuais, que nos levam a decidir dessa ou daquela forma; nós simplesmente observamos que estamos decidindo e que nossa decisão pode mudar rapidamente de um momento para outro. Aparentemente a decisão é inteiramente nossa e parece, portanto, livre. Nossa comunidade verbal nos ensina a descrever a situação dessa forma desde muito cedo, de modo que tal compreensão se torna "natural". Várias contingências vigentes nas sociedades contemporâneas, de origem histórica bastante recente, tendem a aumentar essa sensação de liberdade. Para pelo menos parte das pessoas que vivem nessas sociedades, a necessidade de realizar os mais diversos tipos de escolha acontece com muita frequência, e o número de opções ou alternativas entre as quais escolher é cada vez maior — desde sabores de sorvete até oportunidades de carreira (Tourinho, 2009).

É compreensível, diante disso, que tenhamos dificuldade em entender e aceitar a suposição, comum entre os behavioristas radicais, de que nosso comportamento não é livre — ou, dito de outra forma, que ele é determinado pela conjunção das variáveis que atuam nos três níveis de seleção por consequências que descrevemos há pouco. Existem algumas objeções comuns a essa suposição. Uma delas diz respeito à responsabilidade: se nosso comportamento é determinado e se as pessoas aceitarem essa suposição, talvez ninguém mais se sinta responsável por nada; todos poderão fazer qualquer coisa, sem qualquer temor de punição, porque sempre poderão "botar a culpa" em variáveis filogenéticas, ontogenéticas e culturais. Bem, mesmo que alguém diga isso, provavelmente continuará sendo punido por seu meio social — por sua família, por seus amigos, pelas pessoas na rua, pelo governo —, caso se comporte de maneira considerada imoral ou ilegal na sua comunidade. E mais do que isso: tendo sido exposta às contingências que especificam e modelam, em sua cultura, os comportamentos considerados morais ou imorais, legais ou ilegais, essa pessoa provavelmente se sentirá culpada ou envergonhada caso emita tais comportamentos. A punição social produz sentimentos que nós aprendemos a chamar com esses nomes.

O poder do controle social sobre nosso comportamento — tanto por meio de coerção quanto de reforçamento positivo — é muito maior do que costumamos reconhecer. Mesmo supondo que você não seja responsável pelo que faz, na prática você continuará sendo responsabilizado por isso e se *sentindo* responsável. Ciências como a história, a sociologia e a antropologia têm apresentado incontáveis evidências de que nossa "moralidade" — o que consideramos bom ou mal, certo ou errado, legal ou ilegal — é culturalmente construída e varia muito entre as diversas épocas e sociedades. Essa construção se dá por meio das práticas de reforçamento e punição adotadas pelas diferentes comunidades.

Apesar disso, não se trata de afirmar que somos passivos, indefesos, incapazes de fazer algo em relação ao mundo com o qual nos relacionamos. O fato de que o ser humano age sobre o mundo e o transforma constitui o cerne da própria noção de comportamento operante. O comportamento humano é, sem dúvida, ativo e transformador, de muitas formas diferentes, e isso é parte importante da descrição que o analista do comportamento faz das relações comportamentais. Estamos tratando de seleção por consequências, mas as consequências são produzidas pelo comportamento.

Grande parte das intervenções analítico-comportamentais visa aumentar a autonomia e a independência das pessoas. Mas como pode um analista do comportamento ter esse objetivo se adota o determinismo como pressuposto? Os analistas do comportamento são parte importante do ambiente de seus clientes e os ajudam a transformar aspectos relevantes de seu repertório comportamental. Por exemplo, uma criança que adquira um repertório verbal mais sofisticado poderá comunicar com muito mais facilidade às pessoas próximas o que ela quer ou o que ela sente. Também é comum que os analistas do comportamento ensinem seus clientes a identificar características de seu próprio comportamento e das variáveis que o controlam, tornando-os mais "conscientes" delas. Ao fazer isso, eles permitem que seus clientes desenvolvam o que Skinner (1953/1965, cap. 15) chamou de *autocontrole* — isto é, a capacidade de identificar e controlar algumas das variáveis que afetam seu próprio comportamento. Por exemplo, quando um cliente em psicoterapia identifica, com o auxílio do terapeuta, como e por que costuma se envolver em relacionamentos afetivos prejudiciais, ele pode passar a identificar os sinais de que isso está prestes a acontecer e agir preventivamente, evitando a repetição desse padrão. Como o autocontrole também é comportamento, ele também é, por si só, efeito de variáveis ambientais — e o comportamento do terapeuta pode responder, neste caso, pela maior parte de tais variáveis (Dittrich, 2011).

O uso da expressão "autocontrole", portanto, não significa que o comportamento da pessoa que o exerce está isento da determinação ambiental. Como afirma Skinner (1953/1965, p. 448), "o ambiente determina o indivíduo mesmo quando ele altera o ambiente". Em certo sentido, porém, é possível afirmar que pessoas que exercem alto grau de autocontrole são mais autônomas, independentes ou "livres" do que as que não o fazem. Pessoas que exercem autocontrole realizam escolhas ativas, críticas e bem informadas, porque percebem mais claramente como o ambiente influencia essas escolhas (Dittrich, 2011).

A suposição de que o comportamento é determinado se justifica, na Análise do Comportamento, especialmente por sua utilidade (Strapasson & Dittrich, 2011). Skinner (1971) admitia que é impossível "provar", em sentido absoluto, que o comportamento é determinado, mas a hipótese de que seja produz consequências produtivas para o trabalho dos analistas do comportamento, seja na pesquisa ou na prestação de serviços. Há na ciência uma longa tradição de pressupor que os fenômenos que estão sendo estudados, sejam eles quais forem, não ocorrem por mero capricho ou acaso. O mesmo vale para o comportamento. Se a tarefa da Análise do Comportamento é compreender o porquê o comportamento ocorre, faria pouco sentido assumir como pressuposto que eventualmente o comportamento ocorre sem motivo ou que decisões autônomas, sem relação com uma história de interação com o ambiente físico e social, explicam o comportamento. Utilizando um exemplo prático: digamos que um analista do comportamento esteja buscando desenvolver um repertório mais amplo de comunicação verbal junto a uma criança com Transtorno do Espectro Autista (TEA). Mesmo que suas primeiras tentativas não sejam bem-sucedidas, ele presumirá que é possível alterar suas estratégias de intervenção para alcançar o resultado desejado. Deve ser bastante evidente que o analista não deveria desistir da tarefa simplesmente por achar que o comportamento da criança ocorre sem motivo (ou pior, que é a própria criança que está "desmotivada"), pois isso equivaleria a desistir de qualquer intervenção. Em última análise, supor que o comportamento pode ocorrer por mero acaso tornaria a própria Análise do Comportamento uma ciência sem sentido.

Considerações finais

A aplicação da Análise do Comportamento a qualquer problema comportamental exige a compreensão dos fundamentos filosóficos e conceituais sobre os quais se assenta essa prática. A Análise do Comportamento é uma ciência com características particulares, que segue os pressupostos e orientações epistemológicas da filosofia behaviorista radical. O comportamento é caracterizado por essa filosofia como um objeto de estudo complexo e multideterminado, sujeito à influência de variáveis filogenéticas, ontogenéticas e culturais e que pode apresentar elementos públicos e privados. A forma particular pela qual os analistas do comportamento caracterizam, estudam e intervêm sobre o comportamento difere não apenas das demais abordagens psicológicas, mas também da compreensão presente no senso comum, segundo a qual o comportamento é produto de fatores mentais internos às pessoas. Para a Análise do Comportamento, as chamadas atividades mentais são atividades comportamentais — e quem executa essas atividades são pessoas que interagem com o mundo, não suas mentes.

As pessoas junto às quais o analista do comportamento trabalha — clientes, pais, cuidadores, professores, administradores etc. — normalmente apresentam concepções mentalistas sobre o comportamento, simplesmente porque foi assim que elas (assim como todos nós) aprenderam a explicar o seu próprio comportamento e o de outras pessoas. O analista do comportamento deverá estar especialmente atento a isso, não só para evitar a repetição das explicações de senso comum, mas também para levar essas pessoas a compreender, gentilmente e gradualmente, a importância das variáveis ambientais para a explicação e transformação do comportamento (Johnston, 2013). As explicações mentalistas ou de senso comum podem parecer mais fáceis, mas não encontram apoio científico na Análise do Comportamento e podem atrasar, dificultar ou mesmo impedir a implementação de soluções efetivas para problemas comportamentais (Foxx, 2008).

A aplicação da Análise do Comportamento se dá por meio de métodos claramente descritos, cientificamente validados e aplicáveis a contextos socialmente relevantes, seguindo padrões éticos rigorosos. Embora a Análise do Comportamento seja uma ciência, os analistas do comportamento sabem que o conhecimento produzido pelos métodos científicos não revela verdades absolutas, inquestionáveis ou infalíveis. O conhecimento científico, em todas as áreas, está em constante evolução, e o que sabemos sobre qualquer objeto de estudo em um certo ponto da história é simplesmente o melhor que o trabalho coletivo dos cientistas pôde produzir até aquele momento. Em última análise, apenas os próprios resultados da pesquisa científica poderão nos indicar quais os melhores caminhos para produzir as transformações que julgamos socialmente relevantes.

A postura científica é a antítese da postura dogmática. A ciência não tem nada a ver com verdades absolutas; ela tem tudo a ver com a curiosidade, com o questionamento, com a investigação, com a crítica, com o diálogo aberto e honesto entre todos aqueles que queiram contribuir para esse empreendimento, que é um dos mais belos e profícuos produzidos pelo comportamento humano. Como apontou Skinner (1957, 1974), a ciência é o comportamento dos cientistas — e cada vez mais o comportamento científico nos tem permitido compreender não apenas o universo, mas como nós, ao interagir com ele, tornamo-nos o que somos.

Referências

Birnbrauer, J. S. (1979). Applied behavior analysis, service and the acquisition of knowledge. *The Behavior Analyst, 2,* 15-21.

Cooper, J. O., Heron, T. E., & Heward, W. L. (2020). *Applied Behavior Analysis (3rd ed.).* Pearson Education.

Dittrich, A. (2011). O conceito de liberdade e suas implicações para a clínica. In N. B. Borges & F. A. Cassas. (Eds.), *Clínica analítico-comportamental: Aspectos teóricos e práticos* (pp. 87-94). Artmed.

Dittrich, A., & Silveira, J. M. (2015). Uma introdução ao behaviorismo e à análise do comportamento: Da teoria à prática. In C. S. M. Bandini, L. M. M. Postalli, L. P. Araújo & H. H. M. Bandini (Eds.), *Compreendendo a prática do analista do comportamento* (pp. 17-45). EdUFSCar.

Foxx, R. M. (2008). Applied behavior analysis treatment of autism: The state of the art. *Child and Adolescent Psychiatric Clinics of North America, 17,* 821-834.

Johnston, J. M. (2013). *Radical behaviorism for ABA practitioners.* Sloan.

Johnston, J. M., Pennypacker, H. S., & Green, G. (2020). *Strategies and tactics of behavioral research and pratice* (4rd ed.). Routledge.

Lacerda, L. (2013, 19 de Maio). Conheça a história do homem que viveu por 6 anos achando ser uma galinha. *Terra Notícias.* Retirado de https://noticias.terra.com.br/mundo/oceania/conheca-a-historia-do-homem--que-viveu-por-6-anos-achando-ser-uma-galinha,31fec074ee3be310VgnVCM10000098cceb0aRCRD.html

Sidman, M. (1960). *Tactics of scientific research: Evaluating experimental data in psychology.* Basic Books.

Sidman, M. (2009). *Coerção e suas implicações* (M. A. Andery & T. M. Sério, Trans.). Livro Pleno. (Original publicado em 1989)

Skinner, B. F. (1957). *Verbal behavior.* Appleton-Century-Crofts.

Skinner, B. F. (1965). *Science and human behavior.* Macmillan. (Original publicado em 1953)

Skinner, B. F. (1971). *Beyond freedom and dignity.* Alfred A. Knopf.

Skinner, B. F. (1974). *About behaviorism.* Alfred A. Knopf.

Skinner, B. F. (2007). Seleção por consequências. *Revista Brasileira de Terapia Comportamental e Cognitiva, 9,* 129-137. (Original publicado em 1981)

Skinner, B. F. (1987). Whatever happened to psychology as the science of behavior? *American Psychologist, 42,* 780-786.

Strapasson, B. A., & Dittrich, A. (2011). Notas sobre o determinismo: Implicações para a psicologia como ciência e profissão. *Avances en Psicologia Latinoamericana, 29,* 295-301.

Todorov, J. C. (1989). A psicologia como o estudo de interações. *Psicologia: Teoria e Pesquisa, 5,* 347-356.

Tourinho, E. Z. (2006). Relações comportamentais como objeto da psicologia: Algumas implicações. *Interação em Psicologia, 10,* 1-18.

Tourinho, E. Z. (2009). *Subjetividade e relações comportamentais.* Paradigma.

Tourinho, E. Z., & Sério, T. M. A. P. (2010). Definições contemporâneas da análise do comportamento. In E. Z. Tourinho & S. V. Luna (Eds.) *Análise do comportamento: Investigações históricas, conceituais e aplicadas* (pp. 1-13). Roca.

Dicas de leitura na internet:

A literatura acadêmica sobre problemas filosóficos e conceituais no âmbito do Behaviorismo Radical pode ser encontrada em muitas publicações, mas dois periódicos se destacam por sua tradição na área:

Behavior and Philosophy: https://behavior.org/journals/

Perspectives on Behavior Science: https://www.springer.com/journal/40614

CAPÍTULO 6

CONCEITOS BÁSICOS DA ANÁLISE DO COMPORTAMENTO

Dr.ª Lidia Maria Marson Postalli

Universidade Federal de São Carlos e INCT-ECCE

Na Análise do Comportamento, compreende-se o comportamento como uma relação ou interação entre eventos ambientais (estímulos) e atividades de um organismo (respostas). O termo ambiente envolve estímulos públicos, isto é, estímulos acessíveis de forma independente a mais de um observador; e estímulos privados, isto é, estímulos acessíveis diretamente apenas ao organismo afetado por eles; estímulos físicos, propriedades e dimensões físicas do ambiente; e estímulos sociais, propriedades e dimensões básicas derivadas do fato de serem produzidas por outro organismo — no caso de seres humanos (Todorov, 2012). Utiliza-se o termo ambiente — estímulos — na situação em que o responder ocorre e na situação que passa a existir após o responder. No primeiro caso, falamos em estímulos que antecedem a resposta e, no segundo, em estímulos que seguem a resposta. A relação organismo-ambiente pode envolver uma situação em que os comportamentos podem ser constituídos por relações que envolvem apenas os estímulos antecedentes e a resposta (comportamento respondente/reflexo) ou por relações que envolvem os estímulos antecedentes, a resposta e os estímulos que seguem a resposta (comportamento operante). Para descrever e explicar qualquer comportamento, devemos descrever as interações que o constituem e a história que produziu estas interações.

Nos comportamentos respondentes, uma resposta é eliciada, provocada por um estímulo antecedente. Por exemplo, a comida na boca (estímulo antecedente) elicia salivação (resposta): trata-se de uma relação entre estímulo antecedente e resposta. Respostas podem ser condicionadas e passam a ocorrer em presença de estímulos associados com estímulos incondicionados. Por exemplo, o cheiro da comida pode ser associado com a comida e passa a eliciar a resposta de salivação (de Rose, 2001; Moreira & Medeiros, 2007; Todorov, 2012). Em um condicionamento respondente, antes do condicionamento, o estímulo neutro (cheiro da comida) não elicia respostas reflexas/respondentes (salivação). Durante o condicionamento, o estímulo neutro é pareado ao estímulo incondicionado o qual elicia respostas reflexas incondicionadas (reflexo inato). Nessa ocasião, o cheiro da comida é pareado à comida que em contato com as papilas gustativas na boca produz a resposta incondicionada (salivação). Após o condicionamento, o estímulo neutro passa a eliciar respostas reflexas, portanto, agora o denominamos de estímulo condicionado e as respostas eliciadas são chamadas de respostas condicionadas (reflexo aprendido). Nesse momento, o cheiro da comida (estímulo condicionado) produz a resposta de salivação (resposta condicionada).

Quando nos referimos aos comportamentos operantes, consideramos comportamentos que modificam o ambiente e essas modificações no ambiente, por sua vez, modificam o comportamento subsequente (de Rose, 2001; Moreira & Medeiros, 20007; Skinner, 1957; Todorov, 2012). Por exemplo, o comportamento operante de balbuciar de um bebê. Em uma certa fase do desenvolvimento humano, o bebê balbucia e os balbucios não são idênticos. Pode-se dizer que o operante "balbuciar" é uma classe que engloba muitas respostas diferentes: o bebê balbucia diferentes sons e balbucia um mesmo som de maneiras diferentes. Uma resposta que já ocorreu não pode ser prevista ou controlada (afinal, ela já ocorreu), mas podemos prever a ocorrência futura de respostas semelhantes que constituem uma classe de respostas (Skinner, 1953). Essas respostas pertencem a uma mesma classe, pois elas têm uma consequência em comum: a consequência é produzir a atenção da mãe (ou de uma dada audiência, como o pai, outros familiares e amigos). Quando a resposta de balbuciar tem como consequência atenção, essa consequência torna mais provável, no futuro, a ocorrência de respostas da mesma classe (de Rose, 2001). Para descrever a classe de respostas, utiliza-se o termo "operante". Esse termo enfatiza o fato de que o comportamento opera sobre o ambiente, gerando consequências. As consequências definem as propriedades base para definição da semelhança entre respostas (Skinner, 1953, p. 71). A emissão de uma resposta de balbuciar do bebê diante da mãe produz consequências (atenção) que controlam (isto é, tornam a ocorrência de uma resposta mais ou menos provável) a ocorrência da reposta em uma ocasião futura. Deve ficar claro ao leitor que, no caso do comportamento operante, a resposta não foi eliciada pelo ambiente. A resposta foi emitida pelo organismo, sob certas condições, e produziu um efeito no ambiente que pode retroagir no organismo, alterando a probabilidade de o comportamento ocorrer novamente (Skinner, 1953).

Como destacado por Todorov (2007, p. 59), "os conceitos de comportamento e ambiente e de resposta e estímulo são interdependentes. Um não pode ser definido sem referência ao outro". Quando falamos da relação de dependência entre eventos do ambiente ou entre eventos comportamentais e do ambiente, estamos nos referindo à contingência (Catania, 1999; de Souza, 2001a; Skinner, 1953, 1969). Para a Análise do Comportamento, uma contingência é descrita na forma de afirmação "se..., então...". "Se" refere-se a algum aspecto do comportamento ou do ambiente e "então" especifica o evento ambiental consequente (Todorov, 2007, p. 60). Por exemplo, se você realizar a tarefa de matemática, então poderá jogar videogame no *tablet*; senão, ficará sem acessar o *tablet*. Todorov (2012, p. 34) enfatiza que "a contingência não é o comportamento". Skinner (1953) destaca que, para descrever a contingência, precisamos especificar os três termos: 1) a ocasião em que a resposta ocorre (estímulo discriminativo), (2) a própria resposta (comportamento) e (3) as consequências.

Considerando os três termos da contingência, se o estímulo discriminativo estiver presente e se a reposta ocorrer, (então) ela produzirá a consequência; se a resposta não ocorrer ou se ocorrer na ausência do estímulo discriminativo, a consequência não ocorrerá (de Souza, 2001a, p. 84). No exemplo anterior, se na presença da tarefa de Matemática, da mãe e do *tablet*, a resposta de realizar a tarefa de Matemática ocorrer, a criança poderá jogar no *tablet*. Caso não realize a tarefa de Matemática ou realize a tarefa de Matemática quando há indicação na agenda de tarefa de Português, acessar o *tablet* não ocorrerá.

Realizar uma análise de contingências possibilita ao analista do comportamento identificar os elementos envolvidos em uma situação e verificar se há ou não relação de dependência entre eles (de Souza, 2001a). Conforme destacado por Catania (1999, p. 81), as consequências para o comportamento estão presentes no ambiente natural; os organismos podem mudar seus ambientes fazendo coisas; e quando intervém, os analistas do comportamento podem estudar melhor como as consequências afetam o comportamento. De Souza (2001a, p. 85) define a tarefa de um analista do comportamento:

> Um analista do comportamento tem como tarefa identificar contingências que estão operando (ou inferir quais as que podem ou devem ter operado), quando se deparar com determinados comportamentos ou processos comportamentais em andamento, bem como propor, criar e estabelecer relações de contingência para o desenvolvimento de certos processos comportamentais.

A manipulação de contingência permite estabelecer ou instalar comportamentos, alterar padrões (como taxa, ritmo, sequência), reduzir, enfraquecer ou eliminar comportamentos dos repertórios dos organismos (de Souza, 2001a, p. 85). Matos (1989) destaca que o reforçamento seria uma das formas de selecionar comportamentos, isto é, de fortalecê-los, de eliminá-los e de aumentar ou diminuir a variedade e variabilidade comportamentais. Conforme indica Matos (1989), de acordo com Skinner (1981), as mudanças na frequência do comportamento e na variedade e variabilidade seriam, elas próprias, produtos de uma seleção, conforme o modelo de seleção por consequências, descrito no Capítulo 5.

As consequências que aumentam a probabilidade de um comportamento ocorrer novamente são denominadas de reforço. Um comportamento com a probabilidade de ocorrer no futuro pode ser mantido por reforço positivo ou reforço negativo (Moreira & Medeiros, 2007). Por exemplo, observações repetidas, ao longo do tempo, da interação da mãe e o bebê demonstram que a frequência do comportamento de balbuciar do bebê aumentou com a atenção da mãe. Nessa situação, pode-se dizer que o comportamento de balbuciar do bebê na presença da mãe é mantido por reforço positivo: o reforço aumenta a probabilidade de o comportamento reforçado ocorrer novamente; positivo porque a modificação produzida no ambiente resulta na apresentação de um estímulo reforçador (atenção). Agora, vamos considerar o comportamento de arrumar a cama de um adolescente. A observação da interação de uma mãe e seu filho adolescente demonstrou que a mãe reclama incessantemente com o filho até ele arrumar a cama; verificou-se que a ocorrência do comportamento de arrumar a cama aumentou de frequência na presença das reclamações da mãe. Pode-se dizer que o comportamento de arrumar a cama é mantido por reforço negativo: nessa situação, o comportamento tem probabilidade de voltar a ocorrer; negativo porque a modificação produzida no ambiente resulta na retirada de um estímulo aversivo (reclamações da mãe). Nos dois exemplos, os comportamentos (balbuciar e arrumar a cama) tiveram a frequência aumentada ou mantida, entretanto, a probabilidade de o comportamento ser mantido ou voltar a ocorrer se diferencia por um estímulo adicionado ao ambiente (atenção da mãe) no reforço positivo e a retirada de um estímulo do ambiente (reclamações da mãe) no reforço negativo. Deve ficar claro para o leitor que a definição de um evento como reforçador está na mudança da frequência de uma resposta sob as determinadas condições.

Dois comportamentos são mantidos por contingências de reforço negativo: comportamentos de fuga e comportamentos de esquiva. Vamos retomar o comportamento de arrumar a cama do adolescente mantido por reforço negativo. Consideramos que o comportamento de arrumar a cama pelo adolescente é emitido na presença das reclamações da mãe. Nessa situação arrumar a cama é um comportamento de fuga: o estímulo aversivo está presente no ambiente e a emissão do comportamento retira-o do ambiente. Em uma outra ocasião, o adolescente arruma a cama logo que acorda e evita as reclamações da mãe, nessa situação arrumar a cama é um comportamento de esquiva: o comportamento é emitido na ausência do estímulo aversivo no ambiente (Moreira & Medeiros, 2007). Moreira e Medeiros (2007, p. 67-68) destacam que, inicialmente, somos modelados a emitir respostas que retirem estímulos já presentes, como arrumar a cama na presença das reclamações da mãe. Com a exposição repetida ao longo dos dias, certos estímulos, por terem precedido a apresentação de estímulos aversivos no passado, tornam a resposta de esquiva mais provável. Por exemplo, as reclamações da mãe repetidas em vários dias tornaram-se estímulos que aumentam a probabilidade de emissão de um comportamento que as previne (no caso, arrumar a cama). Ou seja, o adolescente teve que fugir das reclamações da mãe no passado para aprender a função aversiva e a emitir uma resposta (arrumar a cama) que evite tais reclamações. Sumarizando, o reforço positivo aumenta a probabilidade de o comportamento ocorrer novamente pela adição de um estímulo reforçador no ambiente; e o reforço negativo aumenta a probabilidade de o comportamento ocorrer no futuro pela retirada de um estímulo aversivo do ambiente (comportamentos de fuga e esquiva) (Moreira & Medeiros, 2007).

É importante esclarecer a distinção entre os termos reforçador, reforçamento e reforço. O termo reforçador está relacionado a um estímulo produzido pela resposta da pessoa (por exemplo, a atenção da mãe). O termo reforçamento refere-se ao procedimento, ou seja, à apresentação de um reforçador quando a resposta ocorre (por exemplo, a mãe prover atenção à resposta do bebê de balbuciar). O reforço refere-se ao procedimento de apresentar consequências quando uma resposta é emitida e ao processo de aumento na probabilidade de a resposta ocorrer novamente. O processo acontece em relação às respostas emitidas por uma pessoa e não em relação às pessoas; ou seja, as respostas são reforçadas e não as pessoas — por exemplo, as respostas de balbuciar do bebê são reforçadas pela atenção da mãe; não é o bebê que é reforçado pela mãe (Catania, 1999).

Se, por um lado, temos contingências de reforço que aumentam a probabilidade de o comportamento ocorrer novamente; por outro lado, temos consequências do comportamento que tornam sua ocorrência menos provável, denominadas de punição. Nesse caso, também existem dois tipos de punição: punição positiva e punição negativa (Moreira & Medeiros, 2007). Por exemplo, o comportamento de um condutor de veículo. No primeiro caso, o condutor ultrapassa o sinal vermelho e é multado. Verificou-se nos registros do departamento de trânsito que, após o recebimento dessa multa, esse condutor não foi mais multado por ultrapassar o sinal vermelho. Pode-se dizer que o comportamento de ultrapassar o sinal vermelho foi positivamente punido: a adição de um estímulo aversivo ao ambiente (multa) reduziu a probabilidade da ocorrência do comportamento no futuro (ultrapassar o sinal vermelho). Agora, vamos considerar uma outra situação com um outro condutor de veículo, que foi flagrado por policiais dirigindo embriagado e teve a carteira de motorista suspensa. Verificou-se nos registros do departamento de trânsito que durante o período de suspensão da carteira de motorista não houve registro de infração de trânsito pelo motorista. Nessa situação, pode-se dizer que o comportamento de dirigir embriagado foi negativamente punido: a retirada de um estímulo reforçador do ambiente (habilitação para a condução de veículos) reduziu a probabilidade de a ocorrência do comportamento ocorrer novamente (dirigir embriagado). Sumarizando, a punição positiva diminui a probabilidade de o comportamento voltar a ocorrer pela adição de um estímulo aversivo ao ambiente; e a punição negativa diminui a probabilidade de o comportamento ocorrer novamente pela retirada de um estímulo reforçador do ambiente.

Também observamos a diminuição da frequência de comportamentos pela ausência, quebra ou suspensão da relação entre comportamento e reforço: quando suspenso o reforço de um comportamento, verifica-se que a frequência do comportamento diminui. Com isso, a frequência do comportamento retorna ao nível em que ocorria antes de o comportamento ter sido reforçado — denominado nível operante (Moreira & Medeiros, 2007). Por exemplo, uma criança pequena, na presença da avó, comporta-se com birras; ao comportar-se com birras, a avó aproxima-se da criança. O comportamento de birra ocorre frequentemente na presença da avó. A avó decide que não mais se aproximará da neta quando ela se comportar com birra. Ao observar a interação da avó e da criança, verifica-se que a avó não se aproxima mais da criança, quando esta emite comportamentos de birra. No início, verifica-se que os comportamentos de birra da neta aumentam de frequência; a criança apresenta variabilidade nas respostas apresentadas (diferentes comportamentos de birra) e a neta também apresenta respostas emocionais (por exemplo, irritação). Com o passar dos dias, diante da consistência e coerência da avó, observa-se a diminuição da frequência dos comportamentos de birra. Com isso, a suspensão do reforço (aproximação da avó) tem como resultado gradual a diminuição da frequência de ocorrência do comportamento (de birra da criança). Esse procedimento de suspensão ou quebra da relação entre o comportamento e o reforço e seu decorrente processo de extinção do comportamento operante (diminuição da frequência dos comportamentos) são denominados de extinção operante (Moreira & Medeiros, 2007). É importante salientar que quando utilizamos a extinção operante para diminuir comportamentos inapropriados, ao mesmo tempo, é necessário que as consequências reforçadoras sejam apresentadas para comportamentos considerados adequados (vide Capítulo 19, sobre comunicação funcional). Por exemplo, a avó passou a se aproximar da neta quando ela apresentava comportamentos mais adequados, como brincar de forma independente, assistir à televisão e chamar a avó de forma educada.

Diariamente estamos expostos a diferentes situações em que respostas emitidas são consequenciadas diferencialmente. O reforço diferencial é uma condição fundamental para o estabelecimento do controle discriminativo (de Souza, 2001b). No processo de estabelecimento de uma discriminação, o responder é reforçado apenas na presença de alguns estímulos; os estímulos discriminativos estabelecem a ocasião em que as respostas têm consequências. A notação para o estímulo correlacionado ao reforço é SD (estímulo discriminativo) e para o estímulo correlacionado com o não reforço ou extinção é Sdelta (Catania, 1999). O estabelecimento de controle dos estímulos antecedentes sobre a emissão de resposta é produto de uma história específica de reforçamento (Sério et al., 2004, p. 12).

> [...] uma história de reforçamento diferencial (reforçamento de algumas respostas e de outras não) tendo como critério os estímulos na presença dos quais a resposta é emitida (a produção de reforço para determinada resposta depende, não simplesmente da emissão da resposta, mas sim *dos estímulos presentes quando a resposta é emitida*). Como resultados dessa história: a) a resposta será emitida dependendo dos estímulos presentes e b) a apresentação de determinados estímulos alterará a probabilidade de emissão da resposta (Sério et al., 2004, p. 12).

Para o estabelecimento de um comportamento em um organismo, o treino discriminativo envolve a experiência com, pelo menos, uma classe de respostas e dois conjuntos de estímulos: aqueles que deverão assumir a função de SD para uma classe de respostas e aqueles que deverão assumir a função de Sdelta em relação a essa classe (Sério et al., 2004). A consequência tem um papel seletivo não apenas sobre a resposta, mas também sobre a relação antecedente-resposta (de Souza, 2001b). Por exemplo, se observarmos uma criança interagindo com a mãe e com o pai, identificaremos facilmente que a criança se comporta diferente diante de um e de outro. Com uma observação cuidadosa, você verificará que, na presença da mãe, a criança choraminga frequentemente e, na presença do pai, os choramingos são raros. A criança tem um histórico de treino discriminativo em que a resposta foi consequenciada diferencialmente, dessa forma, a resposta passa a ocorrer cada vez mais na presença do estímulo antecedente que condiciona resposta-reforço e deixa de ocorrer na situação que o estímulo não está correlacionado com o reforço (cf. Skinner, 1953; Keller & Schoenfeld, 1950). Tecnicamente falando, o estímulo discriminativo servirá de ocasião para o comportamento futuro dependendo das consequências que o segue (Moreira & Medeiros, 2007): a criança pode choramingar na presença da mãe pelo fato de que o comportamento de choramingar foi reforçado por ela no passado; a criança pode choramingar com baixa ou nenhuma frequência na presença do pai, pois na presença dele o comportamento não foi reforçado. O estímulo discriminativo aumentará a probabilidade de o comportamento ocorrer se, ao longo da história de aprendizagem, esse comportamento for reforçado na presença desse estímulo. De modo diferente, se o comportamento não é reforçado na presença de tal estímulo, a probabilidade de o comportamento ocorrer é diminuída nesse contexto.

Conforme destacado por Skinner (1953), quando um comportamento está sob o controle de um dado estímulo (composto por diferentes propriedades), verifica-se que outros estímulos (compostos por propriedades comuns entre os estímulos) também são eficazes como ocasião para o responder. A extensão do efeito a outros estímulos denomina-se generalização (Skinner, 1953, p. 145). Para Skinner (1953, p. 147), a generalização

> [...] não é uma atividade do organismo; é simplesmente um termo que descreve o fato de que o controle adquirido por um estímulo é compartilhado por outros estímulos com propriedades comuns, ou, posto em outras palavras, que o controle é compartilhado por todas, ou por algumas das propriedades do estímulo consideradas separadamente.

No exemplo citado anteriormente, a criança que choraminga na presença da mãe, pode também apresentar respostas de choramingos na presença da avó, da professora e de outras pessoas que compartilhem propriedades em comum com a mãe, por exemplo, outras mulheres.

A seleção por consequências

Conforme discutido no Capítulo 5, a seleção por consequências definida por Skinner (1953) considera a multideterminação do comportamento em diferentes níveis: a filogênese; a ontogênese e a cultura (Catania, 1999; Tourinho, 2003). O principal interesse do analista do comportamento está no comportamento que é aprendido ao longo da vida do indivíduo (seleção ontogenética) sem desconsiderar a seleção filogenética do comportamento e a importância das práticas culturais (Catania, 1999; Tourinho, 2003).

Nesse momento, destacaremos a seleção ontogenética e as principais formas de aprendizagem que atuam nesse nível de seleção devido à sua importância na aprendizagem individual. As variáveis ontogenéticas são semelhantes às variáveis filogenéticas e à seleção natural, exceto pelo fato de que as mudanças ocorrem no período de vida de um indivíduo (e muitas vezes de um momento para outro), ao invés de ao longo de várias gerações de indivíduos (Fisher et al., 2011). O contato com as consequências produzidas pelo comportamento emitido pelo indivíduo, sob certas condições, ocasiona uma mudança na probabilidade de emissão futura do comportamento. Com a seleção operante, o ambiente seleciona respostas que são correlacionadas com consequências favoráveis e mudanças no padrão de resposta podem ocorrer de um momento para o próximo ou durante a vida de uma pessoa (Fisher et al., 2011, p. 7).

Podemos aprender por diferentes procedimentos, por exemplo, modelagem (seleção de comportamentos por suas consequências), aprendizagem por observação e por seguimento de instruções.

A modelagem é um procedimento para gerar respostas novas (Catania, 1999) e emprega reforço diferencial de aproximações sucessivas à resposta final (Moreira & Medeiros, 2007; Todorov, 2002), ou seja, algumas respostas são propositalmente reforçadas e outras não em estágios sucessivos (Catania, 1999). No procedimento de modelagem, "à medida que o responder se altera, os critérios para o reforço diferencial também mudam, em aproximações sucessivas da resposta a ser modelada" (Catania, 1999, p. 131). Por exemplo, uma bailarina iniciante que busca uma escola de dança irá aprender diferentes movimentos. O "plié" é um movimento realizado na barra e consiste na flexão dos joelhos na mesma linha dos pés que estarão na rotação externa (calcanhares unidos). A execução correta do movimento será modelada pela professora de balé. A professora apresentará consequências para respostas cada vez mais próximas do movimento final esperado e deixará de consequenciar as respostas que não corresponderem ao movimento "plié" esperado. Dentre as respostas emitidas pelo indivíduo, algumas respostas estarão mais próximas da resposta-alvo do que outras. Reforçar as respostas mais próximas da resposta a ser modelada será seguido de respostas ainda mais próximas à resposta-alvo. Com isso, o reforço poderá ser utilizado para mudar o espectro de repostas, até que a resposta-alvo (a ser modelada) ocorra (Catania, 1999, p. 132). Nesse caso, aprendemos pelo contato direto com as consequências de nosso comportamento.

Também podemos aprender com os outros, a aprendizagem por observação, também denominada aprendizagem vicariante. Essa aprendizagem é baseada na observação dos comportamentos de outro indivíduo ou das consequências produzidas por seus comportamentos (Catania, 1999). Conforme Catania (1999, p. 239) destaca, a aprendizagem por observação deve incluir discriminações sutis das ações de um outro indivíduo e de seus resultados e alguma história com a relação aos efeitos de ações relacionadas por parte do observador. Muitas vezes, se repertórios de aprendizagem por observação já estão estabelecidos e quando se tem por objetivo ensinar repertórios mais complexos, pode-se iniciar o processo de aprendizagem por meio de observação, ou seja, pela apresentação de um modelo, passando posteriormente por um processo de modelagem quando se chega ao refinamento dos comportamentos em questão. No caso da aprendizagem do movimento "plié" pela aluna de balé, a professora realiza os movimentos e a aluna imita os movimentos. A execução de tal passo de balé pela bailarina iniciante pode inicialmente ser favorecido pela aprendizagem por observação.

A principal diferença entre a aprendizagem por observação e a imitação é que na imitação o comportamento do observador corresponde ao comportamento que o indivíduo observou, a duplicação é feita imediatamente após a imitação e está sob controle dos comportamentos do demonstrador (Catania, 1999; Cooper et al., 2020). Com isso, a imitação não implica que o indivíduo que imita tenha aprendido sobre as contingências que controlam o comportamento do demonstrador, o que faz com que nem todas as imitações sejam vantajosas (Catania, 1999). Por exemplo, você observa uma pessoa colocando a mão na tampa do forno ligado. Como você não sabe o motivo que levou essa pessoa colocar a mão na tampa do forno ligado, não faria bem você imitar esse comportamento, visto que você pode queimar a mão.

Ainda em relação ao comportamento imitativo: este pode se limitar à duplicação de respostas específicas que tenham sido diretamente ensinadas. Entretanto, "um outro tipo de imitação pode incluir as correspondências entre o comportamento do modelo e do observador, mesmo em ocorrências novas, quando então o comportamento é chamado *imitação generalizada*" (Catania, 1999, p. 239). Na imitação generalizada, observamos que uma criança aprende a imitar alguns comportamentos realizados por um adulto, por exemplo, bater palmas, colocar o dedo na ponta do nariz e levantar os braços. Consequenciamos dois desses comportamentos (colocar o dedo na ponta do nariz e levantar os braços), mas não apresentaremos consequências para o comportamento de bater palmas. A criança provavelmente continuará a imitar o comportamento de bater palmas, mesmo não sendo reforçado. Na medida em que o comportamento de bater palmas continua ocorrendo, ou seja, não se extingue, podemos afirmar que esse comportamento é membro de uma classe generalizada. Com a imitação generalizada, a criança também imitará novos comportamentos, como dar tchau, colocar a mão na cabeça, pular, dançar entre outros comportamentos sem que sejam reforçados (Catania, 1999).

Retomemos o exemplo da aprendizagem de um movimento de balé. A professora poderá utilizar uma outra forma de ensinar a aluna iniciante: regras ou instruções. Para Skinner (1969, 1974), as instruções consistem em um tipo de regra. Regras são estímulos antecedentes verbais que podem descrever contingências (Cerutti, 1989; Skinner, 1969, 1984). O comportamento determinado principalmente por antecedentes verbais é denominado de comportamento governado verbalmente (ou governado por regras) (Catania, 1999). Por exemplo, a professora poderá descrever verbalmente o movimento "plié" a ser realizado pela aluna iniciante. Conforme destaca o autor, as propriedades do comportamento governado por regra diferem das do comportamento modelado por contingências (modelado pelas consequências).

A descrição verbal da contingência pode ser completa, especificando os seus três termos, ou parcial, especificando o estímulo discriminativo e a resposta ou apenas a resposta. Por exemplo, "O fogão está ligado. Não toque no fogão, porque você vai se queimar" ou "O fogão está ligado, não toque no fogão" ou "Não toque no fogão". As instruções (regras) podem estabelecer novos comportamentos sem a necessidade de se entrar em contato direto com as contingências.

Uma desvantagem do comportamento governado por regras é que, uma vez estabelecido, o indivíduo pode se tornar insensível às contingências, ou seja, o comportamento especificado na instrução ou regra pode se manter mesmo que haja uma mudança nas consequências de emitir esse comportamento (Catania, 1999; Matos, 2001). Por exemplo, a mãe instrui a criança a não tirar o sapato na escola; em ocasiões anteriores que a criança tirou o sapato, a mãe a repreendeu enfaticamente. A criança permanece com os sapatos em diversos contextos da escola. Um dia, a professora propõe uma atividade no pátio que envolve colocar o pé na tinta guache e pisar na folha sulfite. A criança se nega a participar da atividade, não retirando o sapato e não permitindo que a professora o retire, mesmo com essa explicando que seria para realizar a tarefa. Matos (2001, p. 57) ressalta que "se uma criança obedece sempre a instruções, as contingências naturais nunca terão oportunidade de atuar sobre seu comportamento".

Deve ficar claro ao leitor que comportamentos modelados por consequências (comportamento modelado pelas consequências) e comportamentos estabelecidos por meio de uma descrição verbal antecedente das contingências de reforço (comportamento governado por regra) estão sob tipos distintos de controle de estímulos e são, portanto, operantes distintos (Catania, 1999; Skinner, 1969). Skinner (1969), conforme enfatizado por Matos (2001), alertava que a descrição de uma contingência em uma regra não necessariamente teria o mesmo efeito que o contato direto com contingência.

A aprendizagem por observação e o comportamento governado por regras possibilitam a aquisição de comportamentos mais rapidamente do que o contato direto com as contingências. A aprendizagem por observação possibilita que a pessoa aprenda com a experiência de outros. O ensino por imitação do tipo imitação generalizada demonstra vantagem na modelação de uma nova resposta, principalmente no ensino de habilidades para crianças com Transtorno do Espectro Autista (TEA) ou com atrasos no desenvolvimento, consistindo em uma suplementação efetiva para a modelagem (Catania, 1999). O procedimento de modelagem é o mais eficaz para instalar novos repertórios ou refinar antigos, principalmente de indivíduos jovens ou com atraso no desenvolvimento (Matos, 2001).

Considerações finais

Neste capítulo, foram apresentados princípios da Análise do Comportamento, bem como a definição de termos importantes para a compreensão da abordagem. Conforme destacado por Botomé (2013), aspectos dos conceitos da Análise do Comportamento (por exemplo, "comportamento operante", "contingência", "reforçamento", entre outros) foram problematizados por diversos autores. Botomé (2013, p. 44) destaca que "talvez seja necessário prosseguir em um refinamento conceitual desses conceitos, sem criar modismos ou compensações conceituais para o que é pouco ou mal-entendido nas decorrências para a atuação profissional e, mesmo, na literatura disponível". Baer, Wolf e Risley (1968) enfatizaram a extrema relevância de o analista do comportamento conhecer os princípios quando analisa, planeja, aplica e descreve as pesquisas aplicadas e situações de aplicação clínica. De acordo com Baer et al. (1968), as pesquisas aplicadas devem garantir que as técnicas que compõem uma aplicação comportamental particular sejam completamente identificadas e descritas, buscando garantir que um leitor treinado possa replicar esse procedimento (o mais sistematicamente possível) para produzir os mesmos resultados, diante da leitura da descrição. Entretanto, as descrições dos procedimentos não devem ser apenas tecnológicas, elas também devem buscar se relacionar explicitamente aos princípios e conceitos da Análise do Comportamento. Por exemplo, Baer et al. (1968) exemplificam que descrever a sequência exata de mudanças de cor por meio da qual uma criança foi ensinada a discriminar cores é relevante para a replicação do procedimento, mas se torna ainda melhor se se referir também a "esvanecimento" (*fading*) e "discriminação sem erro". Ao descrever as técnicas e os conceitos comportamentais, aumenta-se a probabilidade de uma replicação bem-sucedida por um leitor ou terapeuta que precise replicar os procedimentos. Ao mesmo tempo, tal correlação entre procedimentos e princípios e conceitos, demonstra como procedimentos semelhantes podem ser derivados de princípios básicos. Nas próprias palavras de Baer et al. (1968, p. 96)[1], "isso pode ter o efeito de tornar um corpo tecnológico em uma disciplina ao invés de uma coleção de truques. Coleções de truques historicamente têm sido difíceis de serem expandidas sistematicamente, e quando elas eram extensas, eram difíceis de aprender e de ensinar".

Referências

Baer, D. M., Wolf, M. M., & Risley, T. R. (1968). Some current dimensions of Applied Behavior Analysis. *Journal of Applied Behavior Analysis, 1,* 91-97. doi:10.1901/jaba.1968.1-91

Botomé, S. (2013). O conceito de comportamento operante como problema. *Revista Brasileira de Análise do Comportamento, 9*(1), 19-46. doi:http://dx.doi.org/10.18542/rebac.v9i1.2130

Catania, A. C. (1999). *Aprendizagem: comportamento, linguagem e cognição.* 4. ed. Tradução de D. G. de Souza et al. Artes Médicas Sul.

Cerutti, D. (1989). Discrimination theory of rule-governed behavior. *Journal of the Experimental Analysis of Behavior, 51,* 259-276. doi:10.1901/jeab.1989.51-259

Cooper, J. O., Heron, T. E., & Heward, W. L. (2020). *Applied Behavior Analysis (3rd ed.).* Pearson Education.

de Rose, J. C. C. (2001). O que é comportamento? In: R. A. Banaco (Org.). *Comportamento e Cognição: Aspectos teóricos, metodológicos e de formação em análise do comportamento e terapia cognitivista* (p. 79-81). 1. ed. ESETec Editores Associados.

de Rose, J. C. (1993). Classes de estímulos: Implicações para uma análise comportamental da cognição. *Psicologia: Teoria e Pesquisa, 9,* 283-303. Recuperado de https://periodicos.unb.br/index.php/revistaptp/article/view/17219

de Souza, D. G. (2001a). O que é contingência? In: R. A. Banaco (Org.). *Comportamento e Cognição: Aspectos teóricos, metodológicos e de formação em análise do comportamento e terapia cognitivista* (p. 82-87). 1ª ed. ESETec Editores Associados.

de Souza, D. G. (2001b). A evolução do conceito de contingência. In: R. A. Banaco (Org.). *Comportamento e Cognição: Aspectos teóricos, metodológicos e de formação em análise do comportamento e terapia cognitivista* (p. 88-104). 1ª ed. ESETec Editores Associados.

Fisher, W. W., Groff, R. A., & Roane, H. S. (2011). Applied behavior analysis: History, philosophy, principles, and basic methods. In W. W. Fisher, C. C. Piazza, & H. S. Roane (Eds.), *Handbook of Applied Behavior Analysis* (pp. 3-13). Guilford Press.

Keller, F. S., & Schoenfeld, W. N. (1950). *Principles of Psychology*. Appleton-Century-Crofts.

[1] "This can have the effect of making a body of technology into a discipline rather than a collection of tricks. Collections of tricks historically have been difficult to expand systematically, and when they were extensive, difficult to learn and teach" (Baer et al., 1968, p. 96).

Matos, M. A. (1989). A análise do comportamento: o estado da arte. In: Associação Nacional de Pesquisa e Pós-Graduação em Psicologia, *2° Simpósio Brasileiro de Pesquisa e Intercâmbio Científico: Anais*. (p. 53-66). Gramado, ANPEPP. Disponível em: http://www.infocien.org/Interface/Simpos/An02T06.pdf

Matos, M. A. (2001). Comportamento governado por regras. *Revista Brasileira de Terapia Comportamental e Cognitiva, 3*, 51-66. DOI: 10.31505/rbtcc.v3i2.135

Millenson, J. R. (1975). *Princípios de análise do comportamento*. Tradução organizada por Alina de Almeida Souza e Dione de Rezende. Editora Coordenada. Publicado originalmente em 1967.

Moreira, M. B., & Medeiros, C. A. (2007). *Princípios básicos de análise do comportamento*. Artmed, 2007, 224p.

Sério, T. M. A. P., Andery, M. A., Gioia, P. S., & Micheletto, N. (2004). *Controle de estímulos e comportamento operante: uma (nova) introdução*. Educ.

Skinner, B. F. (1957/1978). *O comportamento verbal*. Tradução de Maria da Penha Villalobos, Cultrix/EDUSP.

Skinner, B. F. (1966/1984). An operant analysis of problem solving. *The Behavioral and Brain Sciences, 7*, 583-613.

Skinner, B. F. (1969/1984). *Contingências do reforço: uma análise teórica*. Tradução R. Moreno. Coleção "Os Pensadores" (pp.158-396). Abril Cultural.

Skinner, B. F. (1953/1998). *Ciência e comportamento humano*. 10. ed. Tradução de J. C. Todorov e R. Azzi. Martins Fontes.

Skinner, B. F. (1981/2007). Seleção por consequências. Tradução de Carlos Renato Xavier Cançado et al. *Revista de Terapia Comportamental e Cognitiva, 9*, 129-131. [Artigo original publicado: Selection by consequences. *Science, 213*, 501-504]

Todorov, J. C. (2002). A evolução do conceito de operante. *Psicologia: Teoria e Pesquisa, 18*(2), 123-127. https://doi.org/10.1590/S0102-37722002000200002

Todorov, J. C. (2007). A psicologia como o estudo de interações. *Psicologia: Teoria e Pesquisa, 23*, 57-61. https://doi.org/10.1590/S0102-37722007000500011

Todorov, J. C. (2012). Sobre uma definição de comportamento. *Revista Perspectivas em Análise do Comportamento, 3*, 032-037. https://doi.org/10.18761/perspectivas.v3i1.79

Tourinho, E. Z. (2003). A Produção de Conhecimento em Psicologia: a Análise do Comportamento. *Psicologia Ciência e Profissão, 23*, 30-41. https://doi.org/10.1590/S1414-98932003000200006

Links úteis

- Comporte-se. Disponível em http://www.comportese.com/ - Site com artigos sobre os mais variados assuntos abordados sob a perspectiva da Análise do Comportamento.

- Boletim Behaviorista. Disponível em: https://boletimbehaviorista.wordpress.com/ - Site artigos das pesquisas publicadas em revistas qualificadas.

- Portal de Periódicos da CAPES - Acervo científico virtual, reúne e disponibiliza conteúdos produzidos nacional e internacionalmente - https://www-periodicos-capes-gov-br.ezl.periodicos.capes.gov.br/

CAPÍTULO 7

PRÁTICAS BASEADAS EM EVIDÊNCIA E ANÁLISE DO COMPORTAMENTO APLICADA

Ana Dueñas, PhD, BCBA-D[1]

M. Y. Savana Bak, PhD, BCBA-D[2]

Joshua Plavnick, PhD, BCBA-D[3]

[1]San Diego State University

[2]University of Minnesota

[3]Michigan State University

Há algum tempo, a Análise do Comportamento Aplicada (do inglês, *Applied Behavior Analysis*, ABA) estabeleceu-se como uma abordagem eficaz para tratar indivíduos no Transtorno do Espectro Autista (TEA). A ênfase da ABA em ciência para o tratamento de problemas socialmente significativos se alinha com um movimento relativamente recente para aumentar o rigor em intervenções educacionais e psicológicas para indivíduos com TEA. Esse movimento de *prática baseada em evidência* busca fundir o conhecimento científico com a prestação de serviços para melhorar a qualidade de vida dos consumidores. O paradigma baseado em evidência postula que há alguns métodos de intervenção mais eficazes do que outros e que deve ser requerido que os profissionais os utilizem como um primeiro recurso para melhorar a qualidade de vida para indivíduos com TEA (Kasari & Smith, 2013).

A vasta maioria das práticas que atendem aos padrões baseados em evidência possui raízes na pesquisa analítica-comportamental. Como resultado, a ABA tem sido cada vez mais utilizada por profissionais de campos variados (p. ex., fonoaudiologia, psicologia, educação) como uma abordagem primária de tratamento para indivíduos com TEA. Isso se torna particularmente importante na era tecnologia moderna, em que uma pesquisa básica por "autismo" no Google reúne cerca de 84.200.000 resultados, e muitos outros milhões no YouTube ou TikTok (Aragon-Guevara et al., 2023), muitos dos quais focados em tratamentos pseudocientíficos. Embora seja difícil avaliar cada um dos recursos da internet que oferecem informações sobre TEA, muitos deles contêm intervenções que não foram cientificamente avaliadas e oferecem produtos não científicos em busca de lucro (Saposnik & Huber, 2020).

O que é uma prática baseada em evidência?

Na ciência médica, antes de um tratamento ser considerado eficaz, ele deve ser submetido a experimentos cuidadosamente regulados, começando por evidência teórica bastante básica nos laboratórios, seguindo para testes com animais (se necessário) e, por fim, para testes com seres humanos. Adicionalmente, um tratamento deve apresentar múltiplos testes com seres humanos com resultados positivos similares antes que a comunidade médica torne o tratamento disponível para o público.

Superficialmente, um tratamento que produz múltiplas evidências científicas positivas é chamado de prática baseada em evidência (do inglês, *evidence-based practice*, EBP). No entanto, diferentes organizações profissionais têm adotado definições substancialmente diferentes para EBP (veja DiGennaro Reed & Reed, 2008) e podem, portanto, apresentar variações em suas seleções e identificações de práticas que são intituladas EBPs. Adicionalmente, conforme discutiremos ao longo deste capítulo, a prestação de EBP para um cliente específico é muito mais complexa do que selecionar um tratamento com suporte empírico e algumas organizações reconhecem essa complexidade ao operacionalizar a EBP (Slocum et al., 2014).

De maneira similar à medicina, as ciências comportamentais e educacionais têm identificado práticas que possuem estudos de pesquisa com qualidade suficientemente alta para se qualificarem como EBPs. Ainda assim, a identificação de práticas com suporte empírico é apenas um aspecto no processo de prestação de EBPs para indivíduos com TEA. Os profissionais devem combinar a melhor evidência disponível com a sua *expertise* clínica (formação, treinamento e experiência) e os valores do cliente para prestar os serviços de intervenção otimizados a cada indivíduo (Hamrick et al., 2021). Embora diversas organizações tenham desenvolvido diretrizes no que tange à identificação de práticas específicas com suporte empírico (discutidas em detalhes a seguir), as orientações que dizem respeito à *expertise* clínica e aos valores do cliente não são tão claras.

O que é a generabilidade das EBPs?

É importante salientar que nós sabemos, a partir de revisões sistemáticas recentes conduzidas por West et al. (2016), Steinbrenner et al. (2022) e Bak et al. (2023), que dados demográficos de participantes de estudos avaliados para endossar práticas baseadas em evidências (EBPs) para crianças e adolescentes autistas sub-representaram, profundamente, indivíduos de origens raciais/étnicas diversas e muito poucos estudos reportam raça, etnia ou nacionalidade. Dada essa falta de representação, os profissionais precisam entender as implicações desse fato para a prática e pensar criticamente em como as EBPs se alinharão com o contexto, crenças e valores culturais das famílias com quem eles estão trabalhando. Uma prática culturalmente responsiva pode aumentar o alinhamento de uma EBP com o contexto e valores culturais da família. Esse processo envolve a autoconsciência sobre como a nossa própria cultura, bem como o nosso conhecimento e experiências culturais impactam a maneira como abordamos a intervenção. Os profissionais podem utilizar guias práticos para adaptarem culturalmente as EBPs, como a *Cultural Adaptation Checklist* (tradução livre: Checklist de Adaptação Cultural) (Lee et al., 2022), para potencializar a correspondência e o alinhamento cultural. Especificamente, diretrizes devem sugerir formas de avaliar as necessidades da comunidade e as intervenções baseadas em evidência existentes; selecionar uma intervenção que corresponda às necessidades da comunidade; consultar parceiros da comunidade e as partes interessadas; desenvolver adaptações de maneira sistemática e colaborativa; treinar os membros da equipe na intervenção culturalmente adaptada; realizar um teste-piloto da intervenção adaptada para gerar modificações adicionais; e avaliar a intervenção totalmente adaptada (Cycyk et al., 2021).

A colaboração com e a centralização na família são componentes essenciais das terapias baseadas em ABA (Baer et al., 1968; Slocum et al., 2014) e se referem a enfatizar as necessidades de um cliente como parte de um sistema familiar mais amplo, sendo utilizadas em uma variedade de serviços médicos e de saúde mental para promover a colaboração entre a família e o prestador de serviços e melhorar o cuidado (Brown et al., 2022). Uma abordagem centrada na família enfatiza a colaboração, a tomada de decisão compartilhada e considera as variáveis contextuais quando implementando serviços analítico-comportamentais. A *expertise* clínica também é um elemento importante da EBP na ABA; órgãos reguladores e certificadores têm criado critérios para qualificar indivíduos conhecidos como Analistas do Comportamento Certificados (em inglês, *Board Certified Behavior Analysts*, BCBAs), os quais conseguem demonstrar conhecimentos fundamentais e as habilidades profissionais necessárias para supervisionar tal programação de serviços.

Os valores do cliente também têm sido uma área de ênfase na ABA, desde sua concepção (veja discussão sobre a dimensão "aplicada" em Baer et al., 1968), e podem ser conceitualizados na descrição de Wolf (1978) acerca da validade social, isto é, o grau com o qual os objetivos de intervenção, resultados e procedimentos são aceitáveis. Os valores dos clientes são essenciais nas EBPs, uma vez que as intervenções selecionadas devem se alinhar com os objetivos de um cliente individual e sua família. Adicionalmente, quando os componentes de intervenção se alinham com os valores do cliente e de sua família, nós garantimos que os nossos objetivos visam melhorar a qualidade de vida e que os receptores possuem maior probabilidade de seguir adiante com todos os aspectos da intervenção (Hernandez et al., 2023).

Recentemente, esforços para agregar a base de evidência para identificar práticas com suporte empírico para indivíduos com TEA têm produzido múltiplos recursos para auxiliar os profissionais na prestação de EBP (Hume et al., 2021; National Autism Center, 2015). Os resultados desses esforços estão disponíveis em vários formatos aos profissionais, para auxiliar na seleção e prestação de EBPs para indivíduos com TEA. Os profissionais considerarão tais recursos valiosos para seleção de uma EBP para clientes individuais, quando em conjunto com listas de verificação de adaptação cultural, modelos centrados na família, colaboração e expertise clínica.

Por que EBP é importante para indivíduos com TEA?

Pode-se argumentar que utilizar uma EBP para indivíduos com TEA é ainda mais crucial do que para outras deficiências. Apesar de ser um diagnóstico relativamente novo, a prevalência do TEA em crianças tem aumentado de maneira exponencial desde o seu reconhecimento pela Associação Americana de Psiquiatria (do inglês, *American Psychiatric Association*, APA), em 1980. Numerosos tratamentos pseudocientíficos, alguns dos quais têm sido identificados como prejudiciais, têm emergido conforme a prevalência dos diagnósticos de autismo aumenta. Embora tratamentos ineficazes possam ser problemáticos para uma ampla gama de deficiências e de transtornos do desenvolvimento, eles são particularmente nocivos quando se trata do TEA. EBPs são necessárias para proteger consumidores e garantir que indivíduos com TEA obtenham tratamentos com a melhor chance de maximizar sua qualidade de vida.

Devido a esse rápido e repentino aumento na prevalência, muitas das opções de tratamento disponíveis para o público não têm sido cientificamente avaliadas. Ademais, a falta de informações consistentes e concretas pode levar indivíduos com TEA e suas famílias a utilizar tratamentos que podem causar dano e até mesmo interferir em intervenções que, de outro modo, podem ser eficazes. Apesar de indivíduos com TEA possuírem desafios comuns na linguagem e comunicação social, suas necessidades variam amplamente e as manifestações do TEA são complexas (DSM-5, APA, 2013). Uma intervenção que pode mostrar resultados positivos para um indivíduo com TEA não assegura uma implementação bem-sucedida para outro. Além disso, mesmo uma EBP que tenha reunido evidências positivas em muitos estudos pode ser ineficaz ou até mesmo danosa se implementada sem uma aderência rígida aos procedimentos. Utilizar uma EBP com descrições claras acerca da população-alvo e dos procedimentos pode salvaguardar indivíduos com TEA de dano não intencional, bem como informar os profissionais sobre as intervenções que não são eficazes para seus clientes ou aprendizes.

Como as EBPs são identificadas?

Os componentes básicos para determinar uma EBP consistem em avaliar (a) a solidez de um experimento e (b) sua replicação por outras pessoas. Pesquisadores externos identificam, primeiro, todos os estudos de pesquisa pertinentes a uma intervenção específica, avaliam cada estudo para determinar se eles foram conduzidos dentro dos padrões científicos (descritos a seguir) e, finalmente, avaliam se replicações suficientes ocorreram para sugerir que a intervenção será eficaz na maioria das situações. Esses passos aumentam coletivamente a possibilidade de que uma dada intervenção produzirá resultados positivos quando implementada em uma variedade de configurações clínicas ou educacionais. As duas principais entidades orientadoras de EBP para indivíduos com TEA são a *National Clearinghouse on Autism Evidence and Practice* (NCAEP) e o *National Autism Center* (NAC). A NCAEP publicou seu último relatório de EBPs para indivíduos com TEA em 2020, e o NAC publicou seu último relatório em 2015.

Após uma busca sistemática[1] por estudos de pesquisa existentes, o primeiro passo na identificação de uma EBP é avaliar se um estudo individual possui qualidade o suficiente para que os seus resultados sejam considerados confiáveis. Os procedimentos utilizados em diferentes estudos utilizam abordagens variadas para descartar explicações alternativas para os resultados. E, embora nenhum estudo controle, de maneira perfeita, todas as potenciais ameaças à validade, alguns estudos demonstram maior qualidade na metodologia utilizada. Os principais aspectos de qualidade relevantes para todos os estudos de intervenção estão exibidos na Quadro 1, a seguir. Entre os aspectos mais importantes de uma investigação de alta qualidade, o experimentador deve manipular a variável independente, o que significa que a intervenção precisa ser aplicada por um pesquisador e não pode simplesmente ser uma questão de progressão natural (p. ex., a criança começar a frequentar uma escola pública). Além disso, todos os experimentos devem assegurar um grupo ou condição controle que mostre como os resultados se estabeleceriam para um grupo não tratado ou tratado de maneira alternativa. Finalmente, os procedimentos utilizados para medir os resultados devem ser validados, seja por meio de testes prévios rigorosos para medidas padronizadas ou de abordagens igualmente rigorosas para mensurações observacionais, comumente descritas na Análise do Comportamento (veja Johnston & Pennypacker, 2009).

[1] Uma revisão sistemática de literatura envolve uma busca compreensiva em bases de dados eletrônicas e uma busca manual em dissertações/teses e publicações revisadas por pares, utilizando termos de busca comumente utilizados para descrever um tópico e população. A busca sistemática possui critérios rígidos de inclusão e exclusão identificados pelo pesquisador. Veja o manual de procedimentos e padrões do *What Works Clearing*™, versão 3.0.

Quadro 1. Critérios de inclusão para práticas baseadas em evidência em estudos de sujeito único e de grupo

	Delineamento experimental de sujeito único	**Delineamento de grupo**
Informações do participante	Em delineamentos de sujeito único, os casos servem como seu próprio controle.	O estudo utiliza comparações entre grupos com e sem tratamento? Os grupos são igualmente balanceados para uma comparação objetiva?
Variáveis dependentes ou medidas	A variável dependente se alinha com a pergunta de pesquisa?	A análise estatística se alinha com as perguntas de pesquisa?
	A variável dependente é explicitamente descrita, permitindo que outras pessoas identifiquem o efeito das variáveis independentes?	
	A variável dependente é observável e mensurável? O procedimento de mensuração se alinha com a variável dependente?	Medidas dos resultados são coletadas ao menos duas vezes (p. ex., pré- e pós-teste) com procedimentos de mensuração que se alinham?
Concordância entre observadores (IOA)	A pesquisa reporta concordância entre observadores (no inglês, IOA) para ao menos 20% de todas as sessões nas diferentes condições? A média de IOA é de 80% ou mais?	A IOA é coletada?
Variáveis independentes ou tratamento	A variável independente é explicitamente descrita, permitindo que outras pessoas identifiquem diferenças entre as condições de linha de base e de intervenção? O estudo fornece materiais para replicação, se necessário?	Os grupos/condições com e sem tratamento são explicitamente descritos, permitindo que outras pessoas compreendam plenamente os procedimentos utilizados?
Análise de dados	Os resultados estão apresentados em gráficos, permitindo uma análise visual das variáveis dependentes ao longo do tempo ou entre condições?	Os resultados reportam efeitos estatisticamente significativos para ao menos um resultado?
Demonstração de efeito	Os gráficos mostram ao menos três demonstrações de efeitos da intervenção (ao menos quatro repetições para delineamentos de tratamento alternado) causados pela manipulação sistemática da variável independente?	Os efeitos podem ser atribuídos à intervenção, sem possíveis causas externas?

Fonte: Adaptado de *Study Criteria Checklists for Group and Single Case Design*, de C. Wong et al. (2012). Disponível em: https://autismpdc.fpg.unc.edu/how-do-i-find-out-more-about-ebps.

Um estudo que atende os padrões de experimentos científicos comumente produz uma forte relação causal entre a intervenção e o comportamento ou habilidade-alvo. Isso garante que a intervenção é a única responsável pelos resultados positivos sobre a mudança do comportamento ou habilidade e que nenhuma outra circunstância externa foi a responsável. Ademais, um estudo que atende aos padrões científicos também fornece descrições detalhadas acerca dos participantes e dos procedimentos para implementar a intervenção. Isso permite que outros sigam o artigo de pesquisa para implementar a mesma intervenção com outros indivíduos que atendem aos critérios-alvo.

O segundo passo da avaliação para determinar se um tratamento pode ser selecionado como uma EBP é olhar para o número de estudos independentes adicionais, de alta qualidade, que replicam a intervenção original. Isso garante que a intervenção é eficaz para indivíduos com níveis de habilidade ou sintomas similares. Ao invés de depender de apenas um estudo ou do resultado de um estudo que pode estar sujeito a vários tipos de erros, uma prática deve possuir múltiplos estudos de qualidade suficiente com resultados similares antes de ser considerada uma EBP (Cook et al., 2015).

Atualmente, a NAC identifica 14 intervenções como EBPs *estabelecidas*, e o NCAEP o faz com 28 práticas (National Autism Center, 2015; Hume et al., 2021). A despeito da diferença inicial em número, há muitas similaridades entre os dois relatórios, com variações nos nomes e combinações de pacotes de intervenção, responsáveis pela diferença nas EBPs identificadas. Cada intervenção está destacada na Quadro 2, junto com os comportamentos correspondentes, que foram abordados na intervenção, em pesquisas anteriores. Embora os nomes das intervenções possam divergir da terminologia utilizada na ABA, a maioria das EBPs possui raízes na ABA. Por exemplo, o *National Autism Center* (2015) lista *intervenções comportamentais* como uma EBP para indivíduos com TEA abaixo dos 22 anos de idade. Intervenções comportamentais são amplamente definidas como intervenções que utilizam manipulações antecedentes e de consequências para promover mudanças em um comportamento ou ensinar uma habilidade para indivíduos com TEA. Procedimentos da ABA como o encadeamento, reforçamento diferencial e interrupção de resposta estão incluídos na ampla categoria de intervenções comportamentais. Em adição às *intervenções comportamentais*, o *National Autism Center* (2015) também inclui o *tratamento comportamental compreensivo para crianças pequenas*. Essa intervenção compreensiva refere-se a programas intensivos de ABA ou outros programas de Intervenção Comportamental Intensiva Precoce (em inglês, *Early Intensive Behavioral Intervention*, EIBI) que utilizam os princípios da ABA.

Quadro 2. Lista de práticas baseadas em evidência da NPDC e da NAC, e resultados para o aprendiz

	Acadêmico/Pré-acadêmico	**Adaptativo/Autoajuda**	**Comportamento desafiador/ interferente**	**Cognitivo**	**Comunicação**	**Atenção conjunta**	**Saúde mental**	**Motor**	**Brincar**	**Prontidão escolar**	**Autodeterminação**	**Social**	**Vocacional**
ABI*	O	O	O		O		Δ		Δ	Δ		O	
AAC	Δ		Δ		O	Δ		Δ	Δ			O	
BMI	Δ	O	Δ		Δ				Δ	Δ		Δ	
CBIS*	Δ	Δ	Δ	Δ	Δ		Δ			Δ	Δ	Δ	
DR*	Δ	O	O		Δ	Δ		Δ	Δ	Δ		Δ	
DI	Δ			Δ	O					Δ			
DTT*	O	Δ	Δ	Δ	O	Δ			Δ	Δ		O	Δ
EXM	Δ	Δ	O	O	O			O	Δ	O		O	
EXT*		O	O		O	Δ				Δ		Δ	

	Acadêmico/Pré-acadêmico	Adaptativo/Autoajuda	Comportamento desafiador/ interferente	Cognitivo	Comunicação	Atenção conjunta	Saúde mental	Motor	Brincar	Prontidão escolar	Autodeterminação	Social	Vocacional
FBA	Δ	Δ	O		Δ					Δ			
FCT		O	O		O				Δ	Δ		Δ	
MD*	O	Δ	Δ		O	Δ		Δ	Δ	Δ		O	Δ
MMI		Δ	Δ		Δ			Δ	Δ	Δ		Δ	
NI*	Δ	Δ	O	Δ	Δ	Δ	Δ	Δ	O	Δ		O	
PII*	Δ	Δ	O	Δ	O	Δ	Δ	Δ	Δ	Δ		O	
PBII*	Δ		Δ	Δ	O	Δ	Δ		Δ	Δ		O	
PP*	O	O	O		O	Δ		Δ	O	O		O	Δ
R*	O	O	O	Δ	O	O		Δ	O	O		O	Δ
RIR*	Δ	Δ	O		Δ			Δ	Δ	Δ		Δ	
SM*	Δ	Δ	O		Δ				Δ	O	Δ	Δ	Δ
SI	Δ	Δ	Δ	Δ	Δ			Δ				Δ	
SN*	Δ	Δ	O		O	Δ			Δ	Δ		O	
SST*		Δ	O	Δ	O		Δ		O	Δ	Δ	O	
TA*	Δ	Δ			Δ	Δ		Δ	Δ			Δ	Δ
TAII	O	O	Δ	O	O	O	Δ	Δ	Δ	O		O	
TD*	O	O	Δ	Δ	O	Δ		Δ	Δ	O		Δ	Δ
VM*	O	O	Δ	Δ	O	Δ		O	O	O		O	Δ
VS*	O	O	Δ	Δ	Δ	Δ		Δ	O	O		O	Δ

NCAEP = *National Clearinghouse on Autism Evidence and Practice*

O = Evidência para as idades 0-22; Δ = Evidência apenas para alguns grupos etários; X = Nenhuma evidência.

* Indica que as EBPs também são reconhecidas como EBPs pelo relatório de EBPs do *National Autism Center* (NAC, 2015).

ABI = Intervenções baseadas em antecedentes (Antecedent-based Interventions); ACC = Comunicação aumentativa e alternativa (Augmentative and Alternative Communication); BMI = Momentum comportamental (Behavioral Momentum Intervention); CBIS = Estratégias instrucionais cognitivas e comportamentais (Cognitive Behavioral Instructional Strategies); DR = Reforço diferencial (Differential Reinforcement); DI = Instrução direta (Direct Instruction); DTT = Treino em tentativa discreta (Discrete Trial Training); EXM = Exercício e movimento (Exercise and Movement); EXT = Extinção (Extinction); FBA = Avaliação funcional de comportamento (Functional Behavioral Assessment); FCT = Treino de comunicação funcional (Functional Communication Training); MD = Modelação (Modeling); MMI = Intervenção mediada por música (Music-Mediated Intervention); NI = Intervenção naturalística (Naturalistic Intervention); PII = Intervenções implementadas pelos pais (Parent-Implemented Interventions); PBII = Instrução e intervenção mediada por pares (Peer-Based Instruction & Intervention); PP = Dicas (Prompting); R = Reforçamento (Reinforcement); RIR = Interrupção de resposta e redirecionamento (Response Interruption & Redirection); SI = Integração Sensorial®(Sensory

Integration®); SM = Autogerenciamente (Self-Management); SN = Narrativas sociais (Social Narratives); SST = Treino de habilidades sociais (Social Skills Training); TA = Análise de tarefas (Task Analysis); TAII = Instruções e intervenções assistidas por tecnologia (Technology-aided Instruction & Intervention); TD = Atraso de tempo (Time Delay); VM = Vídeo modelação (Video Modeling); VS = Suportes visuais Visual Supports.

Fonte: Adaptado de Hume et al. (2021).

EBPs amplamente utilizadas

Entre as EBPs identificadas pelos dois relatórios, muitas se destacam pela aplicação generalizada para uma série de medidas de resultados (p. ex., comunicação, habilidades sociais, comportamento adaptativo, brincar). Essas intervenções incluem intervenções precoces, como o ensino naturalístico, que combinam uma variedade de outras EBPs para prestar tratamento contextualizado (p. ex., ensino baseado em tentativas dentro das rotinas naturais), ao longo de múltiplas áreas de desempenho, bem como EBPs focadas, como a modelação, as dicas e o treino parental. Embora esteja além do escopo deste capítulo descrever todas as EBPs, nós fornecemos uma visão geral de cinco EBPs bastante comuns em muitos ambientes de intervenção e para um grupo diverso de participantes.

Intervenção naturalística desenvolvimentista comportamental (NDBI)

As NDBIs são um grupo de tratamentos que combinam uma abordagem baseada em ABA com o desenvolvimento infantil e que recentemente passou a integrar os tratamentos empíricos (D'Agostino et al., 2022). Para uma lista e descrições dos modelos de NDBI (p. ex., *Project Impact, Denver Model,* JASPER), veja Bruinsma et al. (2020). Essas intervenções compartilham componentes essenciais comuns, tais como seguir a deixa da criança, modelar a linguagem apropriada e utilizar episódios de ensino direto (Frost et al., 2020). Meta-análises recentes indicam que a NDBI melhora, de maneira significativa, a comunicação social, a linguagem e as habilidades de brincar em crianças com TEA (Crank et al., 2021; Sandbank et al., 2020).

Autogerenciamento

As intervenções de autogerenciamento podem ser alguns dos procedimentos mais importantes a serem incluídos no tratamento do TEA, por conta de sua generalidade para novos ambientes e probabilidade de sustentação da mudança de comportamento (Southall & Gast, 2011). Em uma intervenção de autogerenciamento, o indivíduo recebendo o tratamento é ensinado a identificar eventos essenciais que ocorrem de modo natural em um ambiente; a se engajar em comportamentos específicos quando esses eventos ocorrerem; a avaliar se desempenhou os comportamentos corretamente; e a apresentar uma consequência reforçadora contingente ao desempenho correto (Aljadeff-Abergel et al., 2015). Essas intervenções aumentam a probabilidade de que indivíduos com TEA possam ser incluídos em uma variedade de ambientes e pode mitigar a demanda intensiva por fornecimento de serviços educacionais e comportamentais (Carr et al., 2014).

Modelação

Muitas pesquisas têm demonstrado que a modelação pode ser uma intervenção bastante eficaz para ensinar diversas habilidades a indivíduos com TEA que já sejam capazes de imitar outras pessoas (Bellini & Akullian, 2007). Em sua forma mais simples, uma intervenção de modelação envolve uma instrução para que o aprendiz se atente a outro indivíduo (ao modelo) e, então, engaje-se em um comportamento similar ao do modelo. Isso pode ser feito por meio de um modelo ao vivo ou utilizando um vídeo desenvolvido previamente com ações específicas. Entre os benefícios da modelação estão o fato de que ela pode ser utilizada em quase qualquer ambiente, e é uma ótima abordagem para ensinar indivíduos com ou sem deficiências (Miltenberger & Charlop, 2015). Adicionalmente, aprender a observar um modelo e agir de maneira similar permite que indivíduos com TEA adquiram inúmeras habilidades novas e resolvam problemas em ambientes novos.

Dicas e reforço

As dicas e o reforço, apresentados em algumas combinações, representam um dos mais estudados pacotes de intervenção utilizados com indivíduos com TEA (Wong et al., 2015). As dicas envolvem alguma forma de suporte (p. ex., assistência física, pista escrita, palavra modelada) apresentada pelo intervencionista após uma instrução e antes que a criança se engaje em uma resposta. Uma vez que a criança responda corretamente com a assistência de uma dica, o intervencionista pode entregar um item preferido, para aumentar a probabilidade de o comportamento ocorrer novamente. A dica pode ser gradualmente esvanecida ao longo de tentativas sucessivas, até que o aprendiz execute a resposta de maneira independente. A apresentação do reforço pode, então, ser empobrecida para um nível gerenciável. A quantidade de dicas e de reforço varia de criança para criança e de situação para situação. Muitas pesquisas descrevem vários métodos para utilização de dicas e reforçamento com indivíduos com TEA de todas as idades (Wong et al., 2015).

Selecionando práticas baseadas em evidência

O item 2.01 *Código de Ética para Analistas do Comportamento* estabelece que um BCBA[1] deve assegurar que os clientes estejam acessando um tratamento eficaz, baseado em "evidências científicas e delineado para maximizar os resultados desejados e proteger todos os clientes, partes interessadas, supervisionandos, *trainees*, e participantes de pesquisa de danos" (*Behavior Analysis Certification Board*, 2022, tradução livre). Relatórios nacionais[2] e sínteses são guias úteis para identificar práticas baseadas em evidência e funcionam como ferramentas para a seleção de uma intervenção dentre diversas abordagens de intervenção baseadas em pesquisa. No entanto, o processo de assegurar um tratamento específico como sendo o mais eficaz requer, em última instância, uma avaliação contínua para determinar que a mudança no comportamento se deve à intervenção (Baer et al., 1968; Birnbrauer, 1979), e que ela é socialmente válida e um tratamento eficaz para um cliente em particular. Para analistas de comportamento, uma prática baseada em evidência é "um processo de tomada de decisão que integra (a) a melhor evidência disponível, com (b) a expertise clínica, e (c) os valores e o contexto do cliente" (Slocum et al., 2014, p. 44).

[1] Para descobrir o que é a Junta de Certificação em Análise do Comportamento (do inglês, *Behavior Analyst Certification Board*) e seu papel na regulação de pesquisas e prestação de serviços, veja os recursos ao final deste Capítulo e nos Capítulos 3 e 4 deste livro.

[2] Nota da tradutora: o termo "nacionais", neste capítulo, refere-se a relatórios e sínteses que circulam nos Estados Unidos.

Quando considerando a gama de opções disponíveis para intervenções eficazes, os profissionais devem considerar diversos fatores contextuais e específicos do cliente:

a. Quais avaliações de comportamento foram ou devem ser conduzidas?
b. Qual é o alinhamento da EBP com o seu cliente e seus objetivos, valores culturais e crenças?
c. Quais EBPs foram utilizadas para abordar esse comportamento específico no passado?
d. Quais adaptações contextuais e culturais precisam ser feitas à EBP?
e. Quais são os recursos atualmente disponíveis? A EBP é viável para esse ambiente?
f. Quem precisa estar envolvido na intervenção? Os técnicos comportamentais ou outros membros da equipe possuem treinamento para essa EBP? Quem os treinará?
g. Quem e com qual frequência avaliará a coleta de dados de forma contínua para determinar a efetividade do tratamento, a integridade de implementação do procedimento e a validade social? Quando e como a avaliação será compartilhada com os clientes?

História, cultura e valores do cliente

Antes de selecionar os objetivos e as EBPs para abordá-los, você deve reunir informações a respeito do cliente e sua família. Você pode fazer isso por meio de uma revisão do histórico médico, educacional e familiar do cliente, observações em ambientes naturais e entrevistas semiestruturadas. Especificamente, será importante estar ciente de variáveis culturais e contextuais (p. ex., idioma falado em casa, práticas do cuidador), quaisquer condições médicas e medicações atuais ou passadas que possam afetar o tratamento, assim como eventos traumáticos ou outros fatores contextuais relacionados (p. ex., recursos e suporte familiar). Além disso, possuir um registro de tratamentos prévios e relatórios de progresso anteriores que delineiam estratégias ou intervenções passadas, eficazes ou não é útil. Você pode ser capaz de evitar o uso de estratégias que foram ineficazes no passado. Por exemplo, se foi reportado o engajamento do estudante em comportamentos interferentes quando recebendo dicas físicas, você pode evitar dicas físicas. Ao mesmo tempo que essa informação é valiosa, há, com frequência, muitos fatores desconhecidos, incluindo operações motivacionais, avaliações de preferência e fidelidade do tratamento, que podem ter contribuído para a falta de eficácia da intervenção.

Também é importante considerar a idade do seu cliente, as habilidades de pré-requisito, o ambiente e os valores e crenças das partes interessadas (p. ex., pais, cuidadores ou educadores). Quando as principais partes interessadas são incluídas no processo de seleção de objetivos, você garante que o objetivo é valioso e socialmente significativo para a criança, a família e outros educadores. Você também deve se atentar para as características de um ambiente específico que podem impactar uma intervenção específica. Os profissionais devem ser cuidadosos com as variáveis culturais que podem impactar o tratamento (p. ex., estratégias incompatíveis com os valores parentais), quando selecionando e planejando as práticas baseadas em evidência (Beaulieu & Jimenez-Gomez, 2022; Slocum et al., 2014). Por exemplo, os valores culturais de um cuidador podem estar em conflito direto com uma intervenção específica. Um cuidador que expressa que "não responder" a um comportamento interferente está associado a uma "prática parental ruim" em sua cultura pode indicar que uma EBP em particular, tal como a extinção, pode não ser viável nesse contexto. Uma vez que você tiver assegurado que o objetivo seja socialmente significativo e considerado a história do cliente e contexto cultural, você precisará garantir que o objetivo se alinhe bem com a EBP. Isso requer que você trabalhe colaborativamente com as famílias para identificar variáveis culturais que possam entrar em conflito com as estratégias de intervenção e, como consequência, fazer modificações que balancear a fidelidade de implementação com os valores culturais (Barker et al., 2010).

Objetivo do cliente e alinhamento à EBP

A fim de garantir um bom alinhamento entre um objetivo em particular e uma EBP, você pode se perguntar o seguinte: em qual domínio específico a sua intervenção se enquadra (p. ex., habilidades sociais, linguagem, acadêmico)? As sínteses e compilações de práticas baseadas em evidência listam, com frequência, as habilidades específicas ou comportamentos-alvo para os quais a EBP foi avaliada e as populações específicas com as quais ela foi implementada (veja a Quadro 2 para um resumo). Isso pode ajudar os profissionais a selecionar intervenções que se mostraram eficazes para determinadas populações e determinados comportamentos ou habilidades.

Há dois subgrupos principais de práticas baseadas em evidência: (a) os modelos de tratamento compreensivos (do inglês, *comprehensive treatment models*, CTM) e (b) as intervenções focais. Os CTMs consistem em diversas práticas que compõem um pacote para alcançar um objetivo de aprendizagem amplo ou para melhorar o impacto do TEA sobre o desenvolvimento (p. ex., TEACCH, *Early Start Denver Model*). As intervenções focadas abordam comportamentos-alvo específicos, são definidas de maneira operacional e tendem ocorrer durante um período de tempo mais curto (Odom et al., 2010). As intervenções focadas tendem a ser aplicáveis para apenas determinadas habilidades ou comportamentos (p. ex., treino de habilidades sociais ou interrupção de resposta e redirecionamento). Dentro das intervenções focadas, são centrais as estratégias de ensino comportamentais derivadas de princípios da ABA e que são aplicáveis a uma variedade de comportamentos de forma a aumentar comportamentos desejáveis e diminuir comportamentos-problema (p. ex., reforçamento e extinção). Essas estratégias de ensino comportamentais, às vezes, fazem parte de intervenções focadas, tais como as intervenções naturalísticas, que incluem dicas e reforçamento.

Adaptações necessárias e análise dos recursos disponíveis

Quando seleciona uma EBP para ser utilizada em ambientes educacionais ou na comunidade, é especialmente importante considerar as variáveis que podem contribuir para ou descontinuar a eficácia do tratamento. É necessário avaliar o aspecto prático da intervenção dentro de um contexto e a extensão com a qual uma intervenção pode ser oferecida quando os recursos, o tempo e/ou o comprometimento forem, de alguma forma, limitados. É importante, também, avaliar o número de membros da equipe necessário para implementar a intervenção no contexto no qual você pretende fazê-lo e avaliar quaisquer mudanças necessárias nos procedimentos para que eles se tornem apropriados para uma situação nova. Deve-se avaliar, ainda, o nível de *expertise* dos membros da equipe e se eles possuem as habilidades necessárias para implementar a EBP. Os recursos de EBP, tais como o *Autism Focused Intervention Resources and Modules* (AFIRM; https://afirm.fpg.unc.edu/), são ótimas ferramentas para utilizar no treinamento de membros da equipe e para avaliar a prestação de serviços.

Mensuração do comportamento e integridade do tratamento

A avaliação contínua e medidas objetivas da eficácia do tratamento são imperativas para a prática da ABA. Isso nos ajuda a tomar decisões mais precisas a respeito das nossas intervenções, permitindo-nos uma mensuração precisa de mudanças sutis no comportamento (Mayer et al., 2012). Dado que a mensuração do comportamento é crucial para a avaliação das intervenções, uma definição adequada do comportamento é crucial. Definições operacionais do comportamento-alvo asseguram que aumentos ou diminuições no comportamento sejam capturados de maneira acurada e confiável (veja o Capítulo 11 para mais informações sobre medidas do comportamento). O método de mensuração que você selecionar (p. ex., análise de tarefas, registro de evento, frequência, duração e taxa) também deve capturar acuradamente essa mudança.

Um elemento importante, embora frequentemente negligenciado, de uma medida confiável a respeito da provisão de intervenções comportamentais é a concordância entre observadores (do inglês, *interobserver agreement*, IOA). A IOA é um procedimento por meio do qual dois observadores registram, simultaneamente, um evento ao longo de um período de tempo pré-determinado, para avaliar a confiabilidade do registro entre os observadores (Cooper et al., 2020). Embora essa abordagem não garanta uma coleta de dados precisa, ela aumenta a probabilidade de que os dados sejam confiáveis para a tomada de decisões a respeito dos passos do tratamento. Para o propósito de pesquisa, os analistas do comportamento coletam dados de IOA por aproximadamente um terço de todas as sessões, uniformemente distribuídas pelas condições de linha de base e de intervenção. Na prática, os profissionais devem tentar coletar dados de IOA uma vez a cada cinco sessões.

A integridade do tratamento ou a fidelidade de implementação refere-se à precisão com a qual a intervenção e o tratamento são implementados (Gast & Ledford, 2014). Avaliar os efeitos de um tratamento é difícil se você não estiver certo sobre a intervenção ter sido entregue como pretendida. Ambos os recursos de EBP discutidos aqui contêm listas de checagem de integridade do tratamento que te ajudarão a avaliar a provisão do tratamento.

Identificando uma EBP: estudo de caso

O exemplo de caso a seguir descreve o processo de selecionar uma EBP para remediar um déficit comportamental específico em uma garota de quatro anos de idade com TEA. Coloque-se no papel do provedor de serviços nesse caso e considere como você poderia aplicar cada passo já descrito para o cenário a seguir.

Histórico

Isabelle é uma menina de 4 anos de idade, diagnosticada com TEA. Seus pais se mudaram da Guatemala para os Estados Unidos dois anos atrás, e ela não recebeu intervenções comportamentais intensivas no passado. A família de Isabelle fala, predominante, o espanhol, mas a menina foi exposta aos dois idiomas (espanhol e inglês). Ela vive em uma casa com seus pais biológicos e seu irmão mais velho, Luis, de 7 anos de idade.

Ambiente

Isabelle frequenta um programa de educação especial pré-escolar cinco dias por semana e é incluída em uma sala regular da pré-escola comum durante os momentos de brincadeira livre e lanche por aproximadamente duas horas de seu dia. Nas instituições pré-escolares norte-americanas, a brincadeira livre se constitui como um período de tempo de 1 a 2 horas que enfatiza a brincadeira com brinquedos e materiais variados da sala de aula; durante esse tempo, as crianças podem selecionar o que elas desejam e com quem elas querem brincar. O lanche é, tipicamente, uma atividade de 20 minutos na qual duas ou mais crianças se sentam em uma mesa para comer um lanche juntos. De acordo com as avaliações escolares reportadas em seu Plano de Ensino Individualizado (do inglês, *Individualized Education Plan*, IEP), as habilidades pré-acadêmicas de Isabelle são apropriadas para a sua idade, mas ela apresenta atrasos graves na linguagem e na comunicação social. No ambiente pré-escolar regular, a razão professor-criança é de um professor para cada seis estudantes. O professor de educação especial reporta que a instituição começou a utilizar o Sistema de Comunicação por Troca de Figuras (do inglês, *Picture Exchange Communication System*[1], PECS) em sala de aula, mas Isabelle não ultrapassou o nível 2.

Comportamento-alvo

Isabelle é capaz de ecoar com boa articulação frases com até duas palavras. No entanto, ela não faz solicitações verbais espontaneamente e, em vez disso, conduz os adultos pela mão ou aponta para os itens desejados. Quando professores não estão prestando atenção às suas necessidades, às vezes, ela chora até que um professor se dela.

Passo 1: identificar e definir o comportamento

Você inicia definindo operacionalmente o seu comportamento-alvo, que são, neste caso, os pedidos vocais. Você decide não definir operacionalmente o seu comportamento-alvo em termos de comportamento verbal (p. ex., mandos), uma vez que os professores da sala de aula pré-escolar regular e da educação especial não têm conhecimento teórico acerca do comportamento verbal. Você define um pedido vocal como sendo a emissão de, ao menos, uma palavra falada ou aproximação de palavra dirigida a um ouvinte para obter acesso a um item, objeto, comestível, bebida, atividade ou ação desejada.

Passo 2: avaliação[2]

Você, então, conduz uma avaliação de linguagem natural na sala de aula pré-escolar regular e na sala de aula de educação especial, bem como na casa da criança durante atividades similares, de lanche e de escolhas livres. Você coleta a frequência de pedidos vocais por 30 minutos ao longo de três dias (no mínimo) e chega a uma taxa de pedidos vocais em cada ambiente e nos dois idiomas falados. Você também decide verificar alguns dos relatórios de avaliação anteriores, conduzindo uma breve avaliação para determinar o repertório de imitação vocal de Isabelle. É importante que tal

[1] Para mais informações a respeito do PECS, veja *Autism Focused Intervention Resources and Modules* (AFIRM), no final deste Capítulo, e o PECS Brasil.

[2] Veja o Capítulo 9 para informações mais detalhadas a respeito de avaliações.

aspecto seja avaliado, uma vez que ele ajudará a orientar a sua seleção de palavras-alvo específicas ou de aproximações de palavras específicas. Você reúne entrevistas informais com as partes relevantes — educadores da salas regular, professores de educação especial, cuidadores, fonoaudiólogos — para fazer perguntas sobre as intervenções utilizadas no passado, suas preocupações e objetivos para Isabelle e sobre os conhecimentos dessas partes sobre EBPs. Você pergunta aos cuidadores sobre suas preferências quanto aos alvos linguísticos e sobre as estratégias que eles utilizam em casa para promover a linguagem. Ambos os professores dizem que estão familiarizados com a apresentação de dicas e reforçamento e relatam que os membros de suas equipes possuem conhecimento básico acerca desses procedimentos.

Figura 1. Processo anterior à seleção da EBP. As palavras em azul representam os passos que foram realizados no estudo de caso.

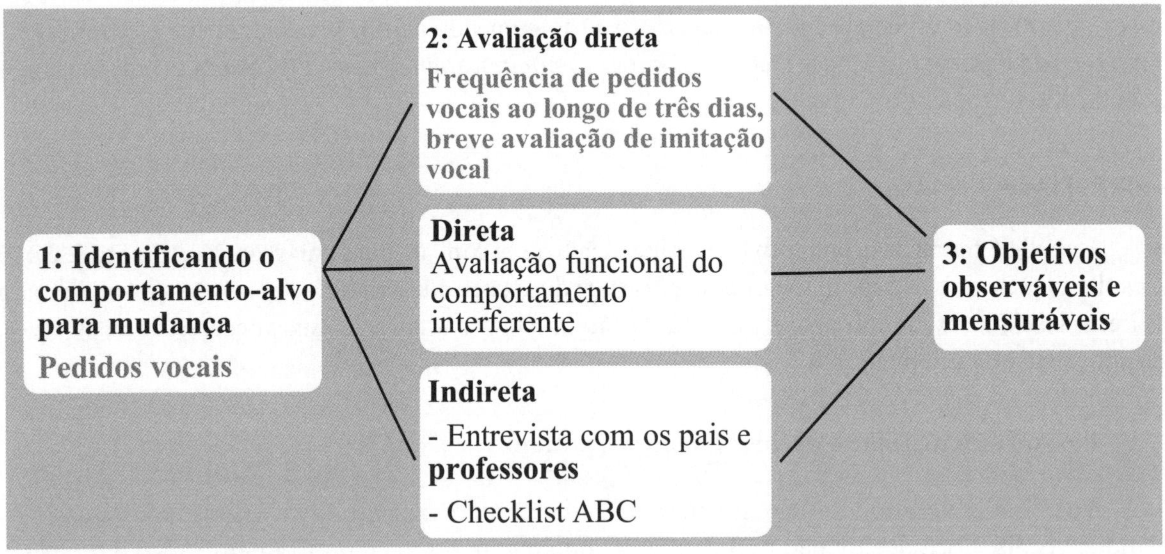

Fonte: Figura elaborada pelos autores

Passo 3: escrever objetivos observáveis e mensuráveis

Você deveria escrever um objetivo observável e mensurável que estabeleça os eventos do ambiente, o contexto ou os antecedentes, o comportamento-alvo e os critérios de aprendizagem. A primeira caixa a seguir destaca um exemplo de como um objetivo deve e não deve ser escrito, a fim de avaliar o desempenho do estudante. A segunda caixa ajuda a definir o que considerar como uma oportunidade para um pedido.

Objetivo não observável e não mensurável	Objetivo observável e mensurável
Isabelle aumentará seus pedidos vocais.	*Isabelle fará pedidos utilizando 2 palavras em 90% das oportunidades, em 2 sessões consecutivas, em ambientes naturais dentro de rotinas que ocorrem naturalmente.*

Definindo uma oportunidade		
Antecedente	Comportamento	Consequência
Operação estabelecedora relevante está em efeito (variável que, de maneira momentânea, estabelece a eficácia do reforço). *Embutida em uma rotina que ocorre naturalmente (p. ex., comer um lanche).*	*Topografia do pedido (o que a criança de fato diz).*	*O terapeuta ou professor entrega um biscoito à criança (reforçador natural).*
A criança quer um biscoito e tenta pegá-lo.	A criança diz "Biscoito".	A criança obtém o biscoito.

Passo 4: alinhamento da EBP ao cliente, ao contexto e ao objetivo do cliente

Você pesquisa as práticas baseadas em evidência de, ambas a NPDC e o NAC, que abordam pedidos vocais e formula a seguinte lista de EBPs:

- Sistema de Comunicação por Troca de Figuras (PECS);
- Treinamento de Respostas Pivotais (PRT);
- Reforçamento;
- Dicas;
- Estratégias de Ensino Naturalístico.

Você leva em consideração que o professor de educação especial tentou utilizar o PECS e parece sentir que nenhum progresso foi feito. Embora você saiba que isso pode ser em função de diversas variáveis, incluindo um treinamento insuficiente dos membros da equipe e nenhuma avaliação de preferências, você decide eliminá-lo da lista. Você se lembra das perguntas da entrevista que revelaram que os membros da equipe completaram treinamentos introdutórios relativos a dicas e reforçamento e que ambos os professores preferem estratégias de ensino naturalístico. Você decide delinear um programa utilizando estratégias de ensino naturalístico, dicas e reforçamento.

O objetivo da aprendiz é realizar pedidos vocais utilizando duas palavras e contato visual em 90% das oportunidades embutidas, em duas sessões consecutivas, em dois ambientes de aprendizagem, na sala de educação especial e na sala de aula regular. Após conduzir uma avaliação de preferência em ambos os ambientes e avaliar os materiais disponíveis nesses dois ambientes, você toma decisões quanto às respostas-alvo e delineia os procedimentos e os sistemas de coleta de dados. Veja os Capítulos 9 e 10 para mais informações.

Você conduz um treinamento para a utilização dos seus procedimentos e utiliza os materiais disponíveis nos *sites* da AFIRM e do NAC, para facilitar esse processo e reduzir custos.

Passo 5: mensuração do comportamento e integridade do tratamento

Dados o seu objetivo e os recursos disponíveis, você decide fazer com que os membros da equipe da sala de aula coletem dados durante a hora do lanche para as respostas-alvo (p. ex., *"Quero suco"*, *"Bolacha, por favor"*). Você continua a fornecer treinamento baseado no *checklist* de integridade de procedimento que você adaptou para a utilização com estratégias de ensino em ambiente natural, com dicas e com reforço nesse ambiente. Você cria apresentações visuais dos dados (gráficos) que você coletou para avaliar a eficácia do tratamento, para que elas representem mudanças no comportamento ao longo do tempo. Você compartilha os seus resultados com os membros da equipe e com os professores dos dois ambientes. Você faz modificações nos procedimentos conforme necessário, além de fornecer treinamento e *feedback* contínuo para os membros da equipe.

Uma vez que a criança atingir o critério de aprendizagem pré-determinado (p. ex., 90% de precisão ao longo de duas sessões consecutivas), o passo final é incluir os alvos específicos em uma lista de manutenção, de modo que eles sejam periodicamente avaliados. Isso assegura que a criança mantenha o desempenho ao longo do tempo, sem as demandas de avaliar os alvos todos os dias. Adicionalmente, você aproveita as oportunidades que ocorrem naturalmente para que a criança solicite tais alvos em ambientes diferentes e com pessoas diferentes, encorajando, assim, a generalização de pedidos por itens preferidos.

Considerações finais

A utilização de EBPs administradas por técnicos comportamentais bem treinados, sob supervisão de analistas do comportamento qualificados, é crítica para abordar as necessidades educacionais e comportamentais de indivíduos com autismo. A combinação de práticas empiricamente comprovadas com o julgamento profissional baseado na análise de dados objetivos de cada criança individual pode ajudar indivíduos com TEA a alcançar o seu potencial máximo. Pesquisadores e provedores de serviço em ABA têm utilizado essa abordagem desde a década de 1960, com ótimos resultados para a maioria das pessoas a quem eles servem. Avanços recentes na identificação e disseminação de EBPs específicas tornaram essa tarefa mais fácil em alguns aspectos, embora os profissionais ainda devam entender os princípios básicos da ABA, quando provendo e avaliando a eficácia de intervenções para consumidores individuais.

Referências

Aljadeff-Abergel, E., Schenk, Y., Walmsley, C., Peterson, S. M., Frieder, J. E., & Acker, N. (2015). The effectiveness of self-management interventions for children with autism: A literature review. *Research in Autism Spectrum Disorders, 18*, 34-50. https://doi.org/10.1016/j.rasd.2015.07.001

American Psychiatric Association. (2013). *Diagnostic and statistical manual of mental disorders* (5th ed.). Arlington, VA: American Psychiatric Publishing.

Aragon-Guevara, D., Castle, G., Sheridan, E., & Vivanti, G. (2023). The reach and accuracy of information on autism on TikTok. *Journal of Autism and Developmental Disorders*. Advance online publication. https://doi.org/10.1007/s10803-023-06084-6

Baer, D. M., Wolf, M. M., & Risley, T. R. (1968). Some current dimensions of applied behavior analysis. *Journal of Applied Behavior Analysis, 1*, 91-97. doi:10.1901/jaba.1968.1-91

Bak, M. Y. S., Dueñas, A. D., Reilly, A. M., Abas, H., & Pan, Q. (2023). The demographics of autistic individuals in social communication evidence-based practice: A systematic review. *Review Journal of Autism and Developmental Disorders*.

Bellini, S., & Akkulian, J. (2007). A meta-analysis of video modeling and video self-modeling interventions for children and adolescents with autism spectrum disorders. *Exceptional Children, 73,* 264-287. doi: 10.1177/001440290707300301

Behavior Analyst Certification Board. (2022). Ethics Code for Behavior Analyst. Retrieved from https://www.bacb.com/wp-content/uploads/2022/01/Ethics-Code-for-Behavior-Analysts-230119-a.pdf

Birnbrauer, J.S., (1979) Applied behavior analysis, service and acquisition knowledge. *Behavior Analyst, 2,* 15-21.

Brown, K.R., Hurd, A.M., Randall, K.R. & Szabo, T., Mitteer, D. (2022). A family-centered care approach to behavior-analytic assessment and intervention. *Behavior Analysis in Practice* https://doi.org/10.1007/s40617-022-00756-y

Carr, M. E., Moore, D. W., & Anderson, A. (2014). Self-management interventions on students with autism: A meta-analysis of single-subject research. *Exceptional Children, 81*(1). https://doi.org/10.1177/0014402914532235

Cooper J. O., Heron T. E., & Heward W. L. (2007). Applied Behavior Analysis (2nd ed.) Upper Saddle River, NJ: Pearson

Cook, B. G., Buysse, V., Klinger, J, …, & Test, D. W. (2015). CEC's standards for classifying the evidence base of practices in special education. *Remedial and Special Education, 36,* 220-234. doi: 10.1177/0741932514557271

D'Agostino, S. R., Dueñas, A. D., Bravo, A., Tyson, K., Straiton, D., Salvatore, G. L., Pacia, C., & Pellecchia, M. (2022). Toward deeper understanding and wide-scale implementation of naturalistic developmental behavioral interventions. Autism, 27(1), 253–258. https://doi. org/ 10. 1177/ 13623 61322 11214 27

DiGennaro Reed, F. D., & Reed, D. D. (2008). Towards an understanding of evidence-based practice. *Journal of Early and Intensive Behavior Intervention, 5,* 20-29.

Gast, D. L. & Ledford, J. R. (2014). *Single Case Research Methodology: Applications in Special Education and Behavioral Sciences*. New York, NY: Routledge.

Hamrick, J., Cerda, M., O'Toole, C., & Hagen-Collins, K. (2021). Educator knowledge and preparedness for educating students with autism in public schools. *Focus on Autism and Other Developmental Disabilities, 36*(4), 213–224. https://doi.org/10.1177/1088357621989310

Hernandez, C. D., Awodeha, N. F. W., and Cameron, M. J. (2023). Culture and language inclusion in the practice of applied behavior analysis: Next steps for improving outcomes for autistic clients. *Behavior Analysis in Practice*. Advance online publication. https://doi.org/10.1007/s40617-023-00791-3

Hume, K., Steinbrenner, J. R., Odom, S. L., Morin, K. L., Nowell, S. W., Tomaszewski, B., Szendrey, S., McIntyre, N. S., Yücesoy-Özkan, S., & Savage, M. N. (2021). Evidence-based practices for children, youth, and young adults with autism: Third generation review. *Journal of Autism and Developmental Disorders, 51,* 4013-4032. https://doi.org/10.1007/s10803-020-04844-2

Johnston, J. M., & Pennypacker, H. S. (2009). Strategies and Tactics of Behavioral Research (3rd ed.) New York, NY: Routledge.

Kasari, C., & Smith, T. (2013). Interventions in school for children with autism spectrum disorder: Methods and recommendations. *Autism, 17,* 254-267. doi: 10.1177/1362361312470496

Mayer, G. R., Sulzer-Azaroff, B., & Wallace, M. (2012). *Behavior analysis for lasting change*. Cornwall-on-Hudson, NY: Sloan Pub.

Miltenberger, C. A., & Charlop, M. H. (2015). The comparative effectiveness of portable video modeling vs. traditional video modeling interventions with children with autism spectrum disorders. *Journal of Developmental and Physical Disabilities, 27*, 341-358. https://doi.org/10.1007/s10882-014-9416-y

National Autism Center. (2015). *Findings and conclusions: National standards project, phase 2*. Randolph, MA: Author. Retrieved from http://www.nationalautismcenter.org/resources

Odom, S. L., Collet-Klingenberg, L., Rogers, S., & Hatton, D. (2010). Evidence-based practices for children and youth with autism spectrum disorders. *Preventing School Failure, 54*, 275–282. doi:10.1080/10459881003785506.

Reichow, B. (2012). Overview of meta-analyses on early intensive behavioral intervention for young children with autism spectrum disorders. *Journal of Autism and Developmental Disorders, 42*, 512-520. doi: 10.1007/s10803-011-1218-9

Saposnik, F. E., & Huber, J. F. (2020). Trends in web searches about the causes and treatments of autism over the past 15 Years: Exploratory infodemiology Study. *JMIR Pediatrics and Parenting, 3*(2), e20913. https://doi.org/10.2196/20913

Slocum, T.A., Detrich, R., Wilczynski, S.M., Spencer,T.D., Lewis, T., & Wolfe, K. (2014) The evidence-based practice of applied behavior analysis. *Behavior Analyst, 37*,41-56. doi 10.1007/s40614-014-0005-2

Southall, C. M., & Gast, D. L. (2011). Self-management procedures: A comparison across the autism spectrum. *Education and Training in Autism and Developmental Disabilities, 46*(2), 155-171.

Wolf, M. M. (1978). Social validity: The case for subjective measurement or how applied behavior analysis is finding its heart. *Journal of Applied Behavior Analysis, 11*, 203-214. doi: 10.1901/jaba.1978.11-203

Wong, C., Odom, S. L., Hume, K. Cox, A. W., Fettig, A., Kucharczyk, S., ..., & Schultz, T. R. (2014). *Evidence-based practices for children, youth, and young adults with Autism Spectrum Disorder*. Chapel Hill: The University of North Carolina, Frank Porter Graham Child Development Institute, Autism Evidence-Based Practice Review Group. Retrieved from http://autismpdc.fpg.unc.edu/sites/autismpdc.fpg.unc.edu/files/imce/documents/2014-EBP-Report.pdf

Wong, C., Odom, S. L., Hume, K., Cox, A. W., Fettig, A., Kucharczyk, S., ... & Schultz, T. R. (2015). Evidence-based practices for children, youth, and adults with autism spectrum disorder: A comprehensive review. *Journal of Autism and Developmental Disorders, 45*, 1951-1966. doi: 10.1007/s10803-014-2351-z

Recursos

National Professional Development Center on Autism Spectrum Disorder

https://autismpdc.fpg.unc.edu/national-professional-development-center-autism-spectrum-disorder
O *NPDC on Autism* fornece uma visão geral sobre as práticas essenciais de desenvolvimento profissional necessárias para fornecer apoio à implementação eficaz de EBPs por usuários de escolas públicas. A versão completa da revisão mais recente de EBPs do NCAEP pode ser baixada gratuitamente no *site* do NPDC. Em adição, o usuário encontrará informações e links para os diversos recursos descritos a seguir.

Autism Focused Intervention Resources and Modules (AFIRM)

https://afirm.fpg.unc.edu/

Os módulos AFIRM foram desenvolvidos a partir do trabalho conduzido pelo *NPDC on Autism*. Após criar uma conta gratuita, os usuários podem acessar módulos informacionais para cada uma das 28 EBPs identificadas por Hume et al. (2021). Os módulos incluem descrições e vídeos que demonstram como as práticas são aplicadas em contextos educacionais. Além disso, cada módulo é acompanhado de uma breve descrição da EBP, que inclui uma visão geral sobre a prática, procedimentos de implementação detalhados, um *checklist* de fidelidade de procedimento, e citações para informações adicionais sobre a prática.

National Autism Center (NAC)

https://nationalautismcenter.org/

A NAC apresenta inúmeros recursos gratuitos para os usuários interessados em prover EBPs para indivíduos com TEA. Em adição à versão atualizada do Projeto de Padrões Nacionais (Estados Unidos), os usuários podem fazer o *download* de informações sobre EBPs escritas especificamente para pais, educadores ou outros profissionais. Também há links para artigos acessíveis escritos por profissionais de saúde comportamental para abordar questões frequentes relacionadas ao TEA.

The Institute of Education Sciences "What Works Clearinghouse (WWC)"

https://ies.ed.gov/ncee/wwc

O WWC oferece uma base de dados pesquisável de EBPs para a educação. Além de apresentar EBPs, a plataforma também fornece relatórios descrevendo a literatura revisada por pares ou a falta dela para práticas ainda não estabelecidas. Painéis de especialistas conduzem revisões objetivas da literatura referente a uma determinada prática e submetem um relatório detalhado para o WWC a respeito do escopo e rigor da pesquisa em uma área em particular.

Behavior Analyst Certification Board – Professional Code for Behavior Analysts

https://www.bacb.com/ethics-information/

O Código Profissional e de Ética da Junta de Certificação em Análise do Comportamento delineia o papel do analista do comportamento na provisão de serviços para todos os consumidores. Diversos itens no Código abordam a importância da prática baseada em evidências, incluindo como os analistas do comportamento devem atuar em uma variedade de contextos relativos à entrega de EBPs.

SEÇÃO II
AVALIAÇÃO E DELINEAMENTO DE INTERVENÇÕES

CAPÍTULO 8

DESCOBRINDO AS PREFERÊNCIAS DA PESSOA COM TRANSTORNO DO ESPECTRO AUTISTA

Dr.a Daniela Mendonça Ribeiro[1]

Dr.a Ana Carolina Sella, BCBA-D, QBA[2]

[1]Universidade Federal de Alagoas e INCT-ECCE

[2]Aprendizagem em Pauta

Neste capítulo, abordaremos um dos primeiros passos a serem dados quando se pensa em intervenções baseadas na Análise do Comportamento Aplicada (ABA) para pessoas com Transtorno do Espectro Autista (TEA): a descoberta das preferências da pessoa. Mais especificamente, os objetivos deste capítulo são: (1) demonstrar a importância de se identificar possíveis itens reforçadores para o tratamento de pessoas com TEA; (2) descrever a finalidade e os passos a serem conduzidos em uma avaliação de preferência; (3) apresentar os métodos de avaliação de preferência, assim como as vantagens e as desvantagens de cada um deles; e (4) descrever variáveis analisadas para se identificar o método de avaliação de preferência mais adequado para a(s) pessoa(s) com quem se está trabalhando. Inicialmente, abordaremos a distinção entre os conceitos de preferência e de reforçador, bem como a definição, os objetivos e as etapas gerais de uma avaliação de preferência. Veremos, também, que há métodos de avaliação indireta da preferência, como as entrevistas e os *checklists*, e métodos de avaliação direta, como as observações em situação de operante livre e os métodos baseados em tentativas (avaliação de preferência com estímulo único, avaliação de preferência com pares de estímulos e avaliação de preferência com múltiplos estímulos).

Reforçadores *versus* preferências

Antes de apresentarmos a definição e os tipos de avaliação de preferência, é importante diferenciar os conceitos de reforçador e de preferência. Isso porque, frequentemente, ouvimos que, antes de iniciar uma intervenção baseada na ABA com pessoas com TEA ou com alguma outra deficiência, deve-se identificar reforçadores e que avaliações de preferência são realizadas com essa finalidade. Realmente, um componente importante de intervenções cujo objetivo seja o ensino de novos comportamentos ou a redução de comportamentos interferentes é a identificação de estímulos que funcionem como reforçadores para os comportamentos-alvo emitidos pela pessoa. Entretanto, a compreensão do papel das avaliações de preferência está relacionada ao entendimento sobre a diferença entre reforçador e preferência.

Conforme discutido no Capítulo 6, as consequências produzidas pelo comportamento controlam a probabilidade de emissão futura desse comportamento. Algumas dessas consequências aumentam a frequência, a duração ou a intensidade[1] do comportamento, ou seja, a probabilidade de ele voltar a ocorrer na presença dos estímulos antecedentes com os quais foram associados. A essas consequências, damos o nome de *reforçadoras*.

Consequências reforçadoras ou reforçador, portanto, referem-se a uma propriedade de um estímulo (como um adjetivo – essa consequência é reforçadora) ou a um determinado estímulo (como um substantivo, por exemplo, um item[2] reforçador), respectivamente. Tais termos são distintos de reforçamento e de reforço, sendo que o primeiro consiste na apresentação de um reforçador quando uma resposta ocorre. Lembrando que o reforçamento é feito em relação a respostas, não em relação às pessoas. Dessa maneira, deve-se dizer que respostas são reforçadas e não que pessoas são reforçadas. E o termo mais utilizado: *reforço*. Como discutido no Capítulo 6, reforço se refere a dois fenômenos. O primeiro se refere ao processo que resulta no aumento na frequência ou em alguma outra dimensão da resposta. O segundo se refere ao procedimento de apresentar consequências após a ocorrência de uma determinada resposta.

Para que se possa afirmar que um comportamento foi reforçado, a relação entre o organismo e ambiente tem de resultar em três fenômenos:

> Primeiro, as respostas devem ter consequências. Segundo, sua probabilidade deve aumentar (isto é, as respostas devem tornar-se mais prováveis do que quando não tinham essas consequências). Terceiro, o aumento da probabilidade deve ocorrer *porque* a resposta tem essa consequência e não por outra razão qualquer (Catania, 1999, p. 91).

Quando essas três condições estão presentes, pode-se dizer que a resposta foi reforçada e que o estímulo era um reforçador. É preciso sempre refletir sobre o fato de que não se pode identificar, *a priori*, o que é reforçador para uma determinada resposta. É preciso fazer o teste: se a pessoa emitir uma resposta, você apresentar a consequência escolhida e a resposta voltar a ocorrer outras vezes no futuro, pode-se inferir o valor reforçador daquela consequência. Se a pessoa emitir uma resposta, você apresentar a consequência escolhida e a resposta não voltar a ocorrer, deve-se analisar se a consequência realmente deve ser utilizada nos procedimentos, uma vez que ela não resultou no aumento da probabilidade de emissão da resposta e, portanto, não se pode atribuir-lhe valor reforçador.

Verifica-se, portanto, que apenas testes diretos, denominados *avaliações de reforçadores*, podem demonstrar se um item é realmente reforçador para uma determinada resposta ou cadeia de respostas (Logan & Gast, 2001; Pace et al., 1985; Piazza et al., 1996; Skinner, 1953). É importante ressaltar que um mesmo item pode ser reforçador para uma resposta, mas pode não o ser para outra (Piazza et al., 1996). Isso porque "a efetividade de um reforçador depende da sua relação com as respostas que o produzem" (Catania, 1999, p. 99). Dessa maneira, não se pode definir os reforçadores independentemente das respostas que eles reforçam.

Se são as avaliações de reforçadores que verificam se determinados itens são realmente reforçadores, qual é a sua relação com as avaliações de preferência?

Avaliações de preferência identificam itens que, provavelmente, funcionarão como reforçadores e avaliações de reforçadores colocam os itens altamente preferidos, os quais são potenciais reforça-

---

1 No Capítulo 11, as propriedades fundamentais do comportamento, assim como suas principais dimensões quantitativas, são descritas em detalhes.

2 A palavra *item* será utilizada ao longo do texto para se referir a objetos, atividades, brinquedos, atenção, comidas, entre outros possíveis elementos preferidos pela pessoa. Em publicações na língua inglesa, a palavra *stimulus* (estímulo) é utilizada para se referir ao conjunto de coisas e eventos que podem servir como reforçadores.

dores, sob teste direto ao apresentá-los de forma contingente a ocorrências do comportamento e ao medir os efeitos na taxa de resposta (Cooper et al., 2020).

Dessa maneira, as avaliações de preferência permitem a identificação de reforçadores em potencial dentre um grande número de itens, reduzindo o volume de itens e o tempo gasto nos testes de reforçadores diretos. Conforme discutido por Hagopian et al. (2004, p. 669), "não se pode assumir que estímulos altamente preferidos funcionarão como reforçadores eficazes". Isso porque o valor reforçador de um determinado item é função de muitas variáveis contextuais, tais como a resposta-alvo (que produzirá tal item como consequência programada), a disponibilidade de outras formas de reforçamento e a história recente de privação ou de saciação do item. Portanto, itens identificados como altamente preferidos em uma avaliação de preferência devem ser considerados reforçadores *em potencial* e apenas testes diretos poderão comprovar se eles são realmente reforçadores.

Avaliações de preferência

Definição, objetivos e etapas gerais

Avaliação de preferência refere-se a diversos procedimentos utilizados para definir

> [...] (a) os estímulos que a pessoa prefere, (b) os valores de preferência relativos destes estímulos (alta preferência *versus* baixa preferência), (c) as condições sob as quais estes valores de preferência mudam quando demandas por tarefas, estados de privação ou esquemas de reforçamento são alterados e (d) se itens altamente preferidos funcionarão como reforçadores efetivos (Cooper et al., 2020, p. 300).

De forma geral, as avaliações de preferência são conduzidas em dois passos, sendo o primeiro a descoberta de uma grande variedade de itens que possa vir a ser utilizada como possíveis reforçadores e o segundo a apresentação sistemática de tais itens à pessoa com o propósito de identificar suas preferências (Cooper et al., 2007). Dependendo do tipo de comportamento interferente que a pessoa apresente (déficit ou excesso) e dependendo dos itens que constituem suas preferências (comestíveis, brinquedos, atividades, entre outros), o profissional responsável pela intervenção deverá utilizar procedimentos diferentes para conduzir esses dois passos.

Conforme mencionado anteriormente, alguns autores, como Hagopian et al. (2004), categorizam as avaliações de preferência em indiretas e diretas, com base no fato de se as respostas da pessoa em relação aos itens são diretamente observadas pelo profissional responsável. Dentre os *métodos de avaliação indireta*, estão as entrevistas e os *checklists*, por meio dos quais se pergunta sobre as preferências das pessoas àqueles responsáveis por seu cuidado ou à própria pessoa, sendo que não há a observação direta de seu comportamento. *Métodos de avaliação direta* incluem as observações em situações de operante livre e os métodos baseados em tentativas[1], nos quais há a observação direta do comportamento da pessoa interagindo com os possíveis itens de preferência. A Figura 1 representa um possível esquema de classificação dos procedimentos de avaliação de preferência.

[1] Em situações de operante livre, o comportamento de interagir com os itens de preferência não é influenciado pelo profissional, ou seja, ele ocorre independentemente de serem fornecidas instruções para que a pessoa entre em contato com algum item. Além disso, o comportamento não produz consequências programadas pelo profissional e o acesso aos itens é livre. Já os métodos baseados em tentativas são caracterizados por apresentarem início e término bem definidos, sendo que o comportamento de interagir com os itens deve ocorrer a partir de uma instrução fornecida pelo profissional e tem como consequência o acesso ao item por um período de tempo predeterminado (Roane et al., 1998).

Figura 1. Esquema ilustrativo de classificação dos procedimentos para avaliação de preferência

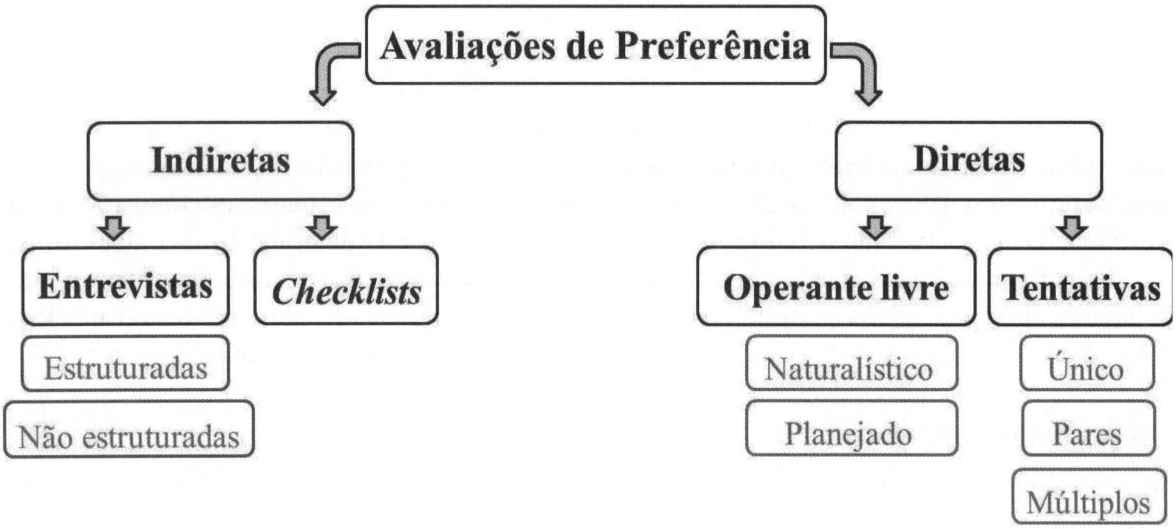

Fonte: Figura elaborada pelas autoras

Avaliações indiretas

Em avaliações indiretas, o profissional se baseia na opinião do próprio cliente, de seus cuidadores ou de outros que o conhecem para descobrir itens comestíveis, atividades, interações e outros estímulos que ele goste. Nesse tipo de avaliação, o comportamento da pessoa em relação aos itens não é diretamente observado pelo profissional. Exemplos de avaliação indireta incluem as entrevistas não estruturadas e estruturadas e *checklists*.

Entrevistas: Ao se utilizar de entrevistas, o profissional buscará todos aqueles envolvidos com a pessoa, realizando perguntas para coletar informações que gerem uma lista de possíveis itens de preferência. Essas perguntas podem ser abertas, fechadas (no sentido de prover algumas alternativas previamente estabelecidas ou *checklists*) ou pedir que itens listados em uma folha sejam ordenados de acordo com a preferência da pessoa. Para pessoas verbais, é possível também perguntar à própria pessoa sobre suas preferências, inclusive deixando-a escolher o que receberá ao final de cada tentativa ou de cada sessão.

Há diversos exemplos de entrevistas como o *Child Reinforcement Survey* (Fantuzzo et al., 1991), o *School Reinforcement Survey Schedule* (Holmes et al., 1998) e o *Reinforcement Assessment for Individuals with Severe Disabilities* (RAISD; Fisher et al., 1996) que podem ser utilizados em sua forma original ou adaptados para a realidade de cada pessoa. Para exemplificar a estrutura dessas entrevistas, descrevemos a RAISD a seguir.

A RAISD é uma entrevista estruturada, cujo objetivo é gerar uma lista de potenciais reforçadores para pessoas com deficiências severas. Nessa entrevista, os cuidadores são solicitados a indicar itens de preferência da pessoa distribuídos nas seguintes categorias: visual, auditivo, olfativo, tátil, tangível, social e brinquedos, bem como a descrever as condições nas quais os itens são preferidos. Além disso, os cuidadores são alertados para o fato de que os itens mencionados na entrevista devem ser facilmente apresentados em contextos como a sala de aula. Após a indicação dos itens, os cuidadores são solicitados a ordenar os itens de acordo com a preferência da pessoa com deficiência.

Há também diversos *checklists*, como aquele contido no formulário de triagem[1] utilizado no Centro para TEA do Centro Médico da Universidade do Nebraska (*University of Nebraska Medical Center – UNMC*) e aquele desenvolvido por Matson et al. (1999) para pessoas com deficiência intelectual severa ou profunda. O *checklist* da UNMC é composto por 38 itens distribuídos nas categorias brinquedos, atividades, eletrônicos e outros, sendo que, diante de cada item, deve-se registrar se ele é favorito da pessoa, se ela gosta ou se não gosta de tal item. Ao final, há uma questão aberta para que os pais ou cuidadores descrevam outras atividades, brinquedos, jogos, comidas e bebidas dos quais a pessoa gosta. Já o *checklist* desenvolvido por Matson et al. (1999) é composto por 49 itens comestíveis e não comestíveis e deve ser preenchido pelos pais ou cuidadores da pessoa em entrevista conduzida pelo profissional.

O objetivo principal de uma entrevista é gerar uma lista de potenciais itens preferidos em um curto período de tempo (entrevistas costumam ser curtas) sem um alto custo de resposta (tudo o que se precisa fazer é perguntar) (Cooper et al., 2007, 2020; Hagopian et al., 2004). Entrevistas abertas demoram um pouco mais, porém permitem que os pais e cuidadores adicionem itens dos quais possam se lembrar ao longo da entrevista. *Checklists*, por serem previamente estabelecidos, podem deixar passar algo importante e, por isso, é recomendado sempre deixar uma questão aberta ao final de um *checklist*.

Os métodos de avaliação indireta apresentam algumas vantagens quando comparados aos métodos de avaliação direta, dentre as quais se pode destacar: (1) sua aplicação é mais rápida, (2) requerem menos treinamento do aplicador e (3) não requerem a compra dos itens para que estes sejam apresentados às pessoas (Cote et al., 2007). Em virtude de não ser necessário o contato direto do profissional com a pessoa e nem da pessoa com possíveis itens de preferência nesse tipo de avaliação, não há a oportunidade para a ocorrência de comportamentos interferentes, bem como não há necessidade de que a pessoa apresente comportamentos pré-requisitos, tais como a habilidade de realizar escolhas.

No entanto, os métodos de avaliação indireta apresentam uma desvantagem importante: a ausência de correspondência entre o que se diz e o que se faz. "Correspondência pobre entre autorrelatos verbais e comportamento subsequente tem sido notada há tempos e comumente é demonstrada" (Northup, 2000, p. 335). Tal desvantagem é bastante enfatizada por estudos que compararam os resultados dos métodos de avaliação indireta e direta, visto que eles têm demonstrado que há pouca correspondência entre os itens identificados como preferidos de pessoas com deficiência (Green et al., 1988; Green et al., 1991; Reid et al., 1999; Windsor et al., 1994) e de crianças com desenvolvimento típico (Cote et al., 2007) por meio de ambos os métodos. A principal questão em relação à falta de correspondência é que, se o que se diz não é o que realmente acontece, os dados obtidos com avaliações indiretas não são tão confiáveis quanto aqueles obtidos por métodos diretos (Cooper et al., 2007; Hagopian et al., 2004).

A despeito dessa desvantagem dos métodos de avaliação indireta, eles não devem ser descartados: a literatura recomenda que métodos de avaliação indireta e direta sejam combinados para se identificar as preferências da pessoa com quem se está trabalhando. Isso porque os métodos de avaliação direta podem identificar reforçadores mais potentes quando os itens apresentados por

[1] Uma versão traduzida do *checklist* para identificação das preferências, contido no formulário, é apresentada no Anexo 1.

meio desses métodos são indicados por pais, cuidadores ou pela própria pessoa durante a realização de entrevistas ou o preenchimento de *checklists* (p. ex., Cote et al., 2007; Fisher et al., 1996; Piazza et al., 1996). Dessa maneira, inicialmente, deve-se utilizar um método de avaliação indireta para identificar os itens que serão apresentados à pessoa na avaliação direta o que, por sua vez, possibilitará a identificação de uma hierarquia de preferência dos itens.

Avaliações diretas

Observação de operante livre. Comumente nos engajamos em atividades que são consideradas preferidas por nós quando temos algum tempo livre: alguns de nós vão à praia, outros assistem a filmes, outros comem e outros realizam todas essas atividades ao mesmo tempo. Ao observar e registrar as atividades, objetos, comidas e outros itens com os quais a pessoa se engaja quando não está seguindo instruções ou atendendo a demandas, obtemos informações de suas preferências em uma situação de observação de operante livre. Nesse tipo de observação, registra-se a duração total do tempo em que a pessoa permanece engajada com os mais diversos itens com os quais interage. Quanto mais tempo gasto com um determinado item, infere-se uma maior preferência.

Há dois tipos de observação de operantes livres: naturalísticas e planejadas. Em observações naturalísticas, o profissional vai ao(s) ambiente(s) natural(ais) da pessoa e observa como ela gasta o seu tempo, registrando quantos minutos ela dedica a cada atividade durante seu tempo livre (Cooper et al., 2007, 2020). Em situações planejadas, o profissional planta "iscas" no ambiente com itens que entrevistas ou *checklists* apontaram como potencialmente reforçadores. Esse método foi desenvolvido por Roane et al. (1998), sendo que, em seu estudo, cada sessão de avaliação de operante livre teve duração de cinco minutos. Durante esse período, cada participante podia manipular livremente os itens disponíveis, sendo que nenhuma instrução era fornecida para que eles manipulassem os itens e a resposta de engajamento com um determinado item não produzia consequências programadas pelos pesquisadores. Além disso, não havia remoção de nenhum item: todos os itens permaneciam disponíveis durante os cinco minutos, independentemente de os participantes terem ou não manipulado cada item. O tempo de engajamento com cada item era registrado na forma de porcentagem em relação a intervalos de dez segundos.

Em qualquer um dos tipos de observação de operante livre, a pessoa possui acesso irrestrito e simultâneo a um conjunto de itens que estão disponíveis em seu ambiente ao longo do período de tempo determinado para a duração da avaliação. Conforme mencionado anteriormente, não são fornecidas instruções, os itens estão ao alcance e sob a vista da pessoa e não há remoção do item após a pessoa se engajar com ele. Vale ressaltar que a remoção dos itens ocorre apenas após o término da avaliação. A duração do engajamento da pessoa com cada item com o qual ela interagiu deve ser registrada; itens com maior engajamento são, comumente, mais preferidos. Um exemplo de protocolo de registro é exibido no Anexo 2.

Na literatura, diversos estudos apresentam uma sequência de passos para a implementação da observação de operante livre planejada (Hopper, 2020; Rosales et al., 2015; Weldy et al., 2014). Embora haja pequenas variações nos passos considerados necessários para a condução deste tipo de avaliação de preferência, alguns deles são fundamentais e estão exemplificados na Tabela 1.

Tabela 1. Exemplo de Passos para a Condução de uma Observação de Operante Livre Planejada

Passo	Descrição
1	Providenciar os materiais necessários para a condução da avaliação (protocolo de registro, lápis, cronômetro, itens a serem utilizados durante a avaliação).
2	Preencher o protocolo de registro, colocando os nomes dos itens que serão utilizados na avaliação, as iniciais do nome da pessoa a ser avaliada, o nome da pessoa que conduzirá a avaliação e a data de realização da sessão.
3	Fornecer oportunidade à pessoa para interagir com cada item individualmente por 30 segundos, antes do início da avaliação.
4	Posicionar todos os itens de modo a formar um arco sobre uma mesa ou no chão na frente da pessoa.
5	Fornecer uma instrução para a pessoa, por exemplo, "Vá brincar".
6	Pressione o botão "iniciar" do cronômetro logo após a apresentação da instrução.
7	Registre os dados usando o método de amostra temporal momentânea de 10 segundos, durante 5 minutos de observação.
8	Pressione o botão "parar" do cronômetro após transcorridos 5 minutos e encerrar a sessão, independentemente de a pessoa ter interagido com algum item.
9	Calcular a porcentagem de intervalos nos quais cada item foi manipulado.
10	Hierarquizar os itens de acordo com a porcentagem de engajamento.

Fonte: Tabela elaborada pelas autoras com base em Hopper (2020); Rosales et al. (2015) e Weldy et al. (2014)

A principal vantagem desse tipo de observação é que ele possui uma baixa probabilidade de resultar em comportamentos interferentes, uma vez que não há remoção dos itens escolhidos pela pessoa (Cooper et al., 2007, 2020; Roane et al., 1998). Além disso, Roane et al. (1998) verificaram que a observação de operante livre: (1) identificou itens que funcionaram como reforçadores efetivos e (2) foi aplicada mais rapidamente do que a avaliação de preferência com pares de estímulos (descrita a seguir), o que possibilita que esse tipo de avaliação seja realizado com frequência.

Considerando que, nesse tipo de avaliação, a pessoa pode manipular um ou mais itens ou nenhum item, dentre uma variedade de itens disponíveis, a habilidade de realizar escolhas não é um pré-requisito da observação em situação de operante livre, embora seja desejável que a pessoa escolha e interaja com diferentes itens. A possibilidade de a pessoa interagir com apenas um ou dois itens durante o período de observação fornece informações limitadas sobre a preferência em relação aos demais itens, o que resulta em uma desvantagem importante da observação em situação livre: ela não identifica uma hierarquia de preferência, como o fazem as avaliações com pares de estímulos e com múltiplos estímulos (Hanley et al., 2003; Verriden & Roscoe, 2016). Outra desvantagem desse método é que o acesso contínuo aos itens de preferência pode resultar em saciação desses itens em condições subsequentes nas quais eles sejam apresentados como reforçadores (Vollmer & Iwata, 1991).

Métodos baseados em tentativas

Há três principais métodos de avaliação direta baseados em tentativas: com estímulo único, com pares de estímulos e com múltiplos estímulos. A seguir, cada um deles será apresentado detalhadamente.

Avaliação de preferência com estímulo único. Uma avaliação de preferência com estímulo único também é conhecida como "escolhas sucessivas", porque um item é apresentado de cada vez, ou seja, sucessivamente. No método mais conhecido desse tipo de avaliação, Pace et al. (1985) apresentaram cada um de 16 itens em sessões de 20 tentativas, sendo que, em cada sessão, quatro itens eram apresentados 5 vezes cada um. Ao todo, cada um dos 16 itens foi apresentado 10 vezes e a preferência foi calculada tendo-se como base a porcentagem de tentativas em que o participante se aproximou de cada item ou em que cada item foi consumido. Uma aproximação era registrada quando, após sua apresentação, o participante movia alguma parte de seu corpo na direção do item dentro de até 5 segundos. Se não houvesse aproximação, os pesquisadores faziam com que o participante experimentasse o item, garantindo, dessa forma, que as preferências não se davam em virtude da falta de familiaridade com o item[1]. Após a avaliação de preferência, Pace et al. (1985) fizeram uma avaliação de reforçadores tendo por alvo diversos comportamentos que os participantes emitiam em baixa frequência (por exemplo, alcançar objetos, olhar para coisas e pessoas e levantar as mãos). A avaliação mostrou que estímulos altamente preferidos na avaliação de preferência foram reforçadores mais efetivos do que estímulos de baixa preferência, resultados consistentes com os de outros estudos da literatura que investigaram o valor reforçador de itens identificados por meio da avaliação de preferência com estímulo único (DeLeon et al., 1999; Hagopian et al., 2001).

Avaliações com estímulo único podem ser realizadas registrando (a) se houve ou não aproximação ou, quando comestíveis, consumo dos itens, (b) a frequência de interação com os itens (algumas atividades são discretas e duração não é uma boa medida) ou (c) a duração da interação com os itens. É importante que os dados sejam registrados em um protocolo, especialmente planejado para a implementação da avaliação de preferência com estímulo único. Um exemplo de protocolo encontra-se no Anexo 3.

Assim como para a condução da observação de operante livre planejada, na literatura, encontram-se diversos estudos que descrevem os passos necessários para a condução da avaliação de preferência com estímulo único (Horrocks & Morgan, 2011; Lipschultz et al., 2015; Nottingham et al., 2017). A Tabela 2 apresenta alguns passos que podem ser considerados necessários para a condução desse tipo de avaliação, utilizando-se o exemplo do registro de aproximação.

Tabela 2. Exemplo de Passos para a Condução de uma Avaliação de Preferência com Estímulo Único e Registro de Aproximação

Passo	Descrição
1	Providenciar os materiais necessários para a condução da avaliação (protocolo de registro, lápis, itens a serem utilizados durante a avaliação).
2	Preencher o protocolo de registro, colocando os nomes dos itens que serão utilizados na avaliação, as iniciais do nome da pessoa a ser avaliada, o nome da pessoa que conduzirá a avaliação e a data de realização da sessão.
3	Fornecer oportunidade à pessoa para interagir com cada item individualmente por 30 segundos.
4	Apresentar o primeiro item a uma distância de 30 cm da pessoa.
5	Aguardar 5 segundos pela aproximação ao item.
6	Se em 5 segundos houver aproximação, disponibilizar o item por 30 segundos.

[1] Outra maneira de se garantir a familiaridade da pessoa com os itens que serão apresentados por meio de um método de avaliação direta da preferência é apresentar-lhe cada um dos itens individualmente antes do início da avaliação. Se essa for a opção do profissional, caso não haja aproximação da pessoa ao item apresentado em uma determinada tentativa, deve-se registrar uma não aproximação para aquele item.

7	Se não houver aproximação em 5 segundos, reapresentar o item.
8	Registrar a resposta no protocolo de registro.
9	Apresentar todos os itens, repetindo os passos 4 a 8 na apresentação de cada item.
10	Reapresentar cada item pela segunda vez, repetindo os passos 2 a 9.
11	Reapresentar cada item pela terceira vez, repetindo os passos 2 a 9.
12	Calcular a porcentagem de tentativas com aproximação a cada item, dividindo o número de vezes em que houve aproximação pelo número de vezes em que o item foi apresentado.

Fonte: Tabela elaborada pelas autoras com base em Horrocks & Morgan (2011); Lipschultz et al. (2015) e Nottingham et al. (2017)

Vantagens das avaliações com estímulo único incluem o fato de que, por ser o formato mais simples de apresentação de itens, pessoas com deficiência severa ou profunda não necessitam olhar para uma variedade de itens apresentados simultaneamente e nem precisam fazer escolhas, pois apenas um item é apresentado de cada vez. Portanto, não há o risco de as pessoas não saberem realizar a tarefa. Além disso, esse tipo de avaliação é mais adequado para se avaliar a preferência por atividades (p. ex., jogar videogame, dançar, fazer uma caminhada), as quais são mais difíceis de serem apresentadas em métodos que envolvem a apresentação simultânea de itens. Finalmente, a aplicação da avaliação com estímulo único é mais rápida quando comparada à avaliação com pares de estímulos (Hagopian et al., 2001).

Desvantagens incluem a ocorrência de "falsos positivos" (Hagopian et al., 2001; Hagopian et al., 2004), pois, muitas vezes, por não haver escolha, a pessoa interage com itens com os quais talvez não interagisse se outros itens estivessem presentes. Além disso, a avaliação com estímulo único não resulta em uma hierarquia de preferência propriamente dita porque não há comparação dos itens entre si, eles são sempre apresentados individualmente. Hierarquias são obtidas apenas quando os itens são apresentados simultaneamente, o que possibilita analisar o valor relativo da preferência entre os estímulos. Outra limitação da avaliação com estímulo único é a instabilidade na preferência observada quando avaliações repetidas são conduzidas, principalmente, quando medidas de duração da interação com os itens são utilizadas (Hagopian et al., 2001).

No caso de pessoas que apresentam comportamentos interferentes, é possível registrar a ocorrência ou a duração desses comportamentos quando eles são emitidos durante o acesso a um item de preferência (Roane et al., 1998). Dessa maneira, avaliações com estímulo único nas quais a duração do contato com os itens é analisada podem fornecer informações não apenas sobre a preferência da pessoa por um determinado item, mas também sobre a capacidade do item de competir com o reforçador que mantém um comportamento interferente (Ringdahl et al., 1997).

Avaliação de preferência com pares de estímulos. Na avaliação de preferência com pares de estímulos, também denominada avaliação de preferência com escolha forçada, descrita por Fisher et al. (1992), os itens são apresentados em pares, sendo que todas as combinações possíveis entre os itens devem ser apresentadas. Portanto, cada tentativa desse tipo de avaliação consiste na apresentação simultânea de um par de itens, sendo que o profissional deve registrar qual dos itens foi escolhido pela pessoa. A apresentação do par de itens é seguida por uma instrução que especifique como a pessoa deve se comportar em relação aos itens, por exemplo, "Pegue um". Se a pessoa se aproximar ou pegar um item, ela tem acesso ao item escolhido por 20-30 segundos (deve-se estabelecer um tempo fixo) ou o tempo necessário para consumo, no caso de itens comestíveis, e o item não escolhido é removido imediatamente. Caso a pessoa tente pegar os dois itens ao mesmo tempo, essa resposta deve ser bloqueada. E, se a pessoa não se aproximar ou pegar nenhum dos itens durante os 5 segundos após a apresentação da instrução, deve-se permitir que ela manipule ou experimente cada um dos itens por 5 segundos. Após manipular ou experimentar cada item, os dois itens são reapresentados por mais 5 segundos[1]. Se a pessoa se aproximar ou pegar um dos itens, ela tem acesso a ele por 20-30 segundos ou o tempo necessário para consumo, no caso de itens comestíveis, e o outro item é removido. Se ela não se aproximar de nenhum dos itens, ambos os itens são removidos e a tentativa seguinte é apresentada. A porcentagem de preferência por cada um dos itens é calculada pela divisão do número de vezes em que ele foi escolhido pelo número de vezes em que ele foi apresentado, multiplicado por 100 (Hagopian et al., 2004). Os itens são, então, classificados de acordo com o número de vezes em que foram escolhidos em alta[2], média ou baixa preferência.

É importante ressaltar que a ordem de apresentação dos pares deve ser randômica e que se deve evitar que o mesmo item seja apresentado em mais de duas tentativas consecutivas. Outro aspecto fundamental refere-se ao fato de que as respostas da pessoa devem ser registradas em um protocolo planejado para a implementação da avaliação de preferência com pares de estímulos. Um exemplo de protocolo de registro encontra-se no Anexo 4.

Assim como no caso das avaliações descritas anteriormente, há alguma variabilidade na descrição dos passos necessários para a condução da avaliação de preferência com pares de estímulos (Deliperi et al., 2015; Lipschultz et al., 2015; Mota et al., 2021; Nottingham et al., 2017; Rosales et al., 2015). Os passos que costuma ser considerados essenciais para a condução de uma avaliação de preferência com pares de estímulos completa são exemplificados na Tabela 3.

Tabela 3. Exemplo de Passos para a Condução de uma Avaliação de Preferência com Pares de Estímulo

Passo	Descrição
1	Providenciar os materiais necessários para a condução da avaliação (protocolo de registro, lápis, itens a serem utilizados durante a avaliação).
2	Preencher o protocolo de registro, colocando os nomes dos itens que serão utilizados na avaliação, as iniciais do nome da pessoa a ser avaliada, o nome da pessoa que conduzirá a avaliação e a data de realização da sessão.
3	Fornecer oportunidade à pessoa para interagir com cada item individualmente por 30 segundos, antes do início da avaliação.
4	Colocar o par de itens sobre a mesa e fornecer a instrução "Pegue um".
5	Esperar 5 segundos pela resposta da pessoa.
6	Remover imediatamente o item não escolhido.
7	Permitir acesso ao item selecionado por 30 segundos.
8	Registrar o item selecionado no protocolo.

[1] Conforme mencionado anteriormente, se a pessoa tiver interagido com todos os itens antes do início da aplicação do método de avaliação com pares de estímulos e não escolher um item em uma determinada tentativa, não há necessidade de lhe fornecer acesso aos itens do par. Nesse caso, o par deve ser reapresentado mais uma vez.

[2] Diversos estudos (p. ex., Davis et al., 2010; Fisher et al., 1992) afirmam que apenas itens que são escolhidos em 80% das tentativas em que foram apresentados ou mais podem ser considerados altamente preferidos.

9	Após os 30 segundos, solicitar o item de volta com a instrução "Minha vez" ou instrução similar.
10	Se a pessoa não pegar nenhum item em 5 segundos após a apresentação do par, remover os itens e reapresentá-los de modo a trocar suas posições.
11	Se a pessoa tentar pegar mais de um item, bloquear essa resposta, remover os itens e reapresentá-los de modo a trocar suas posições.
12	Se a pessoa não escolher nenhum item após a reapresentação de uma tentativa, iniciar a tentativa seguinte.
13	Apresentar todos os pares, repetindo os passos 4 a 12 durante a apresentação de cada par.
14	Após apresentar todos os pares, informar a pessoa sobre o término da avaliação, dizendo "Muito bem, acabou" ou algo semelhante.
15	Contar quantas vezes cada item foi escolhido.
16	Calcular a porcentagem de escolha de cada item, dividindo o número de vezes que o item foi escolhido pelo número de vezes em que ele foi apresentado e multiplicar o resultado por 100.
17	Classificar os itens de mais preferidos para menos preferidos, sendo que itens escolhidos acima de 80% das vezes em que foram apresentados serão classificados como de alta preferência; itens escolhidos entre 60% e 80% serão classificados como de média preferência e itens escolhidos em menos de 60% serão classificados como de baixa preferência.

Fonte: Passos extraídos e adaptados de Mota et al. (2021).

A avaliação de preferência com pares de estímulos é recomendada para pessoas que têm muitos itens preferidos e para quem é necessário identificar poucos reforçadores potentes para uso imediato. Além disso, é necessário que a pessoa apresente o repertório de escolha, uma vez que ela é instruída a selecionar um item, dentre dois itens apresentados simultaneamente.

Essa avaliação apresenta uma série de vantagens, dentre as quais pode-se destacar: (1) fornece uma hierarquia de preferência; (2) diferencia melhor itens preferidos de itens não preferidos do que a avaliação com estímulo único, pois se assemelha a situações naturais em que as pessoas escolhem seus itens preferidos, dentre os itens disponíveis no ambiente; e (3) tem mostrado bom valor preditivo em relação à efetividade dos reforçadores em muitos estudos (Fisher et al., 1992; Hagopian et al., 2004; Piazza et al., 1996).

Uma desvantagem desse tipo de avaliação é que a sua aplicação requer bastante tempo, uma vez que todas as combinações possíveis entre os itens devem ser apresentadas em pares (DeLeon & Iwata, 1996; Hagopian et al., 2004; Roane et al., 1998). Além disso, é possível a ocorrência de comportamentos interferentes durante a avaliação com pares de estímulos. Isso porque, durante esse tipo de avaliação, as pessoas são demandadas a escolherem um dos itens e a seleção de um item é seguida por um período predeterminado de acesso (20 ou 30 segundos), após o qual o item é removido (Kang et al., 2010; Kang et al., 2011; Roane et al., 1998; Verriden & Roscoe, 2016).

Avaliação de preferência com múltiplos estímulos sem reposição. A avaliação de preferência com múltiplos estímulos sem reposição é uma extensão do procedimento com pares de estímulos (Cooper et al., 2007, 2020). Antes do início da avaliação, deve-se expor a pessoa a cada um dos itens que serão apresentados para garantir a sua familiaridade com todos os itens (Ciccone et al., 2005; Higbee et al., 2000).

Nesse tipo de avaliação, a pessoa escolhe um item preferido dentre três ou mais itens disponíveis simultaneamente (Windsor et al., 1994). A cada tentativa, todos os itens são apresentados linearmente, de forma equidistante entre eles e da pessoa (p. ex., podem ser colocados lado a lado sobre uma mesa) e a pessoa é instruída a pegar um deles. Caso a pessoa não responda em até 5 segundos após a instrução, pode-se solicitar mais uma vez que ela escolha um item. As instruções não devem ser repetidas mais do que duas vezes. Se a pessoa pegar ou se aproximar de um item, ela tem acesso a ele por 20-30 segundos (deve-se determinar um tempo fixo) ou o tempo necessário para consumo no caso de itens comestíveis. Caso a pessoa tente pegar mais de um item ao mesmo tempo, essa resposta deve ser bloqueada e a instrução deve ser repetida. Após a seleção e o consumo de um determinado item, ele é retirado do rol daqueles disponíveis, os itens restantes são reorganizados e a tentativa seguinte é iniciada com um número reduzido de itens. Esse processo é repetido até que todos os itens sejam selecionados e o procedimento pode ser implementado mais duas (Carr et al., 2000) ou quatro vezes (DeLeon & Iwata, 1996). Embora encontremos na literatura recomendações para que o procedimento seja realizado três ou cinco vezes, também há evidências de que apenas uma aplicação pode ser suficiente para identificar itens que funcionem como reforçadores (Carr et al., 2000). A porcentagem de preferência por cada item é calculada por meio da divisão do número de vezes em que o item foi escolhido pelo número de vezes em que ele esteve disponível, multiplicado por 100. A partir da porcentagem de escolha de cada item, estabelece-se uma hierarquia que vai do mais preferido para o menos preferido. Conforme mencionado na descrição das avaliações anteriores, o item selecionado pela pessoa a cada tentativa deve ser registrado em um protocolo, especialmente planejado para a implementação da avaliação de preferência com múltiplos estímulos. Um exemplo de protocolo de registro encontra-se no Anexo 5.

Há uma vasta literatura que descreve a condução da avaliação de preferência com múltiplos estímulos (Higgins et al., 2017; Lipschultz et al., 2015; Nottingham et al., 2017; Rosales et al., 2015; Roscoe & Fisher, 2008; Weldy et al., 2014; Wishnowski et al., 2017), sendo que os passos sugeridos para a condução desse tipo de avaliação são apresentados na Tabela 4.

Tabela 4. Exemplo de Passos para a Condução de uma Avaliação de Preferência com Múltiplos Estímulos sem Reposição

Passo	Descrição
1	Providenciar os materiais necessários para a condução da avaliação (protocolo de registro, lápis, itens a serem utilizados durante a avaliação).
2	Preencher o protocolo de registro, colocando os nomes dos itens que serão utilizados na avaliação, as iniciais do nome da pessoa a ser avaliada, o nome da pessoa que conduzirá a avaliação e a data de realização da sessão.
3	Fornecer oportunidade à pessoa para interagir com cada item individualmente por 30 segundos.
4	Posicionar uma divisória entre a pessoa a ser avaliada e o(a) professor(a) ou terapeuta e colocar os itens de forma linear sobre uma mesa, com distância aproximada de 5 cm um do outro.
5	Remover a divisória e fornecer a instrução "Pegue um".
6	Esperar 5 segundos pela resposta da pessoa.
7	Permitir acesso ao item selecionado por 30 segundos.

8	Colocar a divisória entre a pessoa a ser avaliada e o(a) professor(a) ou terapeuta e reorganizar os itens, trazendo o último item do lado esquerdo para o lado direito e reorganizando todos os itens de modo que cada um fique a uma distância aproximada de 5 cm do outro.
9	Registrar o item selecionado no protocolo.
10	Após os 30 segundos, solicitar o item de volta com a instrução "Minha vez".
11	Se a pessoa não pegar nenhum item em 5 segundos após a apresentação dos itens, reiniciar a tentativa, recolocando e removendo a divisória e fornecendo a instrução.
12	Se a pessoa tentar pegar mais de um item, bloquear essa resposta e reapresentar a tentativa.
13	Se a pessoa não escolher nenhum item após a reapresentação de uma tentativa, encerrar a sessão.
14	Repetir os passos 4 a 13 até que todos os itens tenham sido escolhidos.
15	Contar quantas vezes cada item foi escolhido.
16	Contar quantas vezes cada item foi apresentado.
17	Calcular a porcentagem de escolha de cada item, dividindo o número de vezes que o item foi escolhido pelo número de vezes em que ele foi apresentado e multiplicar o resultado por 100.
18	Classificar os itens de mais preferidos para menos preferidos, sendo que itens escolhidos acima de 80% das vezes em que foram apresentados serão classificados como de alta preferência; itens escolhidos entre 60% e 80% serão classificados como de média preferência e itens escolhidos em menos de 60% serão classificados como de baixa preferência.

Fonte: Tabela elaborada pelas autoras com base na literatura descrita no texto

Assim como a avaliação de preferência com pares de estímulos, a avaliação com múltiplos estímulos é recomendada para pessoas que apresentam a habilidade de fazer escolhas, para aquelas que têm muitos itens preferidos e para quem é necessário identificar poucos reforçadores potentes para uso imediato. Além disso, a pessoa deve ter a habilidade de escanear diversos estímulos dispostos à sua frente.

A principal vantagem desse método de avaliação é que ele tem mostrado valor preditivo em relação à efetividade dos reforçadores tão bom quanto a avaliação com pares de estímulos, com o benefício adicional de requerer menos tempo de aplicação, visto que todos os itens são apresentados simultaneamente (Cooper et al., 2007, 2020; Hagopian et al., 2001).

A desvantagem da avaliação com múltiplos estímulos é a mesma apresentada pela avaliação com pares de estímulos: a possibilidade de ocorrência de comportamentos interferentes, em virtude do fato de serem apresentadas demandas à pessoa para que ela escolha um item, dentre múltiplos itens disponíveis, e de o acesso ao item ser interrompido após um determinado período de tempo (Kang et al., 2010; Kang et al., 2011; Roane et al., 1998; Verriden & Roscoe, 2016).

A avaliação de preferência com múltiplos estímulos também pode ser realizada com reposição de itens a cada tentativa. A diferença entre a avaliação com múltiplos estímulos sem e com reposição é que, no primeiro formato, o item escolhido em uma determinada tentativa não é apresentado novamente nas tentativas subsequentes, enquanto, no segundo formato, todos os itens são apresentados em cada tentativa, independentemente de terem sido escolhidos pela pessoa (DeLeon & Iwata, 1996).

Assim como a avaliação com múltiplos estímulos sem reposição, a avaliação com múltiplos estímulos com reposição requer menos tempo de aplicação em comparação com a avaliação com pares de estímulos (Windsor et al., 1994). Como consequência de um tempo de aplicação mais curto, torna-se possível realizar avaliações de preferência com mais frequência, o que permite que se identifiquem mudanças na preferência da pessoa (DeLeon & Iwata, 1996).

A principal desvantagem da avaliação com múltiplos estímulos com reposição é a ocorrência de "falsos negativos". Isso porque esse método permite que a pessoa escolha apenas um ou poucos itens preferidos em todas as tentativas e nunca escolha outros itens. Quando alguns itens não são selecionados, não é possível diferenciar a preferência por estes itens, o que leva à conclusão de que eles seriam ineficazes como reforçadores. Portanto, a disponibilidade de itens mais preferidos em todas as tentativas pode obscurecer o potencial de itens menos preferidos, os quais poderiam funcionar como reforçadores em uma avaliação de reforçadores (DeLeon & Iwata, 1996).

Comumente, na prática clínica da ABA, terapeutas utilizam o procedimento com pares de estímulos antes do início do tratamento para reduzir o número de possíveis reforçadores para quatro a oito itens. A seguir, antes e durante as sessões de avaliação e de intervenção, passam a utilizar avaliações de preferência com múltiplos estímulos com os quatro a oito itens preferidos para determinar o que será utilizado em cada sessão.

Considerações finais

Os objetivos deste capítulo foram: (1) demonstrar a importância de se identificar possíveis itens reforçadores para o tratamento de pessoas com TEA; (2) descrever a finalidade e os passos a serem conduzidos em uma avaliação de preferência; (3) apresentar os métodos de avaliação de preferência, assim como as vantagens e as desvantagens de cada um deles; e (4) descrever variáveis analisadas para se identificar o método mais adequado para a(s) pessoa(s) com quem se está trabalhando. Vimos que as avaliações de preferência podem ser classificadas em indiretas e diretas e que há métodos específicos em cada uma dessas categorias. No caso das avaliações indiretas, descrevemos as entrevistas e os *checklists* e, dentre os métodos de avaliação direta, a observação em situação de operante livre e os métodos baseados em tentativas.

Diante da variedade de métodos de avaliação de preferência, uma pergunta realizada com bastante frequência por aqueles que prestam serviços baseados na ABA é "Qual destes métodos é o melhor para a pessoa com quem estou trabalhando?". Embora não exista uma resposta pronta para tal questão, alguns aspectos devem ser analisados ao se escolher um método de avaliação de preferência. Esses aspectos estão relacionados às vantagens e às desvantagens de cada método, dentre os quais destacamos: (1) o valor preditivo em relação à efetividade reforçadora dos itens; (2) a possibilidade de ocorrência de comportamentos interferentes durante a avaliação de preferência; e (3) as características individuais da pessoa que será avaliada (p. ex., se ela possui ou não a habilidade de se engajar em comportamentos pré-requisitos, como rastrear dois ou mais estímulos presentes e seguir instruções para fazer escolhas). Tais aspectos foram descritos ao longo da apresentação de cada um dos métodos de avaliação de preferência e serão retomados brevemente a seguir.

Os métodos de avaliação indireta da preferência têm se mostrado menos eficazes do que os métodos de avaliação direta para identificar itens efetivamente reforçadores para pessoas com deficiência (Fisher et al., 1996; Green et al., 1988; Parsons & Reid, 1990). Conforme mencionado anteriormente, nos métodos de avaliação indireta, não há contato direto do profissional com a pessoa, a qual, por sua vez, também não interage com possíveis itens de preferência, portanto, não há possibilidade de verificação se o que se diz ser preferido realmente o é. Ao mesmo tempo, em virtude destas características, não há oportunidades para a ocorrência de comportamentos interferentes e nem a necessidade de que a pessoa apresente comportamentos pré-requisitos, tais como a habilidade de rastrear estímulos e realizar escolhas. A literatura recomenda que os métodos de avaliação indireta sejam combinados com os métodos de avaliação direta, sendo que os primeiros são importantes para selecionar os itens que serão apresentados à pessoa nas avaliações diretas (p. ex., Cote et al., 2007; Fisher et al., 1996; Piazza et al., 1996).

No que se refere aos métodos de avaliação direta, aqueles que descrevemos (observação de operante livre – naturalísticas e planejadas, avaliações de preferências com estímulo único, com pares de estímulos e com múltiplos estímulos sem e com reposição) têm sido bem-sucedidos na identificação de itens que funcionem como reforçadores eficazes (observação de operante livre; Roane et al., 1998; avaliação de preferência com estímulo único; DeLeon et al., 1999; Hagopian et al., 2001; Pace et al., 1985; Roscoe et al., 1999; avaliação de preferência com pares de estímulos; Fisher et al., 1992; Hagopian et al., 2004; Piazza et al., 1996; avaliação de preferência com múltiplos estímulos; Hagopian et al., 2001).

No que se refere à possibilidade de ocorrência de comportamentos interferentes durante a aplicação de métodos de avaliação direta, a observação de operante livre tem demonstrado ser o método em que se observa a emissão de menos comportamentos interferentes (Kang et al., 2010; Roane et al., 1998; Verriden & Roscoe, 2016). Tal resultado é derivado das diferenças entre os métodos de avaliação direta. Mais especificamente, a apresentação e a remoção repetidas de itens de preferência (características das avaliações com estímulo único, com pares de estímulos e com múltiplos estímulos) podem levar à emissão de comportamentos interferentes mantidos por reforço positivo na forma de acesso a itens tangíveis. Além disso, esses métodos apresentam demandas, tais como a apresentação de instruções para que a pessoa interaja com os itens, o que pode provocar a emissão de comportamentos interferentes mantidos por fuga de demanda. Por essas razões, a observação de operante livre tem sido menos associada à emissão de comportamentos interferentes, visto que ela implica em poucas demandas e não há restrição de acesso ou retirada dos itens de preferência[1].

Finalmente, ao selecionar o método de avaliação direta mais apropriado à pessoa, deve-se considerar suas características individuais. Geralmente, pessoas com deficiência intelectual, física ou visual, que não sabem fazer escolhas, que apresentam poucas preferências ou que respondem sob controle da posição de um item (p. ex., a pessoa sempre escolhe o item que está à direita quando ele é apresentado com, pelo menos, outro item) podem ter dificuldades em escolher um dentre dois ou mais itens apresentados simultaneamente. Portanto, a avaliação de preferência com estímulo único pode ser o método mais adequado para essas pessoas. Por outro lado, para pessoas com alto funcionamento ou que apresentam muitos itens preferidos, os métodos que envolvem a apresentação simultânea de itens, como a avaliação com pares de estímulos ou com múltiplos estímulos, podem ser mais apropriados, visto que eles requerem menos tempo de aplicação do que a avaliação com estímulo único (Hagopian et al., 2004). No caso de pessoas que emitem comportamentos interferentes com frequência, o método de observação de operante livre pode ser mais adequado, uma vez que ele está relacionado a poucas demandas e não restringe o acesso ao item selecionado.

Além dos aspectos descritos anteriormente, deve-se considerar também o tipo de item que será avaliado ao se escolher um método de avaliação direta. Por exemplo, medidas de aproximação podem

[1] É importante ressaltar que a única maneira de se identificar a função de um comportamento é realizar uma análise funcional do comportamento, a qual é descrita em detalhes no Capítulo 9.

ser mais adequadas do que as medidas de duração para avaliar preferência por itens comestíveis, pois fornecer acesso a itens comestíveis por muitos minutos pode ser desnecessário e indesejável. Por outro lado, as medidas de duração podem ser mais adequadas para avaliar a preferência por itens que requerem um maior tempo para se entrar em contato com suas propriedades reforçadoras, como brinquedos e atividades (Hagopian et al., 2004).

É importante ressaltar que as nossas preferências são transitórias e, por isso, a condução de apenas uma avaliação antes da intervenção não é suficiente, sendo que avaliações de preferência devem ser realizadas frequentemente (Cooper et al., 2007, 2020). Tal recomendação fundamenta-se em estudos interessados na investigação da estabilidade das preferências identificadas por avaliações conduzidas em intervalos de tempo distintos. Esses estudos têm demonstrado instabilidade nas preferências identificadas por meio dos diferentes métodos de avaliação direta, tais como com estímulo único (Zhou et al., 2001), com pares de estímulos (Hanley et al., 2006) e com múltiplos estímulos (Carr et al., 2000). A instabilidade na preferência resulta na alteração da eficácia dos itens como reforçadores (DeLeon et al., 2001). Considerando esses resultados relatados pela literatura, reiteramos que a maneira mais segura de identificar potenciais reforçadores é realizar avaliações de preferência frequentemente.

Outra variável que pode alterar a eficácia reforçadora de um determinado item é o acesso contínuo a esse item. Em outras palavras, se um item altamente preferido pela pessoa estiver disponível para ela continuamente, é possível que haja saciação desse item, o que diminuirá sua eficácia reforçadora quando ele for apresentado durante a implementação de um programa de ensino (Hanley et al., 2006; Vollmer & Iwata, 1991). Uma maneira de se controlar a saciação por um determinado item é solicitar aos pais que eles restrinjam o acesso da pessoa ao item em casa para que sua eficácia reforçadora não seja alterada durante as sessões de intervenção realizadas profissional.

É necessário retomar também que, ao descobrirmos as preferências das pessoas, não temos certeza se estas serão reforçadores eficazes. Conforme mencionado anteriormente, itens altamente preferidos são reforçadores potenciais, mas apenas testes diretos poderão comprovar se o item é reforçador (Logan & Gast, 2001; Pace et al., 1985; Piazza et al., 1996; Skinner, 1953). Portanto, para verificar se os itens preferidos são realmente reforçadores, deve-se conduzir uma avaliação de reforçadores. Essa avaliação consiste em apresentar o item após a emissão de uma resposta e, então, medir os seus efeitos sobre a emissão da resposta (Cooper et al., 2007, 2020).

Finalmente, a importância de se descobrir as preferências das pessoas com TEA reside no fato de que o sucesso de intervenções com essa população requer a utilização de reforçadores efetivos que o profissional possa controlar e a identificação das preferências das pessoas tem se mostrado um caminho eficaz para a descoberta de reforçadores (Pace et al., 1985; Piazza et al., 1996). Além disso, a utilização de consequências específicas para cada pessoa ao longo da aplicação de um programa de ensino caracteriza um dos aspectos de um currículo individualizado, o qual é fortemente sugerido por uma série de orientações a professores tanto pela legislação brasileira (Lei de Diretrizes e Bases da Educação Nacional, 1996) quanto em países como os Estados Unidos, por exemplo, pela *National Association for the Education of Young Children* (NAEYC; Bredekamp & Copple, 1997). Isso porque, de acordo com tais orientações, o currículo é apropriado quando considera os interesses e as necessidades de cada pessoa. Dessa maneira, as atividades devem ser planejadas a partir das habilidades e dos déficits, bem como das preferências, de cada pessoa. Nos capítulos seguintes deste livro, a individualização do ensino fundamentará o planejamento e a implementação de programas de ensino baseados na ciência da ABA.

Referências

Brasil (1996). *Lei de diretrizes e bases da educação nacional.* Brasília, DF: MEC/CNE.

Bredekamp, S., & Copple, C. (1997). *Developmentally appropriate practice in early childhood programs* (rev. ed.). Washington, DC: National Association for the Education of Young Children.

Carr, J. E., Nicolson, A., & Higbee, T. S. (2000). Evaluation of a brief multiple-stimulus preference assessment in a naturalistic context. *Journal of Applied Behavior Analysis, 33*(3), 353-357.

Catania, A. C. (1999). *Aprendizagem: comportamento, linguagem e cognição*. Porto Alegre, RS: Artmed.

Ciccone, F. J., Graff, R. B., & Ahearn, W. H. (2005). An alternate scoring method for the multiple stimulus without replacement preference assessment. *Behavioral Interventions, 20*(2), 121-127.

Cooper, J. O., Heron, T. E., & Heward, W. L. (2007). *Applied behavior analysis* (2 Ed). Upper Saddle River, N.J.: Pearson/Merrill-Prentice Hall.

Cooper, J. O., Heron, T. E., & Heward, W. L. (2020). *Applied Behavior Analysis (3rd ed.).* Hoboken, NJ: Pearson Education.

Cote, C. A., Thompson, R. H., Hanley, G. P., & McKerchar, P. M. (2007). Teacher report and direct assessment of preferences for identifying reinforcers for young children. *Journal of Applied Behavior Analysis, 40*(1), 157-166.

Davis, C. J., Brock, M. D., McNulty, K., Rosswurm, M. L., Bruneau, B., & Zane, T. (2010). Efficiency of forced choice preference assessment: comparing multiple presentation techniques. *The Behavior Analyst Today, 10,* 440-455.

DeLeon, I. G., Fisher, W. W., Rodriguez-Catter, V., Maglieri, K., Herman, K., & Marhefka, J. M. (2001). Examination of relative reinforcement effects of stimuli identified through pretreatment and daily brief preference assessments. *Journal of Applied Behavior Analysis, 34,* 463–473.

DeLeon, I. G., & Iwata, B. A. (1996). Evaluation of a multiple-stimulus presentation format for assessing reinforcer preferences. *Journal of Applied Behavior Analysis, 29*(4), 519–532.

DeLeon, I. G., Iwata, B. A., Conners, J., & Wallace, M. D. (1999). Examination of ambiguous stimulus preferences with duration-based measures. *Journal of Applied Behavior Analysis, 32,* 111-114.

Deliperi, P., Vladescu, J. C., Reeve, K. F., Reeve, S. A., & DeBar, R. M. (2015). Training staff to implement a paired-stimulus preference assessment using video modeling with voiceover instruction. *Behavioral Interventions, 30,* 314–332.

Fantuzzo, J. W., Rohrbeck, C. A., Hightower, A. D., & Work, W. C. (1991). Teacher's use and children's preferences of rewards in elementary schools. *Psychology in the Schools, 28*(2), 175-181.

Fisher, W. W., Piazza, C. C., Bowman, L. G., & Amari, A. (1996). Integrating caregiver report with a systematic choice assessment. *American Journal on Mental Retardation, 101*(1), 15-25.

Fisher, W., Piazza, C. C., Bowman, L. G., Hagopian, L. P., Owens, J. C., Slevin, I. (1992). A comparison of two approaches for identifying reinforcers for persons with severe and profound disabilities. *Journal of Applied Behavior Analysis, 25*(2), 491-498.

Green, C. W., Reid, D. H., Canipe, V. S., & Gardner, S. M. (1991). A comprehensive evaluation of reinforcer identification processes for persons with profound multiple handicaps. *Journal of Applied Behavior Analysis, 24*(3), 537-552.

Green, C. W., Reid, D. H., White, L. K., Halford, R. C., Brittain, D. P., & Gardner, S. M. (1988). Identifying reinforcers for persons with profound handicaps: Staff opinion versus direct assessment of preferences. *Journal of Applied Behavior Analysis, 21*(1), 31–43.

Hagopian, L. P., Long, E. S., & Rush, K. S. (2004). Preference assessment procedures for individuals with developmental disabilities. *Behavior Modification, 28*(5), 668-677.

Hagopian, L. P., Rush, K. S., Lewin, A. B., & Long, E. S. (2001). Evaluating the predictive validity of a single stimulus engagement preference assessment. *Journal of Applied Behavior Analysis, 34*, 475-486.

Hanley, G. P., Iwata, B. A., Lindberg, J. S., & Conners, J. (2003). Response-restriction analysis: I. Assessment of activity preferences. *Journal of Applied Behavior Analysis, 36*(1), 47–58.

Hanley, G. P., Iwata, B. A., & Roscoe, E. M. (2006). Some determinants of changes in preference over time. *Journal of Applied Behavior Analysis, 39*(2), 189–202.

Higbee, T. S., Carr, J. E., & Harrison, C. D. (2000). Further evaluation of the multiple-stimulus preference assessment. *Research in Developmental Disabilities, 21*(1), 61–73.

Higgins, W. J., Luczynski, K. C., Carroll, R. A., Fisher, W. W., & Mudford, O. C. (2017). Evaluation of a telehealth training package to remotely train staff to conduct preference assessment. *Journal of Applied Behavior Analysis, 50*, 238–251.

Holmes, G., Cautela, J., Simpson, M., Motes, P., & Gold, J. (1998). Factor structure of the School Reinforcement Survey Schedule: School is more than grades. *Journal of Behavioral Education, 8*(1), 131-140.

Hopper, L. (2020). Evaluation of computer-based training to teach staff to implement free-operant preference assessments. [Unpublished doctoral dissertation]. University of Missouri-Columbia.

Horrocks, E. L., & Morgan, R. L. (2011). Effects of inservice teacher training on correct implementation of assessment and instructional procedures for teachers of students with profound multiple disabilities. *Teacher Education and Special Education, 34*(4), 283–319.

Kang, S., Lang, R. B., O'Reilly, M. F., Davis, T. N., Machalicek, W., Rispoli, M. J., & Chan, J. M. (2010). Problem behavior during preference assessments: An empirical analysis and practical recommendations. *Journal of Applied Behavior Analysis, 43*(1), 137–141.

Kang, S., O'Reilly, M. F., Fragale, C. L., Aguilar, J. M., Rispoli, M. J., & Lang, R. B. (2011). Evaluation of the rate of problem behavior maintained by different reinforcers across preference assessments. *Journal of Applied Behavior Analysis, 44*(4), 835–846.

Lipschultz, J. L., Vladescu, J. C., Reeve, K. F., Reeve, S. A., & Dipsey, C. R. (2015). Using video modeling with voiceover instruction to train staff to conduct stimulus preference assessments. *Journal of Developmental and Physical Disabilities, 27*, 505–532.

Logan, K. R., & Gast, D. L. (2001). Conducting preference assessments and reinforcer testing for individuals with profound multiple disabilities: Issues and procedures. *Exceptionality, 9*(3), 123-134.

Matson, J. L., Bielecki, J. A., Mayville, E. A., Smalls, Y., Bamburg, J. W., & Baglio, C. S. (1999). The development of a reinforcer choice assessment scale for persons with severe and profound mental retardation. *Research in Developmental Disabilities, 20*(5), 379-384.

Mota, F. S., Ribeiro, D. M., & Marques, L. B. (2021). Produção e validação de um vídeo para ensinar a condução de avaliação de preferência. *Acta Comportamentalia, 29*, 25-45.

Northup, J. (2000). Further evaluation of the accuracy of reinforcer surveys: a systematic replication. *Journal of Applied Behavior Analysis, 33*(3), 335–338.

Nottingham, C. L., Vladescu, J. C., Giannakakos, A. R., Schnell, L. K., & Lipschultz, J. L. (2017). Using video modeling with voiceover instruction plus feedback to train implementation of stimulus preference assessments. *Learning and Motivation, 58*, 37–47.

Pace, G. M., Ivancic, M. T., Edwards, G. L., Iwata, B. A., & Page, T. J. (1985). Assessment of stimulus preference and reinforcer value with profoundly retarded individuals. *Journal of Applied Behavior Analysis, 18*(3), 249-255.

Parsons, M. B., & Reid, D. H. (1990). Assessing food preferences among persons with profound mental retardation: Providing opportunities to make choices. *Journal of Applied Behavior Analysis, 23*(2), 183–196.

Piazza, C. C., Fisher, W. W., Hagopian, L. P., Bowman, L. G., & Toole, L. (1996). Using a choice assessment to predict reinforcer effectiveness. *Journal of Applied Behavior Analysis, 29*(1), 1-9.

Reid, D. H., Everson, J. M., & Green, C. W. (1999). A direct evaluation of preferences identified through person-centered planning for people with profound multiple disabilities. *Journal of Applied Behavior Analysis, 32*(4), 467–477.

Ringdahl, J. E., Vollmer, T. R., Marcus, B. A., & Roane, H. S. (1997). An analogue evaluation of environmental enrichment: The role of stimulus preference. *Journal of Applied Behavior Analysis, 30*, 203-216.

Roane, H. S., Vollmer, T. R., Ringdahl, J. E., & Marcus, B. A. (1998). Evaluation of a brief stimulus preference assessment. *Journal of Applied Behavior Analysis, 31*(4), 605–620.

Rosales, R., Gongola, L., & Homlitas, C. (2015). An evaluation of video modeling with embedded instructions to teach implementation of stimulus preference assessments. *Journal of Applied Behavior Analysis, 48*(1), 209–214.

Roscoe, E. M., & Fisher, W. W. (2008). Evaluation of an efficient method for training staff to implement stimulus preference assessments. *Journal of Applied Behavior Analysis, 41*, 249–254.

Roscoe, E. M., Iwata, B. A., & Kahng, S. W. (1999). Relative versus absolute reinforcement effects: Implications for preference assessments. *Journal of Applied Behavior Analysis, 32*, 479-493.

Skinner, B. F. (1953/1998). *Ciência e comportamento humano*. 10. ed. Tradução de J. C. Todorov e R. Azzi. São Paulo: Martins Fontes.

Verriden, A. L., & Roscoe, E. M. (2016). A comparison of preference-assessment methods. *Journal of Applied Behavior Analysis, 49*(2), 265–285.

Vollmer, T. R., & Iwata, B. A. (1991). Establishing operations and reinforcement effects. *Journal of Applied Behavior Analysis, 24*, 279–291.

Weldy, C. R., Rapp, J. T., & Capocasa, K. (2014). Training staff to implement brief stimulus preference assessments. *Journal of Applied Behavior Analysis, 47*, 214–218.

Windsor, J., Piche, L. M., & Locke, P. A. (1994). Preference testing: A comparison of two presentation methods. *Research in Developmental Disabilities, 15*(6), 439-455.

Wishnowski, L. A., Yu, C.T., Pear, J., Chand, C., & Saltel, L. (2017). Effects of computer-aided instruction on the implementation of the MSWO stimulus preference assessment. *Behavioral Interventions, 33*(1), 56-68.

Zhou, L., Iwata, B. A., Goff, G. A., & Shore, B. A. (2001). Longitudinal analysis of leisure-item preferences. *Journal of Applied Behavior Analysis, 34*(2), 179-184.

Anexo 1 – *Checklist* para identificação de itens de preferência (traduzido de http://unmc.edu/mmi/departments/casd/casdservices/CASDIntakePacket9_2015E2.pdf)

DO QUE MINHA CRIANÇA GOSTA

CATEGORIA	ITEM/ATIVIDADE	FAVORITO	GOSTA	NÃO GOSTA
Brinquedos				
	Com luzes			
	Que giram			
	Com música			
	Que apitam			
	Com sirene			
	Com sons de carro			
	Bonecas ou bonecos de desenhos de ação			
	Jogar ou trocar cartas/figurinhas			
	Quebra-cabeças			
	Legos ou blocos de montar			
	Jogos de tabuleiro			
	Jogos educativos			
	Arte e artesanato			
	Animais de pelúcia			
	Disfarces ou fantasias			
Atividades com minha criança				

	Ser girado ou rodado			
	Balançar			
	Lutar			
	Correr			
	Que alguém faça cócegas			
	Brincadeiras de faz-de-conta			
	Que alguém leia			
	Que alguém cante			
	Que alguém conte uma história			
	Atenção			
Eletrônicos				
	Jogos de vídeo game ou de computador			
	Música			
	Televisão ou vídeos			
	Tablets ou iPads			
Outros				
	Espelhos			
	Objetos que brilham			
	Objetos com pelos ou penugem			
	Brincar na água			
	Bolhas de sabão			
	Objetos acesos			
	Objetos que giram			
	Coisas geladas			
	Coisas quentes			

Descreva outras atividades, brinquedos, jogos, comidas e bebidas que seu(sua) filho(a) gosta.

____
____
____
____
____
____

Anexo 2 - Protocolo de registro para observação de operante livre (traduzido e adaptado de Hopper, 2020)

Observação de operante livre

Participante (Iniciais):

Data:

Avaliador(a):

Itens:

1. ______________________________

2. ______________________________

3. ______________________________

4. ______________________________

5. ______________________________

Comportamento-alvo: tocar qualquer parte do item com a mão.

Amostra temporal momentânea de 10 segundos: ao final de cada intervalo, coloque um "X" abaixo do número do item e na linha correspondente ao intervalo de tempo em que a pessoa interagiu com ele.

Resumo dos dados: some os intervalos em que houve interação com cada item.

Cálculo da porcentagem: calcule a porcentagem dos intervalos em que houve interação com cada item durante os 5 minutos.

Hierarquia: hierarquize os itens de 1 a 5 (1 = porcentagem mais alta; 5 = porcentagem mais baixa).

Tempo	**Itens**				
	1	**2**	**3**	**4**	**5**
0:10					
0:20					
0:30					
0:40					
0:50					
1:00					
1:10					
1:20					

1:30					
1:40					
1:50					
2:00					
2:10					
2:20					
2:30					
2:40					
2:50					
3:00					
3:10					
3:20					
3:30					
3:40					
3:50					
4:00					
4:10					
4:20					
4:30					
4:40					
4:50					
5:00					
Resumo dos dados					
% de intervalos em que houve engajamento					
Hierarquia					

Anexo 3 - Protocolo de registro para avaliação de preferência com estímulo único

Avaliação de Itens de Preferência com Estímulo Único

Participante (Iniciais):

Data:

Avaliador(a):

Itens:

1. ______________________ 9. ______________________

2. ______________________ 10. ______________________

3. ______________________ 11. ______________________

4. ______________________ 12. ______________________

5. ______________________ 13. ______________________

6. ______________________ 14. ______________________

7. ______________________ 15. ______________________

8. ______________________ 16. ______________________

Item/ Atividade	Houve aproximação?		Duração do engajamento	Observações
1	Sim	Não	----- min, ------ s	
2	Sim	Não	----- min, ------ s	
3	Sim	Não	----- min, ------ s	
4	Sim	Não	----- min, ------ s	
5	Sim	Não	----- min, ------ s	
6	Sim	Não	----- min, ------ s	
7	Sim	Não	----- min, ------ s	
8	Sim	Não	----- min, ------ s	
9	Sim	Não	----- min, ------ s	
10	Sim	Não	----- min, ------ s	
11	Sim	Não	----- min, ------ s	
12	Sim	Não	----- min, ------ s	
13	Sim	Não	----- min, ------ s	

14	Sim	Não	----- min, ------ s	
15	Sim	Não	----- min, ------ s	
16	Sim	Não	----- min, ------ s	

Anexo 4 – Protocolo de registro para avaliação de preferência com pares de estímulos

Avaliação de Itens de Preferência com Pares de Estímulos

Participante (Iniciais):

Data:

Avaliador(a):

Itens:

1. ______________________ 4. ______________________

2. ______________________ 5. ______________________

3. ______________________ 6. ______________________

Instrução: circular o número correspondente ao item escolhido em cada tentativa.						
Tentativa	**Posição esquerda**	**Posição direita**		**Tentativa**	**Posição esquerda**	**Posição direita**
1	5	1		9	1	6
2	6	2		10	2	3
3	4	3		11	4	5
4	6	5		12	3	1
5	2	1		13	2	4
6	3	6		14	5	3
7	1	4		15	4	6
8	5	2				

Anexo 5 – Protocolo de registro para avaliação de preferência com múltiplos estímulos

Avaliação de Itens de Preferência com Múltiplos Estímulos

Participante (Iniciais):

Data:

Avaliador(a):

Itens:

1. ______________________ 4. ______________________

2. ______________________ 5. ______________________

3. ______________________ 6. ______________________

Instrução: circular o número correspondente ao item escolhido em cada tentativa.	
1ª avaliação	
Tentativa	**Item escolhido**
1	1 2 3 4 5 6
2	1 2 3 4 5 6
3	1 2 3 4 5 6
4	1 2 3 4 5 6
5	1 2 3 4 5 6
6	1 2 3 4 5 6

Instrução: circular o número correspondente ao item escolhido em cada tentativa.	
2ª avaliação	
Tentativa	**Item escolhido**
1	1 2 3 4 5 6
2	1 2 3 4 5 6
3	1 2 3 4 5 6
4	1 2 3 4 5 6
5	1 2 3 4 5 6
6	1 2 3 4 5 6

Instrução: circular o número correspondente ao item escolhido em cada tentativa.	
3ª avaliação	
Tentativa	**Item escolhido**
1	1 2 3 4 5 6
2	1 2 3 4 5 6
3	1 2 3 4 5 6
4	1 2 3 4 5 6
5	1 2 3 4 5 6
6	1 2 3 4 5 6

CAPÍTULO 9

AVALIAÇÃO DO COMPORTAMENTO

Dr.ª Daniela Mendonça Ribeiro[1]

Dr.ª Ana Carolina Sella, BCBA-D, QBA[2]

Dr.ª Andresa A. de Souza, BCBA-D[3]

[1]Universidade Federal de Alagoas e INCT-ECCE

[2]Aprendizagem em Pauta

[3]University of Missouri-St. Louis

Existe hoje, na Análise do Comportamento Aplicada (ABA) ao Transtorno do Espectro Autista (TEA), um cenário que parece estar levando à protocolização e à manualização de procedimentos e técnicas, em especial durante o processo de avaliações (Leaf et al., 2016; Milne & Creem, 2022). Esse movimento não é de todo ruim quando provê diretrizes mínimas e condutas éticas a serem seguidas (Vivanti & Stahmer, 2020). A preocupação existe quando o processo de tomada de decisão profissional passa a se tornar rígido dada a protocolização das avaliações (Leaf et al., 2016; Milne & Creem, 2022).

Com esse panorama como pano de fundo, neste capítulo, apresentaremos algumas formas de avaliar o comportamento sob a perspectiva da ABA. Mais especificamente, os objetivos deste capítulo são: (a) apresentar a definição e a importância da avaliação para a ABA, (b) descrever alguns métodos de avaliação comportamental e (c) discutir a necessidade não apenas do conhecimento de diretrizes e protocolos, mas também das habilidades analíticas requeridas para um processo de avaliação significativo. Adicionalmente, dadas as discussões atuais sobre assentimento e trauma, são sugeridas diretrizes para a avaliação destas questões.

Papel da avaliação na Análise do Comportamento

Definição e propósitos

Para a Análise do Comportamento, a avaliação é considerada um elemento fundamental em um modelo de intervenção sistemático que inclui: avaliação, planejamento, implementação e análise (Cooper et al., 2020).

Enquanto as avaliações tradicionais em Psicologia e em Educação, geralmente, envolvem a aplicação de testes padronizados para identificar os pontos fracos e fortes de uma criança em seus aspectos cognitivo, acadêmico, social ou psicomotor, a avaliação comportamental deveria envolver métodos como observações diretas para descrição do comportamento e como ele se relaciona com o ambiente, entrevistas, *checklists* e análises funcionais para identificar e definir os comportamentos que serão o alvo da intervenção. A avaliação comportamental deve fornecer informações não apenas sobre as respostas-alvo em si, mas também sobre recursos, habilidades, pessoas significativas envolvidas no controle do comportamento avaliado, contingências competidoras, fatores de manutenção e de generalização do comportamento e potenciais reforçadores ou punidores os quais podem ser incluídos no plano de intervenção para modificar o comportamento-alvo (Cooper et al., 2020).

Em outras palavras, o propósito da avaliação comportamental é "descobrir o problema do cliente e como modificá-lo para melhor" (Linehan, 1977, p. 31). Essa definição evidencia que a avaliação comportamental vai além da obtenção de escores psicométricos, de dados sobre a relação entre o desempenho em testes e o ano escolar que a criança frequenta ou de medidas de classificação de acordo com a população média. *A avaliação busca* descobrir a função do comportamento para a pessoa, além de identificar habilidades e déficits comportamentais. Dessa maneira, os resultados obtidos na avaliação comportamental fornecem ao analista do comportamento uma visão geral das variáveis que aumentam, diminuem, mantêm ou levam à generalização do comportamento de interesse. Como consequência, as intervenções podem ser planejadas de maneira mais direta e com maiores chances de serem bem-sucedidas (Cooper et al., 2020).

Possíveis fases de uma Avaliação Comportamental

De acordo com alguns autores (p. ex., Cooper et al., 2020; Hawkins, 1979), uma avaliação comportamental serve como um funil, coletando-se informações gerais no princípio, e se aprofundando naquilo que se mostra mais importante a cada novo passo da avaliação. De acordo com esses autores, há cinco fases em uma avaliação comportamental, das quais as quatro últimas costumam ocorrer de forma contínua: (a) triagem e disposições gerais; (b) definição e quantificação geral dos problemas ou dos critérios de desempenho desejados; (c) apontamento de quais os comportamentos-alvo que deverão ser tratados; (d) monitoramento do progresso; e (e) *follow up*. O foco deste capítulo será em (a) e (b). Em outros capítulos, as outras fases serão abordadas com mais detalhes.

Métodos de Avaliação do Comportamento

Uma avaliação comportamental é constituída de (a) métodos de avaliação indireta, os quais provêm informações gerais iniciais acerca do caso a partir de relatos dos envolvidos, e (b) métodos de avaliação direta, os quais demandam a presença do avaliador no ambiente do cliente e, portanto, mais tempo e pessoal especializado, com treinamento em observação. Métodos de avaliação indireta consistem em entrevistas, escalas e *checklists*. Métodos de avaliação direta incluem (a) análises descritivas, nas quais há observação direta do comportamento, porém não há manipulação das variáveis que parecem controlar o comportamento e (b) análises funcionais experimentais, nas quais não apenas se observa o comportamento diretamente, mas também se manipulam de forma sistemática todas as variáveis que podem estar envolvidas na manutenção do mesmo (vide Figura 1 para uma possível representação dos métodos de avaliação comportamental).

Figura 1. Representação gráfica dos métodos de avaliação comportamental.

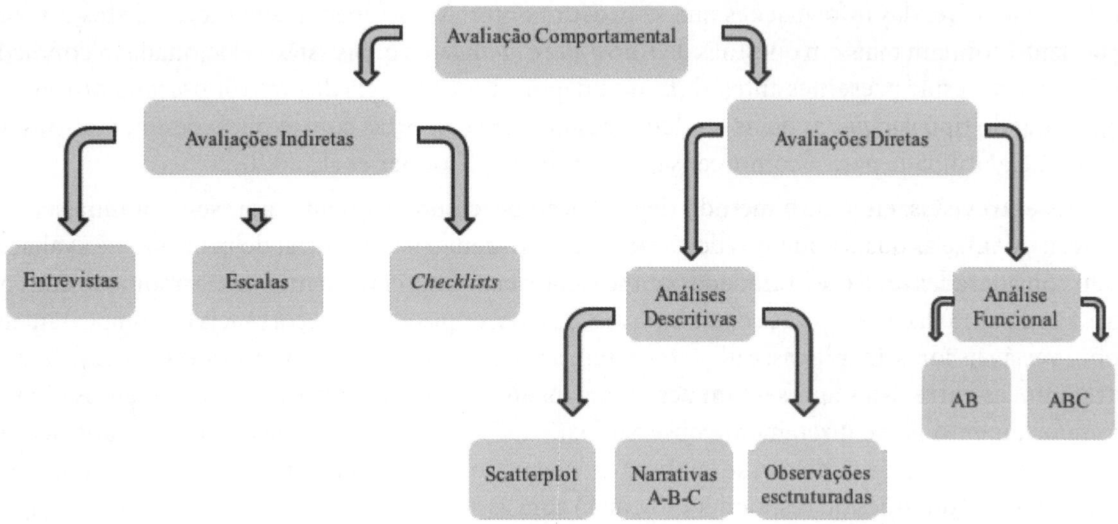

Fonte: Figura elaborada pelas autoras

Avaliações indiretas

As avaliações indiretas têm como objetivo principal compreender as variáveis que afetam a ocorrência do comportamento por meio da obtenção de informações fornecidas pela própria criança ou por pessoas próximas a ela (Kelley et al., 2011). Em outras palavras, avaliações indiretas fornecem informações acerca dos comportamentos da criança por meio de lembranças, de recordações ou de análises subjetivas de eventos. Exemplos de métodos de avaliações indiretas incluem entrevistas, escalas e *checklists*, os quais são descritos mais detalhadamente a seguir (Cooper et al., 2020).

Dentre as vantagens de se obter informações por meio de avaliações indiretas, podemos citar: (1) implicam um menor custo de resposta para a pessoa que aplicar a avaliação, ou seja, ela é menos trabalhosa do que avaliações diretas; (2) requerem menos tempo de aplicação; e (3) o treino para sua aplicação pode ser realizado mais rapidamente do que o treino necessário para a aplicação de avaliações diretas. No entanto, as avaliações indiretas apresentam uma série de desvantagens, tais como: (1) os dados são menos acurados e, portanto, menos confiáveis do que aqueles obtidos por meio da avaliação direta; (2) avaliações indiretas não incluem observações diretas do comportamento; (3) os dados dependem das lembranças de pessoas que têm contato direto com a criança; e (4) a maioria dos instrumentos de avaliação indireta não foram validados e, portanto, não são confiáveis (Iwata et al., 2013; Kelley et al., 2011; Paclawskyj et al., 2001; Zarcone et al., 1991).

Entrevistas. As entrevistas são conduzidas a fim de se obter informações sobre os comportamentos-alvo da avaliação, bem como sobre as variáveis responsáveis pela manutenção desses comportamentos (Kelley et al., 2011). Tais informações são importantes para a formulação de hipóteses sobre as funções dos comportamentos e para o planejamento de intervenções.

Entrevistas podem ser conduzidas com a própria criança ou com pessoas que têm contato diário ou regular com ela (p. ex., pais, professores, terapeutas).

Uma entrevista comportamental difere de entrevistas tradicionais no que se refere ao tipo das questões e ao nível das informações que se procura obter. Mais especificamente, analistas do comportamento confiam mais em questões do tipo *o que* e *quando*, as quais estão relacionadas a condições ambientais que estão presentes antes, durante e depois da ocorrência de um comportamento, em vez de questões do tipo *por que*, as quais tendem a resultar em respostas com explicações mentalistas que são de pouca utilidade para a compreensão do problema (Cooper et al., 2020).

As entrevistas, enquanto método de avaliação do comportamento, apresentam uma série de vantagens, dentre as quais podemos destacar: (1) constituem o passo inicial do processo de avaliação; (2) são consideradas uma oportunidade para se estabelecer um relacionamento harmonioso com o(a) entrevistado(a); (3) são úteis para se obter informações sobre episódios de ocorrência de comportamento e sobre variáveis idiossincráticas; e (4) apresentam a possibilidade de se realizar questões de *follow-up*. Entretanto, as entrevistas apresentam desvantagens importantes, dentre as quais podemos citar: (1) o comportamento não é diretamente observado; (2) as informações obtidas não são quantificáveis; (3) a pessoa entrevistada pode não se lembrar de eventos ou relatar falsas memórias, assim como não compreender as questões ou responder de acordo com as expectativas do(a) entrevistador(a); e (4) não é possível avaliar o grau de confiabilidade das respostas obtidas em virtude do fato de as questões serem abertas (Kelley et al., 2011).

Escalas e Checklists. Outro tipo de avaliação indireta inclui as escalas e os *checklists*.

As escalas e os *checklists* comportamentais podem ser utilizados sozinhos ou em combinação com as entrevistas para identificar possíveis comportamentos-alvo. Um *checklist* comportamental fornece descrições de comportamentos específicos e das condições sob as quais cada comportamento deveria ocorrer. *Checklists* específicos podem ser elaborados para avaliar um comportamento em particular (p. ex., escovar os dentes) ou uma área específica (p. ex., habilidades sociais), mas a maioria dos analistas do comportamento utiliza *checklists* publicados (p. ex., o *Child Behavior Checklist* (CBCL) – Achenbach & Rescorla, 2001).

Os *checklists* apresentam como vantagens: (1) o fato de fornecerem dados quantificáveis; (2) as informações obtidas por meio deles podem ser submetidas a testes de confiabilidade e de validade; e (3) apresentam menor possibilidade de viés, visto que eles podem ser preenchidos na ausência de um(a) entrevistador(a). Dentre as desvantagens, podem-se citar: (1) o comportamento-alvo não é diretamente observado; (2) a pessoa entrevistada pode não se lembrar de eventos ou relatar falsas memórias, assim como não compreender as questões; (3) não há flexibilidade para questões de *follow-up*; e (4) não oferece oportunidade para a construção de um relacionamento harmonioso com o(a) entrevistado (Iwata et al., 2013; Kelley et al., 2011; Paclawskyj et al., 2001; Zarcone et al., 1991).

No Quadro 1, alguns instrumentos de avaliação indireta são brevemente apresentados.

Quadro 1. Descrição de alguns instrumentos de avaliação indireta

Instrumento	O que avalia?	Há sugestões de sequência curricular?
Inventário Dimensional de Avaliação do Desenvolvimento Infantil (IDADI)	Sete domínios do desenvolvimento: cognição, motricidade ampla, motricidade fina, comunicação e linguagem expressiva, comunicação e linguagem receptiva, socioemocional e comportamento adaptativo	Não
Escala de comportamentos adaptativos Vineland-3	Dimensões do comportamento adaptativo: comunicação, habilidades de vida diária e socialização	Não
Child Behavior Checklist (CBCL)	Comportamentos interferentes infantis	Não
Questions About Behavioral Function (QABF)	Função de comportamentos interferentes	Não
Inventário de Estilos Parentais	Estratégias utilizadas pelos pais para educar seus filhos	Não

Fonte: Quadro elaborado pelas autoras

Um *checklist*, amplamente utilizado para a avaliação de comportamentos interferentes infantis, é o CBCL (Achenbach & Rescorla, 2001). Ele avalia os comportamentos por faixa etária, sendo que há duas versões disponíveis: uma para crianças com idades entre 1 e 5 anos e outra para crianças e adolescentes entre 6 e 18 anos. As duas versões podem ser preenchidas por pais ou cuidadores da criança. A primeira versão é composta de 99 sentenças (p. ex., chorar muito, não se dar bem com outras crianças), as quais são pontuadas em uma escala de 3 pontos: não é verdade (0 ponto), algumas vezes verdadeira (1 ponto) e muito verdadeira ou frequentemente verdadeira (2 pontos). A segunda versão do CBCL, para crianças e adolescentes entre 6 e 18 anos, é composta de 138 sentenças. Dentre essas 138 sentenças, 118 referem-se a problemas de comportamento e 20 referem-se à competência social. Os 20 itens relativos à competência social incluem atividades da criança, tais como: brincadeiras, jogos e tarefas; participação em grupos; relacionamento com familiares e amigos; desempenho escolar e independência para brincar. Em quase todos esses itens, os pais são solicitados a comparar o comportamento de seus filhos ao comportamento de outras crianças da mesma idade em termos de desempenho e de tempo gasto em cada atividade, registrando-os como abaixo da média, dentro da média ou acima da média. Os itens relativos aos problemas de comportamento são pontuados de 0 a 2, da mesma maneira que na versão para crianças de 1 a 5 anos. De acordo com a pontuação obtida no *checklist*, a criança ou adolescente é incluído nas faixas clínica, limítrofe ou normal, no que se refere ao seu funcionamento global e ao seu perfil internalizante ou externalizante. Os itens isolamento, queixas somáticas, ansiedade/depressão são considerados para inclusão no perfil internalizante, enquanto os itens violação de regras e comportamentos agressivos são considerados para inclusão no perfil externalizante (Wielewicki et al., 2011).

O IDADI foi desenvolvido para identificar atrasos no desenvolvimento de crianças de 4 a 72 meses de idade por meio da avaliação de sete domínios: cognição, motricidade ampla, motricidade fina, comunicação e linguagem expressiva, comunicação e linguagem receptiva, socioemocional e comportamento adaptativo. Ele deve ser respondido pelos pais ou responsáveis pela criança avaliada, sendo que sua aplicação pode ser tanto no formato autoadministrado quanto por meio de entrevista conduzida pelo(a) avaliador(a). Em cada um dos domínios avaliados, há uma lista de comportamentos esperados para cada faixa etária e, para cada comportamento, os pais devem responder se a criança o emite, se o emite às vezes ou se não o emite. O IDADI pode ser aplicado por profissionais das áreas da Educação e da Saúde interessados no desenvolvimento infantil. Ele foi desenvolvido no Brasil e, portanto, contempla as especificidades das crianças do nosso país (Silva et al., 2020).

A Escala de Comportamentos Adaptativos Vineland-3 (Sparrow et al., 2016) é um instrumento padronizado amplamente utilizado para avaliar comportamentos adaptativos desde o nascimento até 90 anos de idade. Ela avalia as seguintes dimensões do comportamento adaptativo: comunicação, habilidades de vida diária e socialização. Além disso, é possível avaliar as áreas de habilidades motoras e de comportamentos mal adaptados, no entanto a avaliação destas áreas é facultativa. Em cada área, há uma lista de comportamentos, cuja presença no repertório da pessoa avaliada deve ser sinalizada por meio de uma escala Likert (0 = nunca, 1 = às vezes, 2 = sempre). A Vineland pode ser respondida tanto pelos pais ou cuidadores quanto pelos(as) professores(as) da pessoa avaliada. Ela tem sido amplamente utilizada para mensurar comportamento adaptativo em contexto clínico e em pesquisas que avaliaram os efeitos da Intervenção Comportamental Intensiva Precoce (*Early Intensive Behavioral Intervention*; EIBI) em crianças com TEA (Ridout & Eldevik, 2023). Além de ser utilizada para avaliar crianças que apresentam atraso no desenvolvimento, ela pode ser aplicada em adultos que demonstraram algum tipo de regressão em seu comportamento, por exemplo, em decorrência do Alzheimer ou de um Acidente Vascular Cerebral (AVC).

A QABF (Matson & Vollmer, 1995; Paclawskyj et al., 2000) é uma escala de avaliação desenvolvida para identificar a função de comportamentos interferentes emitidos por pessoas com atraso no desenvolvimento. Ela é composta de 25 itens, sendo que há cinco itens relativos a cada uma das seguintes funções comportamentais: atenção, fuga, físico, tangível e não social. A severidade de cada item deve ser pontuada utilizando uma escala Likert (X = não se aplica; 0 = nunca, 1 = raramente; 2 = às vezes, 3 = frequentemente). A pontuação obtida nos cinco itens relativos a cada função é somada para identificar a função do comportamento interferente. Caso uma função obtenha a pontuação mais alta do que as outras funções, ela é considerada a função principal do comportamento. Caso duas funções obtenham a mesma pontuação, ambas são consideradas as funções principais. As cinco funções devem ser hierarquizadas de acordo com a sua pontuação, da mais alta para a mais baixa.

O Inventário de Estilos Parentais (Gomide, 2006) foi desenvolvido com o objetivo de identificar as estratégias utilizadas pelos pais para educar seus filhos(as). A autora define estilo parental "como o conjunto de práticas educativas utilizadas pelos pais na interação com os filhos" (Sampaio & Gomide, 2007, p. 17). Ela identificou sete práticas, sendo que cinco delas estão relacionadas ao desenvolvimento de comportamentos antissociais (monitoria negativa, negligência, punição inconsistente, disciplina relaxada e abuso físico) e duas estão relacionadas ao desenvolvimento de comportamentos pró-sociais (monitoria positiva e comportamento moral. O Inventário é composto de 42 questões, sendo que 6 questões abrangem cada uma dessas 7 práticas educativas. O inventário pode ser respondido pela criança ou adolescente que deve indicar a frequência com a qual o pai ou a mãe se comporta nas situações descritas nas perguntas. Mais especificamente, deve-se responder nunca (se em 10 ocasiões, ele(a) agiu daquela forma de 0 a 2 vezes), às vezes (se em 10 ocasiões, ele(a) agiu daquela forma de 3 a 7 vezes) e sempre (se em 10 ocasiões, ele(a) agiu daquela forma de 8 a 10 vezes). Para cada resposta nunca, é atribuído 0 ponto, para cada resposta às vezes, é atribuído 1 ponto e, para cada resposta sempre, é atribuído 2 pontos. O índice do estilo parental é calculado subtraindo-se a soma da pontuação obtida nas cinco práticas negativas da soma da pontuação obtida nas duas práticas positivas. O instrumento possibilita que os profissionais identifiquem as práticas parentais a que a pessoa está exposta e a sua influência em comportamentos antissociais emitidos por ela.

Avaliações diretas

Dentro de uma perspectiva analítico-comportamental aplicada, avaliações diretas e repetidas do comportamento do cliente no ambiente natural são os métodos preferidos para determinar quais comportamentos almejar para a mudança (Cooper et al., 2020).

Os métodos de avaliação direta são baseados na observação direta do comportamento e incluem (a) análises descritivas e (b) análises funcionais experimentais[1] (Borrero & Borrero, 2008; Cooper et al., 2020; Thompson & Borrero, 2011). Nas análises funcionais experimentais não apenas se observa diretamente o comportamento, mas também se manipulam, de forma sistemática, todas as variáveis que podem estar envolvidas na manutenção dele. A seguir, discutimos brevemente o que são observações diretas e descrevemos alguns métodos de avaliação direta que costumam ser utilizados na busca por informações acerca do comportamento.

Observações diretas. Consistem no professor, terapeuta, pais ou outros observarem todos os comportamentos que se pretende mudar enquanto eles ocorrem. As observações diretas são a base das avaliações diretas e seu propósito essencial é compreender as variáveis que afetam a ocorrência do comportamento por meio de sua observação, ou seja, a base para a obtenção de dados não é a fala de cuidadores, professores ou outras pessoas. A não ser que a fala da criança seja o comportamento a ser avaliado (p. ex., xingamentos, falar alto), falas são irrelevantes em observações diretas: apenas a observação do comportamento-alvo enquanto ele ocorre é denominada observação direta.

As vantagens da observação direta incluem o aumento na confiabilidade dos dados, pois a base é o próprio comportamento e não a fala sobre ele. Além disso, registrar dados enquanto o comportamento ocorre permite ao observador ficar sob controle do ambiente como um todo, analisando sob quais circunstâncias específicas o comportamento ocorre. As desvantagens da observação direta consistem no fato de que esse tipo de observação nem sempre é viável devido ao custo associado a essas observações, tanto em termos de equipamentos e materiais, quanto em termos de pessoal especializado e altamente treinado, além do tempo de observação demandado.

Vamos, a seguir, conhecer de forma breve algumas formas de observação direta.

Análises descritivas. Conforme discutido por Thompson e Borrero (2011), análises descritivas são aquelas que *descrevem* relações que ocorrem entre o comportamento e o ambiente natural, porém não demonstram uma relação funcional entre os eventos descritos, pois não há manipulação das variáveis que podem estar influenciando o comportamento. Análises descritivas envolvem a medição do comportamento e de vários eventos ambientais por meio de observações diretas repetidas (Thompson & Borrero, 2011). Tipos de análises descritivas incluem *scatterplots*, narrativas ABC e observações semiestruturadas e estruturadas.

O propósito das análises descritivas é conseguir informações acerca de instâncias específicas dos comportamentos-alvo, conforme eles ocorrem em ambiente natural (Borrero & Borrero, 2008; Pence et al., 2009; Thompson & Borrero, 2011).

Como afirmado anteriormente, há diversos tipos de análises descritivas, porém nos focaremos em três: *scatterplots*, observação narrativa e observações estruturadas.

[1] Muitas pessoas no Brasil chamam o processo de realizar uma análise da fala do estudante, esquematizada no formato A-B-C, de análise funcional. Em países no qual a ABA é bastante forte e há um seguimento de protocolos de avaliação de forma mais sistemática, tal uso do termo análise funcional seria considerado fora de contexto. Devido a tal uso no Brasil, chamaremos a observação e a manipulação direta de variáveis de *análise funcional experimental*.

Scatterplot. Um *scatterplot* é uma forma de registrar dados de intervalos de tempo pré-determinados de forma a descobrir padrões relacionados ao comportamento-alvo e a períodos de tempo específicos. Os dados obtidos mostram uma correlação, e não uma relação funcional, pois não há manipulação direta das variáveis que podem estar causando o comportamento (Kahng et al., 1998; Touchette et al., 1985). Para exemplificar, considere uma criança cujo comportamento-interferente é jogar livros no chão. Na Figura 2, observa-se que os livros são jogados com mais frequência no início e no final do período de observação, em qualquer dia da semana, sendo que das 9h30 às 9h45 há poucos episódios do comportamento-interferente.

Figura 2. Exemplo de *scatterplot*.

Eixo X - Hora	**Hora**	**Scatterplot do Maurício**				
	9:00	◉	◉	◉	◆	◉
	9:15	◉	◆	◆	◆	◆
	9:30	◆	x	x	x	◆
	9:45	◉	◉	◉	◆	◉
		1	2	3	4	5
		Eixo Y - Dias Sucessivos				

◉ 3 ou mais livros jogados ◆ 1-2 livros jogados x nenhum livro jogado

Fonte: Figura elaborada pelas autoras

Esse tipo de análise descritiva, conforme descrito anteriormente, é utilizado por analistas do comportamento principalmente para descobrir a distribuição temporal de comportamentos- interferente (Cooper et al., 2020) e suas vantagens incluem: (1) a facilidade de sua implementação, pois tudo o que se tem a fazer é desenhar os símbolos no respectivo intervalo de observação; (2) o provimento de dados aproximados acerca da frequência do comportamento-alvo; (3) identifica padrões temporais de ocorrência do comportamento sob condições naturais; (4) o registro de dados só ocorre quando o comportamento ocorre; e (5) é possível analisar os dados com uma simples inspeção visual. As desvantagens dos *scatterplots* incluem: (1) o fato que eventos que acontecem antes e após o comportamento não são medidos; (2) outras avaliações são necessárias para isolar as variáveis das quais o comportamento é função; (3) a análise e a representação dos dados não geram padrões temporais predizíveis; e (4) não são úteis para comportamentos que não são organizados temporalmente (Cooper et al., 2020).

Observação narrativa. Observações narrativas são uma forma de registro A-B-C (antecedente – comportamento – consequência) que envolve descrever os eventos observados por escrito (Thompson & Borrero, 2011). No início, essa forma de observação e registro envolvia uma descrição dos eventos conforme eles iam acontecendo, sem qualquer tipo de orientação ou ordem acerca de como fazer o registro dos dados. Exemplos mais recentes possuem alguns *prompts* e dicas para que os observadores forneçam informações específicas acerca dos antecedentes e das consequências (vide Figura 3).

As narrativas ABC servem principalmente para a avaliação e descrição de comportamentos novos, gerativos e idiossincráticos os quais não são facilmente definidos ou especificados antes de sua observação. Por exemplo, pais podem dizer que "é difícil" de explicar um determinado comportamento porque há antecedentes idiossincráticos e a própria topografia do comportamento não é facilmente descrita. O profissional, então, conseguirá definir operacionalmente o comportamento-alvo apenas após realizar uma narrativa ABC detalhada.

As vantagens desse tipo de registro incluem a grande quantidade de informação qualitativa que é coletada: consegue-se captar comportamentos gerativos e novos facilmente devido a flexibilidade dessa forma de observação, sendo útil para desenvolver definições operacionais; e conseguem-se informações para basear o desenvolvimento de observações estruturadas. Desvantagens incluem o fato desse registro estar baseado em inferências do observador (sem a manipulação de variáveis, o observador assume que certos eventos sejam antecedentes ou consequências de um determinado comportamento); há sérias limitações na concordância entre observadores e na forma como a seleção das variáveis a serem melhor investigadas são escolhidas. Além disso, não resultam em dados quantitativos, o que dificulta para o profissional estabelecer prioridades (Thompson & Borrero, 2011).

Figura 3. Exemplo de folha de registro de narrativa ABC

Local: Escola Chapeuzinho Vermelho

Data: 10/03/2017

Início do período de observação:

Término do período de observação:

Observador Iniciais da criança: JPR Idade (a, m): 2, 4

Hora	Evento antecedente	Comportamento	Consequência
9:00	JPR chegou na escola com sua mãe que a levou direto para a sala de aula.	Ao entrar na sala de aula, JPR começou a gritar e se jogou no chão, batendo a cabeça primeiro e depois o resto do corpo. Permaneceu gritando e no chão por 10 minutos.	A professora disse a JPR "Venha, vamos brincar com as bonecas", colocou seus braços ao redor de JPR, a levantou e a levou para o cantinho dos brinquedos.

Resumo da observação:

Observações importantes:

Fonte: Figura elaborada pelas autoras

Observações semiestruturadas e estruturadas. São uma forma de registro na qual os antecedentes, os comportamentos e as consequências são identificados e definidos operacionalmente antes da observação direta, gerando uma folha de registro na qual tudo o que o observador deve fazer é utilizar a notação definida para registro dos dados. Estão incluídos nesse tipo de observação o chamado *checklist ABC*.

O propósito desse tipo de observação é fornecer dados mais objetivos do que a narrativa ABC, pois há a identificação e a definição prévias do que deve ser observado. Além disso, esse tipo de registro visa simplificar o processo de observação, diminuindo a possibilidade de vieses.

As vantagens dessa forma de registro é que os eventos são identificados e definidos *a priori*, todas as ocorrências de A-B-C que ocorrem durante o período de observação são registradas e dados quantificáveis são gerados (por exemplo, o comportamento ocorreu três vezes durante uma hora de observação). Desvantagens incluem o fato de que os comportamentos observados podem não ser os mais importantes, pois foram definidos *a priori*. Além disso, em muitas observações (semi) estruturadas não há registro de frequência e duração do comportamento.

Avaliações semiestruturadas. Avaliações semiestruturadas costumam prover sugestões de habilidades e barreiras comportamentais a serem avaliadas. Comumente, elas são baseadas na sequência do desenvolvimento infantil e podem propor a manipulação de variáveis ambientais para se avaliar a possível função do comportamento. No entanto, elas não chegam a constituir uma análise funcional experimental, pois essas possuem padrões próprios, que discutiremos na próxima seção deste capítulo. Os resultados de avaliações semiestruturadas provêm sugestões para o estabelecimento de prioridades, objetivos e currículos individualizados de ensino. A seguir, apresentaremos brevemente algumas das avaliações comportamentais semiestruturadas, o que elas avaliam, se fornecem uma sugestão de sequência curricular e se há parâmetros etários explicitamente descritos (ver Quadro 2).

Quadro 2. Descrição de algumas avaliações semiestruturadas

Instrumento	O que avalia?	Há sugestões de sequência curricular?
VB-MAPP (Verbal Behavior Milestones Assessment and Placement Program)	Comportamento verbal e habilidades relacionadas.	Sim
IPO (Inventário Portage Operacionalizado)	As cinco principais áreas de desenvolvimento infantil previstas para os seis primeiros anos de vida: desenvolvimento motor, linguagem, cognição, socialização e autocuidados.	Sim
ABLLS-R (Assessment of Basic Language and Learning Skills)	Habilidades de Linguagem Básica e Habilidades de Aprendizagem em crianças com atraso na linguagem.	Sim
AFLS (Assessment of Functional Living Skills)	Habilidades básicas de vivência, habilidades escolares, habilidades de convívio social, habilidades domésticas, habilidades vocacionais e de vida independente.	Sim
Essential for Living	Partiram de habilidades necessárias na adultez, com ênfase em oito habilidades essenciais para participação na sociedade: fazer pedidos específicos, esperar, aceitar remoção de reforçadores, completar atividades consecutivas já adquiridas, aceitar o "não", seguir instruções de saúde e segurança, completar atividades da vida diária relacionadas à saúde e segurança e tolerar situações de saúde e segurança.	Sim
Checklist Curriculum do Modelo Denver de Intervenção Precoce para crianças com autismo (ESDM)	Abrange diversas áreas do desenvolvimento infantil como comunicação, competências sociais e adaptativas, cognição, jogo, imitação, motricidade fina e grossa.	Sim

Promoting the Emergence of Advanced Knowledge - Relational Training System (PEAK)	Cognição e linguagem.	Sim
The Preschool Life Skills (PLS)	Habilidades sociais essenciais a crianças pré-escolares, com foco em amizade, tolerância, comunicação funcional e seguimento de instruções.	Sim
Socially Savy	Habilidades sociais de crianças com foco em sete áreas: atenção compartilhada, brincar social, autorregulação, sócio-emocional, linguagem social, comportamento de sala e de grupo e linguagem social não verbal.	Sim

Fonte: Quadro elaborado pelas autoras

O VB-MAPP é uma avaliação comportamental de linguagem para crianças com TEA e outros atrasos no desenvolvimento (Sundberg, 2008). As avaliações contidas no VB-MAPP foram designadas para corresponder com habilidades demonstradas em crianças com o desenvolvimento neurotípico de 0 a 48 meses. O VB-MAPP é constituído por um Guia de Aplicação e um Protocolo (cada cliente precisa possuir o seu próprio protocolo). O Guia, por sua vez, é composto de 5 elementos: (a) avaliação dos marcos do desenvolvimento; (b) avaliação das barreiras; (c) avaliação de transição; (d) análise de tarefas e rastreamento de habilidades; e (e) objetivos do Plano de Ensino Individualizado (PEI) e colocação curricular. O objetivo maior da avaliação dos marcos do desenvolvimento é conseguir uma amostra representativa das habilidades verbais da criança e de outras habilidades relacionadas. A avaliação das barreiras examina fatores que costumam impedir ou dificultar a aprendizagem de crianças com TEA ou outros atrasos no desenvolvimento. A avaliação da transição auxilia no monitoramento do progresso da criança, indicando se foram adquiridas as habilidades necessárias para o aprendizado em um ambiente educacional menos restritivo. A análise de tarefas e rastreamento de habilidades apresenta uma subdivisão das habilidades já avaliadas e, portanto, consegue fornecer um suporte mais robusto àqueles que buscam orientação para a formulação de um currículo de aprendizagem e de linguagem. O quinto componente se refere aos objetivos do Plano de Ensino Individualizado (PEI) e colocação curricular. Essa seção do guia se refere aos quatro componentes anteriores e provê diretrizes para o programador de ensino fazer suas escolhas de objetivos de forma balanceada, levando em consideração cada uma das áreas avaliadas. É importante lembrar, conforme discutido por Barnes et al. (2014), que os resultados providos por uma avaliação feita com o VB-MAPP só serão significativos se realizados por profissionais treinados em sua administração.

As avaliações e os métodos de ensino propostos pelo Inventário Portage Operacionalizado (IPO) oferecem diretrizes bastante compreensivas de avaliação e de planejamento de ensino de habilidades para crianças de 0 a 6 anos de idade (Williams & Aiello, 2001/2020). O inventário abrange as cinco principais áreas de desenvolvimento infantil previstas para os seis primeiros anos de vida: desenvolvimento motor, linguagem, cognição, socialização e autocuidados. Além disso, para bebês, existe a área de estimulação infantil a qual mescla tarefas de cada uma das áreas de desenvolvimento. O inventário pode ser utilizado por profissionais da saúde e da educação, pais, cuidadores e todos aqueles interessados no desenvolvimento infantil. O inventário pode ser utilizado com crianças típicas e com atraso no desenvolvimento fornecendo um panorama geral das habilidades e déficits de cada criança. A linguagem é menos técnica e, portanto, mais acessível do que outras avaliações comportamentais, o que permite que diferentes profissionais, cuidadores e outros possam se comunicar sem jargões técnicos.

A Avaliação de Linguagem Básica e Habilidades de Aprendizagem-Revisada (ABLLSTM-R) se propõe a avaliar 25 marcadores relacionados ao comportamento verbal, habilidades de aprendizagem, habilidades acadêmicas, de autoajuda e motoras. "O ABLLS-R não foi desenhado para prover normas etárias" (Partington, 2008, p. 7). As pessoas comumente o usam para crianças em idade pré-escolar. É possível encontrar no guia alguns dados sobre o ajuste na sequência de aquisição de habilidades baseados em dados de crianças entre 2 anos e 2 meses a 7 anos e 9 meses, mas não há faixa etária definida. Essa avaliação é composta por dois documentos: (a) o protocolo, que é usado para o registro das respostas do aprendiz para cada habilidade testada e (b) o guia de desenvolvimento de plano educacional individualizado e instruções de pontuação, que provê a profissionais e pais informações a respeito de como avaliar os resultados obtidos na avaliação de forma a utilizá-los para a seleção de objetivos de ensino. Diferente do VB-MAPP, os gráficos do ABLLSTM-R não resultam em comparação imediata a pares com desenvolvimento neurotípico.

A avaliação de habilidades funcionais (AFLS) se propõe a avaliar diversas áreas do desenvolvimento (Partington, 2013). Como na ABLLS, não há faixa etária definida, mas os autores descrevem que "aprendizes mais velhos, [...] em transição da escola para a vida adulta e [...] que adquiriram as habilidades de linguagem da ABLLS-R podem se beneficiar da AFLS" (Partington & Muller, 2022, p. 3). Essa avaliação é composta por um guia e seis protocolos de avaliação únicos, relacionados a seis áreas, a saber: habilidades escolares, habilidades básicas, habilidades de convívio social, habilidades domésticas, habilidades vocacionais e habilidades de vida independente. O resultado destas avaliações resulta em um mapeamento de déficits e habilidades, o qual, com o uso do guia, pode resultar em objetivos individualizados. É importante dizer que, apesar de não descrever procedimentos específicos para o ensino das habilidades avaliadas, o guia fornece algumas sugestões para o início do ensino.

O Essential for Living (EFL; McGreevy & Fry, 2012) possui uma missão bastante específica que é prover, a pessoas com deficiências de moderada a severa, que comumente têm repertórios comportamentais bastante limitados e pouco ou nenhum comportamento verbal e comportamentos interferentes severos, a chance de aprender habilidades necessárias para uma vida com alguma qualidade e dignidade. Os autores citam que tanto crianças quanto adultos podem se beneficiar do instrumento que é dividido em duas partes: (a) o Manual de avaliação e registro de progresso e (b) a avaliação de habilidades de comunicação, de comportamento e funcionais e manual curricular e de ensino. Os autores enfatizam 8 habilidades em seu currículo, as quais chamam de as "8 essenciais", ou seja, aquelas cuja ausência no repertório resultará em dependência e provável segregação de participação em diversas esferas da comunidade. Tais habilidades se relacionam a expressar necessidades e vontades, esperar, aceitar o "não", fazer transições, responder como ouvinte e habilidades relacionadas à saúde e à segurança. Os autores ainda oferecem ferramentas para profissionais descobrirem a melhor forma de comunicação para cada aprendiz. Essa é uma ferramenta a ser considerada por todos aqueles que trabalham com pessoas com deficiências de moderada a severa.

O Modelo Denver de Intervenção Precoce (ESDM) possui a missão de dar suporte ao desenvolvimento, bem-estar e qualidade de vida de crianças pequenas com TEA e suas famílias (Rogers & Dawson, 2010). A faixa etária sugerida para crianças serem avaliadas com o *checklist* e receberem a intervenção proposta é de 12 a 60 meses de idade. O ESDM é uma prática manualizada, mas que oferece espaço para possíveis individualizações que venham a ser necessárias. O modelo une as seguintes áreas do conhecimento: desenvolvimento humano, práticas baseadas em brincadeiras e no relacionamento interpessoal com princípios da ABA, sendo denominado uma intervenção naturalística, desenvolvimentista e comportamental (do inglês *naturalistic, developmental-behavioral intervention* –

NDBI). Existe um manual relacionado tanto à descrição das práticas de intervenção quanto ao uso do *checklist*. O *checklist* deve ser aplicado antes do início da intervenção, para a formulação de objetivos e reaplicado a cada 12 semanas. Ele é dividido em 4 níveis que correspondem, mais ou menos, às idades de 12-18 meses, 18-24 meses, 24-36 meses e 36-48 meses. O *checklist* avalia, de forma geral, comunicação, competências sociais e adaptativas, cognição, jogo, imitação, motricidade fina e grossa. Com os dados do *checklist*, o profissional poderá classificar cada habilidade como já bem estabelecida no repertório da criança, emergindo ou não existente no repertório. Preferencialmente, o *checklist* será aplicado por profissionais especializados em intervenção precoce.

O PEAK Sistema de Treinamento Relacional (do inglês *Promoting the Emergence of Advanced Knowledge – Relational Training System*) busca estabelecer habilidades cognitivas e de linguagem em crianças com atraso no desenvolvimento, com base em diversos pontos de vista analítico-comportamentais, como o comportamento verbal de Skinner (1957), a equivalência de estímulos (Sidman, 1994) e a teoria das molduras relacionais (Hayes et al., 2001). Durante o seu desenvolvimento, foi utilizada a sequência de desenvolvimento do repertório de habilidades cognitivas e linguísticas de pessoas entre 2 e 16 anos de idade. A Avaliação Compreensiva do PEAK (PCA) é sugerida para pessoas com 2 ou mais anos de idade. O programa é composto por quatro módulos, que são vendidos no formato de livros: treino direto (DT), generalização (G), equivalência (E) e transformação (T). Cada módulo possui a descrição da avaliação e da sequência curricular correspondente, sendo que cada item da avaliação corresponde a um item do currículo (Dixon, 2014a, 2014b, 2015, 2016, 2018). As avaliações devem ser aplicadas antes da intervenção e sugere-se sua reaplicação a cada 3 a 6 meses de intervenção. Para facilitar as avaliações, o PCA foi criado. Ele foi padronizado e possui não apenas folhas de aplicação específicas, mas também materiais e um manual de aplicação e apenas profissionais com as qualificações descritas podem aplicá-lo.

O currículo de habilidades de vida pré-escolar (do inglês *Preschool Life Skills* – PLS) dispõe-se a avaliar e ensinar habilidades sociais críticas a crianças em idade pré-escolar (Hanley, 2015). Tais habilidades foram denominadas críticas porque costumam prevenir comportamentos interferentes e foram classificadas por professoras do ensino fundamental como essenciais para o sucesso escolar inicial. A faixa etária da população-alvo é descrita como crianças em idade pré-escolar (entre 3 e 5 anos de idade, CDC, 2021 https://www.cdc.gov/ncbddd/childdevelopment/positiveparenting/preschoolers.html). O currículo é composto por um questionário (avaliação) e o currículo em si. O questionário pode ser respondido por pessoas relacionadas à criança ou por observação direta do profissional. No documento disponível gratuitamente em https://practicalfunctionalassessment.files.wordpress.com/2015/06/pls-for-teachers_07_08-post.pdf , há sugestões de como evocar as situações a serem avaliadas no questionário, de folhas de registro, planos e sugestões de procedimentos para o ensino das habilidades-alvo. O currículo pode ser implementado por profissionais ou professores da rede regular de ensino, sem a necessidade de qualificações específicas. O capítulo de Luczynski e Fahmie de 2017 traz uma discussão abrangente, correlacionando os elementos do currículo e comportamentos agressivos, sendo uma importante base para quem iniciará o uso do currículo.

O Socially Savvy avalia habilidades sociais de crianças a partir de sete áreas: atenção compartilhada, brincar social, autorregulação, socioemocional, linguagem social, comportamento de sala e de grupo e linguagem social não verbal. A depender da seção do manual, a faixa etária é descrita de forma ligeiramente diferente: na página 3, diz-se que o manual foca em crianças se preparando para entrar na educação infantil. Na página 19, descrevem que o manual se volta para crianças em idade pré-escolar e no início da educação infantil e, no capítulo 2, para alguns dos itens, há uma descrição da idade aproximada em relação a crianças com desenvolvimento típico, variando com habilidades desenvolvidas aos 3 meses de idade até 5 anos ou mais velhos. O manual é composto de um *checklist* avaliativo, descrição operacionais das habilidades; amostras de objetivos de ensino, estratégias de ensino, sugestões de atividades e ideias para a coleta de dados de avaliação e intervenção. O período de reavaliação não é explicitamente definido e os autores descrevem que pais, professores ou qualquer pessoa que conheça o funcionamento social da criança pode aplicar a avaliação. Um fato interessante é que os autores explicam que o protocolo pode ser modificado a depender da necessidade de cada criança (Ellis & Almeida, 2014, p. 7).

Análise funcional experimental. A análise funcional experimental é um tipo de avaliação que visa identificar a função de um comportamento-interferente por meio da manipulação das possíveis variáveis que controlam o comportamento. Análises funcionais experimentais são tidas como o "padrão ouro" das avaliações de função comportamental, ou seja, quando se quer saber o porquê um dado comportamento interferente está ou não ocorrendo, a análise funcional experimental é aquela que trará os dados mais confiáveis, pois envolve a manipulação direta de variáveis.

Análises funcionais experimentais envolvem a observação direta de relações entre o ambiente e o comportamento enquanto as variáveis responsáveis pelo comportamento são deliberadamente manipuladas. Por exemplo, considere que uma criança se joga no chão todas as vezes em que sua mãe a chama para fazer tarefa e existe a hipótese de que com esse comportamento a criança se esquiva de ter de fazer a tarefa. Uma análise funcional experimental consistiria em observar, por diversos dias, o que a criança faz quando a mãe a chama para fazer a tarefa e deixa que ela se esquive e, em outros dias, observar o que a criança faz quando a mãe se aproxima, porém não a chama para fazer a tarefa. Observa-se o que acontece com o comportamento quando a mãe apresenta a tarefa *versus* quando a mãe não apresenta tarefas (Hanley, 2012; Iwata et al., 1982/1994; Thompson & Iwata, 2005). A primeira situação é comumente chamada de *teste* enquanto a segunda é chamada *controle*. Durante a condição de teste, a variável antecedente (a demanda apresentada pela mãe para fazer a tarefa) e a consequência (a mãe permitir que a criança se esquive da tarefa) hipotetizadas como sendo aquelas que influenciam o comportamento-alvo, são sistematicamente apresentadas. Já durante a condição de controle, o antecedente hipotetizado como sendo aquele que influencia o comportamento é omitido, ou seja, nenhuma tarefa é apresentada. Durante a análise de dados, comparam-se os níveis do comportamento-alvo durante as condições de teste e de controle. Altos níveis do comportamento interferente na condição de teste quando comparados à condição de controle sugerem que as variáveis manipuladas na condição de teste são as que controlam o comportamento-interferente, no caso anterior, esquiva de demandas.

O objetivo das análises funcionais experimentais é, portanto, identificar as variáveis antecedentes e consequentes que influenciam a ocorrência do comportamento-interferente, ou seja, as variáveis ambientais que evocam e as que mantêm o comportamento. Esse tipo de análise é importante, porque permite uma intervenção altamente individualizada, já que a função do comportamento é identificada e trabalhada (ver Capítulo 14).

Existem diferente tipos de análise funcional experimental; por exemplo, análise funcional por tentativas (Bloom et al., 2011) e análise funcional de latência (Thomason-Sassi et al., 2011), porém um dos procedimentos mais utilizados é baseado na descrição de Iwata et al. (1982/1994) e é comumente chamado de "análise funcional tradicional" (Melanson & Fahmie, 2023). A análise funcional tradicional é considerada uma análise ABC pois avalia o papel de eventos antecedentes e consequentes na ocorrência do comportamento interferente (Beavers et al., 2013; Hanley, 2012; Hanley et al., 2003).

Durante uma análise funcional experimental, as variáveis antecedentes e as consequentes são organizadas de maneira que permitam a avaliação do efeito individual de cada uma dessas variáveis. Normalmente, a análise funcional experimental possui uma condição de controle e quatro condições de teste: atenção, item favorito, demanda e sozinho.

Condição de teste (atenção): o objetivo dessa condição é avaliar se o comportamento-alvo é mantido por reforçamento social positivo, como o acesso à atenção de um adulto. O termo "social" sugere que o reforço é mediado por uma outra pessoa. Por exemplo, o comportamento de uma criança que faz birra e ganha a atenção dos pais é mantido por reforço social positivo. Durante essa condição, a atenção do terapeuta é dirigida para um outro objeto ou pessoa (p. ex., o terapeuta começa a ler um livro ou a preencher um formulário). Toda vez que a criança apresenta o comportamento interferente, o terapeuta interrompe o que está fazendo e dirige toda sua atenção para a criança. A atenção pode ser na forma de sermão ou de palavras de conforto. É importante que o tipo de atenção seja similar e condizente com o tipo de comportamento interferente. Por exemplo, em casos em que o comportamento interferente envolve agressão é possível que a consequência natural seja alguém demonstrar descontentamento e desaprovação, dessa maneira o terapeuta poderia dizer frases como "Ai, isso dói. Por favor, não faça mais isso, pois eu não gosto". Já no caso de comportamento autolesivo, o terapeuta pode dizer frases de consolo como "Você se machucou? Vai passar; não fica triste." Após um tempo determinado (p. ex., 20 segundos) o terapeuta volta à sua atividade dirigida a um objeto ou outra pessoa que não a criança (Iwata & Dozier, 2008).

Condição de teste (item favorito): essa condição é uma variação da condição de atenção e é frequentemente acrescentada na análise funcional experimental. Nessa condição, ao invés de atenção, o terapeuta remove um item altamente preferido e o entrega à criança toda vez que essa apresentar o comportamento interferente. Nessa condição, o terapeuta não fornece nenhum tipo de atenção; a única variável manipulada é o item altamente preferido. Tal como na condição de atenção, após um determinado período de tempo, o terapeuta remove o item preferido e restringe o acesso da criança ao item.

Condição de teste (demanda): o objetivo dessa condição é avaliar se o comportamento interferente é mantido por reforçamento social negativo, como o término de uma demanda. O termo "social" sugere que o término da situação aversiva (demanda) é mediado por uma outra pessoa. Por exemplo, o comportamento de uma criança que puxa o cabelo da mãe e se recusa a escovar os dentes quando essa lhe apresenta a escova de dentes é mantido por reforçamento social negativo. Durante essa condição, o terapeuta apresenta continuamente tarefas que parecem estar associadas ao comportamento interferente (p. ex., pegar brinquedos no chão, colocar os sapatos). Se a criança obedecer às tarefas sem comportamento interferente, o terapeuta apresenta um elogio breve e continua apresentando outras tarefas. Se a criança não obedecer às tarefas, o terapeuta usa modelo e ajuda física até que a criança complete a tarefa e continua apresentando outras tarefas. Toda vez que a criança apresentar o comportamento interferente, o terapeuta interrompe a tarefa e diz "Tudo bem. Você não precisa fazer", remove os materiais da mesa ou da frente da criança e vira suas costas para a criança. Nenhuma outra forma de atenção é apresentada durante as tarefas ou durante o intervalo de fuga da demanda. Após um tempo determinado (p. ex., 20 segundos), o terapeuta vira novamente para a criança e reinicia a apresentação das tarefas (Iwata & Dozier, 2008).

Condição de teste (sozinho): o objetivo dessa condição é avaliar se o comportamento-alvo é mantido por reforçamento automático, ou seja, comportamentos que são reforçados sem a mediação de uma outra pessoa (p. ex., estereotipias, comportamento autoestimulátorio). Durante essa condição, a criança é deixada sozinha ou em um ambiente com pouca ou nenhuma estimulação (sem brinquedos, quadros, cores nas paredes). Se o terapeuta se mantiver na sala com a criança, esse deve se posicionar em um canto sem fazer contato visual com a criança. Nessa condição, não existe nenhuma consequência para os comportamentos-alvo que são, normalmente, ignorados (Iwata & Dozier, 2008).

Condição de controle: os resultados obtidos durante cada condição de teste descritas anteriormente serão comparados individualmente com os resultados da condição de controle. Durante a condição de controle, todos os itens altamente preferidos identificados por meio de uma avaliação de preferência (ver Capítulo 8) estão disponíveis, além disso, a atenção do terapeuta também está disponível e nenhuma tarefa ou instrução é apresentada à criança. Ou seja, todos os antecedentes manipuláveis (não acesso a um item ou atenção de alguém e apresentação de uma demanda) que poderiam possivelmente evocar o comportamento interferente estão ausentes. Além do mais, nessa condição, não existe nenhuma consequência específica para os comportamentos interferentes que são, normalmente, ignorados (Iwata & Dozier, 2008).

A análise funcional tradicional é normalmente implementada em um delineamento de elementos múltiplos em que todas as diferentes condições de teste e controle são alternadas aleatoriamente. O resultado de cada condição de teste é comparado exclusivamente com os resultados da condição de controle. A função do comportamento é demonstrada quando o nível de respostas nas condições de teste é diferenciado do nível de resposta da condição controle. As vantagens do delineamento de elementos múltiplos é que ele elimina a necessidade de realizar várias reversões; além disso, esse tipo de delineamento é mais eficiente do que o delineamento de reversão. As desvantagens envolvem uma possível dificuldade de discriminação entre as condições e a possibilidade de interação dos efeitos das condições (Hains & Baer, 1989).

Mais recentemente, Hanley et al. (2014) apresentaram um novo modelo de análise funcional no qual as possíveis variáveis que evocam e mantêm o comportamento interferente são combinadas em uma mesma condição de teste e controle. Hanley et al. (2014) denominaram esse tipo de análise funcional *interview-informed synthesized contingency analyses* (IISCA). A IISCA parte do pressuposto que, em contexto natural, comportamentos interferentes são controlados por mais de uma variável ambiental e mantidos pelo efeito da interação de reforçadores diferentes (Slaton et al., 2017). Por exemplo, uma criança cujo comportamento interferente é evocado quando direcionada para realizar uma tarefa, engajaria-se nesses comportamentos não somente para fugir da tarefa, mas para fugir da tarefa e ganhar acesso ao item favorito.

As condições sintetizadas na IISCA são definidas por meio de uma entrevista semiestruturada com pais ou cuidadores (Jessel, 2022). A entrevista visa identificar as possíveis variáveis evocadoras e mantenedoras do comportamento interferente. Uma vez identificada essas variáveis, elas serão incorporadas em conjunto às condições de controle e de teste da avaliação. A análise dos dados é similar à análise funcional tradicional; os níveis do comportamento interferente da condição de teste são comparados com os níveis da condição de controle. Altos níveis de comportamento interferente na condição de teste sugerem que o comportamento é mantido pelas funções que foram sintetizadas para a avaliação.

A IISCA é relativamente nova comparada com os outros modelos de avaliação funcional experimental. As pesquisas envolvendo a IISCA estão na sua fase inicial e precisam de replicações de grupos de pesquisa distintos (Coffey et al., 2020; Melanson & Fahmie, 2023). Além disso, são necessários estudos que avaliam a efetividade de intervenções desenvolvidas com base na IISCA, bem como os resultados das intervenções à longo prazo. Uma das desvantagens da IISCA é que ela não identifica com precisão as variáveis que evocam e mantêm o comportamento interferente. Estudos recentes que compararam os resultados da IISCA com a análise funcional tradicional concluíram que a IISCA tem grande probabilidade de gerar falsos positivos, ou seja, concluir que o comportamento é mantido por uma função quando na realidade não é (Greer et al., 2020). Como consequência, é possível que as intervenções que dela derivam possam não ser efetivas ou até mesmo contraindicadas. A IISCA é mais uma ferramenta no conjunto de modelos de análise funcional e é importante que o analista do comportamento tenha entendimento das suas vantagens e desvantagens, e o momento mais apropriado para utilizá-la.

A análise funcional experimental é um conjunto de práticas muito importante para a avaliação e para a intervenção de comportamentos interferentes. No entanto, essa avaliação não deve ser implementada sem a supervisão de um analista do comportamento com formação e experiência nesse tipo de procedimento. A aplicação incorreta dos procedimentos envolvidos na análise funcional experimental e a falta de atenção a medidas de segurança podem causar danos materiais e físicos para a criança e para os terapeutas envolvidos (Iwata et al., 1982/1994).

Avaliação de assentimento e de trauma

Nos últimos anos, tem-se visto o aumento de discussões acerca de assentimento e cuidados informados pelo trauma na ABA, provavelmente em virtude das inúmeras críticas de ativistas e autodefensores de pessoas com TEA e de profissionais da própria ABA em relação aos procedimentos adotados em intervenções para pessoas com neurodesenvolvimento atípico. Além disso, especificamente em relação a intervenções informadas pelo trauma, as discussões estão presentes em diversas áreas da saúde já há alguns anos e estão refletindo na ABA (Lee et al., 2006; Purkey et al., 2018; Roberts et al., 2019; Sperlich et al., 2017).

Dentro de tais discussões, uma das propostas que vem sendo descrita é a incorporação da avaliação tanto (a) do assentimento do cliente e sua retirada ao longo das sessões e (b) de possíveis traumas antes e ao longo do tratamento.

As discussões acerca do assentimento vêm se ampliando, mas ainda são incipientes na área (p. ex., Abdel-Jalil et al., 2023; Breau & Smith, 2023; Veneziano & Shea, 2023; Newcomb & Wine, 2023). Controvérsias permeiam o tema e a prática do analista do comportamento (p.ex., Breau & Smith, 2023 *versus* Newcomb & Wine, 2023), inclusive em relação a definições e medidas (Weber, 2023). Todavia, a discussão de tais controvérsias vai além do escopo deste capítulo. A seguir, apresentamos brevemente possibilidades para a avaliação do assentimento e sua retirada ao longo de intervenções da ABA de acordo com recomendações de Breaux e Smith (2023), porém outros textos, como o de Abdel-Jalil et al. (2023), trazem questões adicionais a serem pensadas no processo.

De acordo com Breaux e Smith (2023), é necessário criar uma definição operacional de assentimento a ser adotada para que ele possa ser pensado e medido ao longo de todo o processo de intervenção. Por isso, muito provavelmente será importante compilar as diversas definições de assentimento e de sua retirada, da literatura e dos envolvidos, para estabelecer a sua estrutura de trabalho. Após descrever as bases do que será visto como assentimento, Breau e Smith (2023) sugerem que, para cada cliente, deve-se desenvolver definições funções e topográficas de forma individualizada; definições gerais costumam não ser compreensivas e podem resultar na não discriminação dos comportamentos de assentimento e de sua retirada pelos envolvidos na intervenção. Primeiramente, deve-se estabelecer a função ou o porquê o indivíduo está assentindo, ou não, aos procedimentos propostos. Em seguida, deve-se listar todas as topografias que, possivelmente, representam o assentimento e sua retirada, buscando assegurar uma comunicação clara e consistente entre os envolvidos na intervenção. Lembrando que topografias de assentimento e sua retirada podem ser vocais ou não vocais e que a ausência de repertório verbal compartilhado pela comunidade não deve limitar o direito de assentir.

Posterior ao estabelecimento das definições, deve-se avaliar se o cliente está assentindo ao tratamento de forma global, em relação a todos os estímulos ambientais e contingências envolvidas no tratamento. Por exemplo, deve-se verificar se o cliente assente à interação com o terapeuta, a instruções para a aquisição de habilidades, a dicas físicas, ao lugar e espaço de realização da intervenção etc. Avaliar o assentimento a diferentes elementos da intervenção e seguir a regra que assentir a uma variável não implica em assentir a todas podem ajudar o terapeuta a se manter atento à necessidade de atualizar suas definições topográficas e funcionais (Breaux & Smith, 2023). Esse ponto é um dos pontos de controvérsia na literatura, especialmente quando a criança se coloca em risco (Gavoni, 2023; Newcomb & Wine, 2023).

Breau e Smith (2023) ainda descrevem ações possíveis para quando houver retirada de assentimento, mas tais descrições também estão além do escopo deste capítulo. Interessados devem se remeter a este e a outros textos para delinear intervenções alternativas quando há retirada de assentimento.

Assim como o assentimento, as questões sobre intervenções informadas pelo trauma ainda são incipientes na ABA, apesar de essa discussão já ocorrer há muitos anos em outras áreas da saúde (p.ex., Forbes et al., 2007; Bath, 2008). É importante destacar que controvérsias em relação à definição, à avaliação e ao tratamento do que é comumente conhecido por trauma estão presentes em diversas áreas (SAMHSA, 2014), não apenas na Análise do Comportamento. Em relação à definição, muitas vezes vemos a palavra trauma sendo utilizada como sinônimo de experiências ou eventos que acarretam reações de estresse físico e psicológico (Neeley, 2023). Tais eventos podem se referir a "eventos únicos, múltiplos eventos ou a um conjunto de circunstâncias que é experienciado por um indivíduo como prejudicial ou ameaçador e possui efeitos adversos no bem-estar físico, social, emocional ou espiritual." (SAMHSA, 2014). Ao mesmo tempo, trauma pode ser usado como sinônimo de Transtorno do Estresse Pós-traumático (TEPT), cujo diagnóstico pode englobar oito componentes, desde a exposição a possíveis eventos traumáticos até os efeitos psicobiofisiológicos e sociais decorrentes de tal exposição. Neste capítulo, usaremos TEPT para nos referir ao transtorno derivado de eventos estressores.

De forma geral, tanto a avaliação como o tratamento do TEPT se dão por meio de entrevistas e instrumentos específicos para o transtorno. Essas ferramentas demandam repertório de falante e de ouvinte acerca das circunstâncias que podem ter gerado o TEPT e seus sintomas. Esse fato é discutido por Houck e Dracobly (2023) que advogam que ferramentas específicas sejam desenvolvidas para pessoas com deficiência intelectual e transtornos do desenvolvimento que resultem em pouco ou nenhum repertório verbal. Esses autores sugerem o uso da *Adverse Childhood Experience Scale* (ACES; Felitti et al., 1998) para uma triagem inicial de possível TEPT enquanto ferramentas específicas para essa população não são desenvolvidas.

Para aqueles clientes com repertório verbal suficiente, apesar de a Análise do Comportamento não possuir ferramentas próprias, criadas e testadas pela área, pode-se analisar as revisões e sínteses de ferramentas de avaliação específicas para o TEPT descritas por especialistas dessa área (p.ex., Forbes et al., 2007; NCPTSD, 2022; Steel et al., 2011). A SAMHSA (2014; SAMHSA's Trauma and Justice

Strategic Initiative) publicou um manual para o cuidado informado pelo trauma para serviços de saúde comportamental. Nesse manual, eles recomendam que, quando um cliente chegar para o atendimento em qualquer estabelecimento de saúde, seja perguntado se ele sofreu, possivelmente, algum tipo de trauma em sua vida. Se a resposta for positiva, deve-se fazer uma avaliação compreensiva para o TEPT, a qual deveria incluir a avaliação (a) de outros transtornos psiquiátricos como a depressão, (b) do funcionamento familiar e conjugal, (c) de comportamentos relacionados ao uso e abuso de substância, (d) da vida profissional, (e) da qualidade de vida, (f) do funcionamento psicológico em geral e (g) da saúde física. Os sintomas devem ser avaliados dentro do contexto do tempo decorrido desde a exposição ao(s) evento(s) traumático(s), considerando que os sintomas podem levar bastante tempo para aparecer; portanto, reavaliações regulares precisam ser realizadas. Além disso, toda avaliação de possível TEPT precisa ser culturalmente competente, investigar os efeitos do TEPT nas pessoas ao redor do cliente e levar em consideração questões étnicas e de gênero. O manual da SAMHSA também recomenda o levantamento de variáveis relacionadas a possíveis fontes de resiliência e habilidades do cliente que possam auxiliar na recuperação[1].

Considerações finais

Conforme discutimos neste capítulo, há diversas formas de se realizar uma avaliação comportamental, que variam desde entrevistas abertas até análises funcionais experimentais. Cada tipo de avaliação possui um propósito, vantagens e desvantagens, portanto cabe a cada um responsável por realizar a avaliação decidir, de acordo com cada caso, quais instrumentos de avaliação deverão ser utilizados.

De forma geral, é importante lembrar de que, sem uma avaliação bem feita, detalhada e sistemática, não temos como conhecer os déficits e as habilidades de nossas crianças. Se não conhecermos os seus déficits e as suas habilidades, não temos como estabelecer prioridades reais e acabaremos sem saber de onde estamos partindo e para onde queremos ir, ou seja, o tratamento viajará ao sabor do vento, gastando tempo e recursos valiosos das crianças, de suas famílias, de seus cuidadores e do próprio profissional.

Referências

Abdel-Jalil, A., Linnehan, A. M., Yeich, R., Hetzel, K., Amey, J., & Klick, S. (2023). Can there be compassion without assent? A nonlinear constructional approach. Behavior Analysis in Practice. https://doi.org/10.1007/s40617-023-00850-9

Achenbach, T. M. & Rescorla, L. A. (2001). The manual for the ASEBA school-age forms & profiles. Burlington, VT: University of Vermont, Research Center for Children, Youth, and Families.

Barnes, C. S., Mellor, J. R., & Rehfeldt, R. A. (2014). Implementing the Verbal Behavior Milestones Assessment and Placement Program (VB-MAPP): Teaching Assessment Techniques. The Analysis of Verbal Behavior, 30, 36-47.

Bath, H. (2008). The three pillars of trauma-informed care. Reclaiming children and youth, 17(3), 17-21.

[1] Os trabalhos do Prof. Felipe Corchs, do Ambulatório de Transtorno de Estresse Pós-Traumático podem auxiliar aqueles buscando estratégias na literatura nacional.

Beavers, G. A., Iwata, B. A., & Lerman, D. C. (2013). Thirty years of research on the functional analysis of problem behavior. Journal of Applied Behavior Analysis, 46, 1-21.

Bloom, S. E., Iwata, B. A., Fritz, J. M., Roscoe, E. M., & Carreau, A. B. (2011). Classroom application of a trial--based functional anlaysis. Journal of Applied Behavior Analysis, 44, 19-31.

Borrero C. S., & Borrero, J. C. (2008). Descriptive and functional analyses of potential precursors to problem behavior. Journal of Applied Behavior Analysis, 41, 83-96.

Breaux, C. A., & Smith, K. (2023). Assent in applied behaviour analysis and positive behaviour support: ethical considerations and practical recommendations. International Journal of Developmental Disabilities, 69(1), 111-121.

Centers for Disease Control and Prevention (CDC, 2021). Preescholers (3-5 years). Retirado de https://www.cdc.gov/ncbddd/childdevelopment/positiveparenting/preschoolers.html em 23 de dezembro de 2023.

Coffey, A. L., Shawler, L. A., Jessel, J., Nye, M. L., Bain, T. A., & Dorsey, M. F. (2020). Interview-informed synthesized contingency analysis (IISCA): Novel interpretations and future directions. Behavior Analysis in Practice, 13(1), 217–225. https://doi.org/10.1007/s40617-019-00348-3

Cooper, J. O., Heron, T. E., & Heward, W. L. (2020). *Applied Behavior Analysis (3rd ed.).* Hoboken, NJ: Pearson Education.

Dixon, M. R. (2014a). PEAK: Relational Training System: Evidence-based autism assessment and treatment – Direct training module. Carbondale.

Dixon, M. R. (2014b). PEAK: Relational Training System: Evidence-based autism assessment and treatment – Generalization module. Carbondale.

Dixon, M. R. (2015). PEAK: Relational Training System: Evidence-based autism assessment and treatment – Equivalence module. Carbondale.

Dixon, M. R. (2016). PEAK: Relational Training System: Evidence-based autism assessment and treatment – Transformation module. Carbondale

Dixon, M. R. (2018). PEAK Comprehensive Assessment (PCA). Carbondale.

Ellis, J.T., & Almeida, C. (2014). Socially Savvy: An assessment and curilum guide for young children. NY: Different Roads to Learning.

Felitti, Anda, Nordenberg, Williamson, Spitz, Edwards,...Marks. (1998). Relationship of Childhood Abuse and Household Dysfunction to Many of the Leading Causes of Death in Adults: The Adverse Childhood Experiences (ACE) Study. American Journal of Preventive Medicine, 14(4), 245-258.

Forbes, D., Creamer, M., Phelps, A., Bryant, R., McFarlane, A., Devilly, G. J., ... Newton, S. (2007). Australian Guidelines for the Treatment of Adults with Acute Stress Disorder and Post-Traumatic Stress Disorder. Australian & New Zealand Journal of Psychiatry, 41(8), 637–648. doi:10.1080/00048670701449161

Gavoni, P. (2023). Assent & Trauma Informed Care: A Call for Nuance in Behavior Analysis. Retirado de https://www.linkedin.com/pulse/assent-trauma-informed-care-call-nuance-behavior-gavoni-ed-d-bcba/ em 10 de janeiro de 2023.

Gomide, P. I. C. (2006). *Inventário de estilos parentais: Modelo teórico, manual de aplicação, apuração e interpretação*. Petrópolis: Vozes

Greer, B. D., Mitteer, D. R., Briggs, A. M., Fisher, W. W., & Sodawasser, A. J. (2020). Comparisons of standardized and interview-informed synthesized reinforcement contingencies relative to functional analysis. Journal of applied behavior analysis, 53(1), 82–101. https://doi.org/10.1002/jaba.601

Hains, A. H., & Baer, D. M. (1989). Interaction effects in multielement designs: Inevitable, desirable, and ingnorable. Journal of Applied Behavior Analysis, 22, 57-69.

Hanley, G. P. (2012). Functional assessment of problem behavior: Dispelling myths, overcoming implementation obstacles, and developing new lore. Behavior Analysis in Practice, 5, 54-72.

Hanley, G. P. (2015). Preschool Life Skills Curriculum (PLS). Retirado de https://practicalfunctionalassessment.files.wordpress.com/2015/06/pls-for-teachers_07_08-post.pdf em 20 de janeiro de 2023.

Hanley, G. P., Iwata, B. A., & McCord, B. E. (2003). Functional analysis of problem behavior: A review. Journal of Applied Behavior Analysis, 36, 147-185.

Hanley, G. P., Jin, C. S., Vanselow, N. R., & Hanratty, L. A. (2014). Producing meaningful improvements in problem behavior of children with autism via synthesized analyses and treatments. Journal of applied behavior analysis, 47(1), 16–36. https://doi.org/10.1002/jaba.106

Hawkins, R. P. (1979). The functions of assessment: Implications for selection and development of devices for assessing repertoires in clinical, educational, and other settings. Journal of Applied Behavior Analysis, 12(4), 501-516.

Hayes, S. C., Barnes-Holmes, D., & Roche, B. (2001). Relational frame theory: A post-Skinnerian account of human language and cognition. Plenum Press.

Houck, E. J., & Dracobly, J. D. (2023). Trauma-Informed Care for Individuals with Intellectual and Developmental Disabilities: From Disparity to Policies for Effective Action. Perspectives on Behavior Science, 46(1), 67-87.

Iwata, B. A., & Dozier, C. L. (2008). Clinical application of functional analysis methodology. Behavior Analysis in Practice, 1, 3-9.

Iwata, B. A., DeLeon, I. G., & Roscoe, E. M. (2013). Reliability and validity of the Functional Analysis Screening Tool. Journal of Applied Behavior Analysis, 46, 271-284.

Iwata, B. A., Dorsey, M. F., Slifer, K. J., Bauman, K. E., & Richman, G. S. (1982/1994). Toward a functional analysis of self-injury. Journal of Applied Behavior Analysis, 27(2), 197–209.

Jessel, J. (2022). Practical Functional Assessment. In: Leaf, J.B., Cihon, J.H., Ferguson, J.L., Weiss, M.J. (eds) Handbook of Applied Behavior Analysis Interventions for Autism. Autism and Child Psychopathology Series. Springer, Cham. https://doi.org/10.1007/978-3-030-96478-8_23

Kahng, S., Iwata, B. A., Fischer, S. M., Page, T. J., Treadwell, K. R., Williams, D. E., & Smith, R. G. (1998). Temporal distributions of problem behavior based on scatter plot analysis. Journal of Applied Behavior Analysis, 31(4), 593–604. http://doi.org/10.1901/jaba.1998.31-593

Kelley, M. E., LaRue, R., Roane, H. A., & Gadaire, D. M. (2011) Indirect behavioral assessments: Interviews and rating scales. In: W. W. Fisher, C. C. Piazza, & H. S. Roane (Eds.), Handbook of Applied Behavior Analysis (pp. 182-190). New York, NY: Guilford.

Lee, K. J., Havens, P. L., Sato, T. T., Hoffman, G. M., & Leuthner, S. R. (2006). Assent for treatment: clinician knowledge, attitudes, and practice. Pediatrics, 118(2), 723-730.

Leaf, J. B., Leaf, R., McEachin, J., Taubman, M., Ala'i-Rosales, S., Ross, R. K., Smith, T., & Weiss, M. J. (2016). Applied Behavior Analysis is a Science and, Therefore, Progressive. *Journal of autism and developmental disorders, 46*(2), 720–731. https://doi.org/10.1007/s10803-015-2591-6

Linehan, M. (1977). Issues in behavioral interviewing. In: J. D. Cone & R. P. Hawkins (Eds.), Behavioral assessment: New directions in clinical psychology (pp. 30-52). New York, NY: Bruner/Mazel.

Luczynski, K. C., & Fahmie, T. A. (2017). Preschool life skills: Toward teaching prosocial skills and preventing aggression in young children. The Wiley handbook of violence and aggression, 1-12.

Matson, J. L., & Vollmer, T. R. (1995). *User's guide: Questions About Behavioral Function (QABF)*. Baton Rouge, LA: Disability Consultants, LLC.

McGreevy, P., & Fry, T. (2012). Essential for Living (EFL). Orlando.

Melanson, I. J., & Fahmie, T. A. (2023). Functional analysis of problem behavior: A 40-year review. Journal of Applied Behavior Analysis, 56(2), 262–281. https://doi.org/10.1002/jaba.983

Milne, C. M., & Creem, A. (2022). Developing Social Skills Groups for Behavioral Intervention for Individuals with Autism. In Handbook of Applied Behavior Analysis Interventions for Autism: Integrating Research into Practice (pp. 267-287). Cham: Springer International Publishing.

National Center for Post-Traumatic Stress Disorder (NCPTSD, 2022). Assessment overview. Retirado de https://www.ptsd.va.gov/professional/assessment/overview/index.asp em 21 de dezembro de 2023.

Neeley, K. A. (2023). Trauma Informed Care (TIC): Utilizing Behavioral Skills Training (BST) with a Treatment Integrity Checklist to Introduce the Core Principle of Promoting Choice and Shared Governance (Doctoral dissertation, Saint Louis University).

Newcomb, E. T., & Wine, B. (2023). A brief response to assent in applied behaviour analysis and positive behaviour support: ethical considerations and practical recommendations. International Journal of Developmental Disabilities, 69 (4), 628-629, DOI: 10.1080/20473869.2023.2206686

Paclawskyj, T. R., Matson, J. L., Rush, K. S., Smalls, Y., Vollmer, T. R. (2001). Assessment of the convergent validity of the Questions About Behavioral Function scale with analogue functional analysis and the Motivation Assessment Scale. Journal of Intellectual Disability Research, 45(6), 484-494.

Partington, J. W. (2008). The Assessment of Basic Language and Learning Skills, ABLSS. Pleasant Hill, CA: Behavior Analysts, Inc.

Partington, J. W. (2008). the Assessment of Basic Language and Learning Skills Revised (The ABLLS-R®)

Partington, J. W. (2013). The Assessment of Functional Living Skills-The AFLS™.

Partington, J. W., & Muller, M. M. (2022). A avaliação de Habilidades Funcionais - Guia. Luna Educação;

Pence, S. T., Roscoe, E. M., Bourret, J. C., & Ahearn, W. H. (2009). Relative contributions of three descriptive methods: Implications for behavioral assessment. Journal of Applied Behavior Analysis, 42, 425-446.

Paclawskyj TR, Matson JL, Rush KS, Smalls Y, Vollmer TR. Questions about behavioral function (QABF): a behavioral checklist for functional assessment of aberrant behavior. Res Dev Disabil. 2000 May-Jun;21(3):223-9. doi: 10.1016/s0891-4222(00)00036-6. PMID: 10939320.

Purkey, E., Patel, R., & Phillips, S. P. (2018). Trauma-informed care: Better care for everyone. Canadian Family Physician, 64(3), 170-172.

Ridout, S., & Eldevik, S. (2023). Measures used to assess treatment outcomes in children with autism receiving early and intensive behavioral interventions: A review. *Journal of Autism and Developmental Disorders.* https://doi.org/10.1007/s40489-023-00355-9

Roberts, S. J., Chandler, G. E., & Kalmakis, K. (2019). A model for trauma-informed primary care. Journal of the American Association of Nurse Practitioners, 31(2), 139-144.

Rogers, S. J. & Dawson, G. (2010). Intervenção precoce em crianças com autismo: Modelo Denver para a promoção da linguagem, da aprendizagem e da socialização. Guilford Press.

SAMHSA. (2014). TIP 57: Trauma-Informed Care in Behavioral Health Services. Retirado de https://store.samhsa.gov/product/tip-57-trauma-informed-care-behavioral-health-services/sma14-4816 em 10 de janeiro de 2024.

SAMHSA's Trauma and Justice Strategic Initiative (2014). SAMHSA's Concept of Trauma and Guidance for a Trauma-Informed Approach. Retirado de https://ncsacw.acf.hhs.gov/userfiles/files/SAMHSA_Trauma.pdf em 10 de janeiro de 2024.

Sampaio, I. T. A. & Gomide, P. I. C. (2007). Inventário de Estilos Parentais (IEP) – Percurso de padronização e normatização. *Psicologia Argumento, 25,* 15-26.

Sidman, M. (1994). Equivalence relations and behavior: A research story. Authors Cooperative.

Silva, M. A., de Mendonça Filho, E. J., & Bandeira, D. R. (2020). IDADI: Inventário dimensional de avaliação do desenvolvimento infantil. São Paulo: Vetor Editora.

Skinner, B. F. (1957/1992). Verbal Behavior. Coply PublishingGroup.

Slaton, J. D., Hanley, G. P., & Raftery, K. J. (2017). Interview-informed functional analyses: A comparison of synthesized and isolated components. Journal of Applied Behavior Analysis, 50(2), 252–277. https://doi.org/10.1002/jaba.384

Sparrow, S. S., Cicchetti, D. V., & Saulnier, C. A. (2016). Vineland Adaptive Behavior Scales, Third Edition (Vineland-3). NCS Pearson.

Sperlich, M., Seng, J. S., Li, Y., Taylor, J., & Bradbury-Jones, C. (2017). Integrating trauma-informed care into maternity care practice: conceptual and practical issues. Journal of midwifery & women's health, 62(6), 661-672.

Steel, J. L., Dunlavy, A. C., Stillman, J., & Pape, H. C. (2011). Measuring depression and PTSD after trauma: Common scales and checklists. Injury, 42(3), 288-300.

Sundberg, M. L. (2008). VB-MAPP: Verbal Behavior Milestones Assessment and Placement Program (Guide). Concord, CA: AVB Press.

Thomason-Sassi, J. L., Iwata, B. A., Neidert, P. L., & Roscoe, E. M. (2011). Response latency as an index of response strength during functional analysis of problem behavior. Journal of Applied Behavior Analysis, 44, 51-67.

Thompson, R. H., & Borrero, J. C. (2011). Direct observation. In Fisher, W. W., Piazza, C. C., & Roane, H. S., (Eds.), Handbook of Applied Behavior Analysis (pp. 191-205). New York, New York: The Guilford Press.

Thompson, R. H., & Iwata, B. A. (2005). A review of reinforcement control procedures. Journal of Applied Behavior Analysis, 38, 257-278.

Touchette, P. E., MacDonald, R. F., & Langer, S. N. (1985). A scatter plot for identifying stimulus control of problem behavior. Journal of Applied BehaviorAnalysis, 18(4), 343-351.

Veneziano, J., & Shea, S. (2023). They have a Voice; are we Listening? Behavior analysis in practice, 16(1), 127-144.

Vivanti G., Stahmer A. C. (2020). Can the Early Start Denver Model Be Considered ABA Practice? Behav Anal Pract. 2020 Aug 18;14(1):230-239. doi: 10.1007/s40617-020-00474-3. PMID: 33732593; PMCID: PMC7900312.

Weber, J. J. (set, 2023). Staff Training in Assent and Assent Withdrawal Behavior in Children with Disabilities. Tese de doutorado, Endicott College, Beverly, MA.

Wielewicki, A., Gallo, A. E., & Grossi, R. (2011). Instrumentos na prática clínica: CBCL como facilitador da análise funcional e do planejamento da intervenção. Temas em Psicologia, 19, 513-523.

Williams, L. C. A., & Aiello, A. L. R. (2001/2020). Manual do Inventário Portage Operacionalizado: Avaliação do desenvolvimento de crianças de 0-6 anos. Curitiba, PR: Juruá.

Zarcone, J., Rodgers, T., Iwata, B., Rourke, D., & Dorsey, M. (1991). Reliability analysis of the motivation assessment scale: A failure to replicate. Research in Developmental Disabilities, 12, 349-360.

Materiais adicionais

Sobre análise funcional

https://wmich.edu/autism/functional-analysis

https://www.youtube.com/watch?v=2RFq13r3khY

https://www.youtube.com/watch?v=9W2qSgi1R10

https://www.pinterest.se/pin/163185186471676556/

https://www.abainternational.org/media/49137/Iwata.mp3

CAPÍTULO 10

PLANEJANDO INTERVENÇÕES INDIVIDUALIZADAS[1]

Danielle LaFrance, PhD, BCBA-D

Como já mencionado nos capítulos anteriores, o processo de planejar intervenções analítico-comportamentais individualizadas começa com uma avaliação detalhada. Depois da fase de avaliação, as etapas seguintes incluem a seleção de comportamentos específicos que merecem intervenção. Esses comportamentos são denominados *comportamentos-alvo* (Kazdin, 2011) e o profissional clínico desenvolve objetivos para esses comportamentos como a base do tratamento. Após a identificação e a seleção desses comportamentos-alvo, o clínico deve desenvolver objetivos precisos e mensuráveis os quais deverão compor o relatório[2] do cliente e servir como guia para a programação de ensino. Dependendo do propósito de cada objetivo, planos detalhados de ensino (lições) são delineados para aumentar ou reduzir os comportamentos-alvo. A figura a seguir é uma representação visual da ordem dessas etapas. Um triângulo invertido é usado aqui para representar a progressão de uma etapa para a outra, que começa com a mais geral e vai para a mais específica.

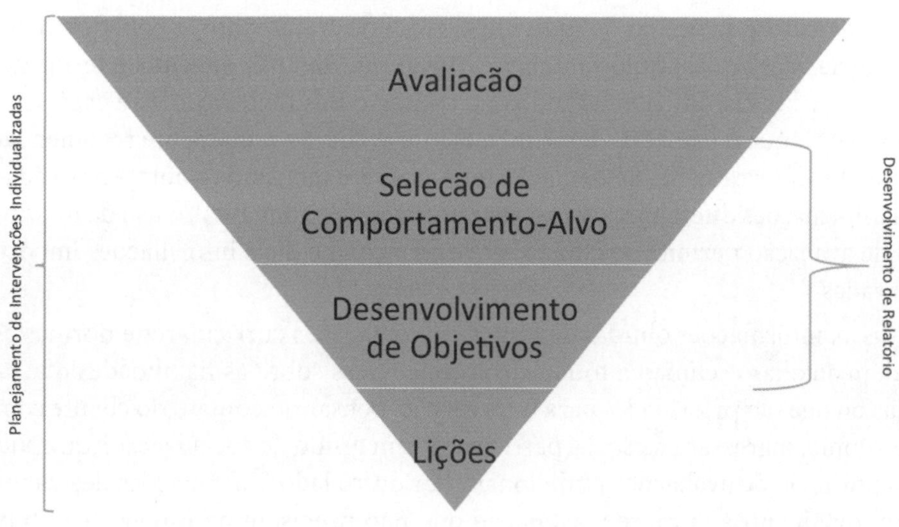
Avaliacão
Selecão de
Comportamento-Alvo
Desenvolvimento
de Objetivos
Lições
Planejamento de Intervenções Individualizadas
Desenvolvimento de Relatório

---

[1] A autora agradece a Thomas Higbee por suas sugestões em uma versão anterior deste capítulo.

[2] O termo relatório se refere a um documento que contém todas as informações sobre o cliente, a avaliação e os resultados, os comportamentos-alvos, os objetivos, gráficos de dado e o progresso do cliente durante o período do relatório. Normalmente, o relatório é preparado depois da avaliação e antes do começo da intervenção. O documento é compartilhado com os significativos do cliente e as fontes de financiamento durante uma reunião para revisar as informações e os resultados. Depois cada período do relatório, uma nova avaliação está completa, e o relatório está preparado com atualições sobre o progresso do cliente em cada objetivo. Esse novo relatório também contém objetivos novos, baseados nos resultados da nova avaliação. Esse processo e repetido ao longo do tratamento.

Cada etapa mencionada anteriormente requer uma análise e considerações cuidadosas. As seções a seguir visam prover explicações e exemplos relacionados a cada etapa, começando com a seleção de comportamentos-alvo e terminando com os componentes críticos de programas de ensino para aumentar ou para reduzir comportamentos-alvo.

Eu seria negligente se não lembrasse os leitores/leitoras que todas as intervenções baseadas na análise do comportamento devem ser individualizadas para cada cliente. De fato, essa questão faz parte do título deste capítulo. Contudo, isso merece mais ênfase. Cada cliente é diferente, e a(s) função(oes) de comportamento também varia. Por causa disso, cada cliente vai apresentar um repertório comportamental único durante a fase de avaliação e terá algumas necessidades específicas. Os leitores/leitoras podem usar as sugestões contidas neste capítulo para ajudar no desenvolvimento de objetivos de intervenção, mas também devem reconhecer que os comportamentos-alvo identificados para um cliente não são necessariamente os mesmos para outros clientes, embora possa haver semelhanças. Apesar das estratégias e das orientações contidas aqui terem o objetivo de ser suficientemente gerais para o uso com qualquer cliente, é importante mencionar que não é apropriado assumir que uma intervenção desenvolvida por meio dessas sugestões possa ser padronizada e aplicada com mais do que um cliente (Vargas, 1972). Ou seja, qualquer programa de intervenção desenvolvido para um cliente não deve ser implementado com outro cliente. Tudo depende do contexto e da função (Cuvo & Davis, 2000; Iwata, Kahng, Wallace, & Lindberg, 2000). Mais precisamente, o(a) leitor(a) pode optar por usar as orientações sugeridas neste capítulo para ajudá-lo(a) no desenvolvimento de programas de intervenção individualizados.

Uma breve revisão

Antes de discutir o processo de individualização do tratamento, é benéfico revisar algumas informações fornecidas em capítulos anteriores, visto que alguns conceitos e terminologias serão revisitados e devem ser claramente definidos no contexto dos objetivos deste capítulo. Especificamente, deve-se notar que o uso de diversas medidas de avaliação é altamente recomendado (Kazdin, 2011). Como qualquer ferramenta de avaliação tem suas vantagens e desvantagens e cada ferramenta proporciona informações diferentes sobre o repertório comportamental, o uso de múltiplas medidas no processo de avaliação permite ao clínico ter confiança que mais informações importantes estão sendo asseguradas.

Além disso, informações obtidas de fontes como padrões curriculares e normas de desenvolvimento podem auxiliar o clínico a tomar decisões críticas sobre as habilidades que já devem ser demonstradas ou que são prioridades para intervenção, pensar no contato do cliente com ambientes novos (por exemplo, ingressar na escola, participação em grupo de socialização), que podem não ser identificadas por meio de avaliações tradicionais. Por outro lado, informações dessas fontes podem mostrar comportamentos durante a avaliação que não precisam de intervenção (por exemplo, comportamentos que ocorrem em uma frequência, duração ou intensidade normais para a idade do cliente). Assim, dados de múltiplas fontes fornecem uma ideia mais completa e precisa acerca do repertório do cliente. Além disso, a utilização de múltiplas medidas de avaliação permite ao clínico a identificação de áreas de correspondência entre as medidas, visto que as pontuações obtidas em cada avaliação podem ser cruzadas. Isso resulta em uma certa medida de confiabilidade e de validade (Kazdin, 2011) e provê mais confiança em relação à identificação correta das necessidades do cliente. Isso é importante porque os resultados da avaliação fornecem a base sobre a qual os comportamentos-alvo são selecionados para a intervenção.

Um ponto-final e relacionado diz respeito à maneira como as informações da avaliação são usadas. Mais precisamente, deve ser enfatizado que o desenvolvimento de qualquer intervenção individualizada deve incluir objetivos ligados a comportamentos importantes que não necessariamente são refletidos em medidas de avaliação formais. Atenção cuidadosa deve ser dada para garantir que as habilidades menores e mais simples serão ensinadas e que a intervenção seja organizada de maneira hierárquica para maximizar a probabilidade de grandes ganhos. Isso se chama *"aprendizagem hierárquica cumulativa"* (Bosch & Hixson, 2004; Hixson, 2004). Mais detalhes serão fornecidos nas seções seguintes deste capítulo, mas é suficiente dizer que objetivos desenvolvidos como parte de um programa de intervenção *não devem se restringir às áreas de déficits ou de excessos especificamente identificadas por meio das medidas de avaliação.*

Pode ser útil aqui definir algumas palavras técnicas usadas nesse capítulo. No contexto de avaliação e de planejamento de intervenções individualizadas, os termos *déficit* e *excesso* (Kanfer & Grimm, 1977), por exemplo, são muitos usados. *Déficits* se referem a comportamentos que ocorrem atualmente em nível abaixo do considerado "normal" para um indivíduo com desenvolvimento típico da mesma idade (p. ex., poucas vocalizações para uma criança de três anos) ou comportamentos que, devido à sua ausência ou falta de sofisticação, geram problemas na aprendizagem (p. ex., falta de atenção por durações mais longas). O termo *excesso*, por outro lado, refere-se a comportamentos que ocorrem atualmente acima do nível considerado "normal" (p. ex., ataque de birra de longa duração para uma criança de seis anos); comportamento que interfere na aprendizagem de comportamentos novos ou na demonstração de habilidades já adquiridas (p. ex., estereotipia ocorrendo em uma alta porcentagem dentre os intervalos medidos) ou comportamento que estigmatiza o cliente ou representa risco e o exclui de oportunidades para contato com algumas contingências de reforço (p. ex., jogar com outras crianças) ou ambientes (p. ex., na comunidade geral).

Diretrizes para estabelecer as prioridades de intervenção – a seleção de comportamento(s)-alvo

Seguindo uma avaliação analítico-comportamental compreensiva, é provável que serão identificados mais déficits e excessos comportamentais do que poderia ser razoável e efetivamente tratado em um dado período de tempo (LaFrance & Miguel, 2014). Esses déficits e excessos são utilizados para selecionar os comportamentos-alvo, desenvolver os objetivos e organizar os objetivos no relatório (plano individualizado de ensino). Contudo, como a maioria dos relatórios são escritos para durar um período de tempo predeterminado (p. ex., 3 meses, 6 meses), isso significa que a seleção de habilidades a serem aumentadas ou diminuídas deve ser cuidadosamente considerada dentro do período do relatório (ou plano individualizado de ensino). Independentemente da duração proposta no relatório, algumas habilidades precisam ser priorizadas mais imediatamente, enquanto outras serão consideradas para mudança mais tarde (p. ex., em um período de intervenção posterior). Assim, a questão que os clínicos enfrentam diz respeito a como tomar essas decisões de maneira apropriada, de forma a conseguir o maior número de ganhos possíveis e obter o resultado mais clinicamente e socialmente significativo (ver Baer, Wolf, & Risley, 1968). Felizmente, existem algumas recomendações publicadas que servem como diretrizes para a seleção de comportamentos-alvo e que ajudam o clínico a superar esse desafio.

comportamentais. A noção de *cusps* é importante e especialmente relevante nesta discussão. O termo foi identificado e discutido dentro de uma conceitualização analítico-comportamental sobre o desenvolvimento humano (Rosales-Ruiz & Baer, 1996, 1997). Conforme definido por esses autores, *cusps* consistem em mudanças de comportamento que têm consequências para o organismo além da própria mudança. Os autores explicam que isso acontece quando o indivíduo faz contato com novas contingências, significando, no sentido amplo, exposição a contextos e ambientes diferentes, estímulos novos e, até mesmo, a aquisição de novos comportamentos que podem levar a mudanças futuras no repertório comportamental. Por meio desse processo, o repertório do indivíduo cresce e se torna mais sofisticado, o que, por si só, cria novas oportunidades de aprendizagem e pode levar a um tipo de processo autocatalítico (Skinner, 1953), criando *cusps* adicionais (Rosales-Ruiz & Baer, 1997). Além disso, os autores especificam que o *cusp*, ao mesmo tempo em que comumente leva a mudanças futuras nos comportamentos, também deve ser importante para o indivíduo, seja em função do período do desenvolvimento (p. ex., aprender como andar) ou em função de ser um pré-requisito que pode levar mudanças subsequentes importantes (Bosch & Fuqua, 2001; Bosch & Hixson, 2004) no repertório comportamental (p. ex., aprender a ler). A tabela a seguir lista alguns exemplos de *cusps* potenciais.

Tabela 1. Exemplos comuns de cusps potenciais

Área da Habilidade	Comportamentos-Alvo Potenciais
Atentar e Prontidão	Contato visual, ficar sentando por durações progressivamente mais longas, olhar cada estímulo em uma matriz (p. ex., scanning), seguir um estímulo com os olhos (p. ex., tracking) etc.
Habilidades Cognitivas	Contar com correspondência um-para-um, contar memorizado, fazer correspondência entre estímulos idênticos e não idênticos, correspondência e identificação de quantidades etc.
Imitação	Copiar movimentos de outras pessoas, com ou sem objetos, copiar os outros em situações novas (aprendizagem por observação) etc.
Habilidades de Ouvinte	Orientar na direção dos estímulos, seguir instruções simples e complexas, seguir instruções dentro de um grupo etc.
Habilidades de Falante	Copiar vocalizações de outros, mandos[1], tatos, iniciar e responder durante conversas as palavras, frases e perguntas dos outros etc.
Habilidades de Brincar	Engajamento independente e apropriado com brinquedos, brincar com brinquedos de forma funcional, brincar com uma variedade de brinquedos, brincar ao lado dos outros etc.
Habilidades Sociais	Responder ao nome, se orientando para o falante, orientar-se na direção dos estímulos auditivos, seguir o apontar ou os olhos dos outros (p. ex., atenção conjunta) etc.
Automonitoramento e Autorregulação	Atentar e responder ao próprio comportamento

Fonte: Tabela elaborada pela autora

Uma outra maneira de se considerar isso é em termos de consequências antecipadas que poderiam resultar do não desenvolvimento do *cusp* (Sherman, 2002). Se uma criança não aprende a ler, por exemplo, ele ou ela nunca entrará em contato com algumas contingências importantes (i.e., contato com todas as informações que podem ser adquiridas por meio de livros, na escola etc.). Assim,

[1] Na análise de comportamento, referimo-nos à linguagem como comportamento verbal (Skinner, 1957), o qual é interpretado em uma perspectiva funcional. O comportamento verbal está subdividido em tipos específicos de operantes verbais. O mando é apenas um tipo de operante verbal, assim como o ecoico, o tato e o intraverbal. Para outras definições e discussão acerca do comportamento verbal e dos operantes verbais, consulte o Capítulo 18 deste livro.

de acordo com Rosales-Ruiz e Baer (1997), a importância de tal mudança é facilmente percebida não só para o indivíduo, mas também para os outros significativos, visto que a mudança resultante do *cusp* é indispensável para responder às exigências do ambiente. Dessa forma, como fica implícito na definição anterior, o desenvolvimento de um *cusp* ou de uma *habilidade cusp*, também leva, muitas vezes, a novas formas de comportamento que podem não precisar ser explicitamente treinadas ou ensinadas (Koegel & Koegel, 1988). Por vezes, isso é chamado de *comportamento generativo*, em referência ao fato de que uma mudança do repertório comportamental pode levar ao desenvolvimento de outras respostas, sem precisar de instrução específica (Torneke, 2010). Esse efeito pode ser explicado pelo fato de que, às vezes, as habilidades *cusp* são pré-requisitos para o desenvolvimento de outros comportamentos mais complexos. Depois de serem aprendidas, formas de comportamento menores e mais simples podem ser combinadas ou recombinadas em respostas mais complexas e refinadas (p. ex., aprender os sons de letras e palavras antes da leitura; Bosch & Fuqua, 2001). Isto é análogo à noção da aprendizagem hierárquica cumulativa referida anteriormente (Bosch & Hixson, 2004), em que habilidades ensinadas primeiro na intervenção são componentes simplificados de comportamentos maiores ou mais importantes e as lições são organizadas de maneira sequencial (i.e., a intervenção é organizada hierarquicamente). Um exemplo de comportamento importante que requer a aprendizagem de etapas mais simples primeiro é a *nomeação* (Horne & Lowe, 1996). Esse termo se refere a um operante de ordem superior (Catania, 2007) que envolve uma relação bidirecional entre o repertório de ouvinte e o repertório de falante. Dada a natureza dessa relação, o termo *nomeação bidirecional* (BiN) foi proposto por Miguel (2016) para se referir a esse repertório. Quando um indivíduo aprende a nomeação, ele pode reagir aos estímulos dentro do ambiente tanto como ouvinte quanto como falante simultaneamente. Isso é importante, porque a linguagem afeta a si mesma (Skinner, 1957) o que é um pré-requisito para que ela se torne *significativa* (Horne, Hughes, & Lowe, 2006; Horne & Lowe, 1996; Horne, Lowe, & Randle, 2004). Como está implícito na definição de nomeação, a aquisição desse comportamento tem implicações enormes para o desenvolvimento da linguagem e de comunicação adequados. O diagrama a seguir apresenta uma representação das habilidades necessárias e como essas devem participar juntas no repertório comportamental para resultar na nomeação.

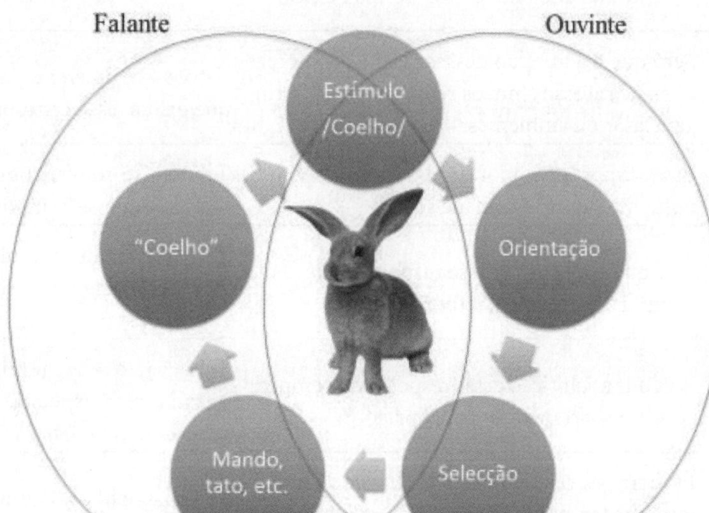

Conforme ilustrado no diagrama, quando o indivíduo vê o coelho, ele se orienta em sua direção (comportamento de ouvinte), o que pode levar ao tato "coelho" (comportamento de falante) e isto leva a outro comportamento de ouvinte como apontar ou mostrar o coelho para outros. Enquanto as flechas no diagrama sugerem um sentido nessa relação, é importante notar que a relação entre os repertórios de ouvinte e falante são bidirecionais (BiN), porque engajar em um leva ao outro. Além disso, quando tal repertório é adquirido, a criança precisa apenas da aprendizagem ou exposição a apenas um tipo de resposta (p. ex., um adulto que tateie o coelho) antes de aprender o outro tipo de resposta (p. ex., depois de ouvir o adulto, a criança aponta para o coelho). Assim, a nomeação é um exemplo de habilidade que envolve aprendizagem hierárquica cumulativa e de *cusp* extremamente importante.

Em resumo, as habilidades *cusps* são alterações de comportamento que sistematicamente levam a mudanças mais generalizadas ou levam a outras alterações mais importantes do repertório comportamental (Rosales-Ruiz & Baer, 1997). Essas alterações são também consideradas importantes, de acordo com o período e o contexto do indivíduo e para os outros significativos. Em 2001, Bosch e Fuqua propuseram que a noção de *cusp* poderia ser o princípio orientador para a seleção e a priorização de comportamentos-alvo em programas de intervenção. Esses autores ofereceram orientações para ajudar neste trabalho, que consistem em: 1) o acesso a novos reforçadores, contingências e ambientes, 2) validade social (também proposto por Rosales-Ruiz & Baer, 1997), 3) comportamento generativo, 4) concorrência com respostas inapropriadas, e 5) o número e a importância relativa das pessoas afetadas. Basicamente, quando confrontados com a tarefa de selecionar e priorizar os comportamentos-alvo, os clínicos podem se colocar questões relacionadas a cada um destes critérios (ver Bosch & Hixson, 2004), levando em conta o indivíduo em questão e as variáveis únicas que influenciam a aprendizagem (p. ex., história, idade etc.). Se o comportamento-alvo potencial corresponde a um dos critérios listados anteriormente, é provável que a habilidade escolhida seja uma habilidade *cusp* e mereça passar pelo processo de intervenção. A tabela a seguir ilustra como os critérios propostos já citados podem permitir ao clínico determinar se um comportamento-alvo constitui umas dessas habilidades.

Tabela 2. Aplicação de Critérios para Determinar Habilidades Cusp

Comportamento-alvo potencial	Questão que reflete os critérios de *cusp*	Respostas aos critérios
Imitação motora fina com e sem objetos	Será que a aquisição dessas respostas oferece à criança acesso a novos reforçadores, contingências e/ou ambientes?	Talvez – se houver contingências no ambiente que exijam esse comportamento.
	Essa resposta é importante para o indivíduo, neste momento? (validade social)	Talvez – se houver contingências no ambiente que exijam esse comportamento.
	Será que a aquisição dessa resposta vai levar ao comportamento generativo?	Talvez – se um repertório imitativo generalizado se desenvolve, isso pode levar à aprendizagem observacional.
	Será que a aquisição dessa resposta vai competir com comportamento inapropriado?	Talvez não – a menos que a apresentação dessa tarefa específica evoque os excessos comportamentais.
	Existem pessoas significativas na vida do indivíduo, que também serão afetadas pela aquisição dessa habilidade?	Talvez – se houver contingências no ambiente que exijam esse comportamento.

Fonte: Tabela elaborada pela autora

Como ilustrado nessa tabela, às vezes não há respostas claras em relação a cada critério, porque a melhor resposta é "depende". Além disso, existem muitos comportamentos-alvo potenciais que podem preencher algum critério. Quando confrontado com esse tipo de cenário, é muitas vezes útil realizar o mesmo exercício com todos os potenciais comportamentos-alvo identificados na avaliação. Uma vez feito isso, o clínico pode então prosseguir e selecionar comportamentos-alvo baseando-se nos critérios que são ou não cumpridos, dada toda a gama de alvos possíveis. Como sugerido por Bosch e Fuqua (2001), a prioridade de vários comportamentos-alvo potenciais pode ser determinada considerando-se quantos dos critérios são cumpridos por qualquer dado comportamento-alvo e dada a importância relativa atribuída a cada critério. Seguindo essa lógica, os comportamentos-alvo que cumprem diversos critérios e/ou que são considerados importantes serão priorizados. A tabela a seguir ilustra como os critérios do Bosch e Fuqua podem ser utilizados para determinar não apenas se uma resposta é uma habilidade *cusp*, mas também se esse comportamento deve ser priorizado na intervenção.

Tabela 3. Aplicação de critérios para determinar habilidade *cusp* e prioridades

Comportamento-alvo potencial	Questão que reflete os critérios de cusp	Respostas aos critérios
Mando (p. ex., ensinar a criança a solicitar itens, atenção etc.)	Será que a aquisição dessa resposta oferece à criança o acesso a novos reforçadores, contingências e/ou ambientes?	Sim – a aprendizagem vai levar ao acesso a estímulos preferidos de uma forma mais imediata e de maneira consistente.
	Essa resposta é importante para o indivíduo, neste momento? (validade social)	Sim – o ensino de mandos leva a benefícios diretos para a criança.
	Será que a aquisição dessa resposta vai levar ao comportamento generativo?	Muito provável – o ensino de mandos pode levar a outras formas de comportamento do falante ou definir a ocasião para ensinar outras formas de comportamento do falante.
	Será que a aquisição dessa resposta vai competir com comportamento inapropriado?	Sim – existe uma literatura vasta que demonstra que o ensino de mandos está correlacionado com excessos comportamentais e que pode diminuir esses comportamentos.
	Existem pessoas significativas na vida do indivíduo que também serão afetadas pela aquisição dessa habilidade?	Sim – todas as pessoas significativas serão afetadas de, pelo menos, 3 maneiras importantes: 1) seu apoio será recrutado para ajudar no ensino, 2) suas interações com a criança serão mais eficazes e positivas e 3) a criança emitirá menos excessos comportamentais.

Fonte: Tabela elaborada pela autora

Ao contrário do exemplo ilustrado na Tabela 2, na Tabela 3 as respostas sobre quais critérios são cumpridos são bem mais claras. Além disso, quase todos os critérios são cumpridos quando se tem em vista esse comportamento-alvo. Portanto, se a lista dos comportamentos-alvo potenciais inclui esses dois (p. ex., imitação motora fina e mandos) depois de realizada a avaliação, a questão sobre qual comportamento deve ser priorizado é fácil de resolver. Comparando essas duas habilidades, é óbvio que ensinar o indivíduo a emitir mandos[2] é mais importante do que ensinar a imitação motora fina. Tendo dito isso, a seleção final dos comportamentos-alvo vai depender totalmente de onde cada déficit ou excesso comportamental se localiza dentro de um *continuum* de prioridade quando relacionamos cada comportamento a outro. Assim, os exemplos fornecidos anteriormente não devem ser tomados como absolutos. Nem sempre será o caso que é mais importante ensinar mandos, pois o repertório comportamental do indivíduo e seu contexto têm de ser considerados.

De relevância especial para o desenvolvimento de intervenções individualizadas é o critério de validade social (o número e a importância relativa das pessoas afetadas pela habilidade *cusp*). *Validade social* se refere à adequação e aceitabilidade global dos alvos da intervenção e dos procedimentos utilizados que resultarão na mudança de comportamento; ela também se refere à percepção da importância dessas alterações (Cooper, Heron, & Heward, 2007; Fawcett, 1991; Kazdin, 2011). Assim, as prioridades dos pais devem ser discutidas, consideradas e incluídas (conforme apropriado) como alvos na intervenção também. Se um determinado comportamento-alvo atende aos critérios apresentados anteriormente, mas não é considerado importante para a comunidade social do indivíduo, esse comportamento não será um alvo apropriado, pois é provável que ele nunca entre em contato com contingências de reforço no ambiente natural e não se manterá quando os procedimentos de ensino forem retirados. Como o objetivo de todo programa de intervenção baseado na análise do comportamento é produzir mudanças clínica e socialmente significativas que se manterão ao longo do tempo, esse critério é de importância óbvia e deve ser cuidadosamente levado em consideração.

Na tentativa de auxiliar os leitores em sua definição acerca do foco de programas de intervenção, alguns exemplos de *cusps* que deveriam ser colocados como objetivos de ensino no início da intervenção são exemplificados a seguir. Primeiro, a intervenção deve ter foco sobre as áreas de habilidade em que existem déficits significativos para tentar diminuir as diferenças entre o repertório atual da criança e o repertório de crianças típicas da mesma idade. No entanto, antes de ensinar comportamentos-alvo específicos, é necessário ensinar habilidades necessárias para o aprender (ou seja, aprender a aprender). Isso pode envolver a diminuição ou eliminação de excessos comportamentais que interferem na aprendizagem (p. ex., ataques de birra) e foco no ensino de comportamentos que tenham as mesmas funções — ou seja, respostas apropriadas que resultem nas mesmas consequências (Carr & Durand, 1985; Durand & Carr, 1991). Por outro lado, o foco de intervenção para indivíduos mais avançados pode consistir inicialmente em reduzir as falhas existentes no repertório comportamental que são pré-requisitos para o desenvolvimento de competências típicas da idade e na remediação de défícts identificados como abaixo do nível esperado para a idade. Exemplos de habilidades *cusp* podem ser o ensino de tarefas para aumentar a independência ou habilidades de trabalho, dependendo da idade do cliente e dos ambientes pertinentes. Outra consideração é manter um foco nas habilidades de ensino que terão o efeito de maximizar o reforço para o cliente, minimizando o contato com a punição (Cooper et al., 2007). É claro que esses são apenas exemplos e que os comportamentos-alvo serão selecionados de acordo com as necessidades do cliente e com as orientações sugeridas anteriormente para a seleção e priorização de tarefas. Convém também assinalar que os exemplos anteriores são fornecidos em termos muito gerais; nenhum desses exemplos ilustra comportamentos-alvo específicos para a intervenção. Uma discussão específica será incluída posteriormente neste capítulo, assim como exemplos de como definir com precisão os comportamentos-alvo. As informações fornecidas aqui foram incluídas apenas para ajudar a ilustrar alguns cenários possíveis.

Estabelecimento de objetivos a curto, médio e longo prazo para a intervenção - planejamento da intervenção

Usando a noção de *cusp* como orientação para a seleção de comportamentos-alvo, no momento de preparar os relatórios e criar as metas, o clínico será frequentemente confrontado com o problema de determinar sobre quais comportamentos-alvo intervir mais imediatamente (p. ex., no início da intervenção), que comportamento-alvo intervir depois da aprendizagem de outras respostas e que comportamento-alvo intervir no futuro. É provável que haja mais comportamentos-alvo do que pode razoavelmente ser abordado dentro de um determinado período de tempo (i.e., no escopo do relatório). Assim, o clínico deve decidir como proceder daí para a frente. Embora os princípios orientadores propostos por Bosch e Fuqua (2001) sejam úteis para esse fim, é muitas vezes benéfico complementar essa informação com sugestões adicionais. Essa não é uma tarefa simples e deve-se considerar o período que estará contido no relatório, a idade do cliente, a história de aprendizagem anterior, a taxa de aquisição prevista e o número de horas de intervenção. Nesta seção do capítulo, vou tentar fornecer algumas estratégias adicionais para ajudar os clínicos a tomar esse tipo de decisão, baseando-me em minha formação e experiência. É importante ressaltar, no entanto, que as sugestões a seguir são apenas sugestões e pode haver diretrizes adicionais para a auxiliar nessa tarefa, que não estão incluídas neste capítulo.

Geralmente, quando o clínico está determinando quais comportamentos-alvo devem ser selecionados para a intervenção, ele deve também garantir que o número de alvos seja adequadamente contrabalanceado em relação à quantidade ou à severidade do déficit ou do excesso comportamental dentro de uma determinada área (ou domínio do desenvolvimento). Ou seja, áreas ou domínios nos quais há vários déficits e excessos identificados terão uma quantidade maior de alvos (e lições correspondentes) quando comparados a outras áreas ou domínios.

Outras orientações gerais que podem auxiliar esse processo incluem considerar até que ponto os déficits e excessos em uma determinada área interferem na aprendizagem, assim como a natureza do problema (p. ex., o comportamento representa risco para si ou para os outros). Os déficits e excessos mais graves devem ser alvos em primeiro lugar e deverão ter diversos objetivos voltados para eles. É importante ressaltar que déficits e excessos perigosos ou que gerem riscos (p. ex., autolesão, agressão, destruição de propriedade) devem ser tratados imediatamente.

Além disso, há recomendações publicadas pertinentes à sequenciação apropriada das habilidades que podem ajudar o clínico a determinar que alvos devem ser estabelecidos para intervenção imediata, a médio prazo e a longo prazo. Um conceito, o qual já foi discutido, é o de aprendizagem hierárquica (Bosch & Hixson, 2004; Hixson, 2004). Essa noção ajuda no planejamento da intervenção, porque exige que os alvos complexos e de longo prazo sejam pensados em termos mais simples, divididos em uma série de etapas, cada uma delas servindo para construir a complexidade do comportamento. Esse processo está de acordo com a ideia de desenvolver metas a curto, médio e longo prazo. Os componentes mais simples são apropriados a serem ensinados primeiro, por exemplo. Outros componentes, mais difíceis e que servem para refinar uma resposta, serão logicamente os próximos e podem constituir as metas a médio e a longo prazo.

Uma outra prioridade de intervenção sugerida é relacionada ao ensino de linguagem, dado que foi proposto que um déficit de linguagem e em habilidades de comunicação pode estar no cerne dos déficits e excessos observados em outras áreas, especialmente em crianças com diagnóstico de Transtorno do Espectro Autista (TEA) (Durand & Merges, 2001). Também tem sido notado que o desenvolvimento de repertórios de comunicação eficazes são um bom preditor de resultados da intervenção (Szatmari, Bryson, Boyle, Streiner, & Duku, 2003). Assim, qualquer programa de intervenção baseado na análise de comportamento provavalmente irá colocar uma alta prioridade sobre o desenvolvimento de comunicação apropriada e efetiva, e esse foco será mantido durante toda a intervenção ou, pelo menos, até o ponto em que os déficits sejam reparados. Além disso, dentro dessa grande área de especialidade, é recomendando que o clínico foque no ensino de um forte repertório de mandos antes de ensinar outros operantes verbais (ver LaFrance & Miguel, 2014 e Capítulo 18 deste livro). Isso porque a aquisição de mandos fornece ao cliente uma maneira eficaz e apropriada de se comunicar, que pode competir com outras formas de comportamentos inapropriados e eventualmente levar à demonstração de outras formas de comunicação (p. ex., ecoicos, tatos etc.), como ilustrado na Tabela 3. Na verdade, o leitor notará que ao completar os exercícios de aplicação no restante deste capítulo, as respostas frequentemente incluem o ensino de linguagem e, em especial, de mandos.

Por último, independentemente da habilidade a ser ensinada, deve-se salientar que apenas habilidades funcionais para o cliente devem ser ensinadas. Ou seja, o clínico não deve apenas se assegurar que os comportamentos alvo são *cusp*, válidos socialmente, cumulativamente hierárquicos e adequadamente priorizados e sequenciados. O clínico deve se assegurar que as habilidades específicas a serem ensinadas vão servir para o cliente em sua vida quotidiana (ver Van Houten et al., 1988) ou, pelo menos, que essas habilidades vão servir como base para ensinar outras habilidades que servirão para melhorar a vida diária do cliente. De acordo com Brown et al. (1979) e Brown et al. (1984), uma maneira de se determinar se um comportamento é funcional para o cliente é perguntar se outra pessoa na vida do cliente vai precisar realizar tal tarefa se ela não for aprendida. Uma segunda pergunta e, talvez, mais importante diz respeito a saber se o cliente vai funcionar adequadamente como adulto sem aprender a determinada habilidade sob consideração (Brown, Nietupski, & Hamre-Nietupski, 1975; Van Houten et al., 1988). Enquanto esses tipos de perguntas parecem muito mais pertinentes para a intervenção com os clientes mais velhos, elas são importantes para serem mantidas em mente ao desenvolver uma intervenção para qualquer cliente. O clínico deve tentar garantir que todos os comportamentos-alvo ensinados durante a intervenção vão eventualmente levar ao desenvolvimento de habilidades que serão importantes para o cliente em seu ambiente natural ao aumentar a independência, o engajamento apropriado e a qualidade de vida no geral.

Objetivos de intervenção a curto prazo. No processo de determinar os comportamentos-alvo que merecem intervenção imediata assim que o programa de intervenção tem início, é importante revisitar a noção de "aprender a aprender". Esse termo remete, de forma geral, a habilidades que são necessárias para o cliente demonstrar que ele/ela está disponível para aprender. Exemplos incluem aproximar-se do clínico ou das terapeutas, sentar-se à mesa, olhar para os estímulos ou materiais usados e seguir instruções. Com isso dito, os comportamentos em excesso são normalmente uma prioridade de intervenção, porque eles interferem na aprendizagem e limitam o número total de oportunidades de aprendizagem que podem ser apresentadas. Conforme já discutido, os excessos que mais perturbam a aprendizagem, aqueles que têm potencial de oferecerem risco para o cliente e para os outros devem ser abordados sem demora. O exercício a seguir fornece ao leitor uma oportunidade de praticar a aplicação dessa recomendação.

Instruções: imagine que um mesmo cliente demonstre todos os comportamentos listados a seguir. Ordene tais comportamentos em termos de prioridade, com o número 1 significando o mais alto nível de prioridade, que requer intervenção imediata, e com o número 5 significando prioridade mais baixa, para o qual um atraso na intervenção pode ser tolerado.

- Estereotipia motora em forma de "*flapping*" de mãos e de andar nas pontas dos pés.
- Ataque de birra de curta duração, que inclui chorar com ou sem lágrimas e protesto vocal.
- Estereotipia vocal ocorrendo em alta frequência, acompanhada de ausência de seguimento de instruções.
- Agressão contra os outros em forma de bater com as mãos, chutar, cuspir, morder e puxar os cabelos.
- Brincadeira repetitiva e ritualística com brinquedos (p. ex., girar as rodas dos carros, alinhar blocos).

Resposta: 1 (agressão), 2 (estereotipia vocal), 3 (ataque de birra), 4 (estereotipia motora), 5 (brincar repetitivo e ritualístico) OU 1 (agressão), 2 (estereotipia vocal), 3 (ataque de birra), 4 (brincar repetitivo e ritualístico), 5 (estereotipia motora)

Como é sempre o caso com procedimentos usados para reduzir ou eliminar um comportamento, isso significa que comportamentos com a mesma função(ões) devem ser programados para substituir o comportamento-problema e, juntas, essas duas áreas constituirão um bom ponto para iniciar o desenvolvimento de objetivos.

Em algumas ocasiões, um cliente pode não se engajar em excessos de comportamento durante o processo de avaliação. Isso pode estar relacionado a uma variedade de fatores, como a novidade da situação, a reatividade, ao número baixo de demandas durante a avaliação, a duração do processo etc. Portanto, o clínico deve sempre antecipar que as demandas de qualquer programa de intervenção podem levar a excessos comportamentais e deve se planejar de acordo com essas possibilidades. Nessas situações, é de bom grado criar objetivos com foco no desenvolvimento de comportamentos que tenham a mesma função(ões) que o comportamento em excesso como um tipo de estratégia de "inoculação" para prevenir o aparecimento de excessos que interfiram na aprendizagem (Fahmie, Iwata, & Mead, 2016). O clínico também deve prestar atenção cuidadosa à ocorrência de comportamentos precursores que possam predizer o desenvolvimento futuro de problemas mais graves (Fahmie & Iwata, 2011) e intervir cedo em relação a tais comportamentos. O exercício a seguir ilustra como os comportamentos que têm a mesma função(ões) de um comportamentos-problema podem ser selecionados.

Instruções: os primeiros dois exemplos estão completos. Os demais exemplos não fornecem informações sobre os comportamentos substitutos que possuem função(ões) equivalente. O leitor deve tentar identificar alguns comportamentos substitutos que possuam função equivalente, de acordo com a função (ou funções) dos excessos comportamentais antes de ler as respostas.

Comportamento em excesso	Antecedentes (i.e., contexto antes do comportamento em excesso)	Consequências (i.e., contexto depois do comportamento em excesso)	Hipótese da função(ões)[a]	Comportamento (s) substituto de função(ões) equivalente(s)
Estereotipia motora de forma 'flapping' de mãos e andar na ponta dos pés	Ocorre principalmente quando o cliente esta sozinho	Ignorado, redirecionado por vezes	Reforço automático	Movimentos motores com brinquedos que produzem respostas semelhantes
Ataque de birra de duração curta	Remoção de estímulos preferidos, pessoas preferidas saindo do quarto	Estímulo retorna ao cliente, pessoa preferida retorna ao quarto e conforta o cliente	Acesso contínuo aos estímulos preferidos e acesso à atenção (reforço social positivo)	Mandos para atrasar a remoção de estímulos, mandos por mais tempo com estímulos ou com pessoas preferidas, mandos por atenção
Estereotipia vocal acompanhada de ausência do seguir instruções	Apresentação de instruções ou demandas	Remoção de demandas, ao cliente é permitido continuar com a estereotipia sem interrupção	Fuga de instruções ou demandas (reforço social negativo)	
Agressão contra outros na forma de bater com mãos, chutar, cuspir, morder e puxar os cabelos	Apresentação de dicas físicas	Remoção de dicas/ toques físicos, remoção de demandas	*Fuga de toques, fuga de demandas (reforço social negativo)	
Brincar repetitivo e ritualístico (p. ex., girar as rodas dos carros, alinhar blocos)	Observado quando o cliente está brincando, especialmente se ele está sozinho	Ignorado	* Reforco automático	

Nota: [a]É importante lembrar que a função do comportamento é identificada por meio de uma análise funcional, descrita em detalhes no Capítulo 9.

Resposta: estereotipia vocal (mandos para atrasar as demandas, mandos para pausa, mandos para ajuda), agressão (mandos para remoção de toques físicos, mandos para completar uma tarefa de forma independente). Os asteriscos na tabela indicam que outras estratégias podem ser implementadas para cuidar destes déficits. No caso de agressão evocada por toque físico, por exemplo, seria sensato o clínico trabalhar a dessensibilização a toques fisicos e fazer condicionamento de toques como reforçador. No caso do brincar repetitivo e ritualístico, girar e alinhar podem ser relacionados a déficits e o clínico deve considerar corrigir estes déficits simultaneamente, visto que a aquisição de habilidades de brincar apropriadas ajudam a competir com padrões rígidos.

Como ilustrado no exercício anterior, programas de intervenção não consistem simplesmente em objetivos para reduzir os excessos comportamentais; eles também exigem que o clínico desenvolva objetivos para que o cliente adquira algumas habilidades. O ensino de comportamentos substitutos de função(ões) equivalente é só um exemplo. Aqui, o conhecimento do desenvolvimento típico ajuda na determinação não apenas dos déficits ou lacunas no repertório em comparação com as habilidades de crianças típicas, mas também em como sequenciar a programação de maneira apropriada. Essa informação também ajuda na determinação do final do tratamento, dado que não é apropriado ensinar habilidades que excedam o nível da idade cronológica do cliente. Isto é, o clínico não deve desenvolver objetivos que visem melhorias no desempenho do cliente, além do que seria esperado para um indivíduo com desenvolvimento típico da mesma idade. Em alguns casos, a sequência na qual os objetivos devem ser ensinados é relativamente evidente (p. ex., o cliente pode não aprender como mandar por comando vocal se ele não produz vocalizações ou ecoicos). No entanto, em todos os casos em que o clínico quer desenvolver objetivos para ensinar habilidades é útil considerar: 1) o desempenho atual do cliente, 2) o objetivo propriamente dito e 3) todos os pré-requisitos necessários para alcançar o objetivo e que estão faltando. Às vezes, uma análise cuidadosa da diferença entre desempenho atual e o objetivo desejado pode indicar uma revisão para garantir que as metas sejam alcançáveis. Assim, objetivos que visam o desenvolvimento de habilidades pré-requisito, ou de habilidades fundamentais devem ser incluídos no início da intervenção. Exemplos que ilustram essas ideias estão incluídos na tabela a seguir (Tabela 4).

Tabela 4. Priorização de objetivos a curto prazo para a intervenção

Período do relatório: 3 meses				
Desempenho Atual	Objetivo Proposto	Pré-requisitos Faltando	Alvos Sugeridos	Proposta de Próximos Passos
Olha para um conjunto de estímulos, uma em cada 3 oportunidades	Fazer correspondência de estímulos idênticos em 3-D	Olhar para um conjunto de estímulos	*Scanning* uma matriz de estímulos, progredindo de poucos a vários itens na matriz	Revisão de objetivo – ensinar o *scanning*
Produz uma variedade de sons com uma sílaba (mmm, ah, ee), imita vocalizações, zero vezes em cada 3 oportunidades	Imitação vocal de no mínimo 12 palavras com aproximações apropriadas para a idade	Variedade de sons emitidos, vocalizações mais compridas, imitação vocal (ecoicos)	Aumento no número total de sons emitidos, controle de estímulo-alvo para ecoar, modelagem de sons em palavras/ aproximações a palavras.	Revisão de objetivo – ensinar imitação vocal de sons com sílaba única
Faz contato visual/ faz referência visual, uma vez em cada 3 oportunidades	Segue o apontar de um instrutor	Frequência de contato visual/referências visuais	Condicionamento de faces como reforçadores, ensinar *scanning* and *tracking*	Desenvolver objetivos que tenham por alvo referenciar outras pessoas visualmente e fazer *tracking* separadamente
Ataque de birra que inclui chorar com lágrimas, jogar-se no chão e gritar quando os itens preferidos são removidos, 3 vezes em cada 3 oportunidades	Frequência de ataques de birra vai reduzir em 50% da frequência atual	Comportamentos substitutos com função(ões) equivalente(s), estratégias para o enfrentamento	Ensinar mandos para conseguir mais tempo com um item preferido, ensinar mandos para atrasar a remoção de itens, compartilhar itens, troca de turno e esperar de maneira apropriada	Desenvolvimento de objetivos para mandos, abdicar itens sem comportamento excessivo, troca de turno e esperar por durações cada vez mais longas

Fonte: Tabela elaborada pela autora

Considere agora o seguinte exemplo. Um clínico recebeu uma criança de três anos. A criança quase não produz vocalizações e obtém itens desejados ao guiar outras pessoas com sua mão ou os obtém sozinha. Durante o processo de avaliação, o clínico observa que a criança demonstra várias formas de excessos comportamentais, que incluem ataque de birra de longa duração e autolesão, especialmente quando são apresentadas tarefas novas ou difíceis. No entanto, quando a criança não está engajada em excessos comportamentais, ela demonstra forte capacidade de atenção e habilidades imitativas, com alguns comportamentos ecoicos emergentes de palavras simples. Dada essa informação limitada, o que poderia o clínico priorizar na intervenção? O leitor astuto provavelmente já identificou os excessos como a autolesão como prioridade imediata, dada sua alta probabilidade de risco. Outros alvos potenciais que merecem intervenção imediata consistem em ensinar a imitação vocal e mandos (vocal ou não vocal, como o uso de sistema de comunicação por troca de figuras; PECS) e a comunicação funcional para reduzir a frequência de ataques de birra quando tarefas desafiadoras são apresentadas. Dois cenários adicionais são fornecidos a seguir como oportunidades de prática para o leitor.

Instruções: leia os cenários a seguir e gere uma lista de alvos potenciais para cada cenário. As respostas são fornecidas após a apresentação de cada cenário.

<u>Cenário 1:</u> você está realizando uma avaliação com uma criança de 8 anos que está incluída em uma classe de terceiro ano da escola regular. Baseando-se nos relatórios que você já leu, o pessoal da escola informou que ela engaja em formas de excessos comportamentais sutis, como atrasar as fichas, fazer negociação com professores/as e comportamento tipo "palhaço" quando solicitada a completar qualquer tarefa que envolva a leitura e a conclusão dos conjuntos de perguntas com base na leitura atribuída. Nenhum outro problema foi comunicado pelo pessoal da escola ou pelos pais da criança e o pessoal da escola quer que você elabore um plano para reduzir a ocorrência e a duração desses excessos comportamentais. No entanto, quando você observa o comportamento diretamente e começa a avaliar os potenciais déficits comportamentais relacionados às preocupações relatadas, você descobre que a compreensão de leitura da criança está muito abaixo do nível desejado para o ano escolar que ela frequenta. O que você faz?

Resposta: cusps que podem ser importantes para essa criança podem consistir na compreensão da leitura, na fluência da leitura e em mandos (p. ex., por ajuda, por uma pausa).

<u>Cenário 2:</u> você foi solicitado a fazer uma consulta para um programa que atende clientes mais velhos, com foco em uma cliente em particular, que tem 19 anos. O pessoal do programa informou que ela tem história de destruição de propriedade, autolesão e agressão. Quando você conhece a cliente, você observa que ela não tem um método formal de comunicação e que, quando ela engaja em excessos comportamentais, muitas vezes, o resultado é a remoção de demandas não preferidas e atenção. Além disso, você observa que ela não tem acesso a atividades de lazer durante o dia. Ela fica confinada em uma cadeira de rodas e deixada com seus próprios dispositivos, com pouca interação, com exceção dos momentos das refeições quando um membro da equipe se senta e a alimenta. Você tem 20 horas de consulta durante um período de três meses. O que você faz?

Resposta: alvos prioritários de intervenção nesse cenário podem incluir medidas de segurança quando a autolesão ocorre, o ensino de mandos por pausa ou para terminar atividades não preferidas, assim como de mandos para conseguir atenção, enriquecimento ambiental e o ensino de habilidades de lazer. Você pode priorizar também o treinamento de pessoal, com ênfase em estratégias para reduzir os excessos comportamentais (p. ex., modificar o ambiente, modificar as consequências para os excessos comportamentais, dar atenção quando ela está engajada de maneira apropriada).

Evidentemente, a noção de *cusp* e as orientações fornecidas por Bosch e Fuqua (2001) para determinar prioridades devem ser aplicadas em cada cenário anterior e o leitor deve considerar que os cenários apresentados aqui são apenas uma pequena representação das informações coletadas durante o processo de avaliação.

Objetivos de intervenção a médio prazo. Como o leitor provavelmente já percebeu, os objetivos de intervenção a médio prazo podem, muitas vezes, ser derivados dentro do processo de seleção e priorização de objetivos a curto prazo, que precisam de intervenção imediata. Isto é, aquelas habilidades que o clínico talvez originalmente quisesse que fossem o alvo da intervenção, mas tiveram de ser adiadas para um momento posterior para que habilidades pré-requisitos fossem ensinadas, podem ser revisitadas para o ensino a médio prazo. Além disso, a expansão de habilidades baseadas em comportamentos pré-requisitos ensinados inicialmente também pode ser ideal para orientar a sequência de comportamentos-alvo depois de um período de tempo em que a intervenção foi iniciada. Uma vez que os comportamentos iniciais foram aprendidos, por exemplo, o clínico pode mudar o foco para aumentar a precisão, a frequência, a duração ou a fluência (a combinação de precisão e de velocidade) com a qual essas habilidades são demonstradas. Alternativamente, o clínico pode optar por aumentar a complexidade das habilidades ensinadas inicialmente. Uma mudança do ensino da habilidade de jogar de maneira independente e apropriada para jogar de maneira cooperativa é apenas um exemplo. Outro exemplo consiste em progredir do ensino de ecoicos e de mandos para o ensino de tatos e intraverbal.

Em relação aos exemplos fornecidos na Tabela 4, alguns objetivos de médio prazo podem consistir em alvos originalmente propostos, tais como fazer a correspondência, a imitação vocal, atenção conjunta e referência conjunta. Às vezes, dependendo dos critérios da fonte de financiamento do tratamento do cliente e do período de entrega do relatório, é útil construir objetivos de maneira a incluir objetivos de curto e de médio prazo. Se, por exemplo, o período do relatório do cliente é estendido de 3 para 6 meses, muitas vezes, é benéfico desenvolver objetivos correspondentes a metade do período (3 meses) e semianuais correspondentes ao final do período do relatório (6 meses). Nesses casos, muito do trabalho relacionado à organização de metas a serem priorizadas ao longo do tempo é simplificado, uma vez que a progressão ao longo de um extenso período de tempo requer planejamento antecipado. Um exemplo de tal objetivo é apresentado a seguir.

Área: comunicação		**Progresso em direção ao objetivo**
Objetivo #: 2 Objetivo semianual: em 02/17 (6 meses)	Idade equivalente: N/A O cliente demonstrará proficiência na Fase 2 do PECS (distância e persistência), deslocando-se por, no mínimo, 60 cm para trocar uma figura com um ouvinte por, pelo menos, 20 vezes durante uma sessão de tratamento para mandar por um item ou por uma atividade.	Objetivo semianual: Alcançou >50% Não alcançou
Objetivo da metade do período: em 11/16 (3 meses)	O cliente demonstrará proficiência na Fase 1 do PECS (pegar e entregar), trocando uma figura com um ouvinte por, pelo menos, 20 vezes durante uma sessão de tratamento para mandar por um item ou por uma atividade.	Objetivo da metade do período: Alcançou >50% Não alcançou
Propósito do objetivo:	Expandir o repertório verbal.	
Linha de base:	O cliente realiza trocas das figuras do PECS com dicas em 3 dentre 3 oportunidades.	

Objetivos de intervenção a longo prazo. Em relação aos objetivos de longo prazo, pode ser útil conceituá-los em termos do objetivo mais geral do programa de intervenção. Em outras palavras, o clínico deve estruturar a intervenção com um plano de longo prazo. Portanto, o clínico deve determinar o resultado desejado da intervenção. Na análise do comportamento, a resposta típica é a de que devemos nos esforçar para equipar tanto o cliente como as suas pessoas significativas com todas as habilidades necessárias para que a intervenção seja completamente retirada enquanto os ganhos obtidos sejam mantidos simultaneamente. Embora essa resposta possa parecer simplista, não é uma tarefa fácil de ser realizada. Especialmente porque o resultado final da intervenção vai ser diferente dependendo do cliente, de sua comunidade social e do período de sua vida em que a intervenção ocorre. A fim de desenvolver tal objetivo, o clínico deve ter uma ideia ampla da direção geral da intervenção (p. ex., ensino de todas as habilidades necessárias para preparar um jovem aprendiz para a escola, ensino de habilidades necessárias para o funcionamento independente para um cliente mais velho, treinar os pais para facilitar oportunidades de aprendizagem etc.). O resultado mais abrangente pode servir como o objetivo final da intervenção e como uma estrutura que guiará todas as decisões clínicas relacionadas à programação diária, assim como às transições na programação (p. ex., de um período de relatório para o outro, da transição de uma intervenção intensiva para um modelo mais naturalístico, menos intensivo). Dito isso, os objetivos finais da intervenção também podem mudar ao longo do tempo, dependendo da necessidade do cliente e do contexto. Uma vez que um clínico tem uma história estabelecida de trabalho com algum cliente, ele(a) está em uma melhor posição para realizar avaliações mais acuradas e previsões mais exatas relativas à taxa de aquisição do cliente, o quanto de crescimento será possível no período do relatório, a progressão no sentido de minimizar as lacunas no repertório do cliente e a direção do programa de intervenção rumo ao seu objetivo final. Para alguns clientes, isso consistirá na generalização das estratégias de intervenção para familiares e cuidadores para garantir a continuidade do ensino, o gerenciamento de comportamento e o aumento da independência; para outros clientes, consistirá em minimizar as lacunas e integrar o cliente à escola, à comunidade e ao trabalho. Ter um objetivo final para a programação da intervenção permite que o clínico se assegure de que todas as etapas preliminares estão completas para garantir o progresso em sua direção, assim como permite que se estabeleçam comportamentos relacionados ao alcance do objetivo final nos membros da equipe. Tais determinações também serão influenciadas pelas expectativas do próprio cliente (quando possível), de sua família e de cuidadores.

Desenvolvimento de objetivos

Uma vez que os comportamentos-alvo foram selecionados e os objetivos a curto, médio e longo foram determinados, a tarefa do clínico consiste no desenvolvimento de objetivos mais específicos (relacionados aos comportamentos-alvo) que se traduzem no desenvolvimento subsequente das lições de ensino. Essas lições incluem as ferramentas usadas para implementar a intervenção e incorpora estratégias baseadas na ciência da análise do comportamento. De maneira geral, os objetivos devem ser específicos o suficiente para mostrar uma conexão clara com os comportamentos-alvo a que se referem, bem como ser objetivos (baseados em dados e em observações) e mensuráveis. No entanto, o leitor deve ser alertado a não desenvolver objetivos que sejam específicos, de tal forma que determinem os procedimentos a serem utilizados para os alcançar. A especificação de procedimentos será considerada quando o clínico prossegue no desenvolvimento das lições. À primeira vista, isso pode parecer como se o clínico planejando a intervenção individualizada estivesse sendo solicitado a andar em uma corda bamba. Na realidade, é muito mais simples do que parece. A seguir, estão alguns exemplos que ilustram estas ideias.

Área: cognição		**Progresso em direção ao objetivo**
Objetivo #: 9 Objetivo semianual: em 02/17 (6 meses)	Idade equivalente: 24-30 meses O cliente fará a correspondência de 6 pares idênticos de estímulos em 3D, quando apresentado um conjunto de 3 estímulos, em 8 de 9 oportunidades.	Objetivo semianual: Alcançou >50% Não alcançou
Objetivo da metade do período: em 11/16 (3 meses)	Idade equivalente: 24-30 meses O cliente fará a correspondência de 3 pares idênticos de estímulos em 3D, quando apresentado um conjunto de 3 estímulos, em 8 de 9 oportunidades.	Objetivo da metade do período: Alcançou >50% Não alcançou
Propósito do objetivo:	Desenvolver habilidades de discriminação.	
Linha de base:	O cliente não faz a correspondência entre estímulos em 3D idênticos.	

O exemplo anterior ilustra um objetivo que foi escrito de maneira muito específica. O leitor vai notar que se especificou o número de estímulos a serem aprendidos (p. ex., três pares de estímulos no objetivo da metade do período) e que o formato da lição foi determinado (p. ex., conjunto de três estímulos). Isso é problemático, porque não permite a aquisição da habilidade de forma rápida ou que ultrapasse as expectativas do clínico. Se, por exemplo, o cliente domina a correspondência com três pares de estímulos no primeiro mês do relatório, o progresso será inibido pelo objetivo, uma vez que as informações nos relatórios do cliente comunicam as expectativas e delineiam as responsabilidades dos membros da equipe e das fontes de financiamento. As pessoas não podem simplesmente mudar os objetivos com os quais já concordaram. O mesmo objetivo, reescrito a seguir, mostra como esses tipos de problemas podem ser contornados.

Área: Cognição		**Progresso em direção ao objetivo**
Objetivo #: 9 Objetivo semianual: em 02/17 (6 meses)	Idade equivalente: 24-30 meses O cliente fará a correspondência de, no mínimo, 6 pares idênticos de estímulos em 3D, em 8 de 9 oportunidades.	Objetivo semianual: Alcançou >50% Não alcançou
Objetivo da metade do período: em 11/16 (3 meses)	Idade equivalente: 24-30 meses O cliente fará a correspondência de, no mínimo, 3 pares idênticos de estímulos em 3D, em 8 de 9 oportunidades.	Objetivo da metade do período: Alcançou >50% Não alcançou
Propósito do objetivo:	Desenvolver habilidades de discriminação.	
Linha de base:	O cliente não faz a correspondência entre estímulos em 3D idênticos.	

Como ilustrado nesse exemplo, uma ligeira alteração na formulação do objetivo (p. ex., "...fará a correspondência de, no mínimo, ...") pode remediar imediatamente a questão da flexibilidade do ensino, como não há nenhum limite máximo especificado. Nesse cenário, se o cliente aprender a fazer a correspondência rapidamente e, se ultrapassar as expectativas do clínico, o ensino pode continuar. Além disso, a eliminação da linguagem que especificava a apresentação da lição (p. ex., conjunto de três estímulos) fornece ao clínico a flexibilidade necessária para fazer mudanças em resposta aos dados sobre o desempenho do cliente.

Há vantagens óbvias em se escrever os objetivos de forma específica, objetiva e mensurável (p. ex., quantificar um número de exemplos a serem aprendidos). Os objetivos especificam os comportamentos-alvo a serem trabalhados e isso pode servir como um marcador de lugar para o clínico no planejamento de intervenção ao longo de períodos de curto, médio e longo prazo, como no caso da aprendizagem hierárquica cumulativa (Bosch & Hixson, 2004; Hixson, 2004) e habilidades funcionais (Brown et al., 1976, 1979, 1984). Além disso, a especificidade dos objetivos pode servir como base para o desenvolvimento de definições operacionais necessárias para as lições (um componente crítico para a intervenção, como iremos discutir). Adicionalmente, a especificidade ajuda a restringir o foco e a esclarecer o que está sendo alvo, ajudando a garantir a consistência entre os agentes de mudança de comportamento. A objetividade dos objetivos, que se refere à natureza observável do comportamento-alvo, tem muitas dessas mesmas vantagens, com a adição de que o foco no *comportamento* é mantido. Uma das principais características da análise do comportamento, que a distingue de outros tipos de ciências comportamentais, é sua ênfase no comportamento como um assunto de interesse por direito próprio. Assim, à medida que os objetivos são escritos objetivamente, garante-se que o foco da intervenção é orientado para as variáveis que podem ser manipuladas (p. ex., eventos antecedentes e consequentes) e se evita qualquer ambiguidade que possa surgir a partir de interpretações sobre estados internos (p. ex., frustração, medo, raiva etc.). Por último, os objetivos devem ser escritos de modo a incluir critérios que podem ser medidos. A quantificação dentro dos objetivos ajuda a fazer isso e fornece uma norma inequívoca segundo a qual o nível de proficiência dos clientes pode ser determinado (p. ex., domínio de uma habilidade em particular). Dito isso, o clínico deve prestar cuidadosa atenção para não escrever objetivos de forma tão específica que a flexibilidade seja excluída. Muitas vezes, isso pode ser atenuado pela exclusão de informações específicas sobre os procedimentos de ensino (p. ex., "o cliente vai fazer a correspondência de estímulos de três dimensões, quando estes forem apresentados em um conjunto de três estímulos", "o cliente vai mandar oralmente depois de dica ecoica" etc.), assim como pela inclusão de qualificadores relacionados à mensuração e aos critérios de proficiência (p. ex., "o cliente vai tatear, no mínimo, 25 itens familiares", "o comportamento em excesso X irá diminuir pelo menos 25% em relação à linha de base" etc.), como ilustrado no exemplo anterior. As vantagens óbvias do uso dessas estratégias estão relacionadas à liberdade para o clínico manter a flexibilidade na programação. Como cada cliente é diferente, espera-se que cada um responda às estratégias programadas de maneira única. Manter um resquício de flexibilidade dentro dos objetivos permite determinações sobre as melhores e mais eficazes estratégias que podem ser individualmente adaptadas e modificadas, de acordo com o responder do cliente.

Procedimentos de individualização – desenvolvimento das lições (Programas)

No planejamento de qualquer programa de intervenção analítico comportamental, o clínico deve, em primeiro lugar, garantir que todas as sete dimensões definidoras da Análise do Comportamento Aplicada (ABA) (Baer, Wolf, & Risley, 1968) estejam evidentes no programa. Embora uma discussão mais detalhada de cada uma dessas dimensões seja apresentada no Capítulo 3, uma breve descrição é apresentada a seguir. Minha lógica para mencionar essas dimensões aqui é que as sugestões e estratégias detalhadas nas seções seguintes revisitam algumas delas. Portanto, uma compreensão geral dessas características críticas é necessária. Em dois artigos seminais escritos por Baer, Wolf e Risley (1968, 1987), cada uma dessas dimensões é listada e descrita. As dimensões são as seguintes: programas de intervenção baseados na análise do comportamento são *aplicados, comportamentais, analíticos, tecnológicos, conceitualmente sistemáticos, efetivos* e resultam na *generalidade* das habilidades. Brevemente, a dimensão *aplicada* se refere à extensão em que o programa está sendo usado para resolver problemas de relevância social. *Comportamental,* como anteriormente foi feita alusão, refere-se a manter o foco no comportamento do cliente. Mais especificamente, isto significa que o analista do comportamento explica o comportamento baseando-se na identificação das relações funcionais por meio da observação das interações entre o comportamento e o ambiente, o que efetivamente elimina a necessidade de explicar o comportamento por meio de qualquer entidade interna e imutável. *Analítica* se refere à análise constante e mensuração frequente (p. ex., avaliação e coleta de dados) do comportamento e aos efeitos da intervenção (p. ex., inspeção visual por meio do uso de gráficos), assim como à busca de relações funcionais. O termo *tecnológica,* nesse contexto, não se refere ao uso da tecnologia. Em vez disso, essa dimensão em particular indica a importância da especificação de todos os procedimentos para mudar o comportamento em um nível tão detalhado que permita facilmente sua aplicação pelos membros mais ingênuos da equipe. A dimensão *conceitualmente sistemática* se refere o fato de que os programas de intervenção baseados na ABA devem refletir uma conexão clara com os conceitos e os princípios dessa ciência. *Efetiva,* como está implícito em seu nome, refere-se à extensão da mudança do comportamento. Em outras palavras, a intervenção deve resultar em mudanças comportamentais em um grau aceitável e socialmente significativo. Por último, a *generalidade* se refere à extensão em que os efeitos da intervenção se espalham para novos comportamentos, ambientes, indivíduos etc.

O leitor atento já deve ter percebido algumas relações entre estas dimensões e a noção de *cusps* descrita anteriormente. Enquanto qualquer programa de intervenção deve respeitar e refletir claramente cada uma dessas sete características, para os efeitos da presente seção, vamos nos concentrar sobre o que significa desenvolver procedimentos *tecnológicos*. Mais precisamente, Baer et al. (1968, p. 95) afirmam que "[...] as técnicas que compõem uma determinada aplicação comportamental são completamente identificadas e descritas". A implicação aqui é que qualquer procedimento ou estratégia que o clínico usar dentro do contexto de uma lição deve ser delineado em um grau de detalhes que não deixe espaço para interpretações. As vantagens óbvias associadas com o desenvolvimento de procedimentos tecnológicos estão relacionadas ao grau de fidelidade com que a intervenção será implementada. Em outras palavras, quanto mais claro e bem descrito o procedimento, menor a possibilidade de erro. Assim, ao desenvolver as lições, o clínico deve descrever explicitamente todos os cenários e as contingências possíveis (p. ex., quando reforçar, quando dar dica, quando implementar um procedimento de correção de erro) e fornecer aos agentes de mudança de comportamento instruções claras sobre *como* responder em cada um. Um exemplo que ilustra os cenários e as contingências possíveis é incluído na tabela a seguir.

Tabela 5. Exemplo de contingências para os comportamentos do instrutor e do cliente

Comportamento do Instrutor	Comportamento do Cliente	Comportamento do Instrutor
Instruções ou SD fornecidos	Resposta correta	Reforço imediato
Instruções ou SD fornecidos	Nenhuma resposta	Dica (durante a aprendizagem)
Instruções ou SD fornecidos	Resposta incorreta	Procedimento de correção de erro
Instruções ou SD fornecidos	Nenhuma resposta	Procedimento de correção de erro (após o alcance do critério de aprendizagem)

Fonte: Tabela elaborada pela autora

Embora essa informação seja útil e forneça aos instrutores algumas orientações gerais para a implementação da intervenção, ela ainda não é específica o suficiente. As informações que devem ser delineadas explicitamente quando o clínico prepara as lições são as seguintes: uma definição operacional clara do comportamento-alvo; um sistema de medida do comportamento (p. ex., frequência, intervalo, duração etc.); esquemas de reforçamento, empobrecimento do esquema de reforçamento e quais reforçadores usar durante o ensino; alvos específicos para o ensino; o formato das lições (p. ex., mais estruturadas ou mais naturalísticas, intercaladas com outras lições); a apresentação da lição (p. ex., como os estímulos devem ser apresentados, como discriminações serão ensinadas); dicas efetivas a serem utilizadas para a transferência do controle de estímulos e como essas dicas serão apresentadas (p. ex., de acordo com uma hierarquia de dicas físicas ou de acordo com um procedimento de atraso de dicas), a hierarquia de dicas, o procedimento de esvanecimento das dicas (os quais serão determinados durante a avaliação); procedimentos de correção de erros a serem utilizados, progressão, regressão, critério de aprendizagem e como a generalização e a manutenção serão avaliadas (p. ex., uso de exemplares múltiplos durante o ensino, um esquema de manutenção após o alcance de critério). Um exemplo de lição pode ser encontrado no Anexo A. Entretanto, é importante ressaltar que as lições podem ser apresentadas em diversos formatos, dependendo da preferência do clínico e do time de agentes de mudança do comportamento. Desde que toda a informação relevante seja apresentada na descrição de uma lição, o leitor deve sentir-se livre para explorar alternativas ao formato apresentado no anexo.

Da mesma forma, planos de intervenção delineados para a redução de comportamentos-problema devem ser tão específicos quanto aqueles desenvolvidos para o ensino de habilidades. Entretanto, as informações a serem incluídas em um plano cujo objetivo é reduzir ou eliminar um comportamento--problema diferem dos comportamentos-alvo selecionados para o ensino. Os principais componentes a serem incluídos em um plano de redução de comportamento incluem: uma descrição das condições antecedentes, que incluem ambos os antecedentes ambientais e os antecedentes comportamentais ao comportamento-problema; uma definição operacional clara do comportamento-problema; uma descrição das funções determinadas ou hipotetizadas do comportamento-problema; estratégias de manipulação dos antecedentes; uma lista ou breve descrição das habilidades que serão ensinadas como funcionalmente equivalentes ou relacionadas ao comportamento-problema (detalhes sobre como ensinar essas habilidades devem ser delineadas nas lições designadas a ensinar habilidades); consequências a serem implementadas de maneira contingente ao excesso comportamental; e um sistema de mensuração claro. Deve-se lembrar que qualquer plano cujo objetivo é reduzir ou eliminar um excesso comportamental deve ser desenvolvido de acordo com a função desse comportamento, ou seja, a função hipotetizada ou determinada define a programação de todos os outros componentes do plano de redução. Um exemplo de um plano de redução de comportamento (plano de intervenção comportamental) é incluído no Anexo B. Assim como o plano de ensino, os planos de intervenção comportamental podem variar em relação a como ele deve ser formatado no papel. Como sugerido anteriormente, o leitor é encorajado a explorar alternativas de formato na tentativa de encontrar um sistema de seu agrado. Desde que todas as informações estejam contidas no plano, variações na formatação não serão um problema.

Enquanto esta seção do capítulo forneceu alguns componentes gerais que podem ser incluídos em planos de ensino e de redução de comportamentos, os próximos capítulos fornecerão aos leitores mais detalhes em relação aos aspectos específicos do ensino. Assim, vamos terminar nossa discussão sobre o desenvolvimento de programas aqui e delegar aos autores dos próximos capítulos o ensino sobre especificidades da implementação

Considerações finais

O presente capítulo descreveu o processo envolvido na progressão de uma avaliação compreensiva até o desenvolvimento de intervenções individualizadas. Sugestões e orientações foram apresentadas ao leitor na tentativa de fornecer uma estrutura para ajudá-lo a completar cada passo (seleção de comportamentos-alvo, planejamento de objetivos de intervenção a curto, médio e longo prazo, desenvolvimento de objetivos e planejamento de lições). Vários exemplos e exercícios foram incluídos com o objetivo de prover oportunidades de prática e o leitor é encorajado a completar e a usar esses exercícios como referência.

Deixo aos leitores uma nota de precaução. As informações contidas neste capítulo não são de forma alguma completas ou exaustivas. Dada a limitação no número de páginas, a discussão de características de programas de intervenção efetivos não foi incluída, por exemplo. Nem todos os termos foram precisamente definidos e descritos (p. ex., definições operacionais), já que um conhecimento rudimentar do leitor sobre a ABA foi assumido. Além disso, o leitor deve prestar atenção nas discussões sobre os procedimentos de ensino baseados em evidências no Capítulo 7, sobre as bases filosóficas no Capítulo 5 e sobre os conceitos básicos no Capítulo 6. Deve-se enfatizar, também, que, mesmo após a leitura minuciosa deste livro, nem todas as informações necessárias para o desenvolvimento de um programa de intervenção efetivo e conceitualmente sistemático estarão contidas nas páginas de um único volume. As especificidades de estratégias de ensino sem erros (Terrace, 1963; Touchette, & Howard, 1984) e de treino de discriminação apropriado (Green, 2001) são dois exemplos de informações criticamente importantes que impactam o desenvolvimento de intervenções e que não estão incluídos aqui.

Assim, enquanto o leitor pode adotar algumas das estratégias propostas aqui para o desenvolvimento de programas individualizados, isso representa somente o ponto de partida. O valor do treino apropriado e da supervisão, assim como os benefícios da experiência não podem deixar de ser enfatizados. Analistas do comportamento competentes gastam anos formalizando seus treinos em ambientes educacionais e experienciais e, além de tudo, independentemente da quantidade de experiência, todos os analistas do comportamento devem se manter atualizados sobre os novos desenvolvimentos na ciência e na prática da ABA. Como o clínico é responsável por garantir uma intervenção de qualidade para seus clientes que contemple todas as sete dimensões que definem o campo da ABA e garantir que isso seja feito de forma ética, ele(a) é encorajado(a) a avaliar de uma forma crítica suas próprias habilidades e a obter ajuda e supervisão de analistas do comportamento mais experientes e com diferentes treinos para garantir que intervenções sejam desenvolvidas e sequenciadas de uma forma apropriada e, como foi o assunto deste capítulo, adequada a cada cliente.

Referências

Baer, D. M., Wolf, M. M., & Risley, T. R. (1968). Some current dimensions of applied behavior analysis. *Journal of Applied Behavior Analysis, 1,* 91–97. doi:10.1901/jaba.1968.1-91

Baer, D. M., Wolf, M. M. & Risley, T. R. (1987). Some still-current dimensions of applied behavior analysis. *Journal of Applied Behavior Analysis, 20,* 313–327. doi:10.1901/jaba.1987.20-313

Bosch, S. & Fuqua, R. W. (2001). Behavioral cusps: A model for selecting target behaviors. *Journal of Applied Behavior Analysis, 34,* 123–125. doi:10.1901/jaba.2001.34-123

Bosch, S. & Hixson, M. D. (2004). The final piece to a complete science of behavior: Behavior development and behavioral cusps. *The Behavior Analyst Today, 5(3),* 244-254.

Brown, L., Branston, N. B., Hamre-Nietupski, S., Pumpian, I., Certo, N., & Gruenwald, L. (1979). A strategy for developing chronological age appropriate and functional curricular content for severely handicapped adolescents and young adults. *Journal of Special Education, 13,* 81–90.

Brown, L., Nietupski, J. & Hamre-Nietupski, S. (1976). The criterion of ultimate functioning and public school services for severely handicapped students. *Hey, Don't Forget About Me: Education's Investment In The Severely, Profoundly And Multiply Handicapped* (2-15).

Reston, VA: Council for Exceptional Children.Brown, L., Sweet, M., Shiraga, B., York, J., Zanella, K., & Rogan, P. (1984). Functional skills in programs for students with severe intellectual disabilities. In L. Brown, M. Sweet, B.

Shiraga, J. York, K. Zanella, P. Catania, A.C. (2007). *Learning – Fourth Interim Edition.* Cornwall-on-Hudson, NY: Sloan Publishing.

Carr, E. G., & Durand, V. M. (1985). Reducing behavior problems through functional communication training. *Journal of Applied Behavior Analysis, 18,* 111–126.

Cooper, J. O., Heron, T. E., & Heward, W. L. (2007). *Applied behavior analysis – Second edition.* Pearson Education, Inc. Upper Saddle River: NJ.

Cuvo, A.J. & Davis, P.K. (2000). Behavioral acquisition by persons with developmental disabilities. In Austin, J. & Carr, J.E. (Eds.) *Handbook of Applied Behavior Analysis* (pp. 39-60). Reno, NV: Context Press.

Durand, V. M., & Carr, E. G. (1991). Functional communication training to reduce challenging behavior: Maintenance and application in new settings. *Journal of Applied Behavior Analysis, 24,* 251–264.

Durand, V. M., & Merges, E. (2001). Functional communication training: A contemporary behavior analytic intervention for problem behaviors. *Focus on Autism and Other Developmental Disabilities, 16,* 110–119.

Fahmie, T. A., & Iwata, B. A. (2011). Topographical and functional properties of precursors to severe problem behavior. *Journal of Applied Behavior Analysis, 44,* 993–997.

Fahmie, T. A., Iwata, B. A., & Mead, S. C. (2016), Within-subject analysis of a prevention strategy for problem behavior. *Journal of Applied Behavior Analysis, 49,* 1-12.

Fawcett, S.B. (1991). Social validity: A note on methodology. *Journal of Applied Behavior Analysis, 24,* 235-239. doi:10.1901/jaba.1991.24-235

Green, G. (2001). Behavior analytic instruction for learners with autism: Advances in stimulus control technology. *Focus on Autism and Other Developmental Disabilities, 16,* 72–85.

Hixson, M. D. (2004). Behavioral cusps, basic behavioral repertoires, and cumulative- hierarchical learning. *The Psychological Record, 54,* 387-403.

Horne, P. J., & Lowe, C. F. (1996). On the origins of naming and other symbolic behavior. *Journal of the Experimental Analysis of Behavior, 65,* 185–241.

Horne, P. J., Lowe, C. F., & Randle, V. R. L. (2004). Naming and categorization in young children: II. Listener behavior training. *Journal of the Experimental Analysis of Behavior, 81,* 267–288.

Horne, P. J., Hughes, J. C., & Lowe, C. F. (2006). Naming and categorization in young children:IV: Listener behavior training and transfer of function. *Journal of the Experimental Analysis of Behavior, 85,* 247–273.

Iwata, B.A., Kahng, S.W., Wallace, M.D. & Lindberg, J.S. (2000). The functional analysis model of behavioral assessment. In Austin, J. & Carr, J.E. (Eds.) *Handbook of Applied Behavior Analysis* (pp. 61-90). Reno, NV: Context Press.

Kanfer, F. H. & Grimm, L. G. (1977). Behavioral Analysis: Selecting target behaviors in the interview. *Behavior Modification, 1(1),* 7-28.

Kazdin, A. E. (2011). *Single-case research designs: Methods for clinical and applied settings (2nd Ed.),* Oxford University Press, Inc.: NY.

Koegel, R. & Koegel, L. (1988). Generalized responsivity and pivotal behaviors. In R.H. Horner, G. Dunlap, & R.L. Koegel (Eds.). *Generalization and maintenance: Life-style changes in applied settings* (pp. 41-66). Baltimore, MD: Paul H. Brookes.

LaFrance, D. L. & Miguel, C. F. (2014). Teaching verbal behavior to children with autism spectrum disorders. In J. Tarbox, D. R. Dixon, P. Sturmey, & J. L. Matson (Eds.). *Handbook of early intervention for autism spectrum disorders: Research, policy, and practice* (pp. 403-436). New York, NY: Springer. Miguel, C. F. (2016). Common and intraverbal bidirectional naming. *The Analysis of Verbal Behavior, 32,* 125-138.

Rogan, & R. Loomis (Eds.), *Educational programs forstudents with severe handicaps, Vol. XIV.*

Madison, WI: University of Wisconsin & Madison Metropolitan School District, 55-59. (Revised in 1996).

Rosales-Ruiz, J. & Baer, D. M. (1996). A behavior-analytic view of development. In E. Ribes & S. W. Bijou (Eds.), *Recent approaches to behavioral development* (pp. 155-180). Reno, NV: Context Press.

Rosales-Ruiz, J. & Baer, D. M. (1997). Behavioral cusps: A developmental and pragmatic concept for behavior analysis. *Journal of Applied Behavior Analysis, 30,* 533–544. doi:10.1901/jaba.1997.30-533

Sherman, J. A. (2002). Donald M. Baer: A personal tribute. *Journal of Applied Behavior Analysis, 35,* 315–318. doi:10.1901/jaba.2002.35-315

Skinner, B. F. (1953). *Science and Human Behavior.* New York, NY: The Free Press.

Skinner, B. F. (1957). *Verbal behavior.* New York, NY: Appleton-Century-Crofts.

Szatmari, P., Bryson, S. E., Boyle, M. H., Streiner, D. L., & Duku, E. (2003). Predictors of outcome among high functioning children with autism and Asperger syndrome. *Journal of Child Psychology and Psychiatry, 44,* 520–528.

Terrace, H. (1963). Discrimination learning with and without "errors." *Journal of the Experimental Analysis of Behavior, 6,* 223-232.

Törneke, N. (2010). *Learning RFT: An introduction to relational frame theory and its clinical application.* Oakland, CA: New Harbinger Publications, Inc. Touchette, P. E., & Howard, J. S. (1984). Errorless learning: Reinforcement contingencies and stimulus control transfer in delayed prompting. *Journal of Applied Behavior Analysis, 17,* 175–188.

Van Houten, R., Axelrod, S., Bailey, J.S., Favell, J.E., Foxx, R.M., Iwata, B.A., & Lovaas, O.I. (1988). The right to effective behavioral treatment. *Journal of Applied Behavior Analysis, 21,* 381-384.

Vargas, J. (1972). *Writing worthwhile behavioral objectives.* New York, NY: Harper & Row Publishers, Inc.

Anexo A – Exemplo de lição de ensino de novas habilidades.

Título da Lição:

<table>
<tr><td>Área da Habilidade:</td><td colspan="2"># do Objetivo no Relatório:</td></tr>
<tr><td>Data de Início:</td><td>Data de Alcance de Critério:</td><td>Data de início da manutenção:</td></tr>
<tr><td colspan="3">Treino com Múltiplos Exemplares: # de alvos para o ensino: # de alvos para a generalização:</td></tr>
<tr><td colspan="3">Posição do instrutor em relação à criança (circular um): Em frente Atrás Ao lado Longe da vista</td></tr>
<tr><td colspan="3">Resposta de Observação (circular um): S - Especificar a resposta: N</td></tr>
</table>

Procedimento de Linha de Base/ Sonda:

<table>
<tr><td colspan="2">As sondas de linha de base serão conduzidas antes do ensino de qualquer conjunto ou estímulo listado no quadro abaixo. Um mínimo de 3 tentativas de sonda deve ser conduzido para cada alvo de um conjunto. Se um conjunto de 3 for introduzido, haverá 3 tentativas de sonda para cada alvo do conjunto, em um total de 9 tentativas de sonda.

As sondas não são ensino. As sondas devem ser conduzidas sem dicas, reforçamento ou correção de erros. Ao final de cada tentativa de sonda, o instrutor pode fornecer um elogio neutro, como “ok” ou “obrigada”, e seguir para a próxima tentativa.

Se 3 das 3 sondas forem corretas, o alvo é considerado adquirido e não será um alvo no ensino.
Se 2 das 3 sondas forem corretas, o alvo deve ser apresentado em outras 3 tentativas de sonda.
Se 1 ou 0 das 3 sondas forem corretas, o alvo não foi adquirido e será um alvo no ensino.</td></tr>
<tr><td>Registrar + se o cliente aponta para/tateia/faz a correspondência corretamente.
Registrar – para qualquer outra resposta. Anotar qual estímulo o cliente apontou para/tateou/fez a correspondência.

Conduzir 9 tentativas sem dicas (ou 1 bloco de tentativas) para cada conjunto. Reter todo o reforçamento durante a linha de base/sondas.</td><td>Conduzir linha de base/sonda para, no mínimo, 3 conjuntos de estímulos na introdução de qualquer lição. Conduzir linha de base/sonda para cada conjunto subsequente antes de sua introdução.

*NOTA: Intercalar linha de base/sonda com tarefas de manutenção conforme necessário para garantir participação e seguimento de instruções contínuos.</td></tr>
</table>

Comportamento do Instrutor	**Comportamento do Cliente**
Apresentar SD: (descrever a instrução aqui) →	
	Resposta correta (+)
= Reforçador de Alta Preferência ←	
	Resposta emitida a partir de dica (+p)
= Reforçador de Média Preferência ←	
	Resposta incorreta (-p, -, NR)
= Procedimento de Correção de Erro ←	

Especificidades da Implementação da Lição:

Materiais (circular quando aplicável): 2D 3D N/A	
Arranjo de estímulo (especificar # de estímulos apresentado):	**Prancha de estímulo** (circular um): **Sim Não**
Instrução variada (circular um): **Sim** – Especificar abaixo **Não**	
S$^{D(s)}$ Vocal:	
S$^{D(s)}$ Não Vocal:	
Definição de resposta correta:	
Definição de resposta incorreta:	
Tipo de dados (circular um): Tentativas Análise de Tarefas Freqüência Duração Intervalo Outro (especificar):	
Procedimento de dica (circular um): Atraso progressivo (seg) Atraso constante (seg) Análise de Tarefas Manutenção	
Hierarquia de dica (circular um): Valor do atraso de dica (seg) Dica mais intrusiva para menos intrusiva Dica menos intrusiva para mais intrusiva Direcionamento gradual	
Dica mais efetiva:	
Contexto (circular): Na mesa Distante da mesa Em grupo (2-5) ou (6+)	
# de Tentativas a serem Completadas por Sessão:	
Tentativas Intercaladas (circular): **Sim** – Especificar abaixo **Não**	
Esquema de Reforçamento (circular e especificar): RF( ) RV( ) Intermitente	

Critério de Progressão:

 # de Blocos Consecutivos com 8/9 respostas corretas independentes (circular): 2 3
Especificidades da progressão (destacar): **Progresso para o próximo valor de atraso de dica** **Progresso para o próximo passo** **Progresso para o próximo conjunto**

Critério de regressão:

 # de Erros Permitidos em um único bloco de tentativas (circular): 2 consecutivos 3 no total
Especificidades da regressão (destacar): **Regressão para o valor de atraso de dica anterior** **Regressão para o passo anterior**

Critério de Aprendizagem:

 # de Blocos Consecutivos com 8/9 respostas corretas e independentes (circular): 2 3
Critério de Aprendizagem a incluir (destacar): **Pessoas diferentes Contextos diferentes Dias diferentes Exemplares diferentes** **Estímulos minimamente diferentes Estímulos maximamente diferentes**

Outras Especificidades do Cliente/Observações:

Conjuntos de Ensino	Data do teste	Data de introdução	Data de alcance de critério	Tentativas para alcance de critério	Data em que se iniciou a Manutenção
Conjunto 1: Bola, gato, colher					
Conjunto 2: Livro, cachorro, carro					
Conjunto 3: Trem, peixe, cookie					

Anexo B – Plano de Intervenção para o Excesso Comportamental X (Modelo)

Antecedentes Comportamentais:

Antecedentes ambientais:

Definição Operacional:

Consequências Atuais:

Dados de Linha de Base:

Função(ões) Hipotetizada(s):

Comportamento(s) de Substituição Funcionalmente Equivalente(s):

Habilidades Relacionadas a serem ensinadas:

Efeitos Colaterais Negativos Potenciais:

Procedimento de Coleta de Dados:

Manipulações Antecedentes:

1.
2.
3.

etc.

Consequências:

1.
2.
3.

etc.

Plano de intervenção para recusa (exemplo)

Antecedente comportamental: posicionar o corpo para sair da cadeira ou se levantar de uma posição sentada no chão, choramingar.

Antecedentes ambientais: apresentação de uma demanda, dica ou correção de erros.

Definição operacional: o comportamento de recusa inclui as seguintes topografias específicas: 1) ignorar a instrução, 2) tentar sair da cadeira, 3) choramingar, 4) se jogar no chão, 5) sair da área instrucional, 6) mexer ou cobrir a cabeça com as mãos, 7) vocalizações altas e/ou 8) jogar itens. Comportamento de recusa não inclui mandos apropriados para remover um estímulo, mandos para conseguir intervalo ou tempo longe de demandas ou atraso no responder na ausência das topografias acima mencionadas.

O início do comportamento é determinado como ocorrências que durem mais do que 3 segundos, na presença das topografias acima mencionadas. O término do comportamento é determinado como 3 segundos na ausência de topografias de recusa e/ou compleição de uma instrução/tarefa na ausência das topografias acima mencionadas.

Consequências atuais: remoção de demandas, atenção (ou seja, adulação), apresentação de instruções de alta probabilidade, comunicação funcional com dicas e amostras de reforçadores.

Dados de linha de base: o comportamento ocorreu com uma taxa de 0,9 vezes por hora com uma duração média de 11 minutos, de acordo com a avaliação descritiva e dados de frequência coletados na avaliação.

Função(ões) hipotetizada(s): a função hipotetizada do comportamento é reforçamento negativo social na forma de fuga e esquiva de demandas de tarefas conforme determinado pelos dados da avaliação descritiva e probabilidades condicionais.

Comportamento(s) de substituição funcionalmente equivalente(s): mandos para mais tempo com um item ou atividade preferida, mandos para atrasar o início de tarefas (p. ex., "espere, por favor", "um minuto", "agora não"), mandos para intervalos e mandos para ajuda.

Habilidade relacionadas para ensinar: esperar, fazer escolhas.

Efeitos colaterais negativos potenciais: perda no tempo de instrução, ferimentos potenciais a si próprio quando engaja em comportamentos tais como se jogar no chão, destruição de propriedade potencial quando engaja em comportamentos como jogar itens.

Procedimentos de coleta de dados: frequência e duração de recusas; tentativas discretas e registro de eventos para habilidades funcionalmente equivalentes e relacionadas (ver Folhas de Planejamento de Lições para ensino de habilidades).

Prevenções:

Forneça um aviso acerca do tempo antes de prover uma demanda (p. ex., "Mais dez segundos e depois é hora de se sentar").

Limite o acesso a atividades e itens altamente preferidos durante os intervalos. Tais itens deveriam estar disponíveis apenas durante o tempo de instrução.

Proveja escolhas ao longo de todo o dia (p. ex., "Você quer sentar no chão ou à mesa?")

Conduza uma amostragem (deixe a criança experimentar) de reforçadores antes de cada lição.

Use a contingência primeiro/depois (p. ex., "Primeiro a lição, depois você pode pegar o *chips*").

Mantenha o ritmo da lição acelerado (ou seja, não mais do que aproximadamente três a cinco segundos entre tentativas).

Intercale tarefas e lições preferidas com tarefas novas e menos preferidas.

Proveja reforçamento intermitente frequente (p. ex., VR:3) para a compleição independente e apropriada de demandas ao longo da sessão.

Modifique o ambiente para prevenir a fuga (p. ex., posicione o cliente o mais longe possível da porta).

Ensine e reforce comportamentos substitutos funcionalmente equivalentes (p. ex., "tempo ou pausa", "mais tempo") e habilidades relacionadas antes de e na ausência de recusa. Proveja reforçamento em um esquema contínuo (FR:1).

Ícones visuais significando mais tempo e pausa devem estar disponíveis durante as lições e períodos de transição como dicas visuais para a comunicação funcional.

Reforce diferencialmente mandos independentes e funcionalmente equivalents.

Se o clienter mandar de forma independente, proveja 60 segundos de acesso adicional ou uma pausa longe da mesa.

Se houver dica para o mando, proveja 30 segundos de acesso adicional ou pausa longe da mesa.

Consequências:

Evite prover qualquer atenção para a recusa (p. ex., contato visual, resposta vocal).

Siga até o final, usando dicas para que o cliente complete a demanda, utilizando a dica menos intrusiva que for necessária.

Se durante uma análise de tarefa, forneça dicas até o final da tarefa.

Se durante uma tentativa discreta, complete a tentativa.

Permita ao cliente uma pausa de 15 segundos e não permita acesso aos itens ou atividades reforçadoras.

Se o cliente mandar por um item enquanto estiver na pausa, imediatamente use a contingência primeiro/depois e reapresente a demanda original.

Se o cliente não emitir um mando, uma vez que a pausa termine, conduza uma nova amostragem de reforçadores, use a contingência primeiro/depois e repita a demanda original.

Se o não seguimento de instruções continuar, repita os passos de 1 a 3 até que o cliente complete a demanda na ausência de excessos comportamentais.

CAPÍTULO 11

ESCOLHA DAS MEDIDAS DO COMPORTAMENTO

Dra. Daniela Canovas, BCBA-D

Uma das características marcantes e fundamentais da Análise do Comportamento Aplicada (ABA) é a medida precisa do comportamento. A partir dessas medidas, os níveis de um comportamento podem ser identificados e intervenções podem ser planejadas para produzir mudanças em comportamentos socialmente relevantes (Cooper et al., 2020). Medir envolve observar e quantificar, ou seja, atribuir valores e números a uma dimensão ou aspecto do comportamento (Johnston & Pennypacker, 1993/2009). Por exemplo, observar quantas vezes um comportamento ocorre ou por quanto tempo ele ocorre. O objetivo deste capítulo é apresentar os principais tipos de medidas e formas de escolher a medida mais adequada a depender do comportamento em questão e/ou dos objetivos da intervenção.

O papel das medidas na análise do comportamento aplicada

Considerando a pesquisa básica ou aplicada, as medidas do comportamento são a base para o cientista descrever o comportamento de forma precisa e os efeitos das variáveis que estão sendo estudadas. No contexto aplicado ou clínico, ao atribuir medidas ao comportamento é possível criar uma hipótese funcional ou identificar a função de uma resposta. Além disso, pode-se identificar em quais situações um dado comportamento ocorre ou não. Nesse sentido, os dados acerca do comportamento são fundamentais para compreender as contingências em vigor e intervir de forma efetiva (Cooper et al., 2020).

Para realizar medidas adequadas e efetivas do comportamento é necessário inicialmente identificar o comportamento-alvo a ser medido (que deve ser um comportamento socialmente relevante). Em seguida, deve-se definir o comportamento em termos observáveis e operacionais (de forma que outro observador seja capaz de identificar e/ou registrar o comportamento a partir da sua definição) e, por fim, selecionar um método adequado de observação e registro do comportamento (Gast, 2014). Este último aspecto é o foco deste capítulo.

Medidas indiretas e diretas

Medidas indiretas do comportamento envolvem inferências ou acesso indireto sobre o comportamento de interesse a partir de outros comportamentos ou eventos do ambiente. Exemplos de medidas indiretas são: o relato verbal sobre um comportamento (por exemplo, o relato dos pais sobre quantas vezes a criança se jogou no chão na última semana), e a observação de produtos do comportamento (por exemplo, número de folhas de atividades realizadas ou preenchidas pela criança em sala de aula).

Medidas diretas envolvem observar o comportamento de interesse como ele ocorre no ambiente natural ou em um ambiente controlado (por exemplo, uma sessão de terapia ou de coleta de dados). Alguns exemplos de medidas diretas são: quantas vezes uma criança se joga no chão ou quanto tempo dura uma birra. A observação direta do comportamento é preferível em ABA, pois, além de ser mais consistente em termos das bases conceituais da abordagem comportamental, envolve maior validade. Na ABA, a validade está relacionada ao quanto o sistema de medida de fato mede um comportamento socialmente relevante; ao aspecto ou dimensão do comportamento a que se propõe medir (por exemplo, duração, frequência); e à garantia de que os dados são representativos da ocorrência do comportamento no ambiente natural ou ambiente no qual a intervenção será realizada (Cooper et al., 2020).

Medidas indiretas do comportamento

Como mencionado anteriormente, as medidas indiretas envolvem inferências sobre o comportamento de interesse, a partir de outras medidas, por exemplo, a partir de outros comportamentos ou aspectos do ambiente (por isso são consideradas medidas indiretas). Os principais exemplos de medidas indiretas envolvem algum tipo de relato verbal (escrito ou falado) por meio de entrevistas, questionários e escalas. Essas medidas podem auxiliar na coleta de dados inicial, por exemplo, durante a avaliação inicial realizada com os pais ou cuidadores do indivíduo (p. ex., McComas & Mace, 2000; Merrel, 2000). Esses tipos de medidas indiretas também são comumente usados em estágios iniciais de avaliação de preferência para levantar informações sobre possíveis itens preferidos da criança ou adulto (p. ex., Cote et al., 2007; Fisher et al., 1996), conforme mencionado no Capítulo 8, e no início da coleta de dados de avaliação funcional, para identificar possíveis antecedentes e consequências relacionados a um dado comportamento no ambiente natural (p. ex., Cooper et al., 2020; Iwata et al., 2013).

Outro tipo de medida indireta envolve medir produtos permanentes do comportamento, ou seja, medir resultados ou produtos do comportamento que podem ser observados. Exemplos de produtos permanentes são: folhas de atividades escritas em sala de aula; quantidade de comida restante no prato (em comparação à quantidade inicial); número de fraldas sujas por dia/período; sinais de autolesão (como arranhões, vermelhidão ou danos na pele), entre outros. É importante ressaltar as limitações de tais medidas baseadas no produto do comportamento, já que elas não permitem acesso ao comportamento de fato. Em relação aos exemplos citados, não é possível ter acesso a informações sobre o comportamento de realizar as atividades apenas observando as folhas preenchidas (por exemplo, se a criança realizou todas as atividades de forma independente ou se precisou de ajuda/dica); em relação à ingestão de comida, não é possível assegurar que toda a comida foi ingerida (ou se parte da comida foi expelida, por exemplo); e no caso do autolesivo, outras respostas autolesivas que não necessariamente produzem dano aparente na pele podem ter sido apresentadas (por exemplo, quando a criança se bate, mas não ficam marcas). De qualquer forma, tais medidas podem ser úteis como medidas complementares ou quando não é possível observar/registrar o comportamento quando ele ocorre.

As medidas indiretas possuem baixa validade, pois envolvem uma medida substituta do comportamento de interesse e, dessa forma, podem não ser representativas do comportamento tal como ele ocorre no ambiente natural do indivíduo (p. ex., Cooper et al., 2020). Diversos estudos têm demonstrado, por exemplo, que medidas indiretas obtidas por meio de questionários acerca da função de comportamentos disruptivos ou interferentes apresentam baixa validade se comparados com dados de análise funcional, que envolve medidas diretas do comportamento em diversas situações ou condições experimentais (e.g., Iwata et al., 2013; Paclawskyj et al., 2001; Simó-Pinatella et al., 2001), as quais são descritas em detalhes no Capítulo 9. De qualquer forma, as medidas indiretas podem ser bastante úteis para fornecer informações importantes sobre características específicas, denominadas variáveis idiossincráticas, relacionadas ao comportamento. Por exemplo, algumas escalas de avaliação funcional incluem perguntas para identificar se o comportamento disruptivo ocorre quando a criança é impedida de engajar em estereotipia, quando o adulto dá atenção a outra pessoa/criança, entre outras situações. Essas informações são extremamente relevantes para se elaborar condições na análise funcional que incluam essas variáveis, o que contribui para a obtenção de resultados mais claros em uma análise funcional (e.g., Roscoe et al., 2015).

Dessa forma, embora a validade das medidas indiretas seja baixa em comparação às medidas diretas do comportamento (ou seja, medidas indiretas não devem substituir medidas diretas), as medidas indiretas podem ser úteis como medida inicial/complementar como exemplificado em relação ao uso de questionários para levantar informações importantes para elaborar as condições de uma análise funcional e, algumas vezes, em situações em que a observação direta do comportamento não é possível. Por exemplo, em uma situação em que um comportamento autolesivo ocorre em baixíssima frequência e dificilmente pode ser observado, mas danos ou marcas na pele, além feridas que não cicatrizam (produtos do comportamento ou medidas indiretas) podem ser constatados (e.g., Grace et al., 1996).

Por fim, é importante distinguir entre situações em que de fato não é possível observar o comportamento-alvo e, por isso, seria necessário usar alguma medida indireta de outras situações em que o custo de se utilizar medidas diretas é alto, porém possível. Por exemplo, quando as dificuldades no uso de medidas diretas estão relacionadas a questões logísticas, recursos humanos ou quantidade de tempo necessária para poder realizar observações sistemáticas, o ideal seria avaliar qual medida direta é mais viável dentre as possibilidades e considerando os recursos disponíveis, em vez de simplesmente optar por medidas indiretas, dadas as limitações destas mencionadas anteriormente (Johnston & Pennypacker, 1993/2009).

Medidas diretas do comportamento

Como descrito anteriormente, medidas diretas do comportamento são preferíveis e resultam em maior validade dos dados (e.g., Iwata et al., 2013; Paclawskyj et al., 2001; Roscoe et al., 2015; Simó-Pinatella et al., 2001). As medidas diretas são obtidas por meio de observação direta do comportamento e podem ser divididas em medidas contínuas e medidas descontínuas. As medidas contínuas consideram todas as instâncias de comportamentos, ou seja, medem o comportamento de forma contínua. Por outro lado, medidas descontínuas ou intermitentes consideram amostras do comportamento. De qualquer forma, tanto medidas contínuas como descontínuas envolvem observação do comportamento.

Dimensões do comportamento que podem ser medidas

O comportamento, assim como qualquer fenômeno do ambiente físico, apresenta propriedades fundamentais que podem ser quantificadas. De forma análoga, objetos têm massa, comprimento e outras propriedades que podem ser medidas. As propriedades fundamentais do comportamento estão relacionadas ao fato que o comportamento ocorre no tempo e pode se repetir ao longo do tempo. Dessa forma, as propriedades fundamentais do comportamento são: *locus temporal*, ou seja, o comportamento ocorre em um certo momento no tempo; *extensão temporal*, que significa que o comportamento tem uma duração; e *repetição* (cf. *repeatability*) que consiste em um comportamento poder ocorrer inúmeras vezes (Johnston & Pennypacker, 1993/2009).

Tais propriedades do comportamento podem ser medidas por meio de aspectos ou dimensões quantitativas. As principais dimensões quantitativas do comportamento são latência, duração e frequência.

A latência é a dimensão quantitativa associada ao *locus* temporal (ou seja, em que momento a resposta ocorre no tempo). A latência é definida como a quantidade de tempo transcorrida entre a apresentação de um estímulo antecedente e a ocorrência de uma resposta. Por exemplo, pode-se medir a latência ao registrar o tempo decorrido entre a instrução da professora e o comportamento do aluno em seguir o comando. A duração é a dimensão associada com a extensão temporal e pode ser definida como o tempo entre o início e o término de uma resposta. Por exemplo, pode-se medir a duração de uma birra ou choro, registrando-se o tempo decorrido entre o início e o término da birra/choro. A contagem (cf. *countability*, Johnston & Pennypacker, 2009; ou *cf. count,* Cooper et al., 2020) é a dimensão quantitativa relacionada à repetição e consiste no número de vezes que uma resposta ocorre. Por exemplo, é possível registrar quantas vezes um aluno levantou a mão em sala de aula, para fazer uma pergunta.

A seguir, cada uma dessas dimensões quantitativas (latência, duração e contagem) é descrita em detalhe e são discutidos situações e comportamentos para os quais tais medidas são relevantes.

Medidas contínuas

As medidas contínuas do comportamento medem o comportamento em todas as instâncias ocorridas durante todo o período de observação e medem diretamente um aspecto ou dimensão quantitativa do comportamento. Embora tais medidas sejam realizadas em um período específico e definido de observação, a característica principal é medir diretamente uma dimensão quantitativa do comportamento (como, latência, duração ou contagem).

Latência

Como descrito anteriormente, a latência mede o tempo transcorrido entre a apresentação de um estímulo e a emissão de uma resposta. O registro de latência é utilizado pelo analista do comportamento, quando a medida de tempo entre a apresentação de um estímulo e o início de uma resposta é de interesse (Cooper et al., 2020). Por exemplo, em situações em que o professor apresenta uma instrução ou tarefa para um aluno realizar e ele apresenta grandes atrasos para iniciar a tarefa. Nesse caso, registrar a latência será relevante para avaliar, por exemplo, se uma intervenção é bem-sucedida em diminuir a latência (ou seja, avaliar se, após a intervenção, o tempo entre a instrução e o início do engajamento do aluno na tarefa diminui). Outro exemplo de medida de latência seria medir o tempo entre a apresentação de um prato de comida e o início da ingestão, considerando um caso em que o tempo para iniciar a refeição seja muito longo e interfira com a rotina do indivíduo e, portanto, seja considerado um problema que necessita de intervenção.

O registro de latência envolve iniciar um cronômetro ao término da apresentação de um estímulo antecedente e parar o cronômetro assim que a resposta for iniciada. No exemplo anterior, assim que a professora terminar de dar a instrução o cronômetro deve ser iniciado e, então, parar o cronômetro quando o comportamento iniciar, ou seja, quando o aluno iniciar a tarefa. A Figura 1 ilustra um modelo de folha de registro para o registro de latência em relação ao exemplo descrito. Dentro de uma sessão de observação podem ocorrer diversos registros de latência para um comportamento de interesse e, a partir desses registros, pode-se calcular também a latência média por sessão. Nesse caso, a latência média seria calculada somando-se os registros de latência e dividindo-se pelo número de registros. Por exemplo, se tivermos quatro registros de latência (20 s, 30 s, 30 s e 40 s), considerando que a professora tenha dado quatro instruções durante o período de observação, a latência média seria 30 s (120/4).

Figura 1. Modelo de folha de registro para registro de latência.

Registro de Latência

Aluno: ________________ Observador: ___________________ Data: _________________

Estímulo antecedente: Instrução do professor para iniciar a atividade.

Comportamento alvo: Iniciar a atividade solicitada dentro de 15 segundos após a instrução.

Definição: Iniciar a cronometrar a latência assim que o professor fornecer a instrução. O aluno deve parar o que está fazendo e iniciar a atividade. Assim que o aluno iniciar a atividade, o cronômetro deve ser interrompido e o tempo registrado.

Observação 1: __20__ Observação 2: __30__ Observação 3: __30__ Observação 4: __40__

Latência média: __30__

Fonte: Figura elaborada pela autora

Duração

A medida de duração está diretamente relacionada à extensão temporal do comportamento e envolve medir a quantidade de tempo que um comportamento ocorre. A medida de duração é útil quando a quantidade de tempo que o indivíduo engaja em um comportamento é relevante para a vida do indivíduo e/ou para a intervenção (Cooper et al., 2020). Por exemplo, se uma criança engaja em birra durante longos períodos do dia, o que pode interferir com a realização de outras atividades ou prejudicar a rotina da criança, a duração dessas birras deve ser de interesse para planejar e monitorar uma intervenção. Nesse exemplo, um dos objetivos da intervenção poderia ser diminuir a duração desse comportamento. Por outro lado, para comportamentos adequados e socialmente relevantes que podem estar ocorrendo em pequenas durações, o objetivo pode ser aumentar a duração ou tempo em que o indivíduo se mantém engajado em tais comportamentos. Por exemplo, manter-se engajado em uma tarefa acadêmica, o tempo que um aluno permanece sentado em sala de aula e brincar de forma independente e funcional. Nesses casos, o registro de duração poderia ajudar a avaliar se uma intervenção está sendo bem-sucedida em aumentar o tempo de engajamento ou a duração de tais comportamentos.

O registro de duração pode ser realizado por ocorrência, em que se deve registrar a duração de cada ocorrência do comportamento, por exemplo, registrar os intervalos que uma criança permaneceu sentada em sala de aula ao longo da manhã. Nesse caso, o cronômetro seria iniciado a cada ocorrência do comportamento e interrompido ao término (ou seja, cada vez que a criança sentasse o cronômetro seria iniciado e, se ela levantasse o cronômetro, seria interrompido e zerado). A cada nova ocorrência do comportamento, o cronômetro seria novamente iniciado (após ter sido zerado) e interrompido após o término do comportamento. Dessa forma, ao longo de um dia de observação para cada ocorrência do comportamento seria registrada uma medida de duração.

Diferentemente, no registro de duração total por sessão, o cronômetro é iniciado quando o comportamento ocorre a primeira vez e, então, pausado quando o comportamento termina. Porém o cronômetro não é zerado, de forma que na próxima ocorrência do comportamento, o cronômetro é iniciado já com a duração anterior contabilizada. Por exemplo, para registro de duração total de birra, na primeira vez que a criança apresenta uma birra o cronômetro é iniciado e interrompido quando a birra termina. O cronômetro não é zerado, então supondo que a primeira birra tenha durado 10 minutos, ao início da segunda birra o cronômetro será iniciado já a partir de 10 minutos, de forma a contabilizar a duração cumulativa ou total ao longo de uma sessão de observação.

O registro de duração por ocorrência é relevante para comportamentos para os quais a duração de cada instância do comportamento é uma medida relevante, por exemplo, no estudo de Gaylord-Ross et al. (1984), o objetivo era avaliar os efeitos de uma intervenção para aumentar o número de iniciações de interação social e a duração de cada interação. Nesse caso, dado o objetivo do estudo, o registro de duração por ocorrência seria a medida mais adequada por medir a duração de cada interação. Por outro lado, o registro de duração total é preferível quando a duração total por sessão ou por dia é relevante, como no exemplo da duração total da birra, duração total de brincar ou engajamento em atividades de lazer (e.g., Cooper et al., 2020). Outro exemplo no qual a duração total mostrou-se a medida mais adequada é o estudo de De Luca e Holborn (1992). O objetivo do estudo foi avaliar os efeitos de um esquema de reforçamento sobre a duração total do comportamento de pedalar em uma bicicleta ergométrica, de jovens obesos e não obesos. Nesse caso, a duração total mostrou-se a medida mais efetiva pois o objetivo era aumentar o tempo total que os jovens pedalavam por dia/sessão de observação.

Frequência ou contagem

O registro de frequência ou contagem, envolve registrar o número de vezes que um comportamento ocorre em um período de observação. Esse registro é relevante quando o número de ocorrências de um comportamento é um dado relevante para monitorar o comportamento ou os efeitos de uma intervenção. Por exemplo, para situações em que o objetivo é diminuir ou aumentar o número de respostas que um indivíduo apresenta em dada situação. A Figura 2 apresenta um exemplo de folha de registro de frequência.

Figura 2. Modelo de folha de registro de frequência.

Registro de Frequência

Aluno: ________________ Observador: ___________________

Comportamento alvo: autolesivo (bater-se).

Definição da resposta: bater na própria face, cabeça ou outra parte do corpo com a mão aberta ou fechada; movimento das mãos e/ou braços em direção à face ou cabeça de forma que ocorra contato da(s) mão(s) aberta(s) ou fechada(s) com a face ou cabeça.

Data	Número de respostas	Total
20/08/15	~~////~~ //	7
21/08/15	//	2

Fonte: Figura elaborada pela autora

Embora o número de vezes que um comportamento ocorre seja uma medida importante, muitas vezes, não fornece informações suficientes para embasar decisões acerca de uma intervenção (e.g., Cooper et al., 2020). Em geral, é necessário que o número de respostas seja representado em relação à unidade de tempo. Isso porque a informação de que o indivíduo emitiu 7 respostas ou 2 respostas (como exemplificado na Figura 2) pode representar níveis diferentes de comportamento a depender do tempo de observação durante o qual esse número de respostas foi emitido. A medida do número de respostas por unidade de tempo será descrita a seguir, ao tratar de taxa de respostas.

É importante mencionar que o termo frequência vem sendo utilizado na literatura como sinônimo de contagem (número de respostas) ou taxa (número de respostas por unidade de tempo). Por exemplo, Cooper et al. (2007), na segunda edição de seu livro, utilizaram o termo frequência como sinônimo de taxa (e não contagem). No artigo de Merbitz et al. (2016), os autores também recomendaram o uso do termo contagem para se referir a número de respostas e os termos frequência e taxa como sinônimos para se referir ao número de respostas por unidades de tempo (tal como Cooper et al., 2007).

Para avaliar o uso dos termos contagem, frequência e taxa, no contexto de publicações científicas Carr et al. (2018) realizaram um levantamento em jornais e livros texto de Análise do Comportamento. Os autores revisaram o uso dos termos em artigos publicados no ano de 2016 nas revistas *Journal of Applied Behavior Analysis* (*JABA*) e *Journal of Experimental Analysis of Behavior* (*JEAB*). Os resultados indicaram que a maioria dos estudos utilizou o termo *frequência* como sinônimo de *contagem*; no *JABA* em 84,8% e no *JEAB* em 81,8% dos artigos analisados. Em relação aos livros texto analisados, 6 dos livros empregaram o termo frequência como sinônimo de contagem, enquanto outros 4 livros utilizaram frequência como sinônimo de taxa.

Carr et al. (2018) discutiram que uma alternativa seria utilizar apenas os termos contagem e taxa. Essa abordagem é adotada por Cooper e colaboradores (2020), na terceira edição de seu livro. Entretanto, Carr et al. (2018) argumentam que como os analistas do comportamento já têm utilizado o termo *frequência* na maioria das vezes como sinônimo de contagem e não têm utilizado o próprio termo *contagem* (dado encontrado no levantamento dos autores), seria mais simples continuar usando *frequência* para se referir ao número de respostas e *taxa* para número de respostas pelo tempo (Carr et al., 2008). Essa é a terminologia empregada no presente capítulo.

No tópico a seguir, será apresentada a definição de taxa de respostas, como o número de respostas emitidas em um dado período de tempo e o uso dessa medida.

Outras dimensões quantitativas do comportamento

Algumas dimensões quantitativas estão relacionadas a uma combinação de duas propriedades fundamentais: repetição e *locus* temporal. Ou seja, essas dimensões estão relacionadas ao comportamento que ocorre inúmeras vezes e em dados momentos ao longo do tempo. São elas: taxa de respostas, celeração (*celeration*) e tempo entre respostas (IRT – *interresponse time*).

Taxa de respostas

A taxa de respostas é a razão entre o número de respostas sobre um período de tempo. A taxa é uma das medidas mais usadas na Análise do Comportamento, especialmente em estudos de pesquisa básica, que consiste no número de respostas por unidade de tempo (segundos, minutos, horas, dias etc). Por exemplo, é possível calcular a taxa de respostas autolesivas, ao dividir o número de respostas emitidas em um período de observação, pela medida de tempo utilizada. Se um adolescente emite o comportamento de bater a cabeça 30 vezes em um período de observação de 1 hora, sendo a taxa medida em minutos, a taxa seria de 0,5 resposta/minuto (30 respostas/60 minutos).

A Figura 3 apresenta um exemplo de gráfico de taxa de respostas, para o comportamento autolesivo de bater a cabeça. O eixo *y* apresenta a taxa de respostas por minuto e o eixo *x* as sessões de observação. Esse modelo de gráfico é chamado de gráfico simples de linha ou com intervalos iguais. Isso porque os intervalos entre cada ponto nas escalas *x* e *y* são iguais, ou seja, a distância ou valor entre cada ponto do gráfico é a mesma (Cooper et al., 2007). O gráfico com intervalos iguais é um dos modelos de gráfico mais utilizado em ABA. A partir do gráfico apresentado na Figura 3, é possível visualizar a taxa de respostas ao longo das sessões consecutivas.

Figura 3. Taxa de respostas de comportamento autolesivo ao longo das sessões de atendimento.

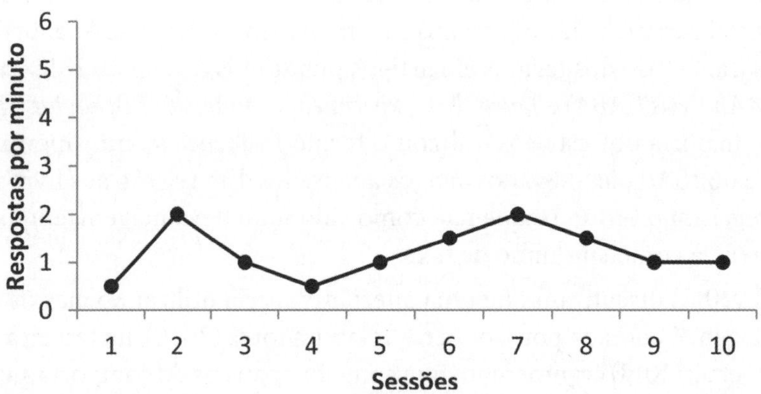

Fonte: Figura elaborada pela autora

A medida de taxa de respostas é relevante para medir comportamentos definidos como operantes livres, ou seja, comportamentos que podem ser emitidos em qualquer momento ou situação, pois é uma medida sensível a mudanças nos valores do comportamento. Além disso, esse registro deve ser utilizado para respostas que sejam discretas (fáceis de identificar uma unidade/ocorrência ou seu início/fim) e com duração curta ou constante. Alguns exemplos de comportamentos para os quais o registro de taxa pode ser relevante são: bater, morder, arremessar objetos, apertar botões, entre outros (Fisher et al., 2011; 2013). Considera-se que esse registro é simples de ser realizado, contanto que o comportamento não ocorra em frequência muito alta, o que poderia dificultar o registro (Kazdin, 2001). Nesse caso, outras medidas que serão discutidas mais adiante no capítulo poderiam ser utilizadas.

Quando se tem em vista a comparação da taxa de respostas, é importante utilizar a mesma unidade de tempo (por exemplo, minutos), pois, assim, mesmo que o período de observação tenha sido diferente os dados a serem comparados estarão descritos na mesma unidade. Por exemplo, uma criança apresenta comportamento de morder-se, sendo 10 respostas em um período de observação de 10 minutos, 15 respostas em um período de 20 minutos e 25 respostas em um período de 30 minutos, a taxa de resposta seria de 1 resposta por minuto; 0,75 resposta por minuto; e 0,8 resposta por minuto, respectivamente. Dessa forma os dados podem ser comparados utilizando-se a mesma unidade de tempo (no exemplo, minutos). De qualquer forma, é importante ter a referência do tempo de observação para não fazer interpretações equivocadas acerca do comportamento. Isso porque, para a mesma criança do exemplo anterior, em uma outra situação, a taxa por minuto também poderia ser de 1 resposta/min, embora a criança tivesse emitido 30 respostas em um período de 30 minutos. Portanto a recomendação é sempre fazer referência também ao tempo total de observação (Cooper et al., 2020).

A taxa de respostas também é bastante útil para medir a aquisição de habilidades. Nesse caso é importante considerar a taxa de respostas corretas emitidas e a taxa de respostas incorretas para cada comportamento-alvo (e.g., Cooper et al., 2020). Por exemplo, o objetivo de um programa de ensino pode ser melhorar o desempenho de leitura de palavras, de forma que a criança consiga ler um número maior de palavras corretamente em um dado período de tempo e, paralelamente, diminuir o número de erros. O cálculo da taxa de respostas envolve dividir o número de respostas por unidade de tempo; por exemplo, se uma criança demonstrou ler 20 palavras corretamente em dois minutos e 4 palavras incorretamente nesse mesmo período, as taxas seriam 10 respostas corretas por minuto e 2 respostas incorretas por minuto, respectivamente. Nessas situações, é importante ressaltar a importância de apresentar tanto a taxa de respostas corretas quanto a taxa de respostas incorretas. Isto porque uma outra criança poderia apresentar a mesma taxa de respostas corretas (10 respostas corretas por minuto), mas esse dado seria representativo de um desempenho distinto se a taxa de respostas incorretas fosse também 10 respostas incorretas por minuto (por exemplo, se essa criança apresentou 20 respostas corretas e 20 respostas incorretas em um período de 2 minutos de observação).

Tais medidas de taxa de respostas corretas e incorretas também são importantes para avaliar a fluência de um repertório. A fluência envolve tanto um desempenho acurado (ou seja, elevado número de respostas corretas) e que as respostas sejam emitidas em um período de tempo determinado (e.g., Cooper et al., 2020). No exemplo da leitura, a fluência irá envolver, portanto, que a criança leia todas as palavras corretamente e apresente uma taxa de respostas que resulte em uma leitura rápida e eficiente (a depender da idade da criança e das exigências escolares).

Por fim, é importante comentar que a medida de taxa não é recomendada quando os comportamentos ocorrem em situação de tentativas discretas, que envolvem uma oportunidade específica para a resposta ocorrer. Nesse caso, outras medidas devem ser utilizadas como será discutido mais adiante no capítulo.

Celeração

A celeração é a dimensão que consiste na razão entre a taxa de respostas sobre o tempo, ou seja, como a taxa de respostas muda ao longo do tempo. A mudança da taxa de respostas pode resultar em aumento da taxa (aceleração) ou diminuição da taxa (deceleração) ao longo do tempo. Dessa forma, a celeração é uma medida complementar à taxa de respostas e bastante útil para avaliar efeitos de intervenções, por exemplo, após o início de uma intervenção para diminuir um comportamento autolesivo, pode-se monitorar se a taxa de respostas diminui ao longo de sessões consecutivas (deceleração). De forma similar, para um comportamento que se pretende aumentar, como o número de palavras que uma criança lê por minuto, pode-se avaliar se a taxa de respostas por minuto aumenta ao longo das semanas de treino (aceleração).

O gráfico de celeração, também chamado de gráfico semilogarítmico, envolve uma escala logarítmica no eixo y, ou seja, apresenta os dados relativos aos níveis do comportamento de forma proporcional ou relativa, enquanto os dados do eixo x são apresentados em escala de intervalos iguais (Cooper et al., 2020). No gráfico semilogarítmico, a mudança do comportamento é apresentada em proporção. Por exemplo, se a taxa de resposta do comportamento dobrar de 4 para 8, a mudança que pode ser visualizada no gráfico é a mesma de uma mudança de taxa de 50 para 100, já que ambas as mudanças envolvem dobrar a medida da taxa de respostas. Esses exemplos foram colocados de forma bastante didática por Cooper et al. (2020). Com base nessa análise, a Figura 4 apresenta um exemplo de um mesmo dado apresentado em um gráfico de intervalos iguais (à esquerda) e um gráfico com escala semi-logarítmica (à direita).

Figura 4. Exemplo de um mesmo conjunto de dados apresentados em um gráfico de intervalos iguais (à esquerda) e um gráfico com escala semilogarítmica (à direita)

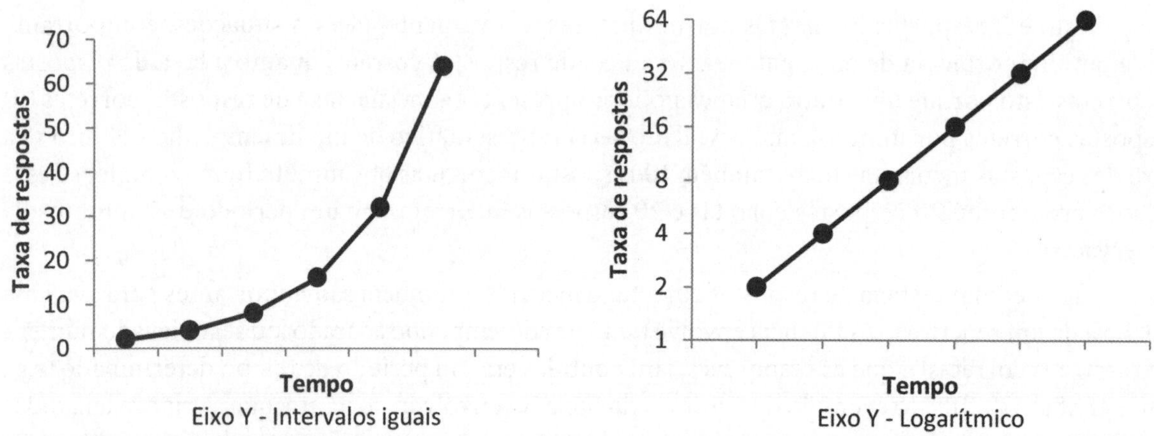

Fonte: Baseada em Cooper et al. (2020, p. 159)

O gráfico padrão de celeração (*cf. Standard Celeration Chart*; p. ex., Pennypacker et al., 1972) tem o objetivo de analisar como a taxa do comportamento muda ao longo do tempo. Assim como descrito anteriormente, esse modelo de gráfico envolve uma escala em que o eixo y é representado em uma escala logarítmica de 10, que pode incluir dados de até 1000 respostas por minuto. Esse gráfico padrão de celeração foi desenvolvido pelo modelo instrucional chamado de "Ensino Preciso" (*cf. Precision teaching*, Lindsley, 1992), que prioriza o uso da medida de taxa de respostas para avaliar a aprendizagem.

A Figura 5 apresenta um exemplo de um gráfico padrão de celeração simplificado, com os principais elementos do gráfico (eixo *y* com escala logarítmica, eixo *x* com escala de intervalos iguais, representando dias sucessivos, considerando os dias do calendário, ao longo de meses do ano). No gráfico da Figura 5, é apresentado um exemplo de taxa de respostas de leitura de uma criança e como essa taxa varia ao longo dos dias escolares (5 dias por semana). Os círculos pretos indicam a taxa de respostas para leitura de palavras corretas (alvo de aceleração) e os símbolos em formato de x indicam a taxa de respostas para leitura de palavras incorretas (alvo de deceleração). A linha vertical indica mudança no procedimento. Nesse exemplo, é possível observar que nos primeiros dias representados no gráfico, a taxa de respostas de leitura de palavras corretas é similar à taxa de respostas incorretas. Ao longo dos dias sucessivos de treino, a taxa de respostas de leitura de palavras corretas aumenta, enquanto a taxa de leitura de palavras incorretas diminui, ilustrando aprendizagem e aumento de fluência do repertório. O gráfico padrão de celeração apresenta ainda outros elementos e detalhes, como informações sobre quem preenche o gráfico, outras linhas indicando mudanças no procedimento, entre outros elementos (para uma descrição detalhada e visualização de um gráfico completo, ver Cooper et al., 2020, p. 160; Lindsley, 1992, p. 53; Pennypacker et al., 1972).

Figura 5. Exemplo de um gráfico padrão de celeração simplificado.

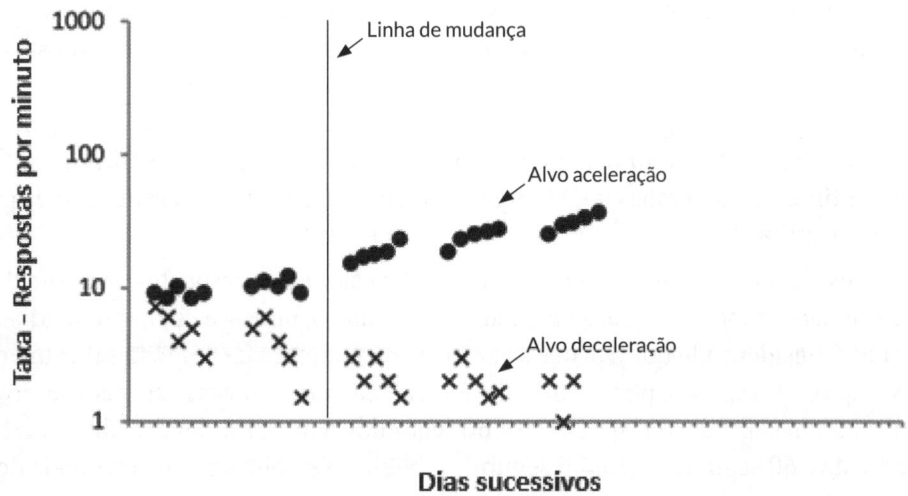

Fonte: Figura elaborada pela autora a partir de gráficos dispostos na literatura da área

Tempo entre respostas

O tempo entre respostas é definido como o tempo ou intervalo entre duas respostas que ocorrem sucessivamente, em geral, o tempo entre o final de uma resposta até o início da resposta seguinte. Por exemplo, é possível registrar o intervalo entre o aluno completar um problema de Matemática e iniciar o próximo problema. O tempo entre respostas é uma medida relevante para comportamentos que se pretende aumentar ou diminuir o intervalo entre respostas. A medida pode ser utilizada, por exemplo, para comportamentos em que o objetivo é aumentar o intervalo entre as respostas (ou seja, diminuir a taxa), porém não eliminar o comportamento (Cooper et al., 2020). Por exemplo, o comportamento do aluno de levantar a mão e fazer perguntas é um comportamento adequado e desejável no ambiente escolar, mas se ocorrer demasiadamente (ou com intervalos muito pequenos entre respostas) pode comprometer o andamento da aula. O tempo entre respostas também é relevante para planejar procedimentos de intervenção quando o objetivo é diminuir o intervalo entre respostas (e aumentar a taxa do comportamento). Por exemplo, para o comportamento de realizar exercícios em sala de aula, pretende-se que o aluno apresente pequenos intervalos entre as respostas, de forma a realizar mais exercícios em um dado período.

O tempo entre respostas pode ser registrado ao longo de sessões ou períodos de observação e, ao final de um período de observação, pode ser calculada a média do tempo entre respostas, ao somar todos os registros e dividir pelo número de intervalos registrados. Por exemplo, se o registro indica que uma criança apresentou a resposta de morder-se, às 10h, 10h30, 11h e 11h20, os registros de tempo entre respostas seriam: 30 minutos (entre a primeira e a segunda resposta), 30 minutos (entre a segunda e a terceira resposta) e 20 minutos (entre a terceira e a quarta resposta). A média ou tempo médio entre respostas seria, portanto, a soma dos intervalos (30 + 30 + 20 = 80) dividida pelo número de intervalos registrados, ou seja, 26,6 minutos (80/3).

O tempo médio entre respostas é um dado importante para planejar intervenções que envolvem procedimentos de reforçamento diferencial, por exemplo, quando o indivíduo pode ter acesso a um reforçador dentro de intervalos fixos, caso não apresente o comportamento-alvo (em geral um comportamento disruptivo ou interferente). Nesse exemplo, o ideal seria programar que o indivíduo recebesse um reforçador em intervalos fixos menores que o tempo médio entre respostas. Considerando o exemplo anterior, em que o tempo médio entre respostas era de 26,6 minutos, o esquema de reforçamento poderia ser programado de forma que a criança recebesse um reforçador a cada 20 minutos (caso não apresente o comportamento-alvo). Dessa forma, o tempo entre respostas é uma medida bastante utilizada para embasar e favorecer o planejamento de intervenções e de parâmetros dos procedimentos utilizados.

Em situações em que não é possível registrar os intervalos entre respostas para calcular a média, mas a média é um dado importante para planejar a intervenção, pode-se estimar a média a partir da taxa de respostas. Considerando que a taxa é a razão entre o número de respostas por um período de tempo (por exemplo, 10 respostas por minuto), é possível calcular a média estimada ao inverter essa razão. Ou seja, para uma taxa de 10 respostas por 60 segundos (1 minuto), deve-se dividir o tempo pelo número de respostas: 60 segundos / 10 = 6 segundos. Nesse exemplo, a média estimada do intervalo entre respostas seria de 6 segundos.

Resumo das dimensões quantitativas do comportamento

Como descrito anteriormente, o comportamento apresenta propriedades que podem ser quantificadas por meio de aspectos ou dimensões do comportamento que são quantitativas. A Tabela 1, baseada em Johnston e Pennypacker (1993/2009), ilustra as propriedades do comportamento e as dimensões quantitativas associadas a cada uma delas. Como mencionado anteriormente, neste capítulo adotamos o uso do termo frequência como sinônimo de contagem e o termo taxa como o número de respostas pelo tempo.

Tabela 1. Propriedades do comportamento, suas dimensões quantitativas e medidas relacionadas a cada propriedade

Propriedade fundamental	Dimensão quantitativa	Medida
Locus temporal	Latência	Tempo
Extensão temporal	Duração	Tempo
Repetição	Frequência/Contagem	Número de respostas
Repetição + Locus temporal	Tempo entre respostas	Tempo/Número de respostas

Repetição + Locus temporal	Taxa	Número de respostas/Tempo
Repetição + Locus temporal	Celeração	Mudança na taxa/Tempo ou Número de respostas/Tempo/Tempo

Fonte: Tabela elaborada pela autora.

Medidas descontínuas

As medidas descontínuas ou intermitentes envolvem medir amostras do comportamento em questão durante o período de observação determinado. Dessa forma, embora tais medidas envolvam a observação do comportamento, essa observação é realizada em intervalos de tempo específicos dentro do período de observação pré-determinado (apenas uma amostra das respostas que ocorrem é observada e registrada). As medidas descontínuas envolvem dividir o período de observação em intervalos menores e registrar ocorrência ou não do comportamento nesses intervalos (sem considerar a duração ou número de respostas exatos emitidos por intervalo ou por período de observação).

Os três métodos de amostragem temporal (*time sampling*) mais comuns em ABA são: registro de intervalo total, registro de intervalo parcial e amostra temporal momentânea (*momentary time sampling*).

Registro de intervalo total

No registro de intervalo total (*WIR – whole-interval recording*), um período de observação é dividido em períodos mais curtos e é registrada a ocorrência ou não do comportamento em cada um dos intervalos. Por exemplo, um período de observação de 5 minutos, pode ser dividido em 60 intervalos de 5 segundos. Ao início da observação, deve ser iniciado um timer e, a cada 5 segundos, é registrada a ocorrência ou não do comportamento. Para o registro de intervalo total, uma ocorrência é considerada se o comportamento ocorrer durante a duração toda do intervalo, ou seja, no exemplo anterior, uma ocorrência é considerada se o comportamento ocorrer durante os 5 segundos do intervalo de observação. Dessa forma, a cada intervalo de 5 segundos, é registrada a ocorrência ou não do comportamento e, então, um novo intervalo de observação é iniciado. Caso o comportamento ocorra em parte do intervalo, não é considerada uma ocorrência. A Figura 6 apresenta um modelo de folha de registro por intervalo total. O modelo ilustra um período de registro de 5 minutos, dividido em intervalos de 5 segundos. Na horizontal são indicados cada um dos minutos de observação e cada célula da tabela representa um intervalo de 5 segundos. Dessa forma, a cada 5 segundos o observador deve registrar uma ocorrência (+) ou não (-) do comportamento-alvo.

Os dados do registro são contabilizados em termos de porcentagem, que pode ser calculada com base no número de intervalos em que foram registradas ocorrência do comportamento, dividido pelo número total de intervalos e multiplicado por 100. A porcentagem indica, portanto, a porcentagem de intervalos em que foi considerada uma ocorrência do comportamento em relação ao número total de intervalos de observação. Por exemplo, em um registro de comportamento de brincar funcional, durante uma observação de 5 minutos, dividida em intervalos de 5 segundos (total de 60 intervalos de 5 segundos), o observador registra a ocorrência do comportamento de brincar em 45 intervalos. A porcentagem então, seria de 75% de intervalos com emissão da resposta (45/60 X 100 = 75%).

Figura 6. Modelo de folha de registro por intervalo total.

Folha de registro por intervalo ___________

Nome da criança: ______________ Data: ________________ Observador: __________________

Registro: brincar funcional.

Definição da resposta: emitir respostas motoras com brinquedos que reproduzem ações funcionais com os brinquedos (apertar botões em brinquedos de causa e efeito, empurrar carrinho, colocar telefone de brinquedo no ouvido).

Minutos	Intervalos de 5 segundos											
0-1	+	+	-	-	-	+	+	+	+	+	-	-
1-2	+	+	+	-	+	+	+	+	+	+	+	+
2-3	+	+	+	+	-	+	+	-	-	-	+	+
3-4	+	+	+	+	+	+	+	+	+	+	+	+
4-5	-	+	+	+	-	-	+	+	-	-	+	+

Total: 45,75% Porcentagem: __________

Fonte: Figura elaborada pela autora

O registro de intervalo total é geralmente utilizado para registro de comportamentos contínuos ou que ocorrem em alta frequência e para comportamentos que se pretende aumentar a frequência ou duração. Por exemplo, brincar funcional, manter-se engajado em uma tarefa, manter-se sentado em sala de aula, entre outros. Além disso, é importante ressaltar que o registro de intervalo total, em geral, tende a subestimar a medida do comportamento em questão. Ou seja, a partir do registro pode parecer que o comportamento ocorre menos do que de fato ocorre. Isso porque, em diversos intervalos o comportamento, pode ocorrer em parte do intervalo, mas, nesses casos, não é registrada uma ocorrência (já que o critério estabelece que o comportamento deve ocorrer durante o intervalo todo). De qualquer forma, isso não é um problema para comportamentos que se pretende aumentar a frequência ou garantir que seja emitido por longas durações (como nas situações citadas anteriormente que envolvem comportamentos adequados e funcionais para o indivíduo). Por exemplo, no estudo de Nuzzolo-Gomez et al. (2002), os autores investigaram os efeitos de um procedimento para aumentar a duração de olhar para livros infantis e duração de brincar funcional para quatro crianças com Transtorno do Espectro do Autismo (TEA). Nas fases de pré e pós-teste, as crianças eram expostas a uma situação livre com livros ou brinquedos, em sessões de 5 minutos, divididas em intervalos de 5 segundos. Nesse caso, os autores utilizaram o registro de intervalo total, para comparar a porcentagem de intervalos que a criança permanecia engajada na atividade (com livros ou brinquedos) antes e depois do procedimento de ensino. De forma geral, os resultados do estudo mostraram que, após o ensino, as crianças passaram a emitir as respostas-alvo durante 90% ou mais dos intervalos de 5 segundos durante as sessões de pós-teste.

Registro de intervalo parcial

Assim como no método de amostragem temporal anterior, no registro de intervalo parcial (*PIR – partial-interval recording*), um período de observação é dividido em intervalos mais curtos de observação e, para cada intervalo, é registrada a ocorrência ou não de um comportamento. A diferença é que, no registro de intervalo parcial, uma ocorrência é considerada se o comportamento ocorrer em qualquer momento do intervalo, inclusive durante parte do intervalo (ou seja, para considerar uma ocorrência não é necessário que o comportamento ocorra durante todo o intervalo e sim apenas em parte do intervalo). Além disso, durante um intervalo, o comportamento pode ocorrer mais de uma vez, mas o registro deve considerar apenas uma ocorrência (já que o critério é se o comportamento ocorre em qualquer momento do intervalo), independentemente do número de vezes que o comportamento possa ocorrer em um mesmo intervalo (Cooper et al., 2020).

O registro de intervalo parcial é comumente utilizado para registro de comportamentos disruptivos ou interferentes, entre os quais, estereotipia vocal (por exemplo, emissão de sons ou falas sem sentido), estereotipia motora (por exemplo, movimentos repetitivos com as mãos), conversar em sala de aula, levantar-se em sala de aula. De forma similar ao registro anterior, o registro de intervalo parcial pode ser apresentado em forma de porcentagem de intervalos em que a ocorrência do comportamento foi considerada. O cálculo, portanto, envolve o número de intervalos em que a resposta ocorreu, dividido pelo número total de intervalos e multiplicado por 100. Por exemplo, se o registro indica que o aluno emitiu estereotipia vocal durante 50 intervalos dentre um total de 60 intervalos de observação (num período de 5 minutos, dividido em intervalos de 5 segundos), a porcentagem seria de 83,3% de intervalos com emissão de estereotipia. O registro pode ser realizado em uma folha similar àquela apresentada na Figura 6, pois a diferença é que o observador irá indicar que o registro é de intervalo parcial e registrar uma ocorrência se a resposta ocorrer em qualquer ponto do intervalo.

O registro de intervalo parcial, na maioria das vezes, tende a superestimar a frequência de um comportamento, já que é considerada a ocorrência de um comportamento se ele ocorre em qualquer momento em um intervalo (e não necessariamente durante todo o intervalo). De qualquer forma, superestimar a frequência de comportamentos disruptivos ou interferentes, que se pretende diminuir em geral não é um problema. Isso porque, se essa medida tende a superestimar a frequência ou a duração real do comportamento, os dados referentes aos níveis de comportamento por meio desse registro correspondem a frequências e durações reais menores do comportamento. Além disso, o registro de intervalo parcial tende a ser bastante sensível para detectar mudanças no comportamento em função das intervenções (e.g., Harrop et al., 1990). Aliás, por isso, o registro de intervalo parcial é uma boa medida quando o objetivo é diminuir a frequência do comportamento em questão.

Por outro lado, quando o comportamento é de altíssima frequência, o registro por intervalo parcial pode subestimar a frequência do comportamento. Isso pode ocorrer pois, se um comportamento ocorre diversas vezes em um mesmo intervalo de observação, a frequência pode ser subestimada, já que será registrada apenas a ocorrência ou não naquele intervalo (Cooper et al., 2020). Por exemplo, se uma criança emite um comportamento 5 vezes, 4 vezes, 2 vezes, 3 vezes e 4 vezes, respectivamente em cinco intervalos de 10 segundos de observação, o registro por intervalo parcial indicaria que a criança emitiu a resposta em 100% dos intervalos (ou seja, em 5 dos 5 intervalos). Em outro dia, a criança poderia emitir apenas uma ou duas respostas em cada intervalo de observação e, ainda assim, a porcentagem seria de 100% de intervalos em que a resposta foi emitida, embora o número total de respostas tenha sido menor.

De qualquer forma, o registro de intervalo parcial é útil para registros de comportamentos que ocorrem em alta frequência ou que ocorrem de forma distribuída ao longo do dia, por exemplo, estereotipia vocal ou motora (que podem ocorrer em situação natural, na escola e durante sessões de terapia). No exemplo da estereotipia, em geral, é inviável realizar um registro por frequência ou duração total. Nesse caso, registrar uma amostra do comportamento, por exemplo, registrar durante intervalos ou amostras de cinco minutos de observação durante períodos específicos do dia (como escola, sessão de terapia), poderia gerar uma amostra desse comportamento que poderia ser utilizada para monitorar o comportamento e avaliar os efeitos de intervenções para diminuir a estereotipia. O estudo de Love et al., (2012), por exemplo, utilizou registro de intervalo parcial para medir estereotipia e avaliar os efeitos de dois procedimentos para diminuir esse comportamento. Diversos estudos nessa área também têm utilizado o registro de intervalo parcial para medir estereotipia (e.g., Ahrens et al., 2011). Outro exemplo interessante do uso dessa medida aparece no estudo de Shawler et al. (2020) para medir o comportamento do experimentador ao implementar procedimentos de intervenção para estereotipia.

Amostra temporal momentânea

No registro por amostra temporal momentânea (*MTS – momentary time sampling*), um período de observação é dividido em intervalos mais curtos e a observação é realizada ao final de cada intervalo de observação. Assim, uma ocorrência do comportamento é considerada se no momento exato da observação o comportamento estiver ocorrendo. Por exemplo, durante o período escolar de 4 horas, o professor ou acompanhante terapêutico da criança pode programar um timer a cada 10 minutos e, sempre que o timer tocar, ele deve observar se o comportamento de realizar atividades está ocorrendo no final do intervalo de 10 minutos, conforme programado pelo timer. Caso o comportamento ocorra no momento exato da observação, deve-se registrar uma ocorrência; caso o comportamento não esteja ocorrendo no momento exato da observação, deve-se considerar como não ocorrência. É importante ressaltar que o comportamento pode ocorrer em outros momentos que não aquele exato da observação e, nesses casos, o registro não é realizado.

O registro de amostra temporal momentânea é indicado para comportamentos que ocorrem em alta frequência e/ou quando não é possível fazer um registro contínuo, devido a limitações, tal como a necessidade de realizar outras atividades (e.g., Cooper et al., 2020). Por exemplo, em sala de aula quando o professor ou o acompanhante terapêutico não tem tempo para realizar um registro contínuo, a amostra temporal momentânea pode ser uma opção viável. Isso porque uma vantagem desse registro é que o observador não precisa observar o comportamento durante todo o intervalo e sim apenas observar nos momentos exatos estabelecidos. Esse registro é útil para comportamentos que ocorrem continuamente e que são fáceis de identificar, tais como manter-se sentado em sala e realizar atividades/tarefa. De qualquer forma, o registro por amostra temporal momentânea também pode ser utilizado para comportamentos disruptivos, tais como levantar-se em sala de aula, bater em colegas, estereotipia (vocal ou motora), entre outros.

A medida de amostra temporal momentânea não deve ser realizada, entretanto, para comportamentos que ocorrem em baixa frequência ou com durações muito curtas, pois nesses casos poucas ocorrências podem ser registradas (e.g., Cooper et al., 2020). Dessa forma, o registro pode subestimar o comportamento em questão (ou seja, o registro pode indicar que o comportamento ocorre menos do que de fato ele ocorre). Nesses casos, recomenda-se programar períodos de observação durante os quais uma medida contínua possa ser realizada. Algumas pesquisas sugerem que o método de amostra temporal momentânea tende a ser efetivo e produz dados bastante próximos de medidas contínuas quando os intervalos de observação são de 10, 20, 40, 80 e 120 segundos. Entretanto, com intervalos acima de 120 segundos, os dados podem tanto subestimar quanto superestimar a duração do comportamento (Powell et al., 1975). Dessa forma, a depender do comportamento-alvo, a recomendação pode ser usar intervalos mais curtos de observação por meio de amostra temporal momentânea ou de outros métodos de registro.

Na literatura, há uma discussão em relação ao uso de amostra temporal momentânea *versus* intervalo parcial, por exemplo, para medir estereotipia, em estudos que investigam procedimentos de intervenção para reduzir esse comportamento. Diversos estudos têm utilizado amostra temporal momentânea e não intervalo parcial, com base nos resultados de Gardenier et al. (2004). A partir de uma comparação entre os dois métodos, os dados indicaram que o intervalo parcial tendeu a superestimar a duração da estereotipia em todas as amostras analisadas. A amostra temporal momentânea, por sua vez, tendeu a superestimar ou subestimar a duração do comportamento, porém com menos erro.

Para registro do comportamento de indivíduos em grupo, como uma sala de aula ou sessão de terapia em grupo, uma variação da amostra temporal momentânea é a verificação de atividade planejada (*PLACHECK – Planned activity check*). Nesse registro, ao final de um intervalo, o observador deve observar e registrar quantos indivíduos de um grupo estão emitindo o comportamento-alvo (Cooper et al., 2020). Por exemplo, em sala de aula, o professor pode observar e registrar quantos alunos estão sentados ou quantos alunos estão realizando a atividade prevista. A partir desse dado, pode-se calcular a porcentagem de indivíduos emitindo o comportamento em comparação ao número total de indivíduos.

Medidas derivadas

Medidas derivadas consistem em dados derivados de medidas diretas do comportamento, porém expressas em porcentagem ou tentativas até critério (*trials-to-criterion*) (Cooper et al., 2020; Johnston & Pennypacker, 1993/2009).

Porcentagem

Porcentagem pode ser definida como a razão entre duas medidas (número/número ou tempo/tempo), expressa em termos da proporção a cada 100 oportunidades. Assim, pode-se calcular a porcentagem de ocorrência de um comportamento (considerando número de oportunidades para a resposta), calculando-se o número de respostas/oportunidades de respostas e multiplicando-se por 100 (Cooper et al., 2020). Por exemplo, se um aluno acertou 30 dentre 40 exercícios apresentados na prova, pode-se calcular a porcentagem de respostas corretas: 30/40 X 100 = 75%. De forma análoga, pode-se calcular o tempo de engajamento em um comportamento/tempo total de sessão. Por exemplo, se uma criança passou 10 minutos engajada em brincadeira social no parque durante o recreio de 30 minutos, pode-se calcular a porcentagem de engajamento em brincadeira: 10/30 X 100 = 33,3%. Ou ainda, se um adulto permaneceu 20 minutos engajado em uma atividade vocacional, considerando o período da atividade ou oficina de 40 minutos: 20/40 X 100 = 50%.

A medida de porcentagem é bastante utilizada para expressar proporção ou porcentagem de respostas corretas quando o comportamento envolve um número de oportunidades específico ou em tentativas discretas (o método de ensino por tentativas discretas será descrito em detalhes no Capítulo 12). Em uma situação de ensino, em que uma criança, adolescente ou adulto recebe intervenção comportamental com programas ou lições apresentados em formato de tentativas discretas, pode-se calcular a porcentagem de respostas corretas com base no número de tentativas de cada programa ou lição. Por exemplo, se se forem apresentados blocos de 10 tentativas de nomear figuras, pode-se calcular a porcentagem de respostas corretas por bloco de tentativas; se o indivíduo apresentou 8 respostas corretas a porcentagem seria 80% (8/10 X 100 = 83,3%).

Dessa forma, a partir da medida de porcentagem, pode-se monitorar o desempenho do aprendiz em um programa de ensino e avaliar se o programa é efetivo para o ensino do comportamento-alvo. Em geral, as lições ou programas de ensino são planejados de forma que a criança ou aluno tenha que atingir um critério de aprendizagem. Um exemplo de critério de aprendizagem é o aprendiz apresentar 90% de respostas corretas (dentre as oportunidades para responder que são apresentadas), em um número de sessões ou blocos de tentativas/oportunidades. Nesse caso, a medida do comportamento é fundamental para avaliar a efetividade do programa de ensino e avaliar se o aprendiz atingiu os objetivos definidos.

A porcentagem também é uma medida utilizada para expressar porcentagens de intervalos em que uma resposta ocorreu (dentre um número de intervalos de observação), como descrito em relação aos registros por amostra tratados anteriormente (intervalo total, intervalo parcial e amostra temporal momentânea). Nesse caso, devem ser contabilizados os intervalos em que a resposta ocorreu, a depender dos critérios de acordo com o método de registro, e calcular a porcentagem. Por exemplo, em um registro por intervalo total, se a criança permaneceu engajada em uma brincadeira em 45 dos 60 intervalos de observação/registro, a porcentagem seria calculada da seguinte forma: 45/60 X 100 = 75%. Ou seja, nesse exemplo, a criança permaneceu engajada na brincadeira em 75% dos intervalos.

Tentativas até critério

A medida de tentativas até critério consiste em medir o número de respostas ou oportunidades de respostas (tentativas) necessárias para o indivíduo atingir um certo critério de desempenho (Cooper et al., 2020). No exemplo anterior, em um programa ou lição para ensinar o aprendiz a nomear figuras, o critério de aprendizagem pode ser definido como 90% de respostas corretas em dois blocos de tentativas consecutivos (ou seja, o desempenho deve ser apresentado em dois blocos, um seguido do outro). Nesse caso, para a medida de tentativas até critério, deve-se somar o número de tentativas que o aprendiz precisou para atingir o critério descrito. Supondo que o aprendiz tenha realizado 6 blocos de tentativas até o alcance do critério, a medida de tentativas até critério, indicaria que ele precisou de 60 tentativas até critério.

A medida de tentativas até critério é importante e muito utilizada para comparar efeitos de intervenções ou a aprendizagem em diferentes situações. Considerando o exemplo do programa de nomear figuras, o número de tentativas até critério nessa tarefa poderia ser comparado com o número de tentativas até critério em outra, por exemplo, nomear objetos. A comparação poderia ser também em relação a tipos de procedimento de ensino, por exemplo, comparar o ensino de nomear figuras para um conjunto de figuras em que o terapeuta utiliza como dica dizer o nome da figura para o aprendiz repetir em relação a outro conjunto de figuras, em que a dica consiste em apresentar o nome da figura por meio de um gravador. Nesse caso, o aprendiz seria exposto aos dois treinos e o número de tentativas até critério poderia ser comparado para avaliar se um procedimento de ensino poderia ser mais efetivo que outro.

Considerações finais

O objetivo deste capítulo consistiu em apresentar os principais tipos de medidas de comportamento e aspectos importantes que devem ser considerados para a escolha da medida mais adequada a depender do comportamento-alvo e dos objetivos da intervenção em ABA. Em resumo, para auxiliar na escolha da medida de comportamento, primeiramente o analista do comportamento deve identificar qual a dimensão do comportamento mais relevante (e.g., frequência, duração), a depender do comportamento e da intervenção em questão (Fisher et al., 2011; 2013).

Em situações em que a frequência é uma medida de interesse, é importante identificar se o comportamento apresenta um início e fim claros (o que possibilita registrar cada ocorrência do comportamento). Além disso, é importante avaliar se é viável observar e registrar o comportamento por períodos longos. Caso isso ocorra, o registro de frequência ou evento pode ser uma boa escolha. Porém, quando o comportamento ocorre em frequência tão alta que dificulta o registro ou, ainda, não apresenta início e fim claros (ou seja, é difícil identificar uma ocorrência), uma alternativa em termos de medida contínua seria medir a duração do comportamento (Fisher et al., 2013).

Em caso similar, em que a frequência é a medida de interesse, mas a observação não pode ser contínua dado que o comportamento ocorre em frequência muito alta e/ou outros aspectos dificultam registrar o número de respostas (como realização de outras tarefas simultaneamente), o uso de medidas descontínuas é uma alternativa viável. Por exemplo, o registro de intervalo parcial ou ainda o registro de amostra temporal momentânea, que exige observar e registrar o comportamento apenas no momento exato do intervalo de observação (Fisher et al., 2011, 2013).

Em relação a comportamentos e/ou intervenções em que a duração é uma medida de interesse, o registro de duração (duração por ocorrência ou duração total) deve ser escolhido quando não há um número muito grande de topografias a serem registradas ao mesmo tempo e o comportamento é discreto (Fisher et al., 2011, 2013). Isso permite identificar o início do registro (quando o cronômetro deve ser iniciado) e o término do registro, ou seja, quando o cronômetro deve ser interrompido e então a duração é contabilizada. De qualquer forma, o registro de duração também é muito útil em situações em que o comportamento envolve mais de uma topografia de resposta, ocorrendo em alta frequência e sem instâncias claramente discretas (ou seja, as respostas não apresentam início e fim claros) (Cooper et al., 2020). Por exemplo, um comportamento de birra, que pode incluir na sua definição operacional mais de uma topografia, como jogar-se no chão, gritar, bater os pés, sendo difícil de identificar cada uma das instâncias de respostas (e tais instâncias ocorrendo simultaneamente).

Considerando ainda situações em que a duração é a dimensão de interesse, porém o uso de uma medida contínua não é possível, por exemplo, quando é difícil identificar cada ocorrência do comportamento e muitas topografias precisam ser observadas/registradas ao mesmo tempo, o uso do registro de amostra temporal momentânea é uma alternativa viável (Fisher et al., 2011, 2013).

A observação e a medida do comportamento são fundamentais na ABA, desde a avaliação inicial, intervenção e monitoramento/avaliação dos efeitos da intervenção. Na avaliação inicial, é importante identificar que aspectos ou dimensões do comportamento em questão são relevantes e irão fornecer dados suficientes para avaliar o comportamento e então planejar a intervenção adequada. Ao longo da intervenção, novamente a medida do comportamento é essencial para monitorar e avaliar se a intervenção está sendo bem-sucedida (por exemplo, em aumentar ou diminuir o comportamento), pois qualquer decisão deve ser tomada com base nos dados. Dessa forma, a escolha da medida adequada é um aspecto essencial e tem implicações diretas sobre a qualidade dos dados coletados e decisões que o analista do comportamento precisa realizar desde a avaliação, intervenção e para decidir quando um procedimento ou intervenção pode ser encerrado. Portanto, é indispensável que os analistas do comportamento tenham conhecimento acerca dos tipos de medidas e utilizem as medidas mais adequadas a depender do comportamento e dos objetivos da intervenção.

Referências

Ahrens, E. N., Lerman, D. C., Kodak, T., Worsdell, A. S., Keegan, C. (2011). Further evaluation of response interruption and redirection as treatment for stereotypy. *Journal of Applied Behavior Analysis, 44*, 95-108.

Carr, J. E., Nosik, M. R., Luke, M. M. (2018). On the use of the term 'frequency' in applied behavior analysis. *Journal of Applied Behavior Analysis, 51*, 436-439.

Cooper, J. O., Heron, T. E., & Heward, W. L. (2007). *Applied Behavior Analysis (2nd ed.).* Pearson.

Cooper, J. O., Heron, T. E., & Heward, W. L. (2020). *Applied Behavior Analysis (3rd ed.).* Pearson Education.

Cote, C. A., Thompson, R. H., Hanley, G. P., & McKerchar, P. M. (2007). Teacher report and direct assessment of preferences for identifying reinforcers for young children. *Journal of Applied Behavior Analysis, 40*, 157–166.

Gast, D. L. (2014). General factors in measurement and evaluation. Em D. L. Gast & J. R. Ledford (Orgs.), *Single case research methodology applications in special education and behavioral sciences*. Routledge.

Harrop, A., Daniels, M., & Foulkes, C. (1990). The use of momentary time sampling and partial interval recording in behavioral research. *Behavioural Psychotherapy, 18*, 121–127.

De Luca, R. V., & Holborn, S. W. (1992). Effects of a variable-ratio reinforcement schedule with changing criteria on exercise in obese and non-obese boys. *Journal of Applied Behavior Analysis, 25*, 671–679.

Fisher, W. W., Piazza, C. C., Bowman, L. G., & Amari, A. (1996). Integrating caregiver report with a systematic choice assessment to enhance reinforcer identification. *American Journal on Mental Retardation, 101*, 15–25.

Fisher, W. W., Piazza, C. C., & Roane, H. S. (Eds.). (2011). *Handbook of Applied Behavior Analysis*. The Gilford Press.

Fisher, W. W., Piazza, C. C., & Roane, H. S. (Eds.). (2013). *Handbook of Applied Behavior Analysis (2nd ed.).* Guilford Publications.

Gardenier, N. C., MacDonald, R., & Green, G. (2004). Comparison of direct observational methods for measuring stereotypic behavior in children with autism spectrum disorders. *Research in Developmental Disabilities, 25*, 99–118.

Gaylord-Ross, R. J., Haring, T. G., Breen, C., Pitts-Conway, V. (1984). The training and generalization of social interaction skills with autistic youth. *Journal of Applied Behavior Analysis, 17*, 229–247.

Grace, N. C., Thompson, R., & Fisher, W. W. (1996). The treatment of covert self-injury through contingencies on response products. *Journal of Applied Behavior Analysis, 29*, 239–242.

Iwata, B. A., DeLeon, I. G., & Roscoe, E. M. (2013). Reliability and validity of the functional analysis screening tool. *Journal of Applied Behavior Analysis, 46*, 271–284.

Johnston, J. M., & Pennypacker, H. S. (1993). *Strategies and tactics of behavioral research* (2nd ed.). Lawrence Earlbaum Associates.

Johnston, J. M., & Pennypacker, H. S. (2009). *Strategies and tactics of behavioral research* (3rd ed.). Routledge.

Kazdin, A. E. (2001). *Behavior modification in applied settings* (6th ed.). Wadsworth/Thomson Learning.

Lindsley, O. R. (1992). Precision teaching: Discoveries and effects. *Journal of Applied Behavior Analysis, 25*, 51-57.

Love, J. J., Miguel, C. F., Fernand, J. K., LaBrie, J. K. (2012). The effects of matched stimulation and response interruption and redirection on vocal stereotypy. *Journal of Applied Behavior Analysis, 45*, 549–564.

McComas, J. J., & Mace, F. C. (2000). Theory and practice in conducting functional analysis.In E. S. Shapiro & T. R. Kratochwill (Eds.), *Behavioral assessment in schools: Theory, research, and clinical foundations* (2nd ed.). Guilford Press.

Merbitz, C. T., Merbitz, N. H., & Pennypacker, H. S. (2016). On terms: Frequency and rate in Applied Behavior Analysis. *The Behavior Analyst, 39*, 333–338.

Merrell, K. W. (2000). Informant reports: Theory and research in using child behavior rating scales in school settings. In E. S. Shapiro & T. R. Kratochwill (Eds.), *Behavioral assessment in schools: Theory, research, and clinical foundations* (2nd ed.). Guilford Press.

Nuzzolo-Gomez, R., Leonard, M. A., Ortiz, E., Rivera, C. M., & Greer, R. D. (2002). Teaching children with autism to prefer books or toys over stereotypy or passivity. *Journal of Positive Behavior Intervention, 4*, 80-87.

Paclawskyj, T., Matson, J., Rush, K., Smalls, Y., & Vollmer, T. R. (2001). Assessment of the convergent validity of the Questions About Behavioral Function scale with analogue functional analysis and the Motivation Assessment Scale. *Journal of Intellectual Disability Research, 45*, 484-494.

Pennypacker, H. S., Koenig, C., & Lindsley, O. (1972). *Handbook of the Standard Behavior Chart*. Xerographics.

Powell, J., Martindale, A., & Kulp, S. (1975). An evaluation of time-sample measures of behavior. *Journal of Applied Behavior Analysis, 8*, 463-469.

Shawler, L. A, Dianda, M., & Miguel, C. F. (2020). A comparison of response interruption and redirection and competing items on vocal stereotypy and appropriate vocalizations. *Journal of Applied Behavior Analysis, 53*, 355-365.

Simó-Pinatella, D., Alomar-Kurz, E., Font-Roura, J., Gine, C., Matson, J. L., & Cifre, I. (2013). Questions about behavioral function (QABF): Adaptation and validation of the Spanish version. *Research in developmental disabilities, 34*, 1248-1255.

Roscoe, E. M., Schlichenmeyer, K. J., & Dube, W. V. (2015). Functional analysis of problem behavior: A systematic approach for identifying idiosyncratic variables. *Journal of Applied Behavior Analysis, 48*, 289–314.

SEÇÃO III
PROCEDIMENTOS DE ENSINO

CAPÍTULO 12

ENSINO POR TENTATIVAS DISCRETAS PARA PESSOAS COM TRANSTORNO DO ESPECTRO AUTISTA

Dra. Christiana Gonçalves Meira de Almeida

Dra. Maria Carolina Correa Martone

Fundação Panda e TEAM Intervenção Comportamental

Dois Meninos

Meu menino tem nos olhos os mistérios
Dum mundo que ele vê e que eu não vejo
Mas de que tenho saudades infinitas.

As cinco pedrinhas são mundos na mão.
Formigas que passam,
Se brinca no chão,
São seres irreais... (...)

Meu menino de olhos verdes como as águas
Não sabe falar,
Mas sabe fazer arabescos de sons
Que têm poesia. (...)

E ao vê-lo brincar, no chão sentadinho,
Eu tenho saudades, saudades, saudades

O poema de Bugalho (1940) ilustra o fascínio de um adulto ao pensar sobre como uma criança percebe o mundo. Em um mundo tão rico de detalhes, como garantir que estamos atentando para os mesmos elementos do ambiente quando outra pessoa diz uma determinada palavra? Quais elementos do ambiente são essenciais para que possamos nos comunicar uns com os outros ou realizar tarefas cotidianas?

Para boa parte das crianças parece natural a preferência por certos elementos que são fundamentais à comunicação. Bebês desde tenra idade atentam para olhos e boca humanos, além de outros componentes importantes de expressões faciais (Di Giorgio et al., 2012). Eles podem passar horas observando e imitando os movimentos faciais de um adulto, tentando reproduzir entonação, palavras, movimento dos olhos, boca e nariz. Esses comportamentos são importantes para o desenvolvimento de habilidades sociais (Rogers & Williams, 2006). Além disso bebês desenvolvem a habilidade relacionada a compartilhar a atenção, por exemplo, direcionando o olhar para elementos do ambiente que outras pessoas estão atentando, possibilitando assim o compartilhamento de experiências e informações (Oliveira & Gil, 2007).

Para algumas crianças, contudo, habilidades de observação, imitação e atenção compartilhada podem ser mais difíceis de serem desenvolvidas, necessitando então de condições de ensino diferentes das condições naturais que, em geral, são suficientes para as demais crianças de desenvolvimento típico (Keen et al., 2016).

O termo Transtorno do Espectro Autista (TEA) caracteriza um conjunto heterogêneo de alterações comportamentais com início precoce, curso crônico e com impacto certo, embora variável, em áreas múltiplas do desenvolvimento, sobretudo, atingindo as áreas referentes à linguagem e à socialização (*American Psychiatric Association* [APA], 2023). Além disso, a pessoa pode ter dificuldades na realização de diversas tarefas do cotidiano. Uma das características importantes do quadro é a dificuldade que as crianças têm de observar propriedades relevantes do ambiente. Estudos sobre controle de estímulos em situações experimentais têm mostrado que, algumas vezes, aprendizes diferentes respondem sob o controle de apenas alguns aspectos da situação antecedente, o que pode provocar respostas incompletas ou com reduzida probabilidade de reforçamento (Dube & McIlvane, 1999; Halbur et al., 2021). Quando isso ocorre, as discriminações de aspectos do ambiente que exigem um aprendizado por observação (por exemplo, o que uma pessoa faz, como faz, para onde olha, o que fala, quando fala) se tornam tarefas difíceis e exigem um ensino sistematizado.

Diante disso, um modo de ensino eficaz é estruturar o ambiente com instruções simples e com destaque para as propriedades que são essenciais para o cumprimento bem-sucedido da tarefa. Uma modalidade de ensino estruturado amplamente estudada é o Ensino por Tentativas Discretas, do inglês, *Discrete Trial Teaching* – DTT (Lovaas 1987; Lerman et al., 2016) também chamado de Treino por Tentativas Discretas e Instruções por Tentativas Discretas (*Discrete Trial Training e Discrete Trial Instruction*).

Essa forma de ensinar foi primeiro introduzida por Wolf et al. (1964) e elaborada extensivamente por Lovaas (1977), tornando-se um método de ensino bastante usual no tratamento comportamental de crianças com TEA (p. ex., Leaf & McEachin, 1999; Wong et al., 2014).

A disseminação do DTT como estratégia de ensino para crianças com TEA ganhou repercussão a partir do estudo de O. Ivar Lovaas (1987). Conforme descrito no Capítulo 3, o autor apresentou resultados validando o uso de princípios comportamentais em um programa de Intervenção Intensivo e Precoce (*Early and Intensive Behavioral Intervention* – EIBI) com crianças com TEA de idade cronológica inferior a 46 meses e em um sistema de ensino pautado na estrutura DTT.

Desde então, uma extensa quantidade de estudos (Cowan & Lerman, 2023; Dart et al., 2023; Hillman et al., 2021; Leaf & McEachin, 1999; Smith, 2001; Lerman et al., 2016; Maurice et al., 1996; Wong et al., 2014) foi produzida demonstrando a importância dessa estratégia para o ensino de diversas habilidades e investigando variáveis que poderiam torná-la ainda mais eficiente.

O modelo de ensino por DTT pode ser utilizado para ensinar uma série de habilidades adaptativas, de comunicação e socialização e pode ser combinado com outros procedimentos comportamentais. Para isso o terapeuta responsável pelo planejamento da intervenção comportamental decide juntamente com a equipe quais são os alvos em que esse modelo de ensino pode ser útil. Em geral, crianças que iniciam um atendimento baseado na ABA e que ainda não aprenderam relações básicas e relevantes para o ensino de comportamentos mais complexos, as vezes conhecidas como aprendizes iniciais, se beneficiam muito do DTT. Alguns alvos de ensino precisam ser planejados considerando muitas oportunidades de prática e algumas vezes, o ambiente natural não oferece a quantidade de oportunidades necessárias ao aprendiz.

O formato de procedimento de DTT depende de comportamentos discretos que têm um início, meio e fim definidos, desse modo, o objetivo de aprendizado precisa ser explicitamente descrito considerando o antecedente, o comportamento as consequências, a quantidade de tentativas e o critério de avanço. Nesse sentido o cerne do DTT é a utilização da análise de tarefas para desmembrar as habilidades em etapas menores que possam ser ensinadas sequencialmente (Bogin et al., 2010).

Estrutura de DTT

Uma tentativa discreta deve ser estruturada considerando, pelo menos, cinco elementos: a) antecedentes, b) ajudas, também chamadas de dicas (*prompts*), c) resposta, d) consequências e e) intervalo entre tentativas (Smith, 2001). O DTT consiste em uma estrutura de ensino desenvolvida considerando de antecedente- resposta- consequência (ABC, *Antecedent, Reponse, Consequence*), componentes fundamentais para análise da aprendizagem operante (Davis & Aker, 2023)._

Figura 1. Componentes do DTT (adaptado de Davis & Aker, 2023)

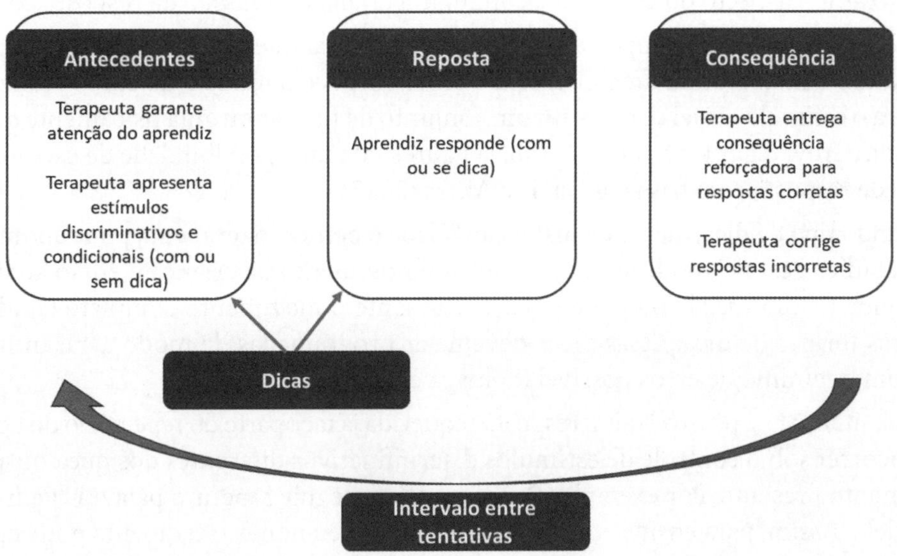

Fonte: Figura elaborada pelas autoras

a) <u>Antecedentes</u>

Estímulos discriminativos

Estímulos discriminativos são propriedades do ambiente que indicam qual será a resposta bem-sucedida em um dado contexto (Catania, 1999). No ensino por tentativas discretas essas propriedades do ambiente devem incluir *como* e *a que* o aprendiz deve responder (Layng et al., 2011). Instruções curtas e claras (Smith, 2001), como: "Levante o pé", "Pegue a bola", "Guarde o carro" especificam como o aprendiz deve se comportar em relação a propriedades do ambiente que estabelecem a ocasião para resposta. A presença de objetos, eventos, entre outros, especifica a que o aprendiz deve responder. Por exemplo, para que o comportamento de pegar uma bola ocorra, dada a instrução "Pegue a bola", esta bola deve estar visível e presente, preferivelmente, dentre uma quantidade delimitada de outros elementos (Lerman et al., 2016), mesa com bola, boneca e pião. Portanto, dois elementos são fundamentais: um referente à apresentação da instrução que especifica a resposta a ser reforçada (pegar), o outro é a própria bola, que especifica o estímulo que controla a resposta da criança.

b) <u>Dicas (ou ajudas)</u>

Algumas respostas podem ser mais bem-sucedidas do que outras, dependendo do repertório[1] do aprendiz. Quando a criança encontra alguma dificuldade na execução de tarefas, podem ser necessárias dicas ou ajudas. Uma dica é um tipo de estratégia que encoraja a resposta requerida pela tarefa e é utilizada temporariamente para evocar a resposta correta durante as sessões iniciais do ensino de uma nova habilidade (Mueller et al., 2007). O profissional pode escolher entre duas categorias de dicas: dicas de estímulo e dicas de resposta (Grow & LeBlanc, 2013). As dicas de estímulo são modificações realizadas nos materiais utilizados para o ensino. Exemplos comuns incluem aumentar o tamanho ou cor para enfatizar um aspecto do estímulo e conduzir a criança à emissão da resposta correta.

Já nas dicas de resposta é o comportamento do profissional que ocasiona a resposta correta, por exemplo, quando o instrutor dá uma instrução verbal, fornece o modelo de como realizar uma tarefa, aponta para o estímulo visual correto em um conjunto de figuras ou guia fisicamente a criança à resposta desejada (Grow &LeBlanc, 2013). A Tabela 1 apresenta uma possibilidade de categorização dos tipos de dica de resposta com base em Davis e Akers (2023).

Nesse segundo tipo de dica, diante da instrução "Cadê o pente?" o terapeuta pode apontar para a resposta correta (dica gestual), pode ainda esperar um movimento da criança e então auxiliá-la a tocar o objeto (ajuda física parcial), ou pode guiar fisicamente o movimento completo (ajuda física total), entre outras formas de dica. Essas dicas devem ser programadas de modo a garantir maior aprendizagem com o mínimo de erros possível (Soluaga et al., 2008).

Em algumas situações, é possível que a resposta requerida já faça parte do repertório do aprendiz, mas ela precisa ocorrer sob o controle de estímulos discriminativos diferentes dos que controlam a resposta no momento presente. Por exemplo, Pedro pode conseguir repetir a palavra "Pedro", caso alguém dê o modelo. Assim, para ensiná-lo a responder qual o seu nome, o terapeuta pode apresentar a instrução "Qual o seu nome", seguido da dica vocal (dica de resposta) "Pedro". Caso a criança responda corretamente, a dica pode ser gradualmente modificada, por exemplo, falando cada vez mais baixo até que a ajuda seja completamente retirada (Martin & Pear, 2009). Essa estratégia de ensino chama-se esvanecimento e ocorre quando há mudança gradual em um estímulo, ao longo de repetições sucessivas, de modo que a resposta passe a ocorrer diante de um estímulo modificado ou completamente novo (Deitz & Malone, 1985).

Três tipos de esvanecimento de dica têm sido extensivamente documentados e investigados: a) *mais-para-menos*, b) *menos-para-mais* e c) atraso de dica.

---

1 A palavra repertório será utilizada para se referir, de forma geral, ao conjunto de comportamentos que uma pessoa consegue emitir, sejam estes abertos ou encobertos, públicos ou privados. De forma específica, a palavra se referirá ao conjunto de comportamentos relevante para um dado contexto ou tarefa, por exemplo, repertório verbal ou repertório social (Cooper et al., 2007).

No esvanecimento *mais-para-menos* inicia-se o ensino com dicas mais invasivas e gradativamente se reduz os níveis de ajuda. Por exemplo, quando é necessário ensinar a imitação motora, pode-se iniciar o processo com o terapeuta fornecendo maior ajuda no movimento todo da criança (ajuda física completa, descrita na Tabela 1). Após o alcance do critério de aprendizagem pré-estabelecido, deve-se diminuir o nível de ajuda física, com o terapeuta apenas tocando suavemente a parte do corpo a ser utilizada. Estudos mostram que esta estratégia produz menos erros na aprendizagem, mas também costuma resultar na necessidade de mais tempo para o alcance de critério de aprendizagem (Libby et al., 2008). Esse procedimento tem sido administrado com resultados eficientes no ensino de uma série de habilidades tais como jogos (Libby et al., 2008), atividades de vida diária (Massey & Wheeler, 2000) e linguagem receptiva (Leaf et al., 2014), dentre outros.

No esvanecimento *menos-para-mais* inicia-se o procedimento com dicas menos invasivas e ocorre a introdução de dicas mais intrusivas, caso a criança necessite de maior auxílio (Heckman et al., 1988; Libby et al., 2008). A dica é gradualmente apresentada de forma mais completa ("Eu quero", "Eu quero suco") até a criança responder corretamente. Quando comparado ao procedimento da dica mais intrusiva para a menos intrusiva, esse procedimento leva a uma aprendizagem mais rápida (menor número de tentativas), no entanto acaba por proporcionar oportunidades para uma maior emissão de respostas incorretas (Libby et al., 2008). Habilidades ensinadas com esta estratégia incluem o brincar independente (Libby et al., 2008), habilidades de vida diária (Murzynski & Bourret, 2007), comportamento verbal (Humphreys et al., 2013) e jogar tênis (Yanardag et al., 2011). Podemos ainda destacar que as dicas menos para mais podem ser úteis em um processo avaliativo que ajuda o terapeuta a planejar a dica ideal de início para um programa, subtraindo dicas desnecessárias que às vezes podem fazer parte do modelo mais para menos.

O esvanecimento por atraso de dica pode ser de duas modalidades: atrasos constantes ou progressivos. Em atrasos de dica constantes a dica é utilizada caso a resposta da criança não ocorra após um período de tempo pré-determinado, por exemplo, três segundos. Em atrasos de dica progressivos, o atraso é progressivamente ampliado visando esperar pela resposta do aprendiz (Soluaga et al., 2008). Algumas estratégias podem ser utilizadas de modo combinado, por exemplo, utilizando procedimento de mais-para-menos combinado ao atraso da dica (Libby et al., 2008). O uso de atraso de dicas quando utilizados no esvanecimento de dicas físicas e gestuais, costuma produzir respostas independentes mais rapidamente (Libby et al., 2008).

Apesar de procedimentos de aprendizagem sem erro serem amplamente utilizados e estudados, algumas pesquisas sugerem que essas abordagens podem levar à dependência excessiva de dicas e dificultar o fortalecimento de respostas independentes (Leaf et al., 2014).

Em virtude disso, além dos procedimentos mais convencionais, outras técnicas têm sido desenvolvidas. Um exemplo é a técnica de esvanecimento de dicas flexível (*flexible prompting fading*) na qual o terapeuta decide no momento da aplicação a necessidade da introdução ou esvanecimento de ajuda. Nesse caso, a partir do pressuposto de que se deve utilizar a menor dica necessária, o terapeuta utiliza seu próprio julgamento para disponibilizar a dica em uma determinada tentativa (Soluaga et al., 2008). Estudos têm realizado comparações entre o esvanecimento flexível e diferentes métodos, incluindo o tempo de atraso constante (Soluaga et al., 2008), procedimentos corretivos em tentativas com erro (Leaf et al., 2014) e esvanecimento do tipo mais-para-menos (Leaf et al., 2016). Nesses estudos, o esvanecimento flexível demonstrou ser mais eficaz no ensino dos objetivos de ensino estabelecidos em um período mais curto em comparação com os outros métodos. O procedimento, contudo, possui a desvantagem de ser mais complexo de ser ensinado, uma vez que exige escolha rápido do tipo de dica necessária, com base no desempenho do aprendiz. Frente a esses desafios, da

Costa-Rodrigues et al. (2023) utilizaram estratégias de treino computadorizado para implementar DTT com esvanecimento flexível de ajudas com resultados eficientes.

Em meio a tantos procedimentos de dicas e formas de esvanecimento, a escolha da estrutura de ensino pode se tornar uma tarefa exaustiva para analistas do comportamento. Diante desse, cenário Cowan et al. (2023) desenvolveram a SWEEPS (*Evaluation of Efective Prompting Strategies*), uma ferramenta para nortear a escolha de dicas mais adequadas e das melhores estratégias para o esvanecimento das mesmas de acordo com o repertório do aprendiz e do tipo de tarefa. O instrumento partiu de uma extensa revisão de literatura e culminou na produção de um material testado em termos de aplicabilidade e com resultados positivos em termos de validade social.

Tabela 1. Tipos de dica de resposta

Tipo de Dica	Descrição	Exemplo
Física	Terapeuta segura fisicamente as mãos de um cliente para guiá-lo na execução correta da resposta. As dicas físicas podem ser divididas entre ajuda total ou parcial para execução da tarefa.	Dica Total: Colocar as mãos sobre a mão do aprendiz e executar com ele o movimento completo de esfregar uma mão na outra em atividades de lavar as mãos. Dica física parcial: Colocar as mãos sobre a mão do aprendiz, iniciar com ele o movimento de esfregar uma mão na outra e o aprendiz continua o movimento.
Modelo	Terapeuta dá modelo da resposta-alvo. Os modelos podem ser modelos vocais e modelos físicos. Semelhante aos prompts físicos, os modelos podem ser parciais ou modelos completos da resposta desejada.	Por exemplo, se o terapeuta está ensinando a Julia o seu endereço, ele apresenta o estímulo discriminativo "Qual é o seu endereço?" seguido da dica de modelo vocal, "Rua X, número 1". Se o terapeuta estiver ensinando Julia a ligar para sua mãe a partir de uma lista de contatos em seu telefone celular, a terapeuta apresenta o estímulo discriminativo, "ligue para sua mãe" enquanto apresenta um telefone seguido do modelo físico de como discar o número da mãe de Julia.
Dica Gestual	Terapeuta apresenta movimento corporal que indica a resposta correta sem ser exatamente o modelo.	Um terapeuta está ensinando Teresa a montar a mesa para o jantar, após entregar o estímulo discriminativo, "Arrume a mesa," o terapeuta pode apontar para o armário onde os pratos estão armazenados para orientar Teresa a começar a montar a mesa pegando os pratos.
Dica Verbal	Dicas verbais fornecem instruções ou dicas adicionais para execução correta da resposta, mas são diferentes de dicas de modelo verbal. Nesse caso a dica verbal não apresenta exatamente uma resposta a ser imitada, mas alguma descrição ou instrução para realização correta da tentativa.	Se um terapeuta estiver ensinando Luísa a escrever as letras de seu nome, após entregar o estímulo discriminativo, "escreva a letra s," o terapeuta pode fornecer verbal, "segure o lápis mais perto da parte inferior"

Fonte: Tabela elaborada pelas autoras

c) Resposta

Para que o terapeuta tenha condições de avaliar com clareza o nível de dificuldade da criança, bem como sua quantidade de acertos e erros na execução da tarefa, a resposta esperada precisa ser um comportamento observável, rápido e simples de ser mensurado, tal como tocar o objeto selecionado ou se levantar (diante da instrução "Levanta"). Respostas de apontar, tocar ou entregar um estímulo são respostas simples que possibilitam o ensino de uma variedade de relações entre elementos de diferentes modalidades, tais como relações auditivo-visuais (p. ex., selecionar boneca, diante da instrução "Pegue a boneca") e visuais-visuais (p. ex., selecionar a palavra impressa boneca, diante da figura da boneca).

Outras habilidades exigem respostas mais complexas. Quando o aprendiz não possui presteza para execução da resposta, por exemplo, execução do movimento com força, intensidade ou duração adequada, é possível utilizar um procedimento chamado modelagem, o qual foi descrito em detalhes no Capítulo 6. Neste procedimento, são reforçadas respostas cada vez mais próximas da resposta final até que o comportamento seja executado da forma planejada (Martin & Pear, 2009). De forma geral, o DTT associado à modelagem tem sido documentado como um método muito eficiente para o ensino de habilidades que implicam em uma variedade de movimentos, por exemplo, imitações ou comportamento ecoico (Smith, 2001).

d) Consequências

A apresentação de consequências reforçadoras para o estabelecimento e manutenção de comportamento é o componente mais importante do DTT. Sem consequências reforçadoras é impossível o ensino e o fortalecimento de qualquer comportamento operante (ver Capítulo 6). Sendo assim, avaliar se as consequências programadas são eficientes para atuar como reforçadores é fundamental.

Para a seleção inicial de reforçadores é possível utilizar técnicas de avaliação de preferência (Escobal et al., 2010; Fisher et al., 1992; DeLeon, & Iwata,1996). Há métodos indiretos de avaliação, por exemplo, entrevistas com pais e cuidadores ou checklists, e há métodos diretos: observações em situações de operante livre, avaliação de preferência de estímulo único, avaliação com pares de estímulos e avaliação com estímulos múltiplos (Clausen, 2006). Cada um desses métodos apresenta vantagens e desvantagens e devem ser avaliados a cada caso. Uma discussão detalhada acerca de cada um destes métodos de avaliação de preferência é apresentada no Capítulo 8 deste livro.

Algumas observações são importantes em relação a avalições de preferência. A primeira é sempre lembrar que, apesar de indicarem possíveis reforçadores, não se pode afirmar que um item de preferência é reforçador até que seja testado como tal (Logan & Gast, 2001; Piazza et al., 1996). A segunda observação diz respeito ao fato de que a preferência por determinados estímulos é temporária, sendo necessária uma avaliação constante dos elementos utilizados como reforçadores (Cooper et al., 2014; Escobal et al., 2010). Outra questão importante diz respeito ao uso de excessivo de reforçadores levando à saciação, ou a problemas de saúde, no caso de comestíveis (Macedo et al., 2013). Para prevenir o emprego excessivo dos reforçadores, uma outra estratégia bastante conhecida e utilizada é a economia de fichas. Nesta estratégia o indivíduo recebe fichas pela emissão de respostas corretas e depois as troca por itens de sua preferência (Martin & Pear, 2009). Nesta situação, se o comportamento-alvo for estabelecido e mantido, pode-se dizer que as fichas se tornam reforçadores generalizados e podem, em ensino, substituir o acesso aos reforçadores de modo contínuo ou muito frequente.

Ainda sobre a manipulação de consequências reforçadoras para o ensino, é essencial o planejamento do esquema de reforçamento adequado para o ensino de uma determinada habilidade. Lee et al. (2002) discutem a importância de esquemas de reforço para a produção de variabilidade, generalização e potencial controle de estímulo em variadas respostas verbais para pessoas com TEA.

De forma geral, o uso de um esquema de reforçamento contínuo, no qual a consequência é apresentada de forma imediata após cada resposta correta, é mais eficiente para o ensino (aquisição) de uma habilidade. Esquemas de reforçamento intermitente são mais eficientes para manter comportamentos já estabelecidos. O emprego do esquema de reforçamento adequado é essencial para o sucesso do ensino e manutenção das habilidades-alvo, bem como para sua generalização para novas situações (Catania, 1999).

Um outro aspecto essencial em relação a consequências utilizadas em DTT é decidir o que será feito em casos de respostas incorretas ou não respostas. Dentre as possibilidades, o terapeuta pode não apresentar nenhuma consequência ou apresentar procedimentos de correção, tal como dizer: "Não. Tente de novo" (Smith, 2001). Outros procedimentos incluem a apresentação de procedimentos remediativos com a apresentação da resposta correta: "Essa é a resposta correta" (Leaf et al., 2014).

e) <u>Intervalo entre tentativas</u>

Após a apresentação das consequências programadas, utilizam-se pausas que demarcam o final de uma tentativa e o início de outra. Esse intervalo é importante para dar tempo para que o aprendiz tenha acesso ao reforçador, por exemplo, brincar ou consumir o item de preferência. Para o terapeuta, o intervalo também possibilita tempo para registro e organização dos materiais necessários para a tentativa seguinte. A duração do intervalo pode ter relação direta sobre o desempenho da criança, tempo de conclusão do procedimento e estabilidade do desempenho (Holt & Shafer, 1973).

Sobre esse componente da DTT, Koegel et al. (1980) demonstraram que pausas breves (1 a 3 segundos) foram mais eficientes (na quantidade de respostas corretas, rapidez no alcance de critério e melhora no desempenho) do que pausas mais longas (5 a 26 segundos). Esses achados foram confirmados em estudos subsequentes (Dunlap et al., 1983; Cariveau et al., 2016). Portanto, deve-se levar tais estudos em consideração quando programas de ensino são implementados.

Quantidade de tentativas e de sessões diárias

A quantidade de tentativas discretas é pré-determinada dependendo do programa de ensino, podendo ser programados blocos com poucas tentativas, 1 a 10 tentativas, ou blocos maiores com 11 ou mais tentativas (Smith, 2001).

O tempo de intervenção nesse formato de ensino também pode variar dependendo do programa e de características individuais do aprendiz. A duração da intervenção pode variar de poucos minutos até várias horas. Quando há muitas sessões de tentativas discretas, as sessões podem ser curtas, 2 a 5 minutos seguidas por 1 a 2 minutos de intervalo. Os aprendizes também podem receber 10 a 15 minutos de intervalo a cada uma ou duas horas de ensino (Smith, 2001).

A questão de quanto tempo diário crianças em programas de intervenção intensiva devem ser submetidas a procedimentos de DTT ainda não é consenso na literatura e deve ser particularizada para cada criança/cliente. Conforme descrito anteriormente, as respostas devem ser, acima de tudo, precisas, de forma que determinada relação de ensino seja aprendida ou fortalecida sem erro. Assim, para algumas crianças duas tentativas bem feitas podem ser mais eficazes do que 15 repetições sem que os critérios já elencados sejam respeitados. A oportunidade de repetir as tentativas é parte do ensino DTT, mas deve ser planejada de forma individualizada. Atualmente, há poucos dados para fundamentar essa discussão visto a diversidade de repertórios dos estudantes e programas os quais eles são submetidos. Ainda assim, argumenta-se que o procedimento de ensino de DTT se constitui como uma das principais formas de ensino no modelo Intervenção Comportamental Intensiva e Precoce (*Early Intensive Behavioral Intervention* -EIBI) apresentadas nas propostas de Lovaas (1981; 1987). A quantidade de horas de intervenção intensiva varia de 20 a 40, sendo documentados resultados melhores em cargas horárias maiores de intervenção (Foxx, 2008; Lovaas, 1987; Reichow et al., 2014).

Estratégias de registro e mensuração

Conforme discutido no Capítulo 11, a Análise do Comportamento Aplicada (ABA) demanda que a observação direta e registros dos comportamentos-alvo sejam realizados de forma sistemática e objetiva. O ensino por DTT permite monitorar o progresso do aprendiz de modo bastante preciso. Para isso é importante desenvolver formas de mensuração e de registro do desempenho de modo a produzir dados confiáveis e fidedignos. A esse respeito Sidman (1980) adverte sobre a importância do desenvolvimento de medidas precisas para evitar conclusões equivocadas sobre o desempenho do aprendiz. Sendo assim, é necessário desenvolver sistemas de registro adequados aos objetivos de ensino e que avaliem de forma clara a aprendizagem do indivíduo. Cooper et al. (2014) comentam que a mensuração permite avaliar a efetividade do tratamento e sua legitimidade como prática baseada em evidências.

A elaboração e a implementação da coleta de dados implicam em treinamento do terapeuta a fim de garantir confiabilidade dos resultados. Danna e Mattos (1999) advertem que registros de observações comportamentais devem especificar em que situações as observações serão realizadas, quais circunstâncias ambientais devem ser consideradas e quais os comportamentos específicos que serão analisados. Para a maior acurácia do registro, é comum a recomendação de gravar as sessões de ensino e pedir que um segundo observador verifique se o desempenho foi aquele registrado pelo terapeuta, resumir o desempenho em blocos de tentativas e grafar os dados obtidos e examiná-los com frequência para tomar decisões sobre o progresso do aluno e as alterações potenciais do programa (Carey & Bourret, 2014; Lerman et al., 2016).

Em caso de ensino de pareamento com o modelo por tentativas discretas, é necessário planejar o ensino de modo a garantir que o responder está sob controle do modelo e não sob controle de uma preferência por objeto ou preferência por posição. Desempenhos comuns a serem evitados são: a seleção consistente de um determinado estímulo de comparação independente da instrução dada (seleção por preferência do objeto) ou selecionar sempre o estímulo que estiver na mesma posição, por exemplo, resposta sempre à esquerda.

Para evitar estes vieses no responder, a disposição dos estímulos pode variar a cada tentativa e quantidade de respostas corretas deve ser contrabalanceada em todas as diferentes posições em que o estímulo pode estar. A Figura 2 apresenta um exemplo de protocolo de ensino com detalhes do procedimento, estímulos antecedentes e consequentes apresentados pelo terapeuta, resposta do aprendiz, exemplo de randomização e contrabalanceamento de respostas corretas.

O grau de detalhamento do protocolo depende das habilidades do terapeuta e das habilidades do aprendiz. Em geral, para aprendizes com mais dificuldade, protocolos mais bem detalhados garantem controle do desempenho para dar maiores possibilidades de posteriores alterações no procedimento, caso seja necessário. Aprendizes mais rápidos podem não necessitar de protocolos tão detalhados o que agiliza o registro e exige menos habilidade do terapeuta. Exemplos de protocolos de registro mais simplificados podem ser encontrados em Gomes e Silveira (2016).

Figura 2. Protocolo de registro para o ensino de tarefa de pareamento com o modelo por identidade.

Objetivo do programa: Combinar 25 pares de objetos ou figuras idênticas em um arranjo três elementos disponíveis		
Antecedente	**Resposta**	**Consequência**
Terapeuta dispõe três elementos da mesa e aguarda até a criança olhar para todos. Terapeuta entrega um elemento seguido da instrução "ache o igual".	Criança pega o item e coloca junto ao elemento idêntico	Terapeuta elogia e entrega o item de preferência

Procedimento de ensino

Linha de base: 3 tentativas (1 de cada elemento)

Atraso de dica: 1 bloco de 0 segundos e os demais de 5 segundos

Procedimento de correção: Apontar o item correto e dizer "é esse aqui"

Critério de maestria: 8/9 acertos em dois dias consecutivos com dois terapeutas diferentes

Critério de retrocesso: Após 3 blocos de 5 segundos sem alcance de critério, voltar para 0 segundos

Tipo de dica: Ajuda gestual

Legenda: C – correto E- erro AG – Ajuda gestual I – respostas corretas e independentes de ajuda

Etapa: Linha de base

Tentativas	Disposição de estímulos na mesa (estímulos de comparação) Modelo em **negrito** e X para as respostas da criança			Resposta	Observação
1	Bola	**Carro**	Urso X	E	
2	**Urso**	Bola	Carro X	E	
3	Carro	Urso	**Bola X**	C	

Etapa: 0 segundos

Tentativa	Disposição de estímulos na mesa (estímulos de comparação) Modelo em negrito e X para as respostas da criança			Resposta	Observação
1	**Bola**	Carro	Urso	AG	
2	Urso	Bola	**Carro**	AG	
3	Carro	**Urso**	Bola	AG	
4	Bola	**Carro**	Urso	AG	
5	**Urso**	Bola	Carro	AG	
6	Carro	Urso	**Bola**	AG	
7	Bola	Carro	**Urso**	AG	
8	Urso	**Bola**	Carro	AG	
9	**Carro**	Urso	Bola	AG	

Etapa: 5 segundos

Tentativa	Disposição de estímulos na mesa (estímulos de comparação) Modelo em negrito e X para as respostas da criança			Resposta	Observação
1	Urso	Bola	**Carro**	I	
2	Carro	**Urso**	Bola	AG	
3	Bola	**Carro**	Urso	I	
4	**Urso**	Bola	Carro	I	
5	Carro	Urso	**Bola**	AG	
6	Bola	Carro	**Urso**	AG	
7	Urso	**Bola**	Carro	AG	
8	**Carro**	Urso	Bola	AG	
9	**Bola**	Carro	Urso	AG	

Fonte: Figura elaborada pelas autoras

Os sistemas de registro podem ser contínuos (respostas corretas, incorretas e níveis de ajuda são registrados tentativa por tentativa) ou descontínuos (apenas uma amostra de dados é registrada, por exemplo, a primeira tentativa ou a primeira e a última tentativas). Ambas as formas de medida apresentam vantagens e desvantagens. Registros contínuos produzem resultados gerais mais confiáveis, mas podem aumentar a duração da sessão e influenciar em outros componentes que, como mencionados anteriormente, interferem na aprendizagem (imediaticidade do reforço e intervalos curtos entre tentativas). Por outro lado, registros descontínuos podem ser mais rápidos e fáceis, mas podem produzir uma amostra insuficiente para atestar aprendizagem (Cummings & Carr, 2009). No presente capítulo, optou-se por apresentar sistemas de registro contínuos devido a maior acurácia da coleta de dados.

Critérios de aprendizagem e estratégias de manutenção e generalização

Critério de aprendizagem se refere ao critério escolhido para determinar que o aprendiz domina a tarefa sendo ensinada. No DTT, este critério comumente se refere a uma determinada quantidade de tentativas em que a resposta correta é emitida (p. ex., o aprendiz deverá emitir respostas corretas em 12 tentativas consecutivas ou seis tentativas corretas em dois dias consecutivos). Esses critérios variam de acordo com a natureza da atividade e o repertório do aprendiz.

Sobre o desenvolvimento de critérios que atestem aprendizagem, Sidman (1960) discute que tais critérios devem ser sensíveis o suficiente para mensurar modificações permanentes do desempenho, ou seja, as mudanças no comportamento devem perdurar enquanto vigorarem as contingências programadas. Esta estabilidade do desempenho pode ser observada através de medidas repetidas do desempenho e/ou em sessões consecutivas.

Cooper et al. (2014) exemplificam um critério de 10 tentativas consecutivas com acerto em uma tarefa de discriminação de vogais "longas" e "curtas" inseridas em palavras. Goyos (2018) apresenta protocolos de 10 a 20 tentativas. Gomes e Silveira (2016) sugerem que, em tarefas de imitação, sejam apresentados blocos de ensino de quatro tentativas (p. ex., bater palmas) e que o critério de aprendizagem seja três blocos com 100% de acerto em cada um. Sousa et al. (2013) apontam que critérios mais flexíveis, por exemplo, 5 acertos em seis tentativas para o ensino de duas relações palavra-objeto podem ser úteis para o ensino com crianças muito pequenas.

A eficiência dos critérios pode ser avaliada em testes de manutenção das habilidades adquiridas. Caso o aprendiz não apresente desempenho compatível com a aprendizagem em testagem após conclusão do programa, a habilidade deve ser novamente apresentada, com revisão do procedimento e dos critérios de aprendizagem.

A programação do ensino por tentativas discretas deve contemplar desde o primeiro dia de planejamento e ensino, uma mudança comportamental generalizada. É preciso salientar que ensinar por DTT não significa ensinar sem programar mudanças nos estímulos e respostas desejados. Embora o ensino por DTT tenha uma estrutura determinada, a tática para promover a generalização em ambientes/contextos envolve ensinar a pessoa a responder corretamente a mais de um exemplo das condições de estímulo antecedente e sondar a generalização para exemplos de estímulos não ensinados (Cooper et al., 2014). Vamos sempre ensinar um "pedaço" do mundo para a criança e criar condições para que o repertório se torne generalizado. Modelos de ensino do tipo instrução de múltiplos exemplares (*Multiple Exemplar Instruction* - MEI) e treino por múltiplos exemplares (*Multiple Exemplar Training* - MET), por exemplo, incorporam variações de estímulo e resposta desde o início do ensino, incluindo o DTT (de Souza & Almeida-Verdu, 2020).

Após o alcance de critério de aprendizagem, devem ser elaborados programas para garantir a generalização e manutenção das habilidades já ensinadas para ambientes naturais. Para isso é necessário avaliar quais são os reforçadores disponíveis para a manutenção da tarefa e sob o controle de quais estímulos a generalização é adequada. Stokes e Baer (1977) descrevem algumas sugestões que podem aumentar a probabilidade de generalização tais como: ensino da habilidade com vários e diversificados exemplares, utilizar outras pessoas do ambiente natural como coterapeutas no processo de generalização e reforçar a ocorrência de respostas adequadas em contextos diferentes daqueles em que foram ensinadas.

Gomes e Silveira (2016) sugerem seis meses de manutenção em ambiente natural após a conclusão do programa. Além disso, a orientação parental, relativa aos programas de ensino e habilidades adquiridas, torna mais provável a generalização

Apesar de várias possibilidades de programas de generalização, avaliações sistemáticas de estratégias de generalização ainda são escassas na literatura (Lerman et al., 2016).

Algumas indicações para o uso de DTT

DTT e Discriminações condicionais

Discriminações condicionais são um repertório em que a resposta correta depende da relação entre dois estímulos antecedentes. Por exemplo, diante da instrução "Pegue a bola" a resposta correta depende da relação entre a palavra bola e o objeto bola. Geralmente esse tipo de discriminação é ensinada em tarefas de Pareamento com o Modelo (*Matching to sample* –MTS) e são importantes para o ensino de comportamento de ouvinte e para o ensino de performance visual, tais como pareamentos e categorizações (de Rose, 2004) e relações entre estímulos com diferentes modalidades sensoriais. Nesse procedimento, a cada tentativa um estímulo (chamado de condicional) é apresentado como modelo. São apresentados outros elementos como opções de escolha (estímulos de comparação). A escolha correta (seleção do estímulo de comparação com função discriminativa) depende do modelo apresentado (Sidman & Tailby, 1982).

A relação entre os estímulos antecedentes (condicional e discriminativo) pode variar desde relações em que ambos possuem identidade física (pareamento por identidade ou *identity matching to sample*) até pareamentos em que os estímulos não apresentam características comuns, dependendo apenas da história de aprendizagem estabelecida (*arbitrary matching to sample*), por exemplo, a palavra bola e o objeto bola (de Rose, 2004). A quantidade de elementos apresentados enquanto estímulos de comparação pode variar de acordo com o repertório da criança. Há pesquisadores que defendem que a quantidade mínima de comparações apresentada deve ser três para evitar falsos resultados positivos (Sidman, 1987), ou seja, resultados que aparentemente demonstram aprendizagem, mas que provavelmente foram obtidos por acaso e não por habilidade do aprendiz. Há pesquisadores que defendem que, dependendo do repertório do indivíduo, a utilização de duas comparações podem ser uma importante estratégia de ensino inicial para aprendizes com repertórios muito incipientes (Boelens, 2002). Outra possibilidade é, seguindo a trajetória de ensino sugerida em Dube e McIlvane (1996), iniciar o ensino com discriminações simples e sucessivas para posterior ensino de discriminações condicionais.

Ensino de outros comportamentos novos

Quando um comportamento ainda não faz parte do repertório comportamental do aprendiz é necessário ensinar novas formas de se comportar. O DTT pode ser empregado para o ensino de novos movimentos, vocalizações, fonemas, palavras, língua de sinais (Kurt, 2011; Young et al., 1994), comportamento verbal (Goldsmith et al., 2007; Jahr, 2001), comportamento de ouvinte, habilidades de autocuidado; comportamento simbólico (Kelley et al., 2007), habilidades de tomada de perspectiva (Gould et al., 2011); entre outros.

DTT e ocorrência de problemas de comportamento

Problemas de comportamento podem ser frequentes em várias populações. Em relação a pessoas com TEA, alguns aprendizes podem tentar escapar ou evitar variadas situações de ensino ou pedidos que os adultos fazem (Smith, 2001). Para o manejo adequado de problemas de comportamento que ocorrem em situações de fuga da tarefa, é possível pensar em alternativas baseadas na gestão do comportamento com função de fuga e esquiva reforçando diferencialmente respostas de cooperação.

Para isso é indispensável analisar a tarefa de modo que essa seja adequada ao repertório do aprendiz, ou seja, com alta probabilidade de acerto, ainda que seja com ajuda. Tarefas adequadas ao aprendiz devem considerar o nível de dificuldade, nível de ajuda, variedade da tarefa, quantidade de tentativas, ritmo de ensino, tempo dispensado para a realização da mesma e análise de erros (Smith, 2001).

O termo "aprendizagem sem erro" (Sidman, 1985) refere-se geralmente à criação de ambientes de ensino que resultam em desempenhos precisos ou com poucos erros. Os erros podem influenciar a precisão de desempenhos já adquiridos, levando a comportamentos emocionais, esquiva da tarefa e de todo o contexto de ensino. Sobre esse tema, Melo et al. (2014) apresentaram diferentes procedimentos de modificação gradual de estímulos para ensinar discriminações, que podem gerar aprendizagem sem erro e os fatores que afetam a eficácia dessas contingências de ensino.

Outra possibilidade é a implementação de avaliações funcionais para identificação da função do comportamento e/ou identificação precursores de comportamentos interferentes e avaliar se há tarefas de DTT com mais alta ocorrência de comportamentos de fuga do que outras (Cooper et al., 2014)

Para avaliação da adequabilidade da tarefa, atentar para comportamentos que sinalizam engajamento ou desengajamento na tarefa são fundamentais. O assentimento consiste na permissão para participação em procedimentos de ensino por parte daqueles que não têm capacidade legal para consentir (Breaux & Smith, 2023). Esse é um conceito emergente na Análise do Comportamento, contudo é muito importante e precisa ser considerado. Pessoas com TEA, ainda que não tenham capacidade legal de decisão, podem demonstrar se assentem ou não a serem submetidos aos procedimentos de ensino propostos incluindo procedimentos de DTT. Nesse modelo, a retirada do assentimento do aprendiz para a participação é respeitada, seja por meio de um "não" vocal ou por meio de uma expressão não vocal de comportamento verbal. O objetivo da ABA baseada em assentimento é uma abordagem centrada na pessoa para avaliação, intervenção e todas as outras tomadas de decisão. Atualmente, há um conjunto limitado de estudos que mencionam ou utilizam ou informam sobre assentimento com aprendizes na ABA. Sobre esse tema, mais estudos se fazem necessários para a condução de procedimentos eficientes e respeitosos para com o aprendiz (Breaux & Smith, 2023).

Outra questão fundamental é a relevância de se estabelecer um vínculo com a criança. Em termos práticos é importante dar tempo para que ela se sinta à vontade com o profissional, que deve se parear com atividades divertidas e a entrega de reforçadores. Procedimentos de pareamento pré-sessão envolvem associação entre estímulos altamente preferidos com a presença do terapeuta e do ambiente terapêutico (Lugo et al., 2019). Outras variáveis que podem colaborar para aumentar a probabilidade no engajamento da tarefa são intercalar tarefas fáceis e difíceis, dar intervalos regulares, mostrar nível apropriado de entusiasmo e usar brinquedos e materiais apropriados à idade e à preferência da criança.

Implementação do DTT

Após treinamento adequado, não apenas analistas do comportamento são capazes de implementar satisfatoriamente o procedimento[1]: pessoas de diferentes níveis de instrução e formação, como diferentes profissionais de saúde, educação, pais, cuidadores e estudantes de graduação também podem conduzir programas desenvolvidos e supervisionados por analistas do comportamento.

Uma modalidade de treinamento para implementadores, o Treinamento em Habilidades Comportamentais (do inglês *Behavioral Skills Training* – BST), é uma abordagem baseada em evidências comumente usada para treinar habilidades de DTT. O treinamento inclui um pacote de ensino composto por instruções, modelagem, ensaio e *feedback*. Os critérios de aprendizagem são baseados no desempenho das pessoas sendo treinadas para determinar quando um implementador está apto a conduzir um programa de ensino de forma independente (Miltenberger, 2003).

Para que o procedimento seja implementado de forma eficiente de modo a produzir resultados para o aprendiz é fundamental considerar critérios que atestem que o procedimento está sendo implementado com fidelidade (ou seja, executado conforme o planejamento inicial). A Figura 3 apresenta um modelo de registro para avaliação de fidelidade.

É importante salientar, porém, conforme destacado em outros capítulos deste livro, que apesar da implementação de procedimentos de DTT poder ser realizada por diversas pessoas, o

[1] O Capítulo 17 traz diversas informações acerca de um programa de treinamento de pais para a implementação de procedimentos envolvendo DTT.

desenvolvimento de programas e procedimentos de ensino e as decisões acerca da continuidade ou mudança nestes programas e procedimentos exigem conhecimento conceitual consistente da Análise do Comportamento, como ciência experimental e aplicada. Portanto, qualquer trabalho que envolva a chamada ABA exige que haja profissionais que tenham, pelo menos, Mestrado na área e tenham domínio e fluência dos aspectos teórico-conceitual e procedimental da área (BACB, 2014).

Figura 3. Protocolo de registro para avaliação de fidelidade de implementação

Fidelidade de Implementação DTT	
Antes da Implementação do Programa (5 segundos antes)	
1. Mesa organizada	( ) Sim ( ) Não
2. Materiais prontos para a utilização	( ) Sim ( ) Não
3. Folha de programas e registro em mãos	( ) Sim ( ) Não
4. Domina o procedimento antes de implementá-lo	( ) Sim ( ) Não
ANTECEDENTES	
5. Instruções coerentes com a execução do programa	( ) Sim ( ) Não
6. Entrega do modelo correspondente ao planejamento	( ) Sim ( ) Não
7. Itens de comparação na mesa distribuídos de forma correspondente ao planejamento	( ) Sim ( ) Não
8. Resposta de observação de modelo e comparação	( ) Sim ( ) Não
9. Randomização correspondente ao programa	( ) Sim ( ) Não
DICAS	
10. Dica correspondente ao plano	( ) Sim ( ) Não
11. Latência entre a apresentação da instrução e tempo de apresentação da dica correspondente ao plano	( ) Sim ( ) Não
RESPOSTA	
12. Correspondente ao plano	( ) Sim ( ) Não
CONSEQUÊNCIA	
13. Esquema de reforçamento correspondente ao plano	( ) Sim ( ) Não
14. Uso de consequências sociais	( ) Sim ( ) Não
16. Uso de economia de fichas correspondente ao plano (caso não se aplique pontuar 1 caso o item 17 tenha sido positivo)	( ) Sim ( ) Não
17. Latência entre apresentação da resposta pela criança e entrega do item de preferência inferior a 2 segundos	( ) Sim ( ) Não
BLOCO, REGISTRO E INTERVALO ENTRE TENTATIVAS	
18. Intervalo inferior a dez segundos	( ) Sim ( ) Não
19. Bloco de tentativas completo	( ) Sim ( ) Não
20. Registro correspondente ao ocorrido	( ) Sim ( ) Não
Terapeuta:______________ Avaliador Total ___/20 Data	

Fonte: Figura elaborada pela autora.

Considerações finais

Procedimentos de ensino estruturados são essenciais para organizar o ambiente e são extremamente úteis para pessoas que não aprendem em circunstâncias mais próximas de contextos naturais. O presente capítulo descreveu componentes essenciais do DTT, subsidiados por um conjunto de pesquisas que comprovam sua eficiência. Vantagens do DTT incluem, mas não são limitadas a: a) natureza precisa e facilmente roteirizada permite a implementação por diferentes profissionais e também cuidadores; b) permitir que a criança tenha várias oportunidades de realização da tarefa em um intervalo curto; c) permitir avaliar com maior acuidade o desempenho da criança na realização das atividades e reduzir a probabilidade de erros; e d) é um procedimento bem investigado na literatura e bem estabelecido como prática baseada em evidências (Wong et al., 2014).

Embora bem fundamentado e amplamente utilizado, o DTT apresenta limitações importantes. Essa estrutura de ensino, rigidamente controlada, torna pouco provável que as crianças transfiram as competências adquiridas na DTT para outros ambientes, como salas de aula ou configurações familiares. Durante essa modalidade de ensino, as crianças estão sempre respondendo às instruções de um terapeuta ou professor, assim a estrutura da tarefa não ensina a criança a iniciar interações ou a responder na ausência de sinais claros. Além disso, a tarefa, distante do ambiente natural, pode não favorecer a generalização (Smith 2001).

Em geral, ao longo de mais de 30 anos foi produzido um conjunto robusto de resultados que atesta a eficiência do procedimento para o ensino de uma variedade de repertórios. Uma medida que pode contornar as limitações do DTT são programas de generalização bem planejados e a utilização de DTT combinada a outros procedimentos de ensino comportamentais, por exemplo, o ensino incidental ou a videomodelação. Apesar de sua notável eficácia, o DTT não é a única abordagem de ensino, portanto o analista do comportamento precisa ser proficiente em outras modalidades de ensino com sólida evidência científica para avaliar se o DTT é a melhor forma de ensino considerando as necessidades do aprendiz.

Referências

American Psychiatric Association. [APA] (2023). *Manual Diagnóstico de Transtornos Mentais - DSM-5-TR: Texto Revisado* (5ª ed). Artmed.

Behavior Analyst Certification Board (BACB, 2014). *Professional and ethical compliance code for behavior analysts* [Código de ética da junta de certificação em Análise do comportamento]. Retirado em 20 de julho de 2014, de http://www.bacb.com/Downloadfiles/BACB_Compliance_Code.pdf.

Breaux, C. A., & Smith, K. (2023). Assent in applied behaviour analysis and positive behaviour support: Ethical considerations and practical recommendations. *International Journal of Developmental Disabilities, 69*(1), 111-121.

Boelens, H. (2002). Studying stimulus equivalence: Defense of the two-choice procedure. *The Psychological Record, 52*, 305-314.

Bogin, J., Sullivan, L., Rogers, S., & Stabel. A. (2010). Steps for implementation: Discrete trial training. Sacramento, CA: The National Professional Development Center on Autism Spectrum Disorders, The M.I.N.D. Institute, The University of California at Davis School of Medicine

Bugalho, F. (1940). *Canções de entre Céu e Terra*. Editora Presença.

Carey, M. K., & Bourret, J. C. (2014). Effects of data sampling on graphical depictions of learning. *Journal of applied behavior analysis, 47*(4), 749-764.

Cariveau, T., Kodak, T., & Campbell, V. (2016). The effects of intertrial interval and instructional format on skill acquisition and maintenance for children with autism spectrum disorders. *Journal of Applied Behavior Analysis,* 44(4), 809-825.

Catania, A. C. (1999). Aprendizagem: comportamento, linguagem e cognição (DG Souza, Trad.). Artmed (Trabalho original publicado em 1998).

Clausen, K. (2006). *Identifying preferences and creating motivation to learn for children with autism spectrum disorders*. Center for Autism Spectrum Disorders.

Cooper, J. O., Heron, T. E., & Heward, W. L. (2014). Applied behavior analysis (3rd ed.) Pearson.

Cowan, L. S., Lerman, D. C., Berdeaux, K. L., Prell, A. H., & Chen, N. (2023). A decision-making tool for evaluating and selecting prompting strategies. *Behavior Analysis in Practice, 16*(2), 459-474.

Cummings, A. R., & Carr, J. E. (2009). Evaluating progress in behavioral programs for children with autism spectrum disorders via continuous and discontinuous measurement. *Journal of Applied Behavior Analysis*, 42, 57–71

da Costa Rodrigues, L. P., Martins, T. E. M., & da Silva Barros, R. (2023). Treino Computadorizado para Implementar Ensino com Esvanecimento Flexível de Ajudas. *Acta Comportamentalia: Revista Latina de Análisis del Comportamiento, 31*(3).

Danna, M. F., & Matos, M. A. (1999). *Ensinando observação: Uma introdução*. Edicon.

Dart, E. H., Martin, J., McGirt, C., Shuman, T., Hodnett, J., Reynolds, F., ... & Mennes, H. (2023). Discrete Trial Instruction. In *Handbook of Applied Behavior Analysis: Integrating Research into Practice* (pp. 611-624). Springer International Publishing.

Davis, T. N., & Akers, J. S. (2023). Discrete Trial Training. In *A Behavior Analyst's Guide to Supervising Fieldwork* (pp. 317-338). Springer International Publishing.

DeLeon, I. G., & Iwata, B. A. (1996). Evaluation of a multiple-stimulus presentation format for assessing reinforcer preferences. *Journal of Applied Behavior Analysis, 29*(4), 519–532.

Dietz, S. M., & Malone, L. W. (1985). Stimulus control terminology. *The Behavior Analyst, 8*(2), 259.

de Rose, J. C. (2004). Emparelhamento com modelo e suas aplicações. In C. N. de Abreu & H. J. Guilhardi (Eds.), *Terapia comportamental e cognitivo-comportamental: Práticas clínicas* (pp. 215-225). Roca Mascotti, T. S., & Verdu, A. C. M. A. (2020). Diferenças entre o ensino por múltiplos exemplares e o treino por múltiplos exemplares: Revisão de literatura. *Acta Comportamentalia*.

Dietz, S. M., & Malone, L. W. (1985). Stimulus control terminology. *The Behavior Analyst, 8*(2), 259.

Di Giorgio, E., L., I., Pascalis, O., & Simion, F. (2012). Is the face-perception system human-specific at birth?. *Developmental psychology, 48*(4), 1083.

Dube, W. V., & McIlvane, W. J. (1999). Reduction of stimulus overselectivity with nonverbal differential observing responses. *Journal of Applied Behavior Analysis, 32*(1), 25-33.

Dube, W. V., & McIlvane, W. J. (1996). Some implications of a stimulus control topography analysis for emergent behavior and stimulus class. In T. R. Zentall & P. M. Smeets (Eds.), *Stimulus class formation in human and animals* (pp. 197–218). North Holland.

Dunlap, G., Dyer, K., & Koegel, R. L. (1983). Autistic self-stimulation and intertrial interval duration. *American Journal of Mental Deficiency*, 88(2), 194-202.

Escobal, G., Macedo, M., Duque, A. L., Gamba, J., & Goyos, C. (2010). Contribuições do paradigma de escolha para identificação de preferências por consequências reforçadoras. In M. M. C. Hübner, M. R. Garcia, P. R. Abreu, E. N. P. De Cillo, & P. B. Faleiros (Eds.), *Sobre comportamento e cognição*. ESEtec.

Fisher, W., Piazza, C. C., Bowman, L. G., Hagopian, L. P., Owens, J. C., Slevin, I. (1992). A comparison of two approaches for identifying reinforcers for persons with severe and profound disabilities. *Journal of Applied Behavior Analysis, 25*(2), 491-498.

Foxx, R. M. (2008). Applied behavior analysis treatment of autism: The state of the art. *Child and adolescent psychiatric clinics of North America, 17*(4), 821-834.

Goldsmith, T. R., LeBlanc, L. A., & Sautter, R. A. (2007). Teaching intraverbal behavior to children with autism. *Research in Autism Spectrum Disorders, 1*(1), 1-13.

Gomes, C. G. S., & Silveira, A. D. (2016). Ensino de habilidades básicas para pessoas com autismo: Manual para intervenção comportamental intensiva. Ed Appris.

Gould, E., Tarbox, J., O'Hora, D., Noone, S., & Bergstrom, R. (2011). Teaching children with autism a basic component skill of perspective-taking. *Behavioral Interventions, 26*(1), 50-66.

Goyos, C. (2018). ABA: Ensino da fala para pessoas com autismo. *Edicon*.

Grow, L., & LeBlanc, L. (2013). Teaching receptive language skills. *Behavior Analysis in Practice, 6*(1), 56-75.

Halbur, M. E., Caldwell, R. K., & Kodak, T. (2021). Stimulus control research and practice: Considerations of stimulus disparity and salience for discrimination training. *Behavior Analysis in Practice, 14*, 272-282.

Hillman, C. B., Lerman, D. C., & Kosel, M. L. (2021). Discrete-trial training performance of behavior interventionists with autism spectrum disorder: A systematic replication and extension. *Journal of Applied Behavior Analysis, 54*(1), 374-388.

Holt, G. L., & Shafer, J. N. (1973). Function of intertrial interval in matching-to-sample. *Journal of the Experimental Analysis of Behavior, 19*(1), 181-186.

Humphreys, T., Polick, A. S., Howk, L. L., Thaxton, J. R., & Ivancic, A. P. (2013). An evaluation of repeating the discriminative stimulus when using least-to-most prompting to teach intraverbal behavior to children with autism. *Journal of Applied Behavior Analysis, 46*(2), 534-538.

Jahr, E. (2001). Teaching children with autism to answer novel wh-questions by utilizing a multiple exemplar strategy. *Research in Developmental Disabilities, 22*(5), 407-423.

Keen, D., Meadan, H., Brady, N. C., & Halle, J. W. (2016). Introduction to prelinguistic and minimally verbal communicators on the autism spectrum. In *Prelinguistic and Minimally Verbal Communicators on the Autism Spectrum* (pp. 3-7). Springer Singapore.

Kelley, M. E., Shillingsburg, M. A., Castro, M. J., Addison, L. R., & LaRue, R. H. (2007). Further evaluation of emerging speech in children with developmental disabilities: Training verbal behavior. *Journal of Applied Behavior Analysis, 40*(3), 431-445.

Koegel, R. L., Dunlap, G., & Dyer, K. (1980). Intertrial interval duration and learning in autistic children. *Journal of Applied Behavior Analysis, 13*(1), 91-99.

Kurt, O. (2011). A Comparison of Discrete Trial Teaching with and without Gestures/Signs in Teaching Receptive Language Skills to Children with Autism. *Educational Sciences: Theory and Practice, 11*(3), 1436-1444.

Layng, T. V., Sota, M., & Leon, M. (2011). Thinking through text comprehension I: Foundation and guiding relations. *The Behavior Analyst Today, 12*(1), 3.

Leaf, J. B., Alcalay, A., Leaf, J. A., Tsuji, K., Kassardjian, A., Dale, S., ... Leaf, R. (2014). Comparison of most-to--least to error correction for teaching receptive labelling for two children diagnosed with autism. *Journal of Research in Special Educational Needs, 44* (3), 475- 498

Leaf, J. B., Leaf, R., Taubman, M., McEachin, J., & Delmolino, L. (2014). Comparison of □exible fading to error correction for children with autism spectrum disorder. *Journal of Developmental and Physical Disabilities, 26*, 203–224.

Leaf, R., & McEachin, J. (1999). A work in progress. *Behavior management strategies and a curriculum for intensive behavioral treatment of autism. DRL.*

Lee, R., McComas, J. J., & Jawor, J. (2002). The effects of differential and lag reinforcement schedules on varied verbal responding by individuals with autism. *Journal of Applied Behavior Analysis, 35*(4), 391-402.

Lerman, D. C., Valentino, A. L., & LeBlanc, L. A. (2016). Discrete trial training. In *Early Intervention for Young Children with Autism Spectrum Disorder* (pp. 47-83). Springer International Publishing.

Libby, M. E., Weiss, J. S., Bancroft, S., & Ahearn, W. H. (2008). A comparison of most-to-least and least-to-most prompting on the acquisition of solitary play skills. *Behavior Analysis in Practice*, 1, 37–43.

Logan, K. R., & Gast, D. L. (2001). Conducting preference assessments and reinforcer testing for individuals with profound multiple disabilities: Issues and procedures. *Exceptionality, 9*(3), 123-134.

Lovaas, O. I. (1987). Behavioral treatment and normal educational and intellectual functioning in young autistic children. *Journal of Consulting and Clinical Psychology, 55*(1), 3.

Lovaas, O. I. (1981). *Teaching developmentally disabled children:* The me book. University Park Press.

Lovaas, O. I. (1977). *The autistic child: Language development through behavior modification*. Irvington.

Macedo, M., Escobal, G., & Goyos, C.N. (2013). Escolha e preferência por alimentos com ou sem valor calórico em crianças com deficiência intelectual e sobrepeso. *Acta Comportamentalia, 21*(1), 83-98.

Martin, G., & Pear, J. (2009). *Modificação de Comportamento: o que é e como fazer*. Rocca.

de Melo, R. M., dos Santos Carmo, J., & Hanna, E. S. (2014). Ensino sem erro e aprendizagem de discriminação. *Temas em Psicologia, 22*(1), 207-222.

Miltenberger, R. G. (2003). *Behavior modification: Principles and procedures*. Wadsworth Publishing.

Mueller, M. M., Palkovic, C. M., & Maynard, C. S. (2007). Errorless learning: Review and practical application for teaching children with pervasive developmental disorders. *Psychology in the Schools, 44*(7), 691-700.

Murzynski, N. T., & Bourret, J. C. (2007). Combining video modeling and least-to-most prompting for establishing response chains. *Behavioral Interventions, 22*(2), 147-152.

Piazza, C. C., Fisher, W. W., Hagopian, L. P., Bowman, L. G., & Toole, L. (1996). Using a choice assessment to predict reinforcer effectiveness. *Journal of Applied Behavior Analysis, 29*(1), 1-9.

Oliveira, T. P. D., & Gil, M. S. C. D. A. (2007). Elementos fundamentais para a aquisição de operantes verbais por bebês: análise comportamental da atenção compartilhada. *Revista Brasileira de Terapia Comportamental e Cognitiva, 9*(2), 217-225.

Reichow, B., Barton, E. E., Boyd, B. A., & Hume, K. (2014). Early Intensive Behavioral Intervention (EIBI) for Young Children with Autism Spectrum Disorders (ASD): A Systematic Review. Campbell Systematic Reviews 2014: 9. *Campbell Collaboration.*

Rogers, S. J., & Williams, J. H. G. (2006). *Imitation and the social mind: Autism and typical development.* Guildford Press.

Sidman, M. (1980). A note on the measurement of conditional discrimination. *Journal of the Experimental Analysis of Behavior, 33*(2), 285-289.

Sidman, M. (1985). Aprendizagem-sem-erros e sua importância para o ensino do defciente mental. *Psicologia, 11,* 1-15.

Sidman, M. (1960). Tactics of scientific research: Evaluating experimental data in psychology. Basic Books.

Sidman, M., & Tailby, W. (1982). Conditional discrimination vs. matching to sample: An expansion of the testing paradigm. *Journal of the Experimental Analysis of behavior, 37*(1), 5-22.

Sidman, M. (1987). Two choices are not enough. *Behavior Analysis, 22* (1), 11-18.

Smith, T. (2001). Discrete trial training in the treatment of autism. *Focus on Autism and Other Developmental Disabilities, 16*(2), 86-92.

Soluaga, D., Leaf, J. B., Taubman, M., McEachin, J., & Leaf, R. (2008). A comparison of flexible prompt fading and constant time delay for five children with autism. *Research in Autism Spectrum Disorders, 2*(4), 753-765.

Sousa, N. M., Löhr, T., Almeida, C. G. M., Oliveira, T. P., & Gil, M. S. C. A. (2014). Estabilidade da aprendizagem em bebês: como medir? In: C. Vichi, E. Huziwara, H. Sadi, & L. Postalli. Comportamento em Foco. (Vol. 3, pp. 245-261).

Sousa, N. M., de Souza, C. B. A., & Gil, M. S. C. (2013). Aprendizagem Rápida de Comportamento de Ouvinte por um Bebê. *Interação em Psicologia, 17*(1).

Stokes, T. F., & Baer, D. M. (1977). An implicit technology of generalization1. *Journal of Applied Behavior Analysis, 10*(2), 349-367.

Wolf, M. M., Risley, T. R., & Mees, H. (1964). Application of operant conditioning procedures to the behavior problems of an autistic child. *Behaviour Research and Therapy, 1,* 305-312.

Wong, C., Odom, S. L., Hume, K., Cox, A. W., Fettig, A., Kucharczyk, S., ... Schultz, T. R. (2014). *Evidence-based practices for children, youth, and young adults with Autism Spectrum Disorder*. Chapel Hill: The University of North Carolina, Frank Porter Graham Child Development Institute, Autism Evidence-Based Practice Review Group.

Yanardag, M., Birkan, B., Yılmaz, İ., Konukman, F. K., Ağbuğa, B., & Lieberman, L. (2011). The effects of least-to--most prompting procedure in teaching basic tennis skills to children with autism. *Kineziologija, 43*(1), 44-55.

Young, J. M., Krantz, P. J., McClannahan, L. E., & Poulson, C. L. (1994). Generalized imitation and response-class formation in children with autism. *Journal of Applied Behavior Analysis*, 27, 685-698.

CAPÍTULO 13

ESTRATÉGIAS DE ENSINO NATURALÍSTICAS: ENSINO INCIDENTAL

Dr.ª Ariene Coelho Souza, BCBA-D, CABA-BR

Embora comprovadamente eficiente, o Ensino por Tentativas Discretas (DTT[1]), descrito em detalhes no Capítulo 12, é apenas mais um procedimento de ensino dentro do arcabouço de procedimentos possíveis na Análise do Comportamento Aplicada (ABA). O contexto altamente estruturado, característico do DTT, pode fracassar na promoção de espontaneidade e de generalização do repertório adquirido em ambiente de terapia. Diante disso, crianças podem falhar na exibição dos repertórios em desenvolvimento quando solicitadas por outras pessoas do seu convívio, em outros ambientes ou elas podem se tornar dependentes de dicas (Fenske et al., 2001).

As estratégias de ensino em ambiente natural surgiram da necessidade de facilitar a aquisição de comportamento verbal e de promover a generalização em ambientes nos quais há menos controle das variáveis terapêuticas como a casa e a escola da criança. Tais estratégias focam na emissão natural do comportamento e em respostas mais prováveis de serem generalizadas, mais do que em padrões de respostas. Estes últimos são observados em contextos estruturados, nos quais a manutenção do responder se dá por meio de consequências primariamente arbitrárias, como no DTT. Um comportamento é naturalmente emitido quando a produção de suas consequências mantenedoras é produto do próprio responder do organismo.

A generalização envolve a ocorrência de comportamento relevante sob condições diferentes e não treinadas. Isso significa que respostas aprendidas devem ser mantidas e demonstradas em diferentes ambientes, com diferentes pessoas e por meio de diferentes topografias de respostas. A generalização deve ser programada e um dos procedimentos utilizados envolve introduzir contingências naturais de manutenção do comportamento (Stokes & Baer, 1977).

Uma das características principais das estratégias naturalísticas é que a atividade proposta, em geral, é muito agradável para a criança e é gerenciada diretamente pela sua motivação[2] (Dufeck & Schreibman, 2014). Isso significa que estímulos de alta preferência estarão disponíveis e que a intervenção ocorrerá mediante a manipulação desses estímulos de interesse.

O uso de estratégias de motivação, a inserção de alvos (habilidades a serem ensinadas) relevantes para estágios posteriores do desenvolvimento e um contexto que em si favorece a generalização são elementos fundamentais de qualquer estratégia de ensino naturalística (Schreibman et al., 2015). Esses elementos serão aqui descritos, porém o presente capítulo abordará especificamente a estratégia de Ensino Incidental (*Incidental Teaching*; HART; Risley, 1968, 1974, 1975).

---

[1] DTT: Traduzido do inglês Discrete Trial Training (Lovaas, 1987; Smith, 2001).

[2] O termo *motivação* será definido e discutido em termos comportamentais a seguir.

Uso de estratégias de motivação

Inicialmente, é importante operacionalizar o termo "motivação". Isso significa que precisamos entender o que significa esse termo no âmbito da Análise do Comportamento. Para o analista do comportamento, "motivar" envolve a relação entre algumas variáveis ambientais e mudanças momentâneas na emissão de algumas respostas. Qualquer variável ambiental que: a) altere a efetividade de algum objeto ou evento como reforçador ou punidor (Efeito Alterador de Valor) e b) altere a frequência momentânea de todos os comportamentos relacionados a essas consequências (Efeito Alterador de Comportamento) é chamada de "Operação Motivacional" (Laraway et al., 2003).

Dessa forma, algumas dessas variáveis aumentam o valor de algumas consequências, tornando-as reforçadores e punidores mais efetivos. Essas variáveis são chamadas "Operações Estabelecedoras (OEs)". Na presença de uma OE relacionada ao reforçamento, respostas que foram historicamente selecionadas por aquelas consequências terão sua frequência aumentada momentaneamente em função dessa operação ambiental. Da mesma maneira, na presença de uma OE relacionada à punição, respostas que resultaram nessas consequências terão sua frequência momentaneamente diminuída (Laraway et al., 2003).

Um exemplo de OE relacionada ao reforçamento poderia envolver a ingestão de um alimento salgado combinada com posterior esforço físico. Imagine que você comeu uma feijoada e depois caminhou até o seu trabalho. Em determinado momento, você sentirá sede e passará a buscar algum líquido para beber. Dessa forma, a comida salgada e o esforço físico funcionam como variáveis ambientais que aumentam o valor reforçador do líquido e fazem com que, momentaneamente, você busque, numa frequência maior, algo para beber. O líquido torna-se "mais reforçador" em função das variáveis ambientais já citadas, e as respostas de buscá-lo são evocadas imediatamente.

Há também variáveis ambientais que diminuem o valor de algumas consequências, tornando-as menos efetivas como punidores ou reforçadores. Essas variáveis são chamadas "Operações Abolidoras (OAs)". Na presença de uma OA relacionada ao reforçamento, respostas que foram historicamente selecionadas por aquelas consequências terão sua frequência diminuída momentaneamente em função dessa operação ambiental. Da mesma maneira, na presença de uma OA relacionada à punição, respostas que resultaram nessas consequências terão sua frequência momentaneamente aumentada (Laraway et al., 2003).

Se, por exemplo, você gosta de bebida alcoólica e na noite anterior você bebeu muito, no dia seguinte, a probabilidade de você emitir respostas para beber algo alcoólico será menor. Isso porque, na noite anterior, beber muito produziu uma saciação desse reforçador (operação ambiental) e isso diminuiu o seu valor reforçador tendo como consequência uma redução momentânea na emissão das respostas que o produzem. Assim, a probabilidade é que, no dia seguinte à «bebedeira», você tenha menos «vontade», ou seja, esteja menos motivado para beber algo alcoólico. Esse seria um exemplo de Operação Abolidora relacionada ao reforçamento (ver Figura 1 para esquema representacional da definição de Operações Motivacionais, Estabelecedoras e Abolidoras).

Figura 1. Esquema representacional da definição de Operação Motivacional

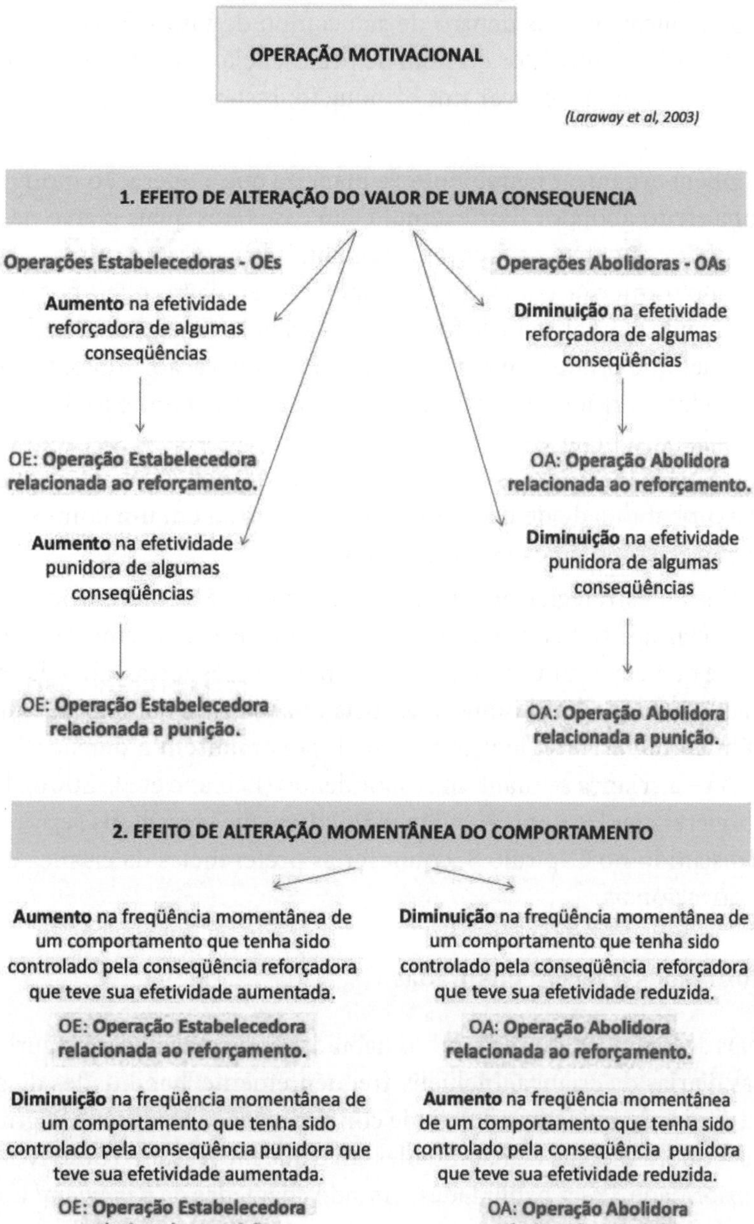

Fonte: Baseada em Laraway et al. (2003).

Uma vez definido operacionalmente o termo "motivação", podemos começar a entender como inserir essa variável durante a intervenção em ambiente natural. Em geral, o ambiente de terapia que favorece o ensino naturalístico se parece mais com um ambiente de brincadeira. É menos estruturado do que aquele em que ocorre o DTT e é organizado de acordo com as variáveis motivacionais relevantes para aquela pessoa. Pode-se organizar o ambiente de maneira que uma operação motivacional esteja presente. O terapeuta pode, por exemplo, manipular uma operação motivacional que aumente a probabilidade de emissão de pedidos por uma criança (ou seja, Mandos[1]), ao deixar objetos de sua preferência fora do seu alcance, mas dentro de seu campo de visão. Essa operação motivacional, portanto, aumentará o valor reforçador do item de preferência e aumentará a probabilidade de que a criança emita um pedido para alcançar um brinquedo, resposta essa, no nosso exemplo, alvo da intervenção.

É possível também organizar o ambiente de maneira que a operação motivacional para o alvo da intervenção tenha efeito abolidor. Por exemplo, em casos nos quais o alvo da intervenção seja a redução da frequência de certos excessos comportamentais, como estereotipias. Vamos imaginar que nossa criança do exemplo anterior emita muitas respostas de pular as quais possivelmente são reforçadas proprioceptivamente e acontecem de forma estereotipada. O terapeuta pode expor inicialmente essa criança a atividades que produzam essa sensação. Essa operação ambiental pode produzir uma saciação desse reforçador de maneira que, uma vez exposta a um contexto de brincadeira, a criança esteja menos motivada para pular e mais atenta a outros possíveis reforçadores do ambiente. Ao fazer isso, o terapeuta pode reduzir o valor reforçador da consequência proprioceptiva por meio da saciação e reduzir a probabilidade de ocorrência dessa resposta em um contexto no qual o alvo de ensino seja fazer pedidos, como no exemplo anterior.

Quando se utilizam estratégias de ensino naturalísticas, é o interesse da criança que vai primordialmente direcionar a intervenção do terapeuta (Dufeck & Schreibman, 2014; Schreibman et al., 2015). Isso garante que ela estará motivada para emitir as respostas-alvo da intervenção. Variar tentativas intercalando habilidades já dominadas pela criança com habilidades que estão em desenvolvimento também é uma estratégia motivacional, pois mantém a densidade de reforçamento durante a intervenção e a criança se mantém respondendo (Leblanc et al., 2006). É importante fazer uma avaliação de preferência (De Leon & Iwata, 1996) para que esses itens sejam variados durante a sessão. Conforme discutido no Capítulo 8, conhecer as preferências da criança é fundamental para criar estratégias motivacionais.

A escolha das habilidades a serem ensinadas

Nas estratégias de Ensino Naturalísticas, as habilidades são ensinadas no curso das experiências, interações e rotinas diárias da criança. Incluem, frequentemente, habilidades de diversos domínios do desenvolvimento como habilidades sociais, de comunicação, de brincar e cognitivas (Schreibman *et al.*, 2015). Nesse sentido, a escolha de habilidades-alvo que favoreçam o desenvolvimento de outras habilidades é uma prioridade. Essas habilidades têm sido chamadas de *Behavioral Cusps*[2] (Rosales-Ruiz & Baer, 1997) e são definidas por uma mudança comportamental que resulta na expansão do atual repertório do sujeito em função da sua exposição a novos ambientes, novas respostas e novos controles de estímulos[3]. É importante ressaltar que o que define uma *cusp* é a generalização para novos

---

[1] Mando: Operante Verbal que ocorre sob controle de uma operação motivacional e se mantém sob controle de uma consequência específica (Skinner, 1957). O mando será descrito detalhadamente no Capítulo 18.

[2] Não há uma tradução padronizada em português, por isso a decisão de manter o termo em inglês neste texto.

[3] Nenhuma habilidade pode ser considerada uma *cusp* a priori, o que define a *cusp* é a generalização vasta para novos repertórios, a partir de uma habilidade ensinada. Mais especificamente, *cusps* são comportamentos cuja aprendizagem leva a mudanças maiores do que a mudança comportamental em si: há uma exposição do repertório do indivíduo a "novos ambientes, especialmente novos reforçadores e punidores, novas contingências, novas respostas, novos controles de estímulo e novas comunidades de contingências mantenedoras ou destrutivas" (Rosales-Ruiz & Baer, 1997, p. 534). Sem a generalização, não se pode dizer que é uma *cusp* (Rosales-Ruiz & Baer, 1997).

repertórios a partir de uma habilidade ensinada, portanto, nenhuma habilidade pode ser considerada uma cusp a priori (Rosales-Ruiz & Baer, 1997). Um exemplo que tem sido bastante discutido como *Behavioral Cusp* é a imitação. A partir da aquisição do repertório imitativo, normalmente, a criança é capaz de aprender muitos outros repertórios relevantes para o seu desenvolvimento, como repetir palavras, brincar socialmente, dançar etc. (Bosch & Fuqua, 2001; Rosales-Ruiz & Baer, 1997).

Procedimentos de ensino em abordagens naturalísticas

Dentre as estratégias de ensino utilizadas em abordagens naturalísticas, uma das principais é a modelagem. Conforme descrito no Capítulo 6, a modelagem é um procedimento de ensino utilizado para o desenvolvimento de respostas novas, no qual respostas que sucessivamente se aproximam da resposta final desejada são reforçadas (Martin & Pear, 1992/2009;Skinner, 1953). O uso da modelagem como ferramenta durante a intervenção naturalística favorece também a manutenção das variáveis motivacionais, pois respostas que já existem no repertório do aprendiz são reforçadas para se tornarem cada vez mais próximas da resposta final.

Dicas e seu esvanecimento, assim como no DTT, são bastante utilizadas na busca pela emissão da resposta-alvo pela criança. A diferença, porém, é que no ensino incidental, a programação e a implementação das dicas são mais flexíveis: deve-se ficar atento, momento a momento, ao repertório da criança e só utilizar as dicas quando e no nível necessário (Hart & Risley, 1975).

Além disso, consequências naturais, produtos do responder da própria criança, devem ser utilizadas nas oportunidades de ensino-aprendizagem. Quando utilizamos o DTT, é bastante comum que a criança complete uma tarefa e receba uma consequência não relacionada, como uma ficha, um pedaço de comestível preferido ou um brinquedo não relacionado à tarefa (Schreibman *et al.*, 2015). No ensino incidental, a consequência será sempre relacionada à habilidade-alvo. Por exemplo, se o alvo é falar o nome de um item com sua cor, quando a criança emitir o nome do item juntamente com a cor, este será o item ao qual a criança terá acesso após a resposta ser emitida (Hart & Risley, 1968, 1974, 1975; Schreibman *et al.*, 2015). Há muitos outros elementos e estratégias no ensino incidental, porém não é o objetivo deste capítulo discutir essas questões de forma aprofundada (para uma visão geral, vide Schreibman *et al.*, 2015).

Natureza do contexto de aprendizado no ensino naturalístico: generalização

É fundamental que a intervenção ocorra em um contexto que favoreça a ocorrência da habilidade-alvo com materiais, ambientes e pessoas diferentes. Tornar o ambiente de intervenção mais parecido com o ambiente natural deve fazer parte do planejamento do terapeuta, bem como programar sessões de ensino nos ambientes os quais a pessoa frequenta regularmente. Ambientes de brincadeira, por exemplo, facilitam a transição e possuem similaridade com o ambiente natural (Stokes & Baer, 1977).

O foco do ensino em ambiente naturalístico está no fortalecimento de respostas que produzam reforçadores primordialmente naturais. Dessa forma, a probabilidade de generalização da resposta é ampliada. Reforçadores naturais envolvem aqueles que são produtos diretos da resposta do sujeito. O reforçamento natural favorece a generalização, pois produz um responder variado que ocorre em qualquer situação em que o reforçamento esteja disponível e beneficia diretamente o sujeito (Andery & Sério, 2009;Ferster, Culbertson, & Perrot-Boren, 1968/1982).

Conforme mencionado anteriormente, os alvos escolhidos para intervenção em ambiente natural também devem favorecer a generalização. Dessa forma, as respostas-alvo serão aquelas mais prováveis de acontecer tanto no ambiente de terapia quanto em situações cotidianas (p. ex., pedidos, descrições, seguimento de instruções). O uso de múltiplos exemplares para o ensino de alvos também é uma variável importante a ser programada (Stokes & Baer, 1977). Desse modo, o treino deve envolver a exposição a uma variedade de características relacionadas ao alvo que está sendo ensinado. Se, por exemplo, o objetivo for ensinar uma criança a nomear um estímulo (Tato[1]), deve-se expor a criança a diversas imagens/exemplares desse estímulo. Outra possibilidade envolve ensinar vários estímulos com um mesmo atributo ou vários atributos para um mesmo estímulo, sobrepondo características (Goldstein, 1983). Por exemplo, um terapeuta pode brincar com blocos geométricos de interesse do cliente ensinando-o a nomear uma mesma forma geométrica com cores diferentes (p. ex., círculo vermelho e círculo azul) e formas diferentes com a mesma cor (p. ex., triângulo vermelho e quadrado vermelho).

Ensino Incidental

O termo "Ensino Incidental" (IT[2]) refere-se a uma situação de ensino que é selecionada pela criança. Dessa forma, ocorre uma "interação entre um adulto e uma criança em uma situação não estruturada, como a hora da brincadeira, e que é utilizada pelo adulto para transmitir informações ou ajudar a criança a praticar alguma habilidade" (Hart & Risley, 1975, p. 411).

Imagine um terapeuta numa sala de brinquedos com uma criança. Agora, imagine que essa criança dirige-se a um item e puxa a mão do terapeuta para ter acesso a ele. Antes do terapeuta responder ao comportamento da criança, ele precisará atentar a uma série de decisões que irão definir a condução do treino: (a) a situação serve para o IT?; se sim, (b) qual resposta-alvo deve ser apresentada pela criança?; e (c) que tipo de dica deverá ser utilizado para que a resposta-alvo seja emitida pela criança? (Hart & Risley, 1975).

Situações favoráveis para o IT envolvem contextos nos quais é adequada a emissão das respostas-alvo que estão em aquisição no curso do tratamento ou que já foram adquiridas. Uma vez identificada que a situação é adequada para o IT, o terapeuta deve definir qual habilidade será o alvo naquele contexto. O IT é muito utilizado para ensino de linguagem, porém habilidades sociais (p. ex., imitação), acadêmicas (p. ex., identificação de estímulos) ou de brincar (p. ex., troca de turno) também podem ser ensinadas nesse contexto.

Em relação ao tipo de dica a ser utilizado, o objetivo final é que a resposta seja emitida o mais próximo possível do contexto natural. Assim, o objetivo final é que apenas a presença do adulto e o seu contato visual sejam suficientes para evocar a habilidade-alvo na criança (Hart & Risley, 1975). Para isso, respostas cada vez mais próximas à topografia final desejada devem ser fortalecidas por meio do procedimento de modelagem. O terapeuta deve solicitar habilidades já presentes no repertório da criança e gradualmente modelar as respostas até a topografia final, utilizando uma hierarquia de dicas.

Dito isso, voltemos para a situação de interação citada anteriormente. Em uma situação de brincadeira, a criança direciona-se para um item de seu interesse puxando a mão do terapeuta em direção a um armário. O terapeuta abaixa-se na altura da criança e faz contato visual. Se a criança

[1] Operante verbal controlado por um estímulo antecedente não verbal e mantido por reforçamento social (Skinner, 1957). O Tato será descrito em detalhes no Capítulo 18.

[2] IT: traduzido do inglês *Incidental Teaching*.

responde com um pedido vocal, o terapeuta pega o item e entrega à criança. Se a criança não responde com um pedido vocal, o terapeuta dá o modelo, a criança repete o modelo e tem acesso ao item. Se a criança não for vocal, a resposta-alvo produzida com a ajuda do terapeuta poderá ser gestual ou por meio de algum sistema de comunicação alternativo, como o PECS[1]. A entrega do reforçador configura o final do episódio de IT.

Portanto, o IT compreende quatro passos (FENSKE et al., 2001):

- Passo 1: terapeuta espera pela iniciação da criança;
- Passo 2: terapeuta solicita uma resposta mais elaborada da criança;
- Passo 3: criança emite a resposta. Caso não emita, é utilizado procedimento de modelagem e o uso de dicas;
- Passo 4: terapeuta fornece o objeto/material que gerou a iniciação da criança.

No Passo 1, o terapeuta deve organizar o ambiente de maneira que se estabeleça uma operação motivacional para a iniciação da criança. Isso compreende dispor brinquedos e atividades de interesse da criança de maneira que estejam visíveis, mas fora de seu alcance sem o suporte ou assistência de outra pessoa (Dufeck & Schereibman, 2014; Schereibman *et al.*, 2015). Pode envolver também o uso de certos reforçadores apenas em contexto de terapia ou a privação de outros reforçadores por algumas horas ou dias, a fim de se estabelecer uma operação motivacional para o uso desses itens no contexto de ensino incidental.

No Passo 2, após a iniciação da criança, o terapeuta solicita a resposta que deverá ser o alvo do treino. Essa solicitação deve ser feita por meio de dicas. O terapeuta pode começar com uma dica menos intrusiva, como fazer contato visual com a criança e esperar. A depender da resposta da criança, o terapeuta continuará a introduzir dicas hierarquicamente mais intrusivas (Libby, Weiss, Bancroft, & Ahearn, 2008).

No Passo 3, se a criança responde à solicitação emitindo a resposta-alvo, é entregue o item ou liberada a atividade que iniciou a interação (Passo 4). Se a criança não responde, o terapeuta pode avançar gradualmente na hierarquia de dicas perguntando: "O que você quer?" até dar o modelo completo para que a criança repita o que quer: "Diga: quero Bola". A hierarquia de dicas utilizada pelo terapeuta dependerá do repertório da criança e da sua história de aprendizagem (Coon & Miguel, 2012; Fenske *et al.*, 2001; Cowan *et al.*, 2023).

No Passo 4, ocorre o encerramento do episódio de IT com o acesso ao item ou brincadeira de interesse da criança.

É fundamental que o treino seja iniciado a partir das escolhas da criança. As solicitações de resposta-alvo do terapeuta devem ser breves, utilizar amplamente as habilidades que a criança já possui e inserir gradualmente habilidades novas para que o treino seja produtivo. Se a atividade preferida for interrompida muitas vezes, por muito tempo, dificultando o acesso ao reforçador, a chance de aquisição e manutenção da habilidade treinada diminui e a criança perde o interesse pelo item ou atividade (FoveL, 2002).

Considerando tudo que foi discutido até agora, vejamos a interação descrita a seguir.

---

[1] PECS: Sistema de Comunicação por Trocas de Figuras, sigla que em inglês significa: Picture Exchange Communication System.

Situação exemplo

Esse exemplo se passa em uma sala de brincar, no intervalo da sessão estruturada. Na sala de brincar há vários jogos à vista, inclusive o jogo de boliche que o cliente adora e há dois dias não brinca com ele. O jogo está em uma estante em uma altura que o cliente não alcança, mas consegue visualizá-lo claramente. Terapeuta e cliente chegam à sala.

C[1]: Se dirige à estante e estica o braço.

T: Abaixa na altura do cliente e faz contato visual.

C: Diz: "Boliche"

T: "Quero Jogo de Boliche"

C: "Quero o jogo de boliche."

T: "Vamos brincar de boliche?"

C: Repete: "Vamos brincar de boliche?"

T: "Vamos!" e entrega o jogo ao cliente e ambos sentam-se no chão.

C: Arruma os pinos.

T: "Muito bem!, está ótimo! Você quer as bolinhas de que cor?"

C: "Vermelha."

T: Entrega uma bola vermelha ao cliente, aproxima a caixa e diz: "Pegue as iguais!"

C: Pega todas as bolinhas vermelhas.

T: "Me dá a bolinha preta?"

C: Escolhe e entrega a bolinha preta.

T: "Obrigada! Pega outra bolinha pra mim?"

C: Vai em direção à caixa para pegar a bola.

T: Bloqueia sutilmente o cliente e dá a dica ecóica: "Qual?"

C: Repete: "Qual?"

T: A verde.

C: Pega uma bola verde e entrega ao terapeuta.

T: "Obrigada! Quantas bolinhas você tem?"

C: "1, 2, 3, 4 e 5!"

T: "Boa!! Também tenho 5, vamos começar? Sua vez, joga a bolinha!"

C: Joga e derruba dois pinos.

T: "Que legal! Quantos pinos você derrubou? Conta!"

C: "1, 2!"

T: "Muito bem! Minha vez!"

C: Espera a vez.

---

[1] C: Cliente. T: Terapeuta

T: Joga e derruba 3 pinos, diz: "Oba! Derrubei 3 pinos! Sua vez!"

C: Joga e derruba todos os pinos.

T: "Strikee!"

C: Pega todos os pinos, arruma novamente e pega a bola para jogar.

T: Sutilmente segura a bola e faz contato visual.

C: "Quero jogar de novo."

T: "Vamos jogar de novo?"

C: Repete: "Vamos jogar de novo?"

T: Entrega a bola e reiniciam a brincadeira.

Agora, vamos analisar, mais detalhadamente, a situação de brincadeira exemplificada e as habilidades ensinadas com Ensino Incidental no Quadro 1 a seguir.

Quadro 1. Análise das habilidades ensinadas no exemplo de ensino incidental descrito

Interação	Habilidade Treinada	Procedimento
Cliente: Se dirige à estante e estica o braço. Terapeuta: Abaixa na altura do cliente e faz contato visual. Cliente diz: "Boliche" Terapeuta diz: "Quero Jogo de Boliche" Cliente repete: "Quero Jogo de Boliche" Terapeuta pega o jogo, entrega ao cliente e ambos se sentam no chão. O cliente arruma os pinos.	• Mando (pedido) com sentença aumentada	• Dica Ecoica
Terapeuta diz: "Muito bem! Está ótimo! Você quer as bolinhas de que cor?" Cliente diz: Vermelha. Terapeuta entrega uma bola vermelha ao cliente, aproxima a caixa e diz: "Pegue as iguais!" Cliente pega todas as bolinhas vermelhas.	• Intraverbal[1]. • Selecionar estímulos idênticos.	• Terapeuta dá Sd verbal (Pergunta). • Dica Gestual/Treino de Identidade entre Estímulos.
Terapeuta diz: "Me dá a bolinha preta?" e aponta para a bola preta. Cliente escolhe e entrega. Terapeuta diz: "Obrigada! Pega outra bolinha pra mim?" Cliente vai na caixa para pegar a bola. Terapeuta bloqueia sutilmente o cliente e dá a dica ecoica: "Qual?" Cliente repete: "Qual?" Terapeuta diz: "A verde." Cliente pega a verde e entrega ao terapeuta.	• Identificação de Cores • Seguir Instruções • Mando por Informação	• Dica Gestual/ Treino Discriminação Auditivo- Visual • Terapeuta dá Sd verbal (Instrução)/ Treino Seguimento de Instrução. • Dica Ecoica/Treino de Fazer Perguntas.

[1] Operante verbal que ocorre sob controle de um antecedente verbal e mantido por reforçamento social. (SKINNER, 1957). O intraverbal será descrito detalhadamente no Capítulo 18.

Interação	Habilidade Treinada	Procedimento
Terapeuta diz: "Obrigada! Quantas bolinhas você tem?" Cliente conta em voz alta: "1, 2, 3, 4 e 5!" Terapeuta diz: "Boa!! Também tenho 5, vamos começar? Sua vez, joga a bolinha!" Cliente joga e derruba dois pinos. Terapeuta comemora: "Que legal! Quantos pinos você derrubou? Conta!" Cliente conta: "1, 2!" Terapeuta diz: "Muito bem! Minha vez!" Cliente espera a vez enquanto terapeuta conta os seus pinos.	• Contar (Intraverbal) • Trocar de Turno	• Terapeuta dá Sd Verbal/Treino de Contar Intraverbal • Terapeuta dá Sd Verbal (Instrução: "Minha vez/sua vez")/Treino de Troca de Turno
Terapeuta joga, derruba 3 pinos e diz: "Oba! Derrubei 3 pinos! Sua Vez! Cliente joga e derruba todos os pinos. Terapeuta e cliente comemoram. Cliente pega todos os pinos, arruma novamente e pega a bola para jogar. Terapeuta sutilmente segura a bola e faz contato visual. Cliente diz: "Quero jogar de novo." Terapeuta dá o modelo: "Vamos jogar de novo?" Cliente repete: "Vamos jogar de novo?"	• Mando (pedido) com sentença aumentada. • Trocar de Turno	• Dica Ecoica • Terapeuta dá Sd Verbal (Instrução: "Minha vez/sua vez")/Treino de Troca de Turno • Modelagem de Mando.

Fonte: Elaborado pela autora

Como pode ser observado, em uma situação simples de brincadeira, muitas habilidades podem ser ensinadas e fortalecidas. Em comparação com o DTT, a principal vantagem do IT é o fato do treino ser guiado pela motivação da criança. Isso diminui a probabilidade de ocorrerem birras e outros comportamentos interferentes durante a sessão. Além disso, o uso do contexto ambiental imediato reduz a necessidade de se programar a generalização, já que o treino é conduzido no ambiente natural da criança. Isso favorece a emissão de respostas mais espontâneas e permite ao terapeuta acrescentar novas habilidades de ensino àquelas já aprendidas de maneira que elas se relacionem naquele contexto (Dufeck & Schreibman, 2014; Fovel, 2002; Leblanc et al., 2006; Schreibman et al., 2015).

A principal desvantagem do IT é que o treino da equipe para condução do ensino torna-se mais complexo, pois exige habilidades sofisticadas por parte dos pais/terapeutas e não há um *script* planejado para o aplicador, como no DTT. Isso porque é necessário que o terapeuta domine os princípios e procedimentos de ensino da Análise do Comportamento para que possa fazer tanto as análises funcionais adequadas, identificando no contexto imediato da criança oportunidades de ensino, quanto selecionar o melhor procedimento para conduzir a emissão adequada das respostas-alvo naquele momento.

Outra desvantagem do IT é que a quantidade de tentativas de treino e os tipos de atividades são limitadas ao interesse da criança no ambiente natural e isso pode ocasionar poucas oportunidades de ensino ao longo do tempo, o que pode não ser suficiente para a aprendizagem das habilidades-alvo (Dufeck & Scheibman, 2014; Fenske et al., 2001; Leblanc et al., 2006; Schereibman et al., 2015).

Para uma melhor comparação, diferentes aspectos gerais relacionados aos dois tipos de ensino (DTT e IT) podem ser observados no Quadro 2 a seguir.

Quadro 2. Comparação entre o DTT e o TI

Ensino por Tentativas Discretas (DTT)	Ensino Incidental (IT)
Estímulos	
• Escolhidos pelo terapeuta. • Repetidos até critério.	• Escolhidos pela criança. • Variados. • Funcionais em diversos ambientes.
Interação	
• Iniciada pelo terapeuta. • Repetida até critério. • Detalhadamente descrita para a equipe (*script*).	• Iniciada pela criança. • Variadas. • Sem *script* fixo, mas há orientações gerais.
Resposta	
• A resposta correta ou sucessivas aproximações são reforçadas (arbitrária e especificamente).	• Contingência mais "frouxa" de maneira que tentativas de responder também são reforçadas, embora um critério de desempenho seja preestabelecido.
Consequência	
• Reforçadores primários e arbitrários são pareados com reforçadores sociais.	• Reforçadores naturais são pareados com reforçadores sociais (p. ex., oportunidade de brincar com um item).
Treino	
• Conduzido de forma altamente específica e estruturada. • Comum a apresentação de comportamentos disruptivos no início do treino.	• Foco no interesse imediato da criança em atividades como guia para instrução. • A criança exibe menos comportamentos disruptivos.

Fonte: Adaptado de Sundberg e Partington (1998)

Considerações finais

Considerando a complexidade da intervenção proposta pela ABA às mais diversas condições de desenvolvimento, é fundamental que as habilidades sejam desenvolvidas tanto em contexto estruturado, quanto em ambiente natural. Dessa forma, é importante organizar a intervenção de maneira que estratégias de Ensino Naturalísticas sejam combinadas tanto ao Ensino por Tentativas Discretas, quanto a outras estratégias de ensino para maximizar a aquisição, a manutenção e a generalização do repertório-alvo (Leblanc et al., 2006; Partington & Sundberg, 1998; Sundberg, 2008).

Referências

ANDERY, M. A.;SÉRIO, T. M. (2009). Reforçamento extrínseco e intrínseco. In: ANDERY, M. A.; MICHELETTO, N.; SÉRIO, T. M. (Eds.). *Comportamento e causalidade*. São Paulo, SP: Pontifícia Universidade Católica, 2009. p. 10-14.

BOSCH, S.;FUQUA, R. W. Behavioral cusps: A model for selecting target behaviors. *Journal of Applied Behavior Analysis, 34,* 2001. p. 123–125.

COON, J. T.;MIGUEL, C. F. The role of increased exposure to transfer-of-stimulus-control procedures on the acquisition of intraverbal behavior. *Journal of Applied Behavior Analysis, 45,* 2012. p. 657–666.

COWAN, L. S., LERMAN, D. C., BERDEAUX, K. L., PRELL, A. H., & CHEN, N. (2023). A decision-making tool for evaluating and selecting prompting strategies. *Behavior Analysis in Practice, 16*(2), 459-474.

DELEON, I. G.;IWATA, B. A. Evaluation of a multiple-stimulus presentation format for assessing reinforcer preferences. *Journal of Applied Behavior Analysis, 29,* 1996. p. 519–533.

DUFECK, S.;SCHREIBMAN, L. Natural environment training. In: TARBOX, J.; et al. (Eds.), *Handbook of early intervention for Autism Spectrum Disorders*: Research, police and. New York, NY: Springer, 2014. p. 325-338.

FENSKE, E. C.;KRANTZ, P. J.;MCCLANNAHAN, L. E. Incidental teaching: A not-discrete-trial teaching procedure. In: MAURICE, C.; GREEN, G.; FOXX, R. M. (Eds.). *Making a difference*: Behavioral intervention for autism. Austin, TX: Pro-ed, 2001. p. 75-82

FERSTER, C. B.;CULBERTSON, S.;PERROT-BOREN, M.C. *Princípios do comportamento*. São Paulo, SP: Hucitec – USP, 1982. (Trabalho original publicado em 1968) (SILVA, M. I. R., Trad.).

FOVEL, J. T. *The ABA program companion*. New York, NY: DRL Books, 2002.

GOLDSTEIN, H. Training generative repertoires within agent-action-object miniature linguistic systems with children. *Journal of Speech and Hearing Research, 26,* 1983. p. 76–89.

HART, B. M.;RISLEY, T. R. Establishing use of descriptive adjectives in the spontaneous speech of disadvantaged preschool children. *Journal of Applied Behavior Analysis, 1,* 1968. p. 109–120.

HART, B. M.;RISLEY, T. R. Using preschool materials to modify the language of disadvantaged children. *Journal of Applied Behavior Analysis, 7,* 1974 p. 243–256.

HART, B. M.;RISLEY, T. R. Incidental teaching of language in the preschool. *Journal of Applied Behavior Analysis, 8,* 1975. p. 411–420.

LARAWAY, S. et al. Motivating operations and terms to describe them: Some further refinements. *Journal of Applied Behavior Analysis, 36,* 42003. p. 7–414.

LEBLANC, L. A. et al. Behavioral language interventions for children with autism: Comparing applied verbal behavior and naturalistic teaching approaches. *The Analysis of Verbal Behavior, 22,* 2006. p. 49–60.

LIBBY, M. E. et al. A comparison of most-to-least and least-to-most prompting on the acquisition of solitary play skills. *Behavior Analysis in Practice,* 1, 2008. p. 37–43.

LOVAAS, O. I. Behavioral treatment and normal educational and intellectual functioning in young autistic children. *Journal of Consulting and Clinical Psychology, 55,* 1987. p. 3-9.

MARTIN, G.;PEAR, J. *Modificação de Comportamento:* O que é e como fazer. São Paulo, SP: Rocca, 2009. (Trabalho original publicado em 1992). (AGUIRRE, N. Trad.)

PARTINGTON, J. W.;SUNDBERG, M. L. *Assessment of basic language and learning skills. (The ABLLS): An assessment for language delayed students.* Pleasant Hill, CA: Behavior Analysts, Inc, 1998.

ROSALES-RUIZ, J.;BAER, D. M. Behavioral cusps: A developmental and pragmatic concept for behavior analysis. *Journal of Applied Behavior Analysis, 30,* 1997. p. 533–544.

SCHREIBMAN, L. et al. Naturalistic developmental behavioral interventions: Empirically validated treatments for Autism Spectrum Disorder. *Journal of Autism and Developmental Disorders, 45,* 2015. p. 2411-2428.

SKINNER, B. F. *Science and Human Behavior.* New York, NY: Macmillan, 1953.

SKINNER, B. F. *Verbal Behavior.* New York, NY: Appleton-Century-Crofts, 1957.

SMITH, T. Discrete trial training in the treatment of autism. *Focus on Autism and Other Developmental Disabilities, 16,* 2001. p. 86-92.

SUNDBERG, M. L. *Verbal behavior milestones assessment and placement program:* The VB-MAPP. Concord, CA: AVB Press, 2008.

SUNDBERG, M. L., & PARTINGTON, J. W. *Teaching language to children with autism or other developmental disabilities.* Pleasant Hill: Behavior Analysts, Inc, 1998.

STOKES, T. F.;BAER, D. M. An implicit technology of generalization. *Journal of Applied Behavior Analysis, 10,* 1977. p. 349-367.

SEÇÃO IV
INTERVENÇÕES ESPECÍFICAS

CAPÍTULO 14

ESTRATÉGIAS ANALÍTICO-COMPORTAMENTAIS PARA O TRATAMENTO DE COMPORTAMENTOS AGRESSIVOS SEVEROS

Thomas S. Higbee, PH.D., BCBA-D, LBA

Utah State University

Azure J. Pellegrino, M.S., BCBA, LBA

California State University, Fresno

Dr. Rafael Augusto Silva

Grupo Método Ensino e Pesquisa

Introdução

Conforme discutido nos capítulos anteriores, muitos indivíduos com Transtorno do Espectro do Autismo (TEA) exibem comportamentos que representam riscos a si mesmos ou a outros em algum momento de suas vidas (Edelson, 2022). Hoje, comumente nomeados como comportamentos interferentes, esses comportamentos ocorrem e permanecem no repertório da pessoa por motivos e períodos distintos (Matson & Rivet, 2008). A forma, a severidade e o tipo de prejuízo também variam (Matson & Rivet, 2008). Por exemplo, estereotipias podem interferir na aquisição de habilidades ou serem estigmatizantes em determinadas comunidades. Agressões a si mesmo ou a outros podem causar desde hematomas até danos permanentes à saúde. A ingestão de substâncias não nutritivas pode causar desde enjoos até a morte, quando tóxicas ou devido à asfixia. Sair de casa ou se afastar, sem o monitoramento de um responsável, pode acarretar desde desorientação até atropelamento ou afogamento.

Comportamentos interferentes podem se desenvolver devido à dificuldade que alguns indivíduos com TEA têm em satisfazer suas vontades e necessidades básicas por meio da linguagem. A ausência de uma forma de comunicação eficiente (por meio da fala, escrita, formas alternativas como gestos, troca de figuras ou aplicativos) permite a interferência de comportamentos que poderão assumir o lugar da comunicação no repertório do indivíduo. Por exemplo, se uma criança não possui habilidades de comunicação para requisitar sua saída de um ambiente barulhento que a incomoda, ela poderá gritar e chorar a ponto de ser retirada do local. A eliminação da estimulação aversiva, o barulho, é a consequência que irá reforçar o grito e o choro, tornando-os mais prováveis em situações semelhantes no futuro. Comportamentos interferentes são fortalecidos durante as interações típicas do dia a dia e podem se tornar a forma pela qual o indivíduo obtém acesso à atenção, itens preferidos e evita ou remove estimulações aversivas. Em alguns casos, essas consequências podem selecionar formas agressivas do comportamento interferente, por vezes, em suas formas mais severas.

O primeiro passo no tratamento de um comportamento agressivo severo (ou de outros comportamentos interferentes) é a identificação de suas causas ambientais, ou seja, da "função" do comportamento. Nos Capítulos 9 e 10 deste livro, os autores aprofundaram-se na descrição do processo de identificação da função do comportamento, conhecido como "avaliação funcional". No entanto, uma revisão rápida desse processo nos ajudará a relembrar a importância de determinar a função comportamental antes da escolha de uma intervenção para um comportamento agressivo severo.

O objetivo da avaliação funcional é determinar os eventos ambientais que causam ou contribuem para a ocorrência de comportamentos agressivos. Esses eventos incluem os estímulos antecedentes, incluindo as operações motivadoras, e as consequências reforçadoras. Portanto, identificar a função do comportamento agressivo significa ter clareza sobre a contingência de reforçamento que o mantém. Décadas de pesquisa têm identificado as funções mais comuns dos comportamentos interferentes, sejam estes agressivos ou não, relacionando-os à falta de habilidades de comunicação (Beavers et al., 2013; Melanson & Fahmie, 2023). Dados recentes mostram que 25% desses comportamentos têm a função de eliminar estímulos aversivos (e.g., tarefas, barulho), 12,5% obter itens tangíveis e 9,1% obter atenção (Melanson & Fahmie, 2023). Em cerca de 17% dos casos, os comportamentos interferentes têm a função de acessar consequências não mediadas socialmente, como alterações sensoriais, conhecidas como reforçamento automático (Melanson & Fahmie, 2023). O conhecimento dos antecedentes e das consequências reforçadoras que afetam a probabilidade de ocorrência de um comportamento agressivo informa diretamente o desenvolvimento de tratamentos eficazes. Assim, a informação sobre a função do comportamento é usada para reduzir o comportamento agressivo, auxiliando o indivíduo a obter ou acessar o mesmo reforçador de maneira socialmente aceitável.

Imagine um indivíduo com TEA que frequentemente grita e puxa o próprio cabelo em atividades em grupo na escola. Se o processo de avaliação funcional indicar que a função é chamar a atenção do professor e de outros alunos, o tratamento adequado envolveria reforçar respostas alternativas, socialmente adequadas, para a obtenção de atenção. Por exemplo, chamar as pessoas com um toque no ombro ou pelo nome e levantar a mão para fazer perguntas ou comentários. Agora, suponha que a avaliação funcional indique que gritar e puxar os cabelos têm a função de eliminar situações aversivas, como o barulho do grupo ou as atividades acadêmicas. Da mesma forma, um tratamento apropriado envolveria reforçar respostas alternativas, como pedir para sair do local ou solicitar um descanso, permitindo que o indivíduo escape e evite situações aversivas por meio de respostas de comunicação socialmente aceitáveis.

Imagine que o professor não conhece a função dos comportamentos de gritar e puxar os cabelos como sendo a de eliminar situações aversivas. Sem conhecer a função, o professor poderia, ao ouvir os gritos e ver o puxão de cabelo, pedir que o aluno saísse da sala para evitar atrapalhar os colegas. Gritar e puxar o cabelo dos outros produziria a eliminação da situação aversiva e, portanto, seria reforçado negativamente. Note que não identificar previamente a função pode, por vezes, levar a tratamentos que fortalecerão os comportamentos agressivos, inclusive em formas cada vez mais severas.

Como descrito no Capítulo 9, existem múltiplos métodos para formular hipóteses sobre a função de um comportamento, incluindo entrevistas com cuidadores e observação direta do comportamento com registros narrativos ou estruturados em contexto natural. Apesar desses procedimentos serem mais utilizados na prática clínica (Oliver et al., 2015), apenas o rigor metodológico das manipulações experimentais de uma análise funcional possui evidência para confirmar hipóteses sobre a função de comportamentos interferentes. Então, estudos têm avançado para tornar a análise funcional mais prática, breve e segura, mantendo sua eficácia (Saini et al., 2020).

Para tratar comportamentos agressivos severos, é necessário utilizar a análise funcional para selecionar o tratamento com maior chance de sucesso. Muitos avanços foram feitos a partir dos dados da análise funcional para tratar os comportamentos agressivos, por vezes mais graves, como os autolesivos mantidos por reforçamento automático. Hagopian et al. (2015), inclusive, sugeriram uma classificação desses comportamentos mantidos por reforçamento automático em três subtipos, buscando auxiliar profissionais na seleção de tratamentos. Os subtipos foram descritos com base na diferenciação das respostas nas condições de não interação e de controle de uma análise funcional, juntamente com a presença (ou ausência) de autocontenção (p. ex., colocar ambos os braços sob a camisa ou sentar-se sobre as mãos para evitar o auto lesivo) (Fisher & Iwata, 1996). O Subtipo 1 se caracteriza por níveis altos de comportamento autolesivo na condição de não interação e baixos na condição de controle (alta diferenciação entre as condições). O Subtipo 2 é caracterizado por níveis altos de comportamento autolesivo em todas as condições (indiferenciação). O Subtipo 3 se caracteriza pela presença de altos níveis de comportamentos de auto contenção durante as condições da análise funcional.

Essa classificação se mostrou preditiva em relação à eficácia de tratamentos que reduziram até 80% do autolesivo mantido por reforço automático em relação aos níveis iniciais. Por exemplo, tratamentos apenas com reforço foram eficazes para 75% e 84% dos casos classificados como Subtipo 1 e mantidos por consequências sociais, respectivamente. Em contraste, tratamentos apenas com reforço não foram eficazes para nenhum dos casos classificados como Subtipo 2 e 3. Para estes, a redução dos comportamentos autolesivos só ocorreu com pacotes de intervenção mais restritivos (descritos ao final deste capítulo), como o uso de equipamentos individuais de proteção, órteses ou procedimentos emergenciais de intervenção física (Hagopian et al., 2015, 2017).

Ainda na fase de avaliação de comportamentos agressivos, outro procedimento relacionado à previsão de tratamentos eficazes é a avaliação de estímulos competitivos (do inglês, *competing stimulus assessment* ou CSA) (Haddock & Hagopian, 2020). Embora tenha evoluído das avaliações de preferência, a CSA é designada para identificar estímulos associados à redução de comportamentos agressivos, como resultado da competição ou substituição de reforçadores (Piazza et al., 1998). O procedimento consiste em uma série de condições repetidas de controle e de teste, nas quais o comportamento agressivo é mensurado. Na condição de controle, nenhum estímulo (geralmente brinquedos ou itens sensoriais) é disponibilizado para o indivíduo, apenas o comportamento agressivo é mensurado. Nas sessões de teste, um único estímulo por sessão é disponibilizado para o indivíduo interagir livremente, mensurando de modo concorrente os comportamentos agressivos e o engajamento com o estímulo. São considerados altamente competitivos os estímulos associados à redução de 80% dos níveis de comportamento na comparação entre as condições de controle e testes (Haddock & Hagopian, 2020). Apesar de mais usada no tratamento de comportamentos interferentes mantidos por reforço automático, como estereotipias, pica e comportamentos agressivos autolesivos, a CSA para encontrar estímulos altamente competitivos também já foi utilizada para a redução de comportamentos com funções comunicativas, como fuga de demandas e acesso à atenção (Haddock & Hagopian, 2020). Frequentemente, os estímulos altamente competitivos são disponibilizados livremente para o indivíduo ao longo do tempo, para prevenir comportamentos agressivos, como no procedimento de reforçamento não contingente descrito entre as estratégias antecedentes neste capítulo.

Antes de apresentar tratamentos antecedentes e estratégias de reforçamento diferencial, que serão o foco deste capítulo, é importante ressaltar que boa parte dos comportamentos agressivos possuem função comunicativa. Assim, a maioria dos planos de intervenção comportamental incluirá treinos de comunicação funcional (do inglês, *functional communication training* ou FCT) para ensinar ao indivíduo uma maneira alternativa de conseguir o acesso a estímulos preferidos ou fugir/evitar estimulação aversiva. O FCT é uma intervenção baseada em evidências fundamental para o tratamento de comportamento agressivo severo e está discutido em detalhes no Capítulo 19. Aqui, apresentaremos intervenções que podem ser usadas para incrementar uma intervenção de FCT, como intervenções antecedentes que diminuem a motivação do indivíduo para se engajar em comportamentos agressivos e estratégias de reforçamento diferencial.

Estratégias antecedentes para prevenir comportamentos agressivos

Reforçamento não contingente

Reforçamento não contingente (do inglês, *non-contingent reinforcement* ou NCR) é uma das intervenções mais comuns, com amplo suporte empírico, entre os tratamentos baseados na função do comportamento agressivo (Matson et al., 2011; Phillips et al., 2017). O NCR é um procedimento baseado na função do comportamento em que o reforçador do comportamento agressivo é fornecido de acordo com a passagem do tempo, independentemente do que o indivíduo esteja fazendo. Por exemplo, se o gritar de um aluno é mantido pela atenção da professora, o NCR pode ser fornecido ao aluno na forma de atenção da professora de acordo com um esquema de tempo fixo ou variável, não importando o que o aluno esteja fazendo no momento. O NCR tem demonstrado produzir menos comportamentos agressivos induzidos por extinção (p.ex., agressão física) do que outros tratamentos porque o indivíduo continua a receber acesso ao reforçador funcional.

O NCR é eficaz na redução de comportamentos agressivos porque ele altera a motivação do indivíduo em se engajar nesses comportamentos (ou seja, cria uma operação motivadora abolidora) e coloca, efetivamente, o comportamento agressivo em extinção por meio da ruptura da relação funcional entre o comportamento e as suas consequências características.

O NCR tem demonstrado ser um procedimento tão eficaz em reduzir comportamento agressivo como o procedimento conhecido como reforçamento diferencial de outros comportamentos (do inglês, *differential reinforcement of other behaviors* ou DRO) (Goetz, Holmberg, & LeBlanc, 1975; Vollmer et al., 1993). Essa característica, combinada à facilidade de implementação (ou seja, implementadores simplesmente apresentam o reforçador de acordo com a passagem do tempo, ao invés de ter que observar, durante um intervalo inteiro, se o comportamento agressivo ocorreu ou não para assim apresentar o reforçador), faz do NCR uma intervenção particularmente útil para profissionais.

O NCR já foi utilizado para diminuir comportamentos agressivos mantidos por atenção em crianças com TEA em ambientes de intervenção que ocorrem após o período escolar (Noel & Getch, 2016) e com idosos em casas de repouso (Yury, 2013). Embora o tipo de comportamento agressivo e a população alvo desses estudos terem sido diferentes, existem algumas similaridades entre esses dois estudos. Primeiro, os cuidadores (que em ambos os estudos tinham um nível similar de escolaridade) implementaram a intervenção com relativamente pouco treino e demonstraram altos níveis de fidelidade de implementação do tratamento. Segundo, o NCR foi similar em ambos os estudos: comentários positivos e curtos dirigidos aos participantes. Finalmente, a intervenção demonstrou ser economicamente viável, o que é muito importante para ambientes em que há intervenções que ocorrem após o período escolar e para clientes geriátricos que muitas vezes carecem de recursos financeiros.

O uso do NCR também tem se mostrado efetivo para o tratamento de comportamentos interferentes mantidos por reforçamento automático. DeRosa et al. (2016) reduziram um transtorno de ruminação mantido por reforçamento automático utilizando NCR com itens comestíveis preferidos combinado com um procedimento baseado em punição (cobrir os olhos do participante), os quais eram apresentados contingente à ruminação. Saini et al. (2016) reduziram o comportamento de pica em crianças com atrasos no desenvolvimento usando NCR com itens comestíveis preferidos e bloqueio de resposta de pica. Roscoe, Iwata e Zhol (2013) também utilizaram NCR e bloqueio de resposta para reduzir o comportamento de colocar a mão na boca mantido por reforçamento automático em indivíduos com deficiência. Os pesquisadores também descobriram que o NCR sozinho ou que o NCR combinado com reforçamento diferencial de comportamento alternativo (do inglês, *differential reinforcement of alternative behavior* ou DRA) foram mais eficazes em reduzir o comportamento de colocar a mão na boca em alguns participantes.

Para o tratamento de comportamentos agressivos autolesivos mantidos por reforçamento automático do Subtipo 1, o NCR com estímulos altamente competitivos, selecionados por uma CSA, tem se mostrado efetivo (Rooker et al., 2018). Para os Subtipos 2 e 3, os efeitos de redução do NCR no comportamento auto lesivo só ocorrem quando somados à utilização de estratégias como guiar fisicamente o indivíduo para interagir com o estímulo, bloquear tentativas de auto lesivo ou vestir equipamentos de proteção no indivíduo de modo não contingente (Frank-Crawford et al., 2023; Hagopian et al., 2020).

O NCR também pode ser implementado para comportamentos agressivos com múltiplas funções, contanto que todas as funções sejam abordadas na apresentação do NCR. Por exemplo, Falcomata e Gainey (2014) incluíram atenção e a apresentação de itens preferidos para reduzir o comportamento agressivo mantido por atenção e por tangíveis de uma garota com TEA.

Orientações para utilizar o NCR

1. Sempre que possível, use o reforçador funcional identificado como aquele que mantém o comportamento interferente.

2. O esquema de apresentação do NCR deve ser igual ou maior (mais rico) do que o esquema de reforçamento observado em contexto natural do comportamento interferente. Um método utilizado para determinar o esquema de reforçamento inicial é por meio do cálculo da média do tempo-entre-respostas das ocorrências de comportamentos interferentes e, a partir da média, escolher um esquema que proporcione ao indivíduo o acesso mais frequente ao reforçador funcional.

3. A maioria das intervenções com NCR que obtém sucesso requer um esquema de reforçamento muito denso (rico) que mais tarde pode ser empobrecido de forma sistemática.

4. Não existem estudos suficientes para sugerir se tempo-fixo é uma forma mais eficaz do que tempo-variável para a implementação de NCR. O profissional pode testar ambos os procedimentos para verificar o mais eficaz para um determinado cliente.

5. O NCR com estímulos altamente competitivos (selecionados em um CSA) é mais efetivo para comportamentos auto lesivos mantidos por reforçamento do Subtipo 1.

6. No geral, o NCR tem sido amplamente utilizado como uma intervenção a curto prazo. Dessa maneira, é importante usar o NCR em combinação com outras intervenções comportamentais delineadas para aumentar comportamentos considerados socialmente mais aceitáveis. O NCR é uma maneira eficaz de diminuir as taxas de comportamento interferente para que outras intervenções possam ser usadas (p. ex., FCT) e assim produzir resultados a longo-prazo.

Enriquecimento ambiental

Enriquecimento ambiental (do inglês, *environmental enrichment* ou EE) é uma técnica de intervenção desenvolvida para reduzir comportamentos interferentes mantidos por reforçamento automático. A lógica por trás do EE é prover o acesso contínuo e não contingente a objetos que fornecem estimulação similar à consequência sensorial considerada aquela que mantém o comportamento estereotipado. Porém, a literatura sobre a CSA tem demonstrado que estímulos altamente competitivos podem reduzir esses comportamentos mesmo quando não fornecem a estimulação sensorial similar à produzida pelo comportamento interferente (Haddock & Hagopian, 2020).

Ringhdahl e colaboradores (1997) investigaram os efeitos de EE sozinho, assim como de outras intervenções envolvendo reforçamento diferencial e de uma intervenção aversiva leve, sobre o comportamento autolesivo de três crianças com múltiplas deficiências. Embora a topografia do comportamento autolesivo fosse diferente para cada participante (p. ex., arranhar o rosto, bater a cabeça, morder as mãos etc.), todas tiveram resultados indiferenciados na análise funcional análoga, demonstrando, possivelmente, uma função automática dos comportamentos. Os pesquisadores então conduziram uma avaliação de preferência em operante livre, em que estímulos preferidos estavam disponíveis de forma não contingente e nenhuma instrução era dada aos participantes. Essa foi a fase de enriquecimento ambiental do estudo. Isso por si só resultou em altos níveis de manipulação dos itens e níveis próximos a zero de algumas (mas não de todas) das topografias autolesivas de dois participantes, e não houve redução significativa no comportamento autolesivo do terceiro participante nessa condição. Várias combinações de reforçamento diferencial (DRO para a ausência de autolesivos, DRA para o comportamento de tocar a mão do pesquisador), além de um procedimento de super-correção (ou seja, posicionar as mãos do participante no seu próprio colo por 10s contingente a uma topografia de autolesivo) foram implementadas. Os resultados mostraram que pacotes de intervenções diferentes foram mais eficazes para o restante das topografias de autolesivos (DRA sozinho; DRA e DRO; e EE e o procedimento de super-correção). Embora o estudo tenha produzido resultados idiossincráticos, ele demonstrou a possibilidade de o EE reduzir comportamento autolesivo por meio da avaliação de preferência em operante livre.

Watkins e Rapp (2014) continuaram a investigação do EE sozinho e como parte de um pacote de intervenção com cinco crianças com o diagnóstico de TEA, que apresentavam várias topografias de estereotipia motora e vocal e que, aparentemente, eram mantidas por reforçamento automático. Após a realização da análise funcional e de avaliações de preferência, os pesquisadores implementaram um delineamento de tratamentos alternados que incluía três condições: uma condição de não interação, que era idêntica à condição sozinho da análise funcional; uma condição de EE, que proporcionava o acesso contínuo e não contingente a itens altamente preferidos identificados por meio da avaliação de preferência; e uma condição EE mais custo de resposta, que era idêntica à condição EE, exceto que o item altamente preferido era removido pelo pesquisador por 15 s contingente à observação de estereotipias emitidas pelo participante. Os resultados demonstraram que não houve uma diferença perceptível entre as condições de não interação e EE, enquanto a condição EE mais custo de resposta produziu uma redução imediata na estereotipia de todos os participantes. Este estudo demonstrou o potencial do EE em um pacote de intervenção para reduzir estereotipias quando associado a um componente envolvendo custo de resposta.

Zawoyski et al. (2014) demonstraram o efeito de diversas formas de EE no comportamento de roer unhas em três crianças com desenvolvimento típico. Os pesquisadores compararam EE, incluindo itens preferidos que forneciam estimulação similar àquela considerada como a função automática de roer as unhas (p. ex., mastigar chicletes), e uma condição de EE que incluía itens preferidos que não forneciam a estimulação similar àquela considerada como a função automática de roer as unhas (p. ex., assistir à televisão). Para esses participantes, o comportamento de roer as unhas reduziu em ambas as condições, sem uma clara diferenciação entre as duas.

Orientações para utilizar o Enriquecimento Ambiental (EE)

1. Realizar uma CSA para encontrar itens altamente competitivos para utilizar em intervenções de EE.

2. Combine o EE com outra intervenção comportamental eficaz para atingir a eficácia máxima.

Esvanecimento de instrução

Esvanecimento de instrução é uma técnica de intervenção usada para tratar comportamentos mantidos por fuga de instruções ou por fuga de um tipo específico de estimulação. O esvanecimento de instrução funciona por meio da redução da motivação de se engajar em comportamento agressivo para produzir a fuga da estimulação relevante (instruções acadêmicas, alimentos não preferidos etc.). Nesse procedimento, a estimulação aversiva que produz o comportamento mantido por fuga é temporariamente reduzida ou removida. Essa estimulação é então reintroduzida lentamente enquanto reforçamento positivo é fornecido para os comportamentos de seguir instruções e de se engajar em outros comportamentos positivos na presença da estimulação aversiva.

O esvanecimento de instrução foi recentemente usado para tratar a seletividade alimentar em jovens com deficiência. Knox et al. (2012) usaram o esvanecimento de instrução para aumentar o consumo alimentar de uma adolescente com TEA. Usando um delineamento experimental de mudança de critério, os pesquisadores implementaram esvanecimento de instrução, junto com dica verbal e apresentação de itens preferidos contingentes ao consumo da quantidade de comida estabelecida, para aumentar o consumo alimentar de uma média de 15% na linha de base, para 20%, 40%, 60%, 80% e 100%. Os autores relataram que a participante continuou a consumir as refeições completas durante as checagens de manutenção sete meses após a intervenção.

Penrod et al. (2012) trataram seletividade alimentar utilizando esvanecimento de instrução em duas crianças com TEA que não consumiam os alimentos que lhes eram apresentados durante a linha de base. Os pesquisadores dividiram o comportamento de morder os alimentos em passos menores e mais prováveis de serem realizados pelos participantes. Primeiro, o critério de reforçamento era alcançado se o participante equilibrasse o alimento em sua língua. Em seguida, o critério era alcançado se o participante mordesse o alimento, dividindo-o em dois pedaços, seguido de morder o alimento em vários pedaços, seguido de engolir os pequenos pedaços e, finalmente, se consumisse uma maior quantidade de alimentos com outros terapeutas.

O esvanecimento de instrução pode fazer parte de um pacote de intervenção que os pais podem implementar com sucesso e fidelidade. Najdowski et al. (2010) treinaram pais na implementação de um pacote de intervenção envolvendo esvanecimento de instrução, DRA e extinção de fuga para aumentar o consumo de alimentos de seus filhos pequenos. Os pais não somente implementaram a intervenção com fidelidade e seus filhos aumentaram seu consumo de alimentos, como também o consumo se manteve por até 12 semanas após a intervenção. Além disso, o consumo se generalizou para novos alimentos, comportamentos inapropriados durante as refeições diminuíram e os pais relataram um alto nível de satisfação com a intervenção.

Orientações para utilizar o esvanecimento de instrução

1. O esvanecimento de instrução vai funcionar somente se a fonte correta de estimulação aversiva for identificada. Tipicamente, uma avaliação funcional é necessária para identificar a fonte de estimulação aversiva.

2. É importante utilizar o esvanecimento de instrução em combinação com procedimentos que utilizam reforçamento positivo para aumentar comportamentos apropriados na presença de estimulação aversiva.

3. Não existe um guia padronizado que indica o quão rápido ou em qual quantidade se deve reintroduzir a estimulação aversiva. Profissionais precisam testar e fazer ajustes de acordo com o padrão de resposta do cliente.

Estratégias de reforçamento diferencial

Reforçamento diferencial é um termo abrangente que envolve reforçar uma classe de comportamento ou um comportamento específico. Geralmente, devido ao fato que somente certos comportamentos são reforçados, o reforçamento diferencial envolve a extinção de outros comportamentos. Por exemplo, uma professora pode reforçar diferencialmente o comportamento de erguer a mão de um aluno ao dizer o seu nome e lhe prover a oportunidade de falar somente quando ele erguer a mão e não dizer seu nome quando ele fala sem erguer a mão. Obviamente, isso seria eficaz apenas se ser chamado pela professora, uma forma de atenção, possuir um valor reforçador para o aluno.

Embora o reforçamento diferencial, tal como o nome sugere, envolva reforçamento, ele não é necessariamente baseado na função do comportamento. Ou seja, pode ser que não aborde diretamente a contingência responsável pela manutenção do comportamento interferente. O reforçamento diferencial tem sido utilizado desde o começo dos anos 1970 no tratamento de pessoas com desenvolvimento atípico, antes do desenvolvimento das avaliações e tratamentos baseados na função do comportamento. O reforçamento diferencial funciona por meio do efeito combinado da extinção e do reforçamento positivo. Apesar de o reforçador usado no procedimento de reforçamento diferencial não precisar ser o reforçador funcional do comportamento interferente, utilizar o reforçador baseado na função pode aumentar as chances de que o comportamento desejado se mantenha no contexto natural do indivíduo. Por exemplo, no caso do aluno descrito no parágrafo anterior, é possível que levantar a mão e esperar que um adulto lhe dê consentimento antes de falar seja reforçado em contextos fora da escola. Utilizar o reforçador funcional, atenção da professora, irá provavelmente contribuir para o sucesso da intervenção.

Embora diversas formas de reforçamento diferencial (p. ex., reforçamento diferencial de taxas baixas de comportamento, reforçamento diferencial de taxas altas de comportamento, reforçamento diferencial de comportamento incompatível etc.) serem descritas nos livros de análise do comportamento e em pesquisa básicas, existem poucas pesquisas aplicadas contemporâneas envolvendo a eficácia dessas intervenções. As duas intervenções envolvendo reforçamento diferencial mais usadas e pesquisadas são reforçamento diferencial de comportamento alternativo (DRA/FCT) e reforçamento diferencial de outros/taxa-zero de comportamento (DRO). Já que os procedimentos para a implementação de FCT estão descritos em detalhes no Capítulo 19 deste livro, nós focaremos nossa discussão no DRO.

Reforçamento Diferencial de Outros Comportamentos (DRO)

A forma mais comum de reforçamento diferencial é chamada de reforçamento diferencial de outros comportamentos ou de taxa-zero de comportamento (DRO). O DRO envolve o reforçamento de todo e qualquer comportamento, durante um período de tempo específico, que não seja o comportamento agressivo alvo. Por exemplo, se um aluno apresenta comportamento agressivo dirigido a seus colegas de sala, o uso de um esquema de DRO envolveria o reforçamento de qualquer outro comportamento após a passagem do intervalo de tempo almejado, desde que o comportamento agressivo não tenha ocorrido durante esse intervalo. Isso favorece que o tratamento seja implementado com fidelidade já que o implementador precisa detectar somente o comportamento agressivo alvo. Pesquisas recentes envolvendo DRO sozinho e em combinação com outros componentes reduziram com sucesso comportamentos interferentes em diferentes grupos de participantes e em diferentes contextos.

O DRO é normalmente implementado utilizando métodos baseados em intervalos. Depois que os dados de linha de base são coletados (p. ex., um aluno apresenta comportamento autolesivo numa média de uma vez a cada 6 minutos), o analista do comportamento desenvolve um esquema de reforçamento que envolve reforçar outros comportamentos após um intervalo menor do que 6 minutos (p. ex., a cada 5 minutos) sem comportamento autolesivo. Inicialmente, um intervalo mais curto é escolhido para aumentar a probabilidade de o indivíduo entrar em contato com o reforçamento por não ter apresentado o comportamento autolesivo. O esquema de intervalo é, então, empobrecido, conforme o indivíduo apresenta menos ocorrências do comportamento interferente alvo.

Uma limitação em potencial do DRO é que essa intervenção não ensina outros comportamentos mais apropriados que possam ser emitidos pelo indivíduo. Isso pode ser um problema para indivíduos que não possuem uma variedade de comportamentos sociais apropriados em seu repertório. Isso também pode representar um problema especialmente para indivíduos que apresentam vários outros tipos de comportamentos interferentes que não são abordados diretamente durante o procedimento de DRO. Por exemplo, uma professora implementa um DRO somente para o comportamento de agressão aos colegas. Se, conforme o intervalo transcorre, o aluno grita, destrói objetos e se despe, porém não se engaja em agressão aos colegas, o reforçamento será, mesmo assim, apresentado após o intervalo. Isso pode levar ao reforçamento acidental desses outros comportamentos interferentes.

Embora o DRO não precise necessariamente ser um tratamento baseado na função, reforçamento que corresponda à função do comportamento agressivo tem sido implementado com sucesso com pessoas com deficiência. Especificamente, comportamentos interferentes mantidos por reforço automático podem ser reduzidos com o uso de DRO que inclui reforçamento que proporciona estimulação similar àquela que mantém o comportamento interferente. Heffernan e Lyons (2016) utilizaram estimulação correspondente àquele que mantinha o comportamento interferente como parte de um DRO para reduzir o comportamento de roer as unhas mantido por reforçamento automático em uma criança com TEA. Os pesquisadores identificaram que a estimulação cinestésica relacionada à unha era o que mantinha o roer as unhas. Uma avaliação de preferência identificou que a estimulação obtida por meio do movimento dos dedos em alimentos secos tais como arroz, massas e cereais, correspondia à estimulação obtida com o roer as unhas. Os pesquisadores então implementaram um DRO, no qual a ausência do roer as unhas era reforçada com o acesso a esses alimentos secos. O DRO foi esvanecido de 20 segundos para 60 segundos, e a redução do comportamento de roer as unhas a níveis próximos a zero foi mantida durante uma checagem após 2 meses.

Embora muitos procedimentos de DRO sejam baseados em intervalos, há evidências para corroborar o uso do procedimento chamado DRO momentâneo (do inglês *momentary DRO*). No procedimento de DRO momentâneo, o reforçamento é disponibilizado contingente à ausência do comportamento interferente alvo no momento em que o intervalo acaba. Ou seja, em um DRO momentâneo fixo de 1 minuto, o reforçamento é disponibilizado se o comportamento interferente não estiver ocorrendo ao final do intervalo de 1 minuto, ao invés de não ocorrer durante todo o intervalo de 1 minuto. Toussaint e Tiger (2012) reduziram o comportamento de cutucar a pele em um adolescente com deficiências múltiplas utilizando um DRO momentâneo variável. Já que o indivíduo cutucava a pele quando outros não estavam presentes, as sessões foram conduzidas em uma sala onde somente o indivíduo estava presente, com os pesquisadores observando de uma outra sala as imagens captadas ao vivo por uma câmera. Um pesquisador entrava na sala no momento estabelecido pelo DRO e apresentava elogios e uma ficha se o indivíduo não estivesse cutucando a pele no momento em que o pesquisador entrava. O DRO momentâneo variável foi esvanecido, conforme o comportamento de cutucar a pele se reduziu a níveis próximos a zero.

O automonitoramento, ou seja, a observação e o registro do próprio comportamento, foi implementado após a redução do comportamento interferente por meio de DRO monitorado e implementado por alguém que não a pessoa alvo da intervenção. Isso pode ser particularmente importante para a manutenção de taxas baixas de comportamento interferente em contextos mais naturais em que o adulto pode não estar disponível para registrar e disponibilizar o reforçamento. Nuernberger et al. (2013) foram capazes de reduzir a tricotilomania de uma jovem com TEA utilizando um procedimento DRO e, mais tarde, foram capazes de esvanecer o intervalo de tempo do DRO, transferir a apresentação do reforçamento da forma de acesso direto aos itens favoritos para fichas que em um outro momento poderiam ser trocadas por itens preferidos e, finalmente, transferir a tarefa de coletar os dados e apresentar as fichas para a própria participante. A participante foi capaz de, com precisão, registar os dados e apresentar o reforçamento na ausência do comportamento de arrancar os cabelos. Semelhantemente, Tiger et al. (2009) eliminaram o comportamento de cutucar a pele em um jovem com TEA e foram capazes de transferir as tarefas de coletar os dados e de apresentar as fichas para o próprio jovem. A fase final desse estudo explora as possibilidades do que indivíduos para quem planejamos as intervenções podem fazer em condições semelhantes ao seu contexto natural.

Embora a incorporação de afirmações verbais ou de regras envolvendo as contingências do DRO possa levar a uma maior redução do comportamento interferente em alguns indivíduos (Watts et al., 2013), os indivíduos para quem um DRO é implementado não precisam ser capazes de recitar verbalmente ou tomar conhecimento da contingência do DRO para que esse seja eficaz. Na verdade, os indivíduos não precisam ser verbalmente vocais para se beneficiarem dessa intervenção. Apesar disso, o implementador pode optar por usar um sinal visual para indicar aos indivíduos o momento em que a contingência está em vigor. Della Rosa et al. (2015) utilizaram uma pulseira colorida que era colocada no pulso do implementador para sinalizar a contingência do DRO para o comportamento de vocalizações descontextualizadas em uma adolescente com TEA. Após um intervalo sem vocalizações descontextualizadas, a pulseira era removida por um curto período de tempo, sinalizando que vocalizações descontextualizadas não seriam redirecionadas durante aquele período. Os pesquisadores foram capazes de aumentar os intervalos do DRO, conforme as vocalizações descontextualizadas da garota reduziram para níveis próximos a zero. Hammond et al. (2011) também utilizaram um sinal visual para um DRO momentâneo com quatro crianças com deficiências por meio da apresentação do reforçador que era segurado acima da cabeça do implementador imediatamente antes do final do intervalo. Os pesquisadores compararam essa condição a um DRO momentâneo sem sinalização, que era igual ao DRO momentâneo com sinalização, porém sem a apresentação do reforçador acima da cabeça do implementador. Dois dos quatro participantes demonstraram baixos níveis de comportamento agressivo durante as contingências de DRO momentâneo com e sem sinalização. No entanto, os outros dois participantes discriminaram a contingência de DRO momentânea com sinalização e apresentaram altos níveis de comportamento agressivo quando a sinalização não estava presente durante a condição com sinalização. Portanto, o profissional deve ter cuidado na hora de determinar se e como sinalizar a contingência do DRO quando se utiliza DRO momentâneo.

Orientações para utilizar o DRO

1. Quando possível, utilize o reforçador funcional na intervenção DRO. Se o reforçador funcional é desconhecido, use um reforçador poderoso identificado por meio da avaliação de preferência por estímulos.

2. Programe que o intervalo inicial do DRO seja menor do que a média do tempo-entre-resposta das ocorrências do comportamento agressivo. Isso permitirá que o cliente entre em contato com o reforçamento rápida e regularmente.

3. Aumente a duração do intervalo do DRO gradualmente e faça ajustes baseando-se na performance do cliente.

4. O DRO deve ser combinado com outros procedimentos baseados em reforçamento positivo, a fim de ensinar outros comportamentos que possam substituir o comportamento agressivo.

Questões éticas, de segurança e tratamentos restritivos para comportamentos interferentes severos

Os tratamentos baseados na função são essenciais para reduzir comportamentos interferentes. No entanto, durante a implementação, podem surgir comportamentos de risco. Garantir a segurança em tratamentos para comportamentos interferentes severos, em pessoas com TEA e outros transtornos do desenvolvimento, requer ações planejadas nos níveis governamental, institucional, domiciliar e individual. Aqui, discutiremos, no nível individual, o uso de procedimentos restritivos (que reduzem momentaneamente a amplitude de movimentos ou o acesso a locais e reforçadores) descritos na literatura para um tratamento comportamental seguro.

Para ensinar habilidades, reduzir comportamentos e/ou garantir a segurança, há uma premissa entre analistas do comportamento sobre sempre haver o uso de procedimentos menos invasivos antes da opção por procedimentos mais invasivos (BACB, 2020; Vollmer et al., 2011). Além disso, o uso de procedimentos restritivos ou que envolvam punição é aceitável somente em caso de falha de procedimentos não invasivos ou quando o risco ao cliente (e aos outros) superar o risco da intervenção. Ou seja, os procedimentos escolhidos devem sempre minimizar o risco de danos ao cliente e a outras pessoas (BACB, 2020).

Dada a premissa de beneficiar o cliente, minimizando riscos, estudos têm avaliado análises funcionais e tratamentos para comportamentos de baixo risco (p.ex., gritos, mudança de expressão facial), chamados de precursores, que precedem e fazem parte da mesma classe de respostas que um comportamento interferente de maior risco (p.ex., chutes, cabeçadas; Schmidt et al., 2020). São denominadas estratégias de desaceleração (adaptado do inglês, *de-escalation*), as ações que ocorrem diante dos comportamentos precursores com o objetivo de evitar riscos desnecessários, evitar o uso de procedimentos invasivos e mitigar a possibilidade de uma escalada para comportamentos mais severos. Estratégias de desaceleração envolvem revisar combinados, criar oportunidades para o indivíduo se comunicar e fazer escolhas, ir para um local calmo e reorganizar o ambiente para torná-lo mais seguro (Metoyer et al., 2020; Rajaraman et al., 2021).

Quando ações de desaceleração falham e o comportamento escala ou acelera até sua forma mais grave, deve-se iniciar o manejo/gerenciamento de crise. O manejo da crise deve ser previamente planejado, pois, em alguns casos, necessita de procedimentos restritivos, que devem ser utilizados exclusivamente em uma emergência comportamental (falta de autocontrole com alto risco de lesão aos envolvidos; Lennox et al., 2011). Entre as estratégias para gerenciamento de crise, constam os Procedimentos de Emergência de Intervenção Física (PEIF; adaptado do inglês, physical restraint). Um PEIF utiliza exclusivamente contato físico. Durante um PEIF, uma ou duas pessoas controlam braços, ombro e/ou quadril do indivíduo que está em pé, sentado ou em posição supina para reduzir a amplitude de movimentos do indivíduo, sem imobilizá-lo totalmente, por um período breve (2 a 14 min), até que ele possa voltar às suas atividades em segurança (Lennox et al., 2011; Luiselli, 2009). É necessário distinguir o PEIF de procedimentos de contenção (física, mecânica ou medicamentosa) exclusivos da prática médica. Em contextos hospitalares ou ambulatoriais, contenções utilizam força física, equipamentos mecânicos e/ou medicamentos sedativos para imobilizar um indivíduo geralmente por um período estendido, podendo ser mantidos por até 24 horas (Delvalle et al., 2020; Friedman & Crabb, 2018). O PEIF é uma alternativa menos invasiva, mais breve (duração de 2 a 14 minutos), somente física, com critérios bem definidos para seu uso que é feito em ambientes não médicos, como em instituições de ensino (Kern et al., 2022) e em domicílios (Luiselli, 2009).

Outro procedimento restritivo descrito na literatura é chamado de reclusão (adaptado do inglês, *seclusion*). Utilizado por algumas escolas americanas, o procedimento consiste no confinamento involuntário do estudante em um local do qual ele não possa sair até se acalmar. Existem diversos posicionamentos contrários à sua utilização, devido aos riscos, incluindo mortes, e há estudos que destacam métodos e estratégias para evitá-lo. Reclusões são procedimentos emergenciais altamente restritivos que diferem de estratégias de desaceleração, que devem ser consideradas, como oferecer a escolha para o indivíduo ir para um lugar seguro para se acalmar. Reclusões também se distinguem de procedimentos de remoção do acesso a reforçadores contingentes a determinados comportamentos, chamados de *Timeout*.

O uso de órteses rígidas e equipamentos individuais de proteção que restringem movimentos também é descrito em alguns casos para o tratamento de comportamentos autolesivos mantidos por reforçamento automático dos Subtipos 2 e 3 (DeRosa et al., 2015; Hagopian et al., 2015). Estudos avaliaram o nível de rigidez da órtese que produzia concomitantemente a menor taxa de autolesão e maior taxa de respostas adaptativas (e.g., DeRosa et al., 2015). Outros estudos utilizaram equipamento de proteção individual somado ao acesso livre a itens altamente preferidos e competitivos, selecionados por um CSA, para reduzir comportamentos autolesivos e de autocontenção que emergiram durante o tratamento (Hagopian et al., 2015; Powers et al., 2007).

Nos EUA, leis estaduais regulam o uso de procedimentos restritivos. Órgãos e instituições profissionais publicam suas posições em relação a tais procedimentos, buscando basear-se em pesquisas para alterar as práticas de gerenciamento de crise, como reduzir práticas restritivas por meio de estratégias menos invasivas (Freeman et al., 2021; Perers et al., 2022) ou recomendar as melhores práticas para o uso de procedimentos emergenciais de intervenção física em escolas (Kern et al., 2022). No Brasil, não existe regulamentação ou órgãos reguladores para o uso desses procedimentos. Desse modo, o profissional que seleciona, utiliza e monitora a implementação dos mesmos deve buscar as melhores práticas, atualizadas, menos invasivas, avaliar custo *versus* benefícios, e seguir os princípios éticos e recomendações da literatura (Kern et al., 2022; Lennox et al., 2011; Perers et al., 2022; Vollmer et al., 2011) que se encontram resumidos a seguir.

Recomendações éticas e de segurança

1. Foco no uso de procedimentos de desaceleração para mitigar comportamentos agressivos severos e evitar riscos.

2. O uso de procedimentos restritivos deve ocorrer apenas para manter a segurança; tais procedimentos não devem ser implementados como o único tratamento. Procedimentos restritivos devem ser um dos componentes em um plano de intervenção comportamental completo, aprovado e com consentimento dos pais e profissionais, quando necessário. Os procedimentos escolhidos devem refletir o desenvolvimento tecnológico da área sobre estratégias com base em reforçamento, focadas em habilidades adaptativas e preventivas a problemas de comportamento.

3. Procedimentos que envolvem restrição devem ocorrer apenas em caráter emergencial, para topografias específicas e de modo planejado. Quando necessários, devem ser realizados apenas por pessoas com treinamento específico e sob supervisão de um analista do comportamento com experiência no tratamento de comportamentos graves.

4. No uso de procedimentos emergenciais de intervenção física em um plano comportamental, são necessárias descrições específicas de: (1) topografia do comportamento de emergência; (2) procedimento a ser adotado (e.g., sentado, em pé, supina); (3) critérios de implementação (e.g., duas batidas com a cabeça em 10 s), duração e interrupção (e.g., 5 s sem tentar agredir); (4) obtenção do consentimento por escrito dos pais ou responsáveis após demonstração do procedimento e critérios; (5) treinamento e monitoramento contínuo da integridade da implementação dos procedimentos; (6) metas de descontinuidade do uso do procedimento.

Considerações finais

Muitos indivíduos com TEA ou outros transtornos do desenvolvimento apresentam comportamentos interferentes severos que podem causar danos físicos/emocionais e limitar as possibilidades de se integrarem completamente na sociedade. Muitas técnicas analítico-comportamentais foram desenvolvidas para diminuir comportamentos interferentes e ensinar maneiras mais apropriadas de satisfazer suas vontades e necessidades básicas. As intervenções descritas neste capítulo, junto com as intervenções descritas nos outros capítulos deste livro, podem ser utilizadas para ajudar indivíduos com comportamento interferente severo a alcançar seus objetivos pessoais e obter uma maior independência e autonomia.

Referências

Beavers, G. A., Iwata, B. A., & Lerman, D. C. (2013). Thirty Years of Research on the Functional Analysis of Problem Behavior. *Journal of Applied Behavior Analysis, 46*(1), 1–21. https://doi.org/10.1002/jaba.30

Della Rosa, K. A., Fellman, D., DeBiase, C., DeQuinzio, J. A., & Taylor, B. A. (2015). The effects of using a conditioned stimulus to cue DRO schedules. *Behavioral Interventions, 30*(3), 219–230. https://doi.org/10.1002/bin.1409

Delvalle, R., Santana, R. F., Menezes, A. K., Cassiano, K. M., Carvalho, A. C. S. de, & Barros, P. de F. A. (2020). Mechanical Restraint in Nursing Homes in Brazil: a cross-sectional study. *Revista Brasileira de Enfermagem, 73 Suppl* 3, e20190509. https://doi.org/10.1590/0034-7167-2019-0509

DeRosa, N. M., Roane, H. S., Bishop, J. R., & Silkowski, E. L. (2016). The combined effects of noncontingent reinforcement and punishment on the reduction of rumination. *Journal of Applied Behavior Analysis, 49*(3), 680–685. https://doi.org/10.1002/jaba.304

DeRosa, N. M., Roane, H. S., Wilson, J. L., Novak, M. D., & Silkowski, E. L. (2015). Effects of arm-splint rigidity on self-injury and adaptive behavior. *Journal of Applied Behavior Analysis, 48*(4), 860–864. https://doi.org/10.1002/jaba.250

Edelson SM. Understanding Challenging Behaviors in Autism Spectrum Disorder: A Multi-Component, Interdisciplinary Model. J Pers Med. 2022 Jul 12;12(7):1127. doi: 10.3390/jpm12071127. PMID: 35887624; PMCID: PMC9324526.

Falcomata, T. S., & Gainey, S. (2014). An evaluation of noncontingent reinforcement for the treatment of challenging behavior with multiple functions. *Journal of Developmental and Physical Disabilities, 26*(3), 317–324. https://doi.org/10.1007/s10882-014-9366-4

Fisher, W. W., & Iwata, B. A. (1996). On the function of self-restraint and its relationship to self-injury. *Journal of Applied Behavior Analysis, 29*(1), 93–98. https://doi.org/10.1901/jaba.1996.29-93

Frank-Crawford, M. A., Hagopian, L. P., Schmidt, J. D., Kaur, J., Hanlin, C., & Piersma, D. E. (2023). A replication and extension of the augmented competing stimulus assessment. *Journal of Applied Behavior Analysis, 56*(4), 869–883. https://doi.org/10.1002/jaba.1009

Freeman, J., Peterson, R., Kern, L., Mathur, S. R., Barber, B., Power, M., & Perea, M. (2021). CCBD's Position on Eliminating the Use of Seclusion in Educational Settings. *Https://Doi.Org/10.1177/01987429211033548.* https://doi.org/10.1177/01987429211033548

Friedman, C., & Crabb, C. (2018). Restraint, Restrictive Intervention, and Seclusion of People With Intellectual and Developmental Disabilities. *Intellectual and Developmental Disabilities, 56*(3), 171–187. https://doi.org/10.1352/1934-9556-56.3.171

Goetz, E. M., Holmberg, M. C., & LeBlanc, J. M. (1975). Differential reinforcement of other behavior and noncontingent reinforcement as control procedures during the modification of a preschooler's compliance. *Journal of Applied Behavior Analysis, 8*(1), 77–82. https://doi.org/10.1901/jaba.1975.8-77

Haddock, J. N., & Hagopian, L. P. (2020). Competing stimulus assessments: A systematic review. *Journal of Applied Behavior Analysis*, jaba.754. https://doi.org/10.1002/jaba.754

Hagopian, L. P., Frank-Crawford, M. A., Javed, N., Fisher, A. B., Dillon, C. M., Zarcone, J. R., & Rooker, G. W. (2020). Initial outcomes of an augmented competing stimulus assessment. *Journal of Applied Behavior Analysis, 53*(4), 2172–2185. https://doi.org/10.1002/JABA.725

Hagopian, L. P., Rooker, G. W., & Zarcone, J. R. (2015). Delineating subtypes of self-injurious behavior maintained by automatic reinforcement. *Journal of Applied Behavior Analysis, 48*(3), 523–543. https://doi.org/10.1002/jaba.236

Hagopian, L. P., Rooker, G. W., Zarcone, J. R., Bonner, A. C., & Arevalo, A. R. (2017). Further analysis of subtypes of automatically reinforced SIB: A replication and quantitative analysis of published datasets. *Journal of Applied Behavior Analysis, 50*(1), 48–66. https://doi.org/10.1002/jaba.368

Hammond, J. L., Iwata, B. A., Fritz, J. N., & Dempsey, C. M. (2011). Evaluation of fixed momentary dro schedules under signaled and unsignaled arrangements. *Journal of Applied Behavior Analysis, 44*(1), 69–81. https://doi.org/10.1901/jaba.2011.44-69

Heffernan, L., & Lyons, D. (2016). Differential reinforcement of other behaviour for the reduction of severe nail biting. *Behavior Analysis in Practice, 9*(3), 253–256. https://doi.org/10.1007/s40617-016-0106-3

Kern, L., Mathur, S. R., & Peterson, R. (2022). Use of physical restraint procedures in educational settings: recommendations for educators. *Https://Doi.Org/10.1080/1045988X.2022.2034732*. https://doi.org/10.1080/1045988X.2022.2034732

Knox, M., Rue, H. C., Wildenger, L., Lamb, K., & Luiselli, J. K. (2012). Intervention for Food Selectivity in a Specialized School Setting: Teacher Implemented Prompting, Reinforcement, and Demand Fading for an Adolescent Student with Autism. *Education and Treatment of Children, 35*(3), 407–418. https://doi.org/10.1353/etc.2012.0016

Lennox, D., Geren, M., & Rourke, D. (2011). Emergency physical restraint: considerations for staff training and supervision. In Paul H (Ed.), *The handbook of high-risk challenging behaviors in people with intellectual and developmental disabilities* (J. K. Luiselli, pp. 271–292). Brookes.

Luiselli, J. K. (2009). Physical Restraint of People with Intellectual Disability: A Review of Implementation Reduction and Elimination Procedures. *Journal of Applied Research in Intellectual Disabilities, 22*(2), 126–134. https://doi.org/10.1111/J.1468-3148.2008.00479.X

Matson, J. L., Shoemaker, M. E., Sipes, M., Horovitz, M., Worley, J. A., & Kozlowski, A. M. (2011). Replacement behaviors for identified functions of challenging behaviors. *Research in Developmental Disabilities, 32*(2), 681–684. https://doi.org/10.1016/j.ridd.2010.11.014

Matson, J. L., & Rivet, T. T. (2008). Characteristics of challenging behaviours in adults with autistic disorder, PDD-NOS, and intellectual disability. Journal of Intellectual and Developmental Disability, 33(4), 323–329. https://doi.org/10.1080/13668250802492600

Melanson, I. J., & Fahmie, T. A. (2023). Functional analysis of problem behavior: A 40-year review. *Journal of Applied Behavior Analysis, 56*(2). https://doi.org/10.1002/JABA.983

Najdowski, A. C., Wallace, M. D., Reagon, K., Penrod, B., Higbee, T. S., & Tarbox, J. (2010). Utilizing a home-based parent training approach in the treatment of food selectivity. *Behavioral Interventions, 25*(2), 89–107. https://doi.org/10.1002/bin.298

Noel, C. R., & Getch, Y. Q. (2016). Noncontingent Reinforcement in After-School Settings to Decrease Classroom Disruptive Behavior for Students with Autism Spectrum Disorder. *Behavior Analysis in Practice, 9*(3), 261–265. https://doi.org/10.1007/s40617-016-0117-0

Nuernberger, J. E., Vargo, K. K., & Ringdahl, J. E. (2013). An application of differential reinforcement of other behavior and self-monitoring to address repetitive behavior. *Journal of Developmental and Physical Disabilities, 25*(1), 105–117. https://doi.org/10.1007/s10882-012-9309-x

Oliver, A. C., Pratt, L. A., & Normand, M. P. (2015). A survey of functional behavior assessment methods used by behavior analysts in practice. *Journal of Applied Behavior Analysis, 48*(4), 817–829. https://doi.org/10.1002/jaba.256

Penrod, B., Gardella, L., & Fernand, J. (2012). An evaluation of a progressive high-probability instructional sequence combined with low-probability demand fading in the treatment of food selectivity. *Journal of Applied Behavior Analysis, 45*(3), 527–537. https://doi.org/10.1901/jaba.2012.45-527

Perers, C., Bäckström, B., Johansson, B. A., & Rask, O. (2022). Methods and Strategies for Reducing Seclusion and Restraint in Child and Adolescent Psychiatric Inpatient Care. *Psychiatric Quarterly, 93*(1), 107–136. https://doi.org/10.1007/s11126-021-09887-x

Phillips, C. L., Iannaccone, J. A., Rooker, G. W., & Hagopian, L. P. (2017). Noncontingent reinforcement for the treatment of severe problem behavior: An analysis of 27 consecutive applications. *Journal of Applied Behavior Analysis, 50*(2), 357–376. https://doi.org/10.1002/jaba.376

Piazza, C. C., Fisher, W. W., Hanley, G. P., LeBlanc, L. A., Worsdell, A. S., Lindauer, S. E., & Keeney, K. M. (1998). Treatment of pica through multiple analyses of its reinforcing functions. *Journal of Applied Behavior Analysis, 31*(2), 165–189. https://doi.org/10.1901/jaba.1998.31-165

Powers, K. V., Roane, H. S., & Kelley, M. E. (2007). Treatment of self-restraint associated with the application of protective equipment. *Journal of Applied Behavior Analysis, 40*(3), 577–581. https://doi.org/10.1901/jaba.2007.40-577

Ringdahl, J. E., Vollmer, T. R., Marcus, B. A., & Roane, H. S. (1997). An analogue evaluation of environmental enrichment: the role of stimulus preference. *Journal of Applied Behavior Analysis, 30*(2), 203–216. https://doi.org/10.1901/jaba.1997.30-203

Rooker, G. W., Bonner, A. C., Dillon, C. M., & Zarcone, J. R. (2018). Behavioral treatment of automatically reinforced SIB: 1982 – 2015. *Journal of Applied Behavior Analysis, 51*(4), 974–997. https://doi.org/10.1002/jaba.492

Roscoe, E. M., Iwata, B. A., & Zhou, L. (2013). Assessment and treatment of chronic hand mouthing. *Journal of Applied Behavior Analysis, 46*(1), 181–198. https://doi.org/10.1002/jaba.14

Saini, V., Fisher, W. W., Retzlaff, B. J., & Keevy, M. (2020). Efficiency in functional analysis of problem behavior: A quantitative and qualitative review. *Journal of Applied Behavior Analysis, 53*(1), 44–66. https://doi.org/10.1002/jaba.583

Saini, V., Greer, B. D., Fisher, W. W., Lichtblau, K. R., DeSouza, A. A., & Mitteer, D. R. (2016). Individual and combined effects of noncontingent reinforcement and response blocking on automatically reinforced problem behavior. *Journal of Applied Behavior Analysis, 49*(3), 693–698. https://doi.org/10.1002/jaba.306

Schmidt, J. D., Kranak, M. P., Goetzel, A. L., Kaur, J., & Rooker, G. W. (2020). A Clinical Demonstration of Correlational and Experimental Analyses of Precursor Behavior. *Behavior Analysis in Practice 2020 13:4, 13*(4), 966–971. https://doi.org/10.1007/S40617-020-00452-9

Tiger, J. H., Fisher, W. W., & Bouxsein, K. J. (2009). Therapist- and self-monitored dro contingencies as a treatment for the self-injurious skin picking of a young man with asperger syndrome. *Journal of Applied Behavior Analysis, 42*(2), 315–319. https://doi.org/10.1901/jaba.2009.42-315

Toussaint, K. A., & Tiger, J. H. (2012). Reducing covert self-injurious behavior maintained by automatic reinforcement through a variable momentary dro procedure. *Journal of Applied Behavior Analysis, 45*(1), 179–184. https://doi.org/10.1901/jaba.2012.45-179

Vollmer, T. R., Hagopian, L., Bailey, J. S., Dorsey, M. F., Hanley, G., Lennox, D., Riordan, M. M., & Spreat, S. (2011). The association for behavior analysis international position statement on restraint and seclusion. *The Behavior Analyst, 34*(1), 103–110. https://doi.org/10.1007/BF03392238

Vollmer, T. R., Iwata, B. A., Zarcone, J. R., Smith, R. G., & Mazaleski, J. L. (1993). The role of attention in the treatment of attention-maintained self-injurious behavior: noncontingent reinforcement and differential reinforcement of other behavior. *Journal of Applied Behavior Analysis, 26*(1), 9–21. https://doi.org/10.1901/jaba.1993.26-9

Watkins, N., & Rapp, J. T. (2014). Environmental enrichment and response cost: Immediate and subsequent effects on stereotypy. *Journal of Applied Behavior Analysis, 47*(1), 186–191. https://doi.org/10.1002/jaba.97

Watts, A. C., Wilder, D. A., Gregory, M. K., Leon, Y., & Ditzian, K. (2013). The effect of rules on differential reinforcement of other behavior. *Journal of Applied Behavior Analysis, 46*(3), 680–684. https://doi.org/10.1002/jaba.53

Yury, C. A. (2013). Noncontingent Reinforcement of Disruptive Behaviors in Personal Care Home Settings. *Journal of Applied Gerontology, 32*(4), 457–467. https://doi.org/10.1177/0733464811425172

Zawoyski, A. M., Bosch, A., Vollmer, T. R., & Walker, S. F. (2014). Evaluating the effects of matched and unmatched stimuli on nail biting in typically developing children. *Behavior Modification, 38*(3), 428–447. https://doi.org/10.1177/0145445514541615

CAPÍTULO 15

DESAFIOS ALIMENTARES EM INDIVÍDUOS COM TEA

Allyne Marcon-Dawson, MA, BCBA

Keith E. Williams, Ph.D., BCBA

Objetivo deste capítulo

Existem centenas de artigos, capítulos e livros descrevendo vários aspectos dos desafios alimentares em crianças com Transtorno do Espectro Autista (TEA) e, portanto, não é possível cobrir a amplitude desse material em um único capítulo. O nosso objetivo neste manuscrito é de apresentar o que acreditamos que pode ser mais útil para o analista do comportamento que pratica em casa, na escola ou na comunidade.

Desafios alimentares no TEA

Desafios alimentares entre crianças com TEA são pervasivos e muitas vezes graves o suficiente para justificar intervenção clínica. Nas últimas cinco décadas, a literatura analítico comportamental descrevendo intervenções para abordar problemas alimentares em crianças com TEA tem se expandido constantemente. O desafio alimentar mais comum nessa população é a seletividade alimentar, que frequentemente está associada a duas topografias: 1) consumo de uma variedade limitada de alimentos e 2) recusa em comer ou mesmo provar alimentos novos. Vários estudos relatam uma gama de intervenções comportamentais delineadas para tratar essas topografias com o objetivo de aumentar a variedade de alimentos consumida (ver a revisão de literatura em Silbaugh et al., 2016). Embora a seletividade alimentar seja o problema alimentar mais comum encontrado em crianças com TEA, ela certamente não é a única. Crianças com TEA também podem exibir recusa alimentar, dificuldades de autoalimentação ou déficits motores orais, como a ausência de mastigação. Atualmente, a literatura analítico comportamental inclui um vasto número de estudos descrevendo intervenções direcionadas a uma variedade de topografias refletindo um amplo espectro de problemas alimentares. Por exemplo, intervenções comportamentais têm abordado a ausência de mastigação e lateralização da língua (Adams et al., 2020), comer rapidamente (Valentino et al., 2018; Anglesea et al., 2008), *packing* ou retenção de alimentos por um período extenso de tempo (Levin et al., 2014), expulsão de alimentos (Ibañez et al., 2021), estabelecimento de autoalimentação (Johnson et al., 2019) e dependência de tubo/fórmula secundária à recusa alimentar (Tomioka et al., 2021). Pesquisas recentes mostraram que não apenas a prevalência global de TEA aumentou, mas comorbidades médicas, incluindo condições gastrointestinais, também aumentaram para a população de crianças com TEA (Bougeard et al., 2021), o que sugere que tanto a prevalência de comorbidades quanto a variedade de desafios alimentares encontrados nessa população possivelmente continuarão a aumentar.

Comparação da seletividade alimentar em crianças com e sem TEA

Revisões recentes da literatura demonstram que a seletividade alimentar é maior entre crianças com TEA do que em crianças com desenvolvimento neurotípico (Rodrigues et al., 2023; Zulkifli et al., 2022). Uma dessas revisões examinou 17 estudos advindos de 8 países e constatou uma prevalência maior de seletividade alimentar em crianças com TEA, demonstrando que esse dado é um fenômeno global. Além de uma prevalência mais alta, há algumas evidências de que o grau de gravidade da seletividade alimentar é maior entre crianças com TEA em comparação com outros grupos de crianças. Em uma amostra clínica de crianças vistas em um programa de alimentação, as crianças com TEA consumiram menos alimentos do que crianças que não tinham um diagnóstico ou crianças com diagnósticos diferentes de TEA (Williams et al., 2005), então, mesmo entre crianças sendo encaminhadas devido à seletividade alimentar, crianças com TEA têm dietas ainda mais restritas.

As dietas limitadas comuns em crianças com TEA resultam nessas crianças sendo super-representadas em pesquisas examinando a adequação nutricional, com um estudo mostrando que crianças com TEA têm frequências mais altas de inadequação de nutrientes do que crianças neurotípicas (Mequid et al., 2017). A ingestão de vitamina D foi examinada em estudos que incluíram crianças com e sem TEA. Tanto em uma meta-análise de 24 estudos de caso-controle (Wang et al., 2020) quanto em um estudo transversal (Petruzzelli et al., 2020), crianças com TEA tinham níveis significativamente mais baixos de vitamina D do que os controles. Outros estudos examinaram deficiências em vitaminas ou minerais específicos. Por exemplo, alguns estudos examinaram os níveis de ferro em amostras de crianças com TEA e encontraram frequências mais altas de deficiência de ferro e anemia ferropriva do que em outras populações pediátricas (Bilgiç et al., 2009; Dosman et al., 2006; Hergüner et al., 2012). Embora outras deficiências específicas de nutrientes não sejam tão comuns quanto a deficiência de ferro, o mesmo padrão parece se repetir nas populações com TEA. Em uma revisão de relatos de caso sobre crianças que desenvolveram escorbuto (deficiência de vitamina C) devido à alimentação seletiva, foram identificadas 59 crianças ao todo, 24 das quais tinham o diagnóstico de TEA, 18 tinham outros diagnósticos e 17 não tinham diagnóstico (Hahn et al., 2019), demonstrando mais uma vez que essa população possui maior probabilidade de ter deficiências de determinados nutrientes.

Possíveis etiologias da seletividade alimentar e de outros problemas de alimentação

Embora todas as pessoas precisem comer para obter tanto a energia quanto os nutrientes necessários para manter o funcionamento biológico, existem múltiplos fatores biológicos e ambientais que influenciam a ingestão de alimentos. Estudos que examinaram amostras de crianças com desafios alimentares encontraram comorbidades médicas como um fator comumente presente. Em um estudo com 349 crianças atendidas em um programa de alimentação hospitalar nos Estados Unidos, 51% tinham refluxo gastroesofágico, 30% tinham uma condição neurológica e 27% tinham problema cardiopulmonar (Field et al., 2003). Um estudo conduzido na Holanda que incluiu 700 crianças participantes em um programa de alimentação relatou dados semelhantes, com 86% das crianças apresentando alguma condição médica, sendo as condições gastrointestinais as mais comuns e ocorrendo em 54% das crianças (Rommel et al., 2003). Sabemos que crianças com TEA têm três vezes mais chances de experienciar dores abdominais, constipação e diarreia do que crianças da mesma idade e de desenvolvimento neurotípico (Chaidez et al., 2014). Chaidez et al. (2014) também encontrou que crianças com TEA exibiram significativamente mais aversões alimentares e restrições alimentares. Nós suspeitamos que existe uma relação bidirecional entre as restrições alimentares exibidas e os problemas gastrointestinais encontrados nessa população. Enquanto a ingestão limitada de frutas e vegetais pode resultar em constipação ou desconforto abdominal – tal desconforto pode tornar menos provável que uma criança experimente alimentos novos ou resultar em irritabilidade, tornando menos provável que os pais ofereçam alimentos novos. Outras comorbidades médicas, como questões neurológicas, também são mais comuns entre crianças com TEA em comparação com a população pediátrica mais ampla, qualquer uma das quais poderia ter um impacto adverso na alimentação (Al-Beltagi, 2021).

Embora as condições médicas sejam comuns entre crianças com TEA, estas não são encontradas em todas as crianças com TEA que exibem desafios alimentares. Mesmo entre crianças com TEA com comorbidades médicas e problemas de alimentação, pode haver outros fatores relacionados à etiologia e manutenção dos problemas de alimentação. Uma revisão de escopo recente encontrou sete estudos que demonstraram que a hipersensibilidade oral estava relacionada à variedade limitada de dieta encontrada entre crianças com TEA (Zulkifli et al., 2022). Um estudo mostrou que a sensibilidade ao gosto e ao olfato estava mais prejudicada entre crianças com TEA que exibiam desafios na alimentação do que crianças com TEA que não exibiam tais desafios (Panerai et al., 2020). Embora não se limite ao TEA, questões sensoriais são mais pervasivas nessa população, com os pais de crianças com TEA relatando mais sintomas de sensibilidade nas áreas de gustação e olfato do que pais de crianças com outros transtornos do desenvolvimento ou desenvolvimento neurotípico (McCormick et al., 2015).

Um dos marcadores do TEA é a resistência à mudança. O padrão de resistência à mudança também pode ser encontrado no domínio da alimentação, com a inflexibilidade comportamental indo frequentemente além das limitações de variedade e textura de alimentos, estendendo-se a comer apenas certas marcas de alimentos preferidos, exibindo problemas em comer em ambientes desconhecidos e a insistência em preparações ou apresentações específicas de alimentos. Em uma amostra de crianças encaminhadas por problemas de alimentação, as crianças com TEA exibiram mais inflexibilidade geral, bem como mais inflexibilidade relacionada especificamente a alimentos, do que crianças com desenvolvimento neurotípico ou com outros diagnósticos (Williams et al., 2022).

Selecionando objetivos para o tratamento

Quando as famílias buscam ajuda profissional para enfrentar os desafios alimentares de seus filhos, elas frequentemente têm vários objetivos para o tratamento. É importante que os profissionais consigam definir claramente tais objetivos e trabalhar com a família para determinar quais objetivos devem ser abordados primeiro. Embora os objetivos de tratamento sejam frequentemente propostos pela família, outros objetivos são derivados tanto durante o processo de avaliação quanto ao longo do curso do tratamento; é frequente que novos objetivos sejam desenvolvidos à medida que outros objetivos são alcançados.

Para algumas crianças, podem existir considerações de saúde que podem impactar tanto a seleção dos objetivos quanto a ordem em que os objetivos são abordados. Por exemplo, imagine uma criança de três anos com falha no crescimento, que consome apenas dois alimentos na textura de papinha e que não mastiga e nem se alimenta sozinha. Para abordar o crescimento insuficiente, os objetivos iniciais podem ser aumentar o volume consumido e, possivelmente, a variedade de alimentos ingeridos, a fim de aumentar a ingestão calórica antes de abordar a mastigação ou a autoalimentação.

Dada a prevalência elevada de seletividade alimentar entre crianças com TEA, as famílias frequentemente desejam abordar essa questão. Para muitas crianças com TEA, abordar a seletividade alimentar é uma questão mais ampla do que apenas expandir o número de alimentos consumidos. Em muitos casos, a seletividade alimentar envolve inflexibilidade relacionada a muitos aspectos da dieta da criança, incluindo textura, marca dos alimentos, como os alimentos são preparados ou apresentados, e até quem apresenta os alimentos ou onde os alimentos são apresentados. Na Tabela 1, fornecemos exemplos de possíveis objetivos, quando esses objetivos podem ser aplicáveis e a justificativa para abordá-los.

Tabela 1. Possíveis objetivos alimentares

Domínio	Possível objetivo	Quando talvez possa ser aplicável	Racional para o objetivo
Saúde e Nutrição	• Estabelecer um cronograma de refeições com refeições e lanches programados	• Quando não há horários de refeições claros • Quando a criança "belisca" ao longo do dia ou tem vários lanches	• Ajuda a criança a desenvolver um ciclo de fome-saciedade • Reduz o comportamento de "beliscar" ao longo do dia
Saúde e Nutrição	• Aumentar o número de alimentos consumidos ou • Introduzir alimentos de grupos alimentares que estão faltando na dieta	• Quando a criança não consome consistentemente pelo menos alguns alimentos de cada grupo alimentar (proteína, vegetais, frutas, amidos e laticínios)	• Aumentar a variedade de nutrientes de múltiplas fontes • Prevenir deficiências nutricionais
Saúde e Nutrição	• Introduzir alimentos-alvo que eliminarão deficiência nutricional específica • Estabelecer ingestão de suplementação	• Quando há um diagnóstico relacionado a uma deficiência específica (p. ex., de uma vitamina ou mineral) • Quando o nutricionista ou o profissional da medicina identifica riscos para potenciais deficiências nutricionais devido à variedade limitada de alimentos consumidos	• Prevenir ou tratar sequelas causadas por deficiências nutricionais
Saúde e Nutrição	• Aumentar o consumo calórico	• Quando há perda de peso ao longo do tempo • Quando há falha no crescimento	• Prevenir ou tratar desnutrição • Página da artista no Instagram
Saúde e Nutrição	• Reduzir a ingestão calórica	• Quando há uma preocupação relacionada ao sobrepeso ou obesidade	• Melhorar a qualidade de vida e saúde do paciente • Reduzir os riscos de desenvolver transtornos associados à obesidade

Disfunção oral-motora	• Reduzir/eliminar comportamentos alimentares desordenados, por exemplo, engasgar, expelir, acumular, vomitar.	• Reduzir/eliminar comportamentos alimentares desordenados, por exemplo, engasgar, expelir, acumular, vomitar.	• Aumentar a variedade de texturas que o paciente poderá consumir de forma segura e eficiente.
Disfunção oral-motora	• Desenvolver ou aumentar habilidades orais-motoras específicas (p. ex., mastigar, lateralização da língua, formar bolo alimentar coeso)	• Quando há um déficit ou atraso no desenvolvimento de habilidades orais-motoras	• Aumentar a variedade de texturas que o paciente poderá consumir de forma segura e eficiente (Veja Alaimo et al., 2023 para uma revisão sistemática de como ensinar habilidades de mastigação por meio da abordagem analítico comportamental)
Social/ Comportamento	• Sentar-se para as refeições	• Quando não existe conceito de refeição 'a mesa (a criança é seguida pelo adulto tentando alimentá-la em diversos cômodos da casa); • Quando não existe um ambiente claramente designado para as refeições; • Quando a criança é alimentada via mamadeira ou dependente de líquidos, consome líquidos deitada em áreas múltiplas (sofá, chão, cama)	• Permite que a criança participe da refeição compartilhada em família • Fornece à criança a oportunidade de aprendizagem observacional por meio do modelo • Consumir líquido enquanto deitado pode resultar em engasgo
Social/ Comportamento	• Reduzir comportamentos que interferem na hora da refeição (p. ex., empurrar a colher, chorar, gritar, etc.)	• Quando esses comportamentos ocorrem com uma frequência ou intensidade que interfere negativamente nas refeições • Quando esses comportamentos impedem o consumo de uma variedade adequada ou quantidade de alimentos	• Para reduzir o estresse durante as refeições • Para promover um ambiente relaxado durante as refeições, que pode ser mais propício para a aprendizagem de novas habilidades de alimentação/comer.

Social/ Comportamento	• Independência para se autoalimentar/beber	• Quando a criança ainda não desenvolveu as habilidades para se alimentar sozinha • Quando a criança depende de dicas para se alimentar (p. ex., dicas verbais para dar consumir colheradas, ou mão sobre mão para pegar o próximo pedaço) • Quando a criança se recusa a se alimentar sozinha	• Para promover a independência • Para ensinar habilidades de alimentação apropriadas para a idade.
Social/ Comportamento	• Reduzir a resistência à mudança na hora da refeição com materiais de alimentação (pratos, utensílios, copos) ou apresentação específica do alimento	• Quando o indivíduo exibe padrões de comportamentos inflexíveis e restritivos com materiais de alimentação (por exemplo, só beber de um copo de treinamento específico, só beber da seringa, só comer de um prato ou tigela específica) • Quando apresentações específicas de alimentos ocorrem frequentemente (por exemplo, diariamente) e podem impactar negativamente a ingestão nutricional do indivíduo (por exemplo, limitando ou eliminando o consumo de outros alimentos)	• Estes padrões podem impactar negativamente a saúde do paciente (por exemplo, afetando a nutrição ou hidratação em ambientes nos quais o material específico não está disponível, como na escola, passeios, viagens, etc.) • Estes padrões podem ser uma fonte de alto estresse para os cuidadores
Social/ Comportamento Disfunção oral-motora	• Generalizar habilidades	• Quando a criança introduziu alimentos novos em seu repertório, ou novas habilidades (ex.: autoalimentação), é importante que estes ocorram no ambiente natural da criança (ex.: em casa, na escola, durante passeios em família) e com os cuidadores diretos da criança	• Para garantir que a terapia seja realmente significativa na vida diária e na saúde do paciente
Social/ Comportamento Saúde e Nutrição	• Reduzir o ritmo da alimentação	• Quando o indivíduo consome o alimento muito rapidamente	• Para prevenir o risco de comer demais, engasgo, aspiração, possivelmente estigmatização social.

Social/ Comportamento Saúde e Nutrição	• Aumentar o ritmo da alimentação	• Quando as refeições são cronicamente excessivamente longas	• Este padrão pode reduzir o tempo para oportunidades de aprendizagem em outros domínios ou até mesmo impactar a motivação para comer

Para mais informações sobre recomendações de nutrição diária e consumo, veja o Manual de Alimentação - orientações para alimentação do lactente ao adolescente, na escola, na gestante, na prevenção de doenças e segurança alimentar (2018) e o guia alimentar para crianças brasileiras menores de 2 anos (2019).

Fonte: Tabela elaborada pelos autores

Exemplo de Folha de Registro

Paciente:		**Data:**		**Início: ___:___**		**Término: ___:___**		
Alimento	Volume/ Tamanho	Aceitou em 10 seg	Cuspiu/ Expeliu	Ânsia	*Packing*	Cpt. interferente	Vômito	Outros
1.								
2.								
3.								
4.								
5.								
6.								
7.								
8.								
9.								
10.								
11.								
12.								
Total								

Avaliação dos desafios alimentares

Além de fornecer informações para o delineamento de uma intervenção alimentar, a avaliação pode identificar questões associadas à situação do quadro clínico, como comorbidades médicas ou disfunções orais motoras. A avaliação dos desafios alimentares geralmente envolve tanto a avaliação indireta, na forma de entrevista com os cuidadores ou questionários preenchidos por um cuidador, quanto a avaliação direta, na forma de observação dos comportamentos tanto da criança quanto dos pais. Um método eficiente de coletar informações sobre variáveis relacionadas ao comportamento alimentar da criança pode ser a implementação de múltiplos questionários, na forma de um pacote de triagem ou de admissão, preenchidos pelos cuidadores (um pacote de triagem usado pelo segundo autor está disponível no link dos Materiais Suplementares ou pelo QR code). Esses questionários são usualmente completados antes do primeiro atendimento e ajudam a guiar a entrevista inicial com os cuidadores (um artigo que revisa medidas indiretas brasileiras para avaliar desafios alimentares em pessoas com TEA pode ser encontrado em Lazaro et al., 2018).

Dada a elevada frequência de problemas médicos e questões orais motoras entre crianças com desafios alimentares, é imprescindível que essas duas áreas sejam incluídas durante a avaliação. Questionários preenchidos pelos cuidadores podem ser o início da coleta de tais informações de forma eficiente e sistemática. Após revisar todos os questionários, o profissional revisará as informações fornecidas e então entrevistará os cuidadores, a fim de esclarecer e obter informações adicionais sobre áreas não abordadas nos questionários. Por exemplo, se a criança for identificada com constipação, o profissional pode perguntar se a constipação está sendo tratada e a gravidade da constipação. Importante ressaltar que algumas crianças não estarão prontas para iniciar um tratamento comportamental devido a uma condição médica. Para outras crianças, talvez seja necessário haver a modificação de objetivos devido a disfunções orais motoras, status de peso inadequado, alergias alimentares etc. Uma avaliação indireta detalhada ajuda a identificar essas crianças, assim como auxilia nas decisões relacionadas ao planejamento do tratamento.

A avaliação direta envolve a observação dos comportamentos alimentares. Essas observações podem envolver presenciar a criança fazendo a refeição em ambientes naturais, possivelmente com seus cuidadores, para observar as ações dos cuidadores e as interações cuidador-criança. Observações também podem envolver um cenário construído de forma que a criança seja apresentada com alimentos de diferentes tipos ou texturas para examinar vários comportamentos-alvo, como aceitação, expulsão ou mastigação, bem como a interação entre o paciente e os adultos. Exemplos estão inclusos num estudo que examinou quais alimentos novos poderiam ser introduzidos primeiro no tratamento, oferecendo às crianças alimentos de diferentes grupos alimentares com texturas variadas (Ahearn et al., 2001) e um estudo que usou um design de elementos múltiplos para examinar a eficácia de diferentes tipos de recipientes para ensinar uma criança com recusa alimentar a beber líquido (Williams et al., 2019). Os dados coletados durante avaliações como as supracitadas podem fornecer informações valiosas, como a forma em que a criança responde a vários alimentos ou bebidas, ou mesmo por onde começar um procedimento de esvanecimento. Embora possa ser ideal observar pessoalmente para facilitar a visualização das habilidades orais motoras da criança e fazer perguntas àqueles que alimentam a criança, a avaliação direta por vídeo ou gravação de vídeo é frequentemente útil, especialmente se não for possível observar a criança em uma variedade de configurações de refeições.

Intervenções comportamentais para enfrentar desafios alimentares

O número de estudos demonstrando a eficácia de intervenções comportamentais no tratamento de uma variedade de desafios alimentares cresceu de forma constante nas últimas três décadas (Penrod et al., 2021). A literatura analítico comportamental contém uma riqueza de princípios de aprendizagem aplicados à alimentação, como modelagem (shaping) (Hodges et al., 2017), encadeamento (chaining) (Rubio et al., 2017), modelação de contingência (Flanagan et al., 2021), bem como o esvanecimento (fading), instrução/combinados, esquemas de reforçamento e vários tipos de extinção. Esses princípios foram implementados com sucesso para reduzir comportamentos inadequados nas refeições (CIRs), aumentar o consumo tanto da variedade quanto do volume de alimentos, assim como estabelecer e melhorar uma gama de habilidades alimentares. Os tratamentos alimentares geralmente consistem em um pacote contendo dois ou mais componentes (p. ex., esvanecimento + ajuda física parcial + reforçamento diferencial de comportamento alternativo). Para fins didáticos, alguns dos procedimentos comportamentais presentes na literatura comportamental aplicada à alimentação serão descritos em duas categorias a seguir: aqueles baseados em antecedentes e aqueles baseados em consequências.

Procedimentos baseados em antecedentes

Esses procedimentos são implementados antes da ocorrência de uma resposta alvo. Por exemplo, se a resposta alvo for a aceitação de um pedaço de um alimento novo, procedimentos baseados em antecedentes podem incluir: 1) esvanecimento (p. ex., volume, textura, sabor, utensílio/instrumento), 2) modelação de contingência, 3) sequenciamento de instruções de alta probabilidade e 4) apresentação simultânea.

Procedimentos de esvanecimento de estímulo consistem em uma mudança gradual e sistemática de uma propriedade do alimento ou outros estímulos alimentares, como tamanho do pedaço, volume do líquido, textura do alimento ou sabor. Exemplos incluem misturar sistematicamente novos alimentos aos alimentos já consumidos (Muller et al., 2004), mudar gradualmente de um líquido para outro (Luiselli et al., 2005) ou mudar o utensílio esvanecendo, por exemplo, de uma seringa para uma colher (Groff et. al, 2014). Nesses exemplos citados, os pesquisadores fizeram mudanças graduais nos estímulos até que o objetivo final fosse alcançado. Ao iniciar o processo de introdução de um novo alimento, invariavelmente, o tamanho do alimento alvo é pequeno, possivelmente do tamanho de um grão de arroz e, ao longo do tratamento, esses pedaços do alimento-alvo são sistematicamente aumentados (p. ex., 0,5 x 0,5 x 0,5 cm para 0,75 x 0,75 x 0,75 cm, ou ¼ de colher de sopa para ½ colher de sopa). As mudanças no tamanho do pedaço, volume do líquido ou qualquer estímulo sujeito ao esvanecimento, são feitas de acordo com regras de decisão que especificam que comportamentos alvo devem atingir uma certa taxa ou frequência por um certo número de refeições ou sessões (p. ex., aceitação > 80% e expulsão < 20%, por três refeições consecutivas). Najdowski et al. (2003) trataram a seletividade alimentar em um menino de 5 anos diagnosticado com TEA apresentando inicialmente um pedaço de alimento novo e, ao longo de 79 sessões, aumentando sistematicamente o número de pedaços até que a criança fosse capaz de consumir 62 pedaços de cinco alimentos novos. Neste estudo, o procedimento de esvanecimento foi realizado em combinação ao reforçamento diferencial de comportamentos alternativos (DRA) e procedimentos de extinção das respostas de fuga.

O esvanecimento de textura envolve mudanças graduais na textura do alimento e tem sido usado por décadas para ensinar crianças a tolerar e consumir novas texturas de alimentos (Shore et al., 1998). No estudo de Shore et al. (1998), quatro crianças passaram de alimentos em textura de papinha para alimentos bem picados, mas cada criança avançou em ritmos diferentes usando diferentes procedimentos de esvanecimento baseados tanto na avaliação inicial quanto na avaliação contínua, em forma de sessões de sondagem.

Como muitas crianças que apresentam seletividade pelo tipo de alimento também são seletivas em relação à textura, o esvanecimento de textura é com frequência incluído nas intervenções (veja King & Burch, 2020 para uma revisão dessa literatura). Para profissionais que estão considerando o aumento de texturas, é importante saber identificar que algumas crianças não aprenderam a mastigar ou carecem das habilidades orais motoras necessárias para consumir certas texturas. A contribuição de outras disciplinas acaba sendo crucial para garantir que a criança tenha as habilidades necessárias antes de tentar avançar na introdução de texturas; portanto um trabalho multi ou indisciplinr, como o descrito no Capítulo 16, deve sempre ser realizada.

Em um estudo de caso recente, Taylor (2020) descreveu o tratamento de um menino de 5 anos com TEA, transtorno alimentar restritivo e evitativo (TARE), deficiência de ferro, baixo peso, que não mastigava e consumia apenas três alimentos em textura de papinha no início do tratamento. Taylor combinou o esvanecimento de textura e instruções para progredir as texturas de alimentos, iniciando pelos facilmente dissolúveis e progredindo para alimentos de textura regular. Outros componentes do tratamento incluíram modelagem, reforçamento e extinção das respostas de fuga. A criança aprendeu a mastigar alimentos de textura regular e essas habilidades foram mantidas no retorno após 1 ano.

Componentes de esvanecimento podem diminuir o nível de esforço de resposta para o aprendiz, aumentando a probabilidade de ele entrar em contato com o reforço mais rapidamente e com mais frequência. Para uma revisão sobre esvanecimento em intervenções alimentares, veja King et al. (2023).

Na modelação de contingência, o aprendiz observa um modelo se engajando em um comportamento alvo (p. ex., comendo um alimento novo) e entrando em contato com as consequências (p. ex., tendo acesso a alguma forma de reforçamento). Nos desafios alimentares, há pesquisas utilizando a modelação que incluiu adultos (Flanagan et al., 2021), irmãos (Sira & Fryling, 2012) e pares (Greer et al., 1991) desempenhando a função de modelos. Estudos recentes mostram que a modelação de contingência aumenta o consumo de novos alimentos em indivíduos com seletividade alimentar e TEA (Flanagan et al., 2021; Fu et al., 2015). Embora a modelação de contingência geralmente envolva o modelo entrando em contato com o reforçador, ela também pode envolver o modelo se engajando nos mesmos comportamentos interferentes que o aprendiz demonstra durante as refeições, como protestar e entrando em contato com consequências como a não remoção da colher (um procedimento de prevenção de fuga). Flanagan et al., (2021), implementaram um procedimento de modelação de contingência com três meninos (um de seis anos e gêmeos de dez anos) diagnosticados com TEA e seletividade alimentar. O reforçamento diferencial de comportamentos alternativos foi demonstrado com cada participante observando o modelo acessando itens preferidos e comestíveis após consumir alimentos alvo. Se o participante imitasse o modelo e consumisse o alimento, também lhes eram dados acesso aos mesmos itens preferidos e comestíveis (escolhidos pelo participante no início de cada sessão). Essa intervenção foi eficaz para o participante de seis anos. Para os gêmeos, o modelo se engajou em comportamentos de recusa e teve contato com o procedimento de não remoção da colher. Esse procedimento adicional de modelação foi eficaz em aumentar o consumo de alimentos novos para os gêmeos. Todos os três participantes consumiram seus alimentos alvo e nenhum deles entrou em contato direto com o procedimento de extinção das respostas de fuga. Esses resultados sugerem que a modelação de contingência pode ser um componente de tratamento apropriado para algumas crianças. Cabe salientar que, para que a modelação seja bem-sucedida, é necessário, e talvez imprescindível, que a criança tenha habilidades generalizadas de imitação. Para mais informações sobre o uso de modelação e imitação para aumentar a variedade de alimentos, veja Ivy e Williams (2023).

Esse procedimento tem sido incluído como um possível tratamento (ou um componente de tratamentos) para desafios alimentares em crianças com TEA (Trejo & Fryling, 2018; Ewry & Fryling, 2016; Penrod, 2012). Geralmente, esse procedimento consiste em fornecer uma série de instruções que o indivíduo tem maior probabilidade de seguir (instruções de alta probabilidade ou instruções de alta-p), seguidas por uma instrução para exibir um comportamento alvo (uma instrução de baixa probabilidade ou baixa-p). Esse procedimento foi usado com um jovem de 15 anos com TEA e alimentação seletiva por um terapeuta que fornecia três instruções de alta-p (consumir macarrão instantâneo, um alimento preferido) antes de ser dada uma única instrução de baixa-p (consumir um pedaço de um novo alimento alvo) (Ewry & Fryling, 2016). Os terapeutas descobriram que essa intervenção foi um método eficaz para introduzir novos alimentos. A mãe do participante foi treinada a implementar o procedimento e os efeitos da intervenção foram parcialmente mantidos durante o retorno, após 7 meses. O uso de instrução de alta probabilidade possui resultados mistos na literatura alimentar e o procedimento é geralmente combinado com outros componentes de tratamento em um pacote de intervenção. Revisões recentes fornecem mais informações sobre o uso da sequência instrucional de alta probabilidade em intervenções alimentares (King et al., 2019; Silbaugh et al., 2020).

A apresentação simultânea consiste em apresentar um alimento-alvo simultaneamente com um alimento preferido. Por exemplo, um pequeno pedaço de carne (um alimento alvo) pode ser oferecido entre dois biscoitos (um alimento preferido), ou um pequeno pedaço de vegetal (um alimento alvo) pode ser oferecido sobre um pedaço de chips de batata (um alimento preferido). Estudos demonstraram a eficácia desse procedimento tanto para a introdução de alimentos novos (Ahearn, 2003) quanto para a redução de *packing* (segurar o alimento na boca por um período prolongado de tempo) (Whipple et al., 2020). Bachmeyer (2009) sugeriu que, ao parear o alimento novo com um alimento preferido, as propriedades aversivas do alimento novo são amenizadas. Outra explicação para o sucesso desse procedimento envolve uma forma de condicionamento clássico, também conhecido como condicionamento sabor-sabor, que ocorre quando um alimento novo é pareado com um alimento preferido, resultando no alimento novo se tornando preferido devido a sua associação com o alimento preferido (Piazza et al., 2002). Uma limitação da apresentação simultânea é que a criança pode acabar evitando comer o alimento preferido para evitar o alimento novo ou, menos provável, a criança pode desenvolver aversão ao alimento preferido porque foi pareado com um alimento novo considerado aversivo.

Outros procedimentos antecedentes que profissionais podem considerar:

- A adição de suportes visuais fornecendo informações sobre quando a sessão terminará, quando o reforçador estará disponível ou quais etapas serão seguidas durante a sessão. Isso pode ser particularmente útil com crianças pequenas ou indivíduos com habilidades de comunicação limitadas. Vários estudos incorporaram pistas visuais em intervenções alimentares (p. ex., Luiselli, 2000; Williams et al., 2019).
- A adição de escolhas, sempre que possível. Por exemplo, fornecer a oportunidade de o aprendiz escolher a ordem em que os alimentos alvo serão consumidos durante uma sessão, fornecer a oportunidade de escolher um alimento dentre alguns presentes ou participar da decisão de quais novos alimentos serão introduzidos na terapia alimentar. Fernand et al. (2016) demonstraram que a escolha pode ser um procedimento eficaz para apoiar a introdução de novos alimentos e para atenuar respostas emocionais durante a extinção das respostas fuga.

Procedimentos baseados em consequências

Procedimentos baseados em consequências são aqueles programados para seguir respostas a serem aumentadas em frequência (p. ex., provar um novo alimento) ou reduzidas (p. ex., empurrar a colher para longe). Alguns exemplos desses procedimentos na alimentação são: 1) reforço diferencial de comportamento alternativo, 2) apresentação sequencial e 3) extinção das respostas de fuga.

Reforço diferencial de comportamento alternativo

O reforço diferencial de comportamentos alternativos (DRA) pode consistir em fornecer acesso a um estímulo altamente preferido imediatamente após um comportamento-alvo. O estímulo é geralmente selecionado por meio de uma avaliação de preferência (p. ex., brinquedos, eletrônicos, um pedaço de um alimento altamente preferido, uma interação especial com um adulto, pontos, fichas etc.) e, na alimentação, as respostas alvo são comportamentos pró-refeição (p. ex., provar alimentos). Ao implementar o DRA, comportamentos que interferem com a refeição (p. ex., protestar) não recebem consequências. Com o tempo, a aprendizagem ocorrerá por meio da modelagem de respostas-alvo, que — com a continuação do DRA — aumentarão em frequência. Um exemplo interessante da implementação do DRA foi demonstrado por Brown et al. (2002). Nesse estudo, uma criança com diagnóstico de recusa crônica de alimentos e déficit moderado de aprendizagem exibia comportamentos interferentes baseados em como a comida era apresentada. Os pesquisadores examinaram os efeitos de fornecer o formato preferido contingente ao consumo do mesmo alimento apresentado em um formato diferente. O procedimento foi eficaz em aumentar o consumo de alimentos em novos formatos e novos sabores de alimentos semelhantes (especificamente, no estudo, foi ensinado o consumo de batatas fritas onduladas em vez de cortadas retas, pãezinhos inteiros em vez de fatias de pão, bem como novos sabores de iogurte). Em um capítulo recente, Penrod et al. (2021) revisaram a literatura comportamental sobre intervenções para abordar desafios alimentares. Os autores relataram que o DRA é consistentemente usado em pacotes de tratamento para enfrentar desafios alimentares, independentemente do grupo etário (idade pré-escolar, idade escolar e adolescentes).

Apresentação sequencial

A apresentação sequencial envolve fornecer acesso a um alimento preferido após o consumo de um alimento-alvo/novo. Um exemplo de implementação desse procedimento foi descrito por Pizzo et al. (2012). Um jovem de 16 anos com TEA, com histórico de comportamentos autolesivos e agressivos, participou do estudo. O participante estava internado na unidade comportamental de uma instituição para receber tratamento. Antes de iniciar as intervenções alimentares, esse adolescente tinha um repertório de apenas 10 alimentos e 1 bebida. A intervenção consistiu em apresentar um prato com alimentos alvo/novos cortados em pequenos pedaços do tamanho de ervilhas (Prato A) e um segundo prato com pedaços de tamanho regular de alimentos altamente preferidos (Prato B). O participante recebia acesso para escolher algo do Prato B imediatamente após consumir um pedaço do Prato A. O Prato B também era apresentado junto com a bebida favorita do participante. O critério para considerar um alimento introduzido era que o participante consumisse ao menos 4 de 6 pedaços de um determinado item alimentar em 4 sessões consecutivas. Cada item alimentar que atingia os critérios era então apresentado durante as refeições de manutenção. As refeições de manutenção eram conduzidas pelos membros da equipe da instituição de internação que não participaram da primeira fase do tratamento. Os tamanhos dos pedaços eram maiores durante as refeições de manutenção (o tamanho de uma moeda de 10 centavos de dólar americano). Essas refeições de manutenção ocorriam de maneira semelhante à primeira fase do tratamento; 6 pedaços de 4 alimentos introduzidos durante a primeira fase do tratamento eram colocados em um prato; a equipe solicitava que o participante consumisse um pedaço desse Prato A para então selecionar um pedaço de alimento altamente preferido do Prato B. Todas as sessões eram conduzidas durante as refeições regulares e esse tratamento aumentou a variedade do participante de 10 para 24 alimentos.

Vale notar que o tratamento também incluiu restringir o acesso aos alimentos altamente preferidos (os alimentos do Prato B) fora das refeições/sessões e a apresentação inicial de pedaços do tamanho de ervilhas de alimento novo pode ser tido como um componente de esvanecimento de estímulo.

No estudo de Whelan e Penrod (2018), o procedimento de apresentação sequencial sozinho não se demonstrou eficaz; no entanto, o procedimento se tornou eficaz quando a apresentação sequencial foi modificada de forma que a criança não recebia alimentos preferidos até que um alimento novo fosse provado. Este estudo sugere que operações motivadoras, especialmente a fome, também podem ser uma consideração importante ao delinear intervenções alimentares, mas esse tipo de intervenção sempre precisa passar por diversas considerações éticas antes de ser utilizado.

Extinção das respostas de fuga

Os comportamentos inadequados nas refeições (CIRs) são frequentemente mantidos por reforço negativo na forma de remoção da demanda alimentar, como a remoção de alimentos específicos ou término da refeição (Saini et al., 2019; Piazza et al., 2003). A extinção das respostas de fuga envolve a apresentação contínua da demanda alimentar até que a criança exiba um comportamento-alvo, como provar um novo alimento. CIRs são tipicamente ignorados e, com o tempo, sua frequência diminui.

Com desafios alimentares, a extinção das respostas de fuga foi implementada na forma de:

1. Não remoção da refeição, consistindo em demandar que o aprendiz termine a comida apresentada antes do término da refeição ou da sessão; CIRs não têm quaisquer consequências. A quantidade de comida apresentada pode variar de um pequeno pedaço de alimento a uma refeição completa, mas tipicamente o esforço de resposta inicial é minimizado e o esvanecimento é usado para aumentar o tamanho do pedaço, o número de pedaços ou o tamanho da porção (Seiverling et al., 2012; Tarbox et al., 2010).

2. Não remoção do utensílio/alimento/bebida, apresentando a colher (Hodges et al., 2018) ou copo (Kozlowski et al., 2016) aos lábios do aprendiz até que a comida ou bebida seja aceita. A extinção das respostas de fuga tem sido amplamente documentada como um procedimento de tratamento eficaz para aumentar a aceitação de alimentos ou líquidos. Cabe salientar que, como em qualquer procedimento de extinção, esse procedimento pode resultar em um aumento nos CIRs e de respostas emocionais (veja Engler et al., 2023). Embora esse aumento nos CIRs seja frequentemente temporário, para mitigar esses efeitos colaterais temporários, a extinção das respostas fuga é com frequência combinada com reforço não contingente (NCR) (Reed et al., 2004) e/ou outros componentes de tratamento, como os descritos em procedimentos baseados em antecedentes. Na alimentação, o NCR pode ser implementado fornecendo ao aprendiz acesso contínuo (independentemente de como a criança se comporta) a itens ou atividades preferidos durante toda a refeição. O NCR pode dar suporte na diminuição dos CIRs durante as refeições (Wilder et al., 2005).

Exposições repetidas ao sabor

Pesquisas mostraram que as preferências pelo sabor de alimentos novos são adquiridas por meio da degustação repetida (para revisão, veja Cooke, 2007). Intervenções alimentares foram desenvolvidas com base nessa pesquisa básica sobre exposição repetida ao sabor. O objetivo das intervenções de exposição repetida ao sabor é fazer com que o aprendiz prove o mesmo alimento, repetidamente, ao longo do tempo. Nesse caso, uma exposição ao sabor ocorre quando o aprendiz consome uma pequena quantidade de um alimento novo. Um estudo examinando a exposição repetida incluiu seis crianças (quatro com TEA) que tinham seletividade alimentar extrema e uma gama de CIRs (Williams et al., 2008). O tratamento consistiu em sessões de exposição ao sabor nas quais pequenos pedaços de alimentos novos — no tamanho de uma ervilha — foram apresentados até serem consumidos. Uma vez que o aprendiz começou a consumir um pedaço no tamanho de uma ervilha dentro de 30 segundos em 3 de 4 sessões, o volume do alimento alvo aumentou para ½ colher de sopa. Uma vez que o aprendiz consumiu ½ colher de sopa de um alimento específico dentro de 30 segundos em 3 de 4 sessões, esse alimento era então adicionado às refeições de sondagem. As refeições de sondagem consistiam em apresentar 3 colheres de sopa do alimento introduzido durante as sessões de exposição ao sabor por um período de 10 minutos. Nenhum outro estímulo era fornecido e não havia consequências programadas para CIRs durante as sessões de sondagens. Elogios eram fornecidos quando a criança consumia o alimento. O objetivo das sessões de sondagem era determinar se o aprendiz comeria o novo alimento somente com elogios (na ausência de outros componentes de tratamento). Os resultados demonstraram um aumento na variedade para todas as 6 crianças, que começaram a consumir alimentos de todos os grupos alimentares (vegetais, frutas, amidos, carnes e outras proteínas e laticínios). Em um retorno após 3 meses, os participantes estavam consistentemente consumindo de 24 a 53 alimentos. Esse estudo descobriu que o número de exposições necessárias para o consumo de novos alimentos diminuiu ao longo do tratamento. Essa é uma informação importante para os cuidadores, pois mostra que a intervenção pode se tornar mais rápida e fácil de implementar com o tempo. Também deve ser observado que essa intervenção foi completada com indução de fome, com nenhum dos participantes tendo acesso à fórmula ou ao leite fortificado ao longo do tratamento.

Intervenção baseada na Lei de Igualação ()

A exibição de comportamentos restritivos e perseverativos é um dos sintomas centrais do TEA. Essa "insistência no mesmo" pode aparecer em diferentes domínios da vida do indivíduo, manifestando-se, por exemplo, na forma de o indivíduo desejar usar a mesma roupa todos os dias, engajar-se em brincadeiras ritualísticas ou comer exatamente os mesmos alimentos diariamente. Fisher et al. (2019) hipotetizaram que o engajamento repetido nesses comportamentos resistentes à mudança aumenta a probabilidade de experienciar consequências previsíveis, permitindo ao indivíduo evitar as consequências imprevisíveis de um comportamento alternativo. Além disso, Fisher et al. propuseram que consequências previsíveis, bem como a evitação de consequências imprevisíveis, podem funcionar como reforço automático. Crowley et al. (2020) implementaram um pacote de tratamento conceitualmente baseado na estrutura da Lei de Igualação, estendendo o estudo de Fisher et al. (2019; estudo conduzido com indivíduos com TEA que insistiam em usar as mesmas roupas diariamente) para o domínio da alimentação. Os participantes foram cinco meninos e duas meninas de 2 a 8 anos de idade, todos com diagnóstico de TEA e transtorno alimentar restritivo e evitativo. Durante a fase de escolha livre (linha de base), apresentou-se aos participantes um pedaço do seu alimento de alta preferência, referido no estudo como o alimento resistente à mudança, juntamente com um pedaço de um alimento alternativo/novo e as instruções eram que, se consumissem um, o experimentador diria "muito bem". Durante o tratamento, uma fase de escolha assimétrica foi implementada, consistindo na apresentação dos alimentos resistentes à mudança junto ao alimento alternativo;

no entanto, o consumo do alimento alternativo resultava no acesso imediato a um item altamente preferido. A seguir a condição de escolha única foi implementada, que consistiu em apresentar apenas o alimento alternativo e fornecer a oportunidade para os participantes consumirem o pedaço e acessarem o item altamente preferido. Extinção das respostas fuga foi implementada quando os participantes consumiam o alimento alternativo de forma independente durante essa condição. As sessões terminavam quando a criança consumia o pedaço do alimento alternativo ou 10 minutos se passavam, o que ocorresse primeiro. Uma última condição, escolha guiada, foi implementada com um único participante cujo consumo foi baixo durante a condição de escolha única. A condição de escolha guiada combinou todos os componentes da escolha única, com a adição do procedimento de encadeamento reverso para autoalimentação. Os resultados demonstraram um aumento no consumo de alimentos alternativos para dois participantes durante a condição de escolha assimétrica por si (sem a necessidade das outras fases de tratamento). Os outros cinco participantes também aumentaram seu consumo de novos alimentos; no entanto, foi necessário expô-los à condição de escolha única para pelo menos um alimento e, em seguida, demonstraram generalização para outros alimentos alternativos não expostos previamente à escolha única. De implicação prática, essa linha de pesquisa mostra a possibilidade de ensinar indivíduos com comportamentos altamente inflexíveis com seus alimentos que selecionar um alimento diferente pode produzir um resultado seguro. Após a exposição ao tratamento para alguns alimentos, o efeito de "escolher algo diferente pode ser seguro" tem o potencial de se generalizar para outros alimentos e novas escolhas ao longo do tempo. Vale ressaltar que, no estudo mencionado, os indivíduos foram ensinados a escolher um alimento diferente enquanto na presença de seus alimentos resistentes à mudança. Os autores apontaram que isso pode se aproximar mais das condições naturais nas quais os indivíduos têm múltiplas escolhas do que comer, como ao selecionar um alimento da despensa ou na cantina da escola.

Treinamento de cuidadores

Ao fornecer terapia para melhorar a ingestão alimentar e a dieta geral de um indivíduo, uma parte essencial do processo é garantir que as habilidades recém-adquiridas sejam generalizadas para o ambiente natural e sejam mantidas. Pais/cuidadores geralmente são responsáveis pelas refeições de seus filhos no ambiente doméstico e precisam ser ensinados a implementar intervenções nesse contexto. Em muitos casos, as crianças comem fora de casa, em creches ou escolas. Será igualmente importante que os indivíduos que cuidam da criança estejam capacitados para implementar a intervenção alimentar.

O treinamento de cuidadores é um tópico abordado por profissionais da Análise do Comportamento há décadas. Profissionais têm usado o treinamento de habilidades comportamentais (do inglês *behavior skill training* – BST) para ensinar aos cuidadores uma gama de habilidades e implementar com sucesso intervenções alimentares (Mueller et al., 2003). O treinamento de habilidades comportamentais envolve o uso de instruções, modelação, *role play* e *feedback*. Essa abordagem foi recentemente utilizada para treinar três cuidadores sobre como implementar uma intervenção em seletividade alimentar (Alaimo et al., 2018). Neste estudo, os pesquisadores criaram *scripts* (roteiros) para treinar os cuidadores sobre como responder aos comportamentos das crianças durante as refeições. Após ler o protocolo do procedimento de intervenção em alimentação em voz alta, os pesquisadores simulavam o comportamento das crianças usando um dos cinco *scripts*, com o objetivo de fornecer aos cuidadores a oportunidade de praticar como responder a uma variedade de comportamentos (p. ex., aceitação, expulsão e ânsia). Os cuidadores receberam *feedback* sobre seu desempenho após a implementação de cada *script* e o treinamento continuou até que os cuidadores atingissem critérios de aprendizagem. Outro estudo recente avaliou o uso de vídeo modelação e instruções para treinar três cuidadores a implementarem um procedimento de refeição estruturada para expandir a variedade alimentar em crianças com seletividade alimentar leve (Clark et al., 2020). Instruções e vídeo modelação foram suficientes e eficazes para um cuidador atingir o critério de aprendizagem da intervenção; porém, dois outros cuidadores ainda requereram *feedback* ao vivo, demonstrando que as necessidades de treinamento parental são às vezes diferentes e que o treinamento de cuidadores requererá um grau de individualização.

Considerações finais

Ao concluirmos este capítulo sobre desafios alimentares em indivíduos com TEA, é crucial reconhecer que essa área, talvez mais do que qualquer outra, epitomiza a essência da colaboração interdisciplinar na prática. O fato que os comportamentos alimentares podem ser afetados por condições médicas, funcionamento oral-motor, deficiências sensoriais, dificuldades comportamentais e estresse parental exige que analistas do comportamento cultivem habilidades colaborativas robustas. É por meio da colaboração com as várias disciplinas relacionadas que uma avaliação e tratamento eficazes podem ser alcançados. Como analistas do comportamento, nossa capacidade de comunicar e cooperar com uma gama de disciplinas otimizará os resultados para os indivíduos e famílias que servimos.

Por fim, é imperativo que um analista do comportamento não apenas discirna a natureza e a gravidade de cada caso com o qual ele trabalha, mas também realize uma autoavaliação minuciosa de suas próprias habilidades. Isso inclui um reconhecimento honesto de seus limites em expertise e competência. Quando confrontado com um caso que excede esses limites, é essencial que o analista do comportamento busque suporte e orientação adicionais ou encaminhe o caso para outro provedor ou organização. Essa abordagem ajuda a garantir uma prática ética, um alto padrão de cuidado e mantém a integridade profissional.

References

Adams, W., Williams, K., & Ivy, J. (2020). Teaching tongue lateralization as a component of chewing instruction. *Journal of Developmental and Physical Disabilities, 32,* 1007-1022.

Ahearn, W. H., Castine, T., Nault, K., & Green, G. (2001). An assessment of food acceptance in children with autism or pervasive developmental disorder-not otherwise specified. *Journal of autism and developmental disorders, 31,* 505-511.

Alaimo, C., Seiverling, L., & Jones, E. A. (2023). Teaching the skill of chewing from a behavior analytic approach: a systematic review. *Behavior Modification, 47*(4), 822-844. https://doi.org/10.1177/01454455221140483

Alaimo, C. Seiverling, L., Sarubbi, J., Sturmey, P. (2017). The effects of a behavioral skills training and general--case training package on caregiver implementation of a food selectivity intervention. *Behavioral Interventions, 33*(1), 27-40. https://doi.org/10.1002/bin.1502

Al-Beltagi, M. (2021). Autism medical comorbidities. *World journal of clinical pediatrics, 10*(3), 15. American Psychiatric Association, D. S. M. T. F., & American Psychiatric Association. (2013). *Diagnostic and statistical manual of mental disorders: DSM-5* (Vol. 5, No. 5). Washington, DC: American psychiatric association.

Anglesea, M. M., Hoch, H., & Taylor, B. A. (2008). Reducing rapid eating in teenagers with autism: Use of a pager prompt. *Journal of applied behavior analysis, 41*(1), 107-111.

Bachmeyer, M. H. (2009). Treatment of selective and inadequate food intake in children: a review and practical guide. *Behavior Analysis in Practice, 2(1),* 43-50. DOI: 10.1007/BF03391736

Bougeard, C., Picarel-Blanchot, F., Schmid, R., Campbell, R., & Buitelaar, J. (2021). Prevalence of autism spectrum disorder and co-morbidities in children and adolescents: a systematic literature review. *Frontiers in psychiatry, 12,* 744709.

Brown, J. F., Spencer, K., & Swift, S. (2002). A parent training programme for chronic food refusal: A case study. *British Journal of Learning Disabilities,30,* 118 – 121. https://doi.org/10.1046/j.1468-3156.2002.00128.x

Castro, K., Perry, I. S., Ferreira, G. P., Marchezan, J., Becker, M., & Riesgo, R. (2019).

Validation of the Brief Autism Mealtime Behavior Inventory (BAMBI) Questionnaire. *Journal of autism and developmental disorders, 49*(6), 2536–2544. https://doi.org/10.1007/s10803-019-04006-z

Chaidez, V., Hansen, R. L., & Hertz-Picciotto, I. (2014). Gastrointestinal problems in children with autism, developmental delays or typical development. *Journal of autism and developmental disorders, 44,* 1117-1127.

Cooke, L. (2007). The importance of exposure for healthy eating in childhood: a review. *Journal of human nutrition and dietetics, 20*(4), 294-301.

Crowley, J. G., Peterson, K. M., Fisher, W. W., & Piazza, C. C. (2020). Treating food selectivity as resistance to change in children with autism spectrum disorder. *Journal of applied behavior analysis, 53*(4), 2002–2023. https://doi.org/10.1002/jaba.711

Davis, M., Slaton, J.D., MacDonald, J.M., & Parry-Cruwys, D. (2023). Comparing simultaneous and sequential food presentation to increase consumption of novel target foods. *Behavior Analysis in Practice.*

Dosman, C. F., Brian, J. A., Drmic, I. E., Senthilselvan, A., Harford, M. M., Smith, R. W., ... & Roberts, S. W. (2007). Children with autism: effect of iron supplementation on sleep and ferritin. *Pediatric neurology, 36*(3), 152-158.

Engler, C.W., Ibañez, V.F., Peterson, K.M., & Andersen, A.S. (2023). Further examination of behavior during extinction-based treatment of pediatric food refusal. *Behavioral Interventions.* https://doi.org/10.1002/bin.1974

Ewry, D. M., & Fryling, M. J. (2015). Evaluating the high-probability instructional sequence to increase the acceptance of foods with an adolescent with autism. *Behavior analysis in practice, 9*(4), 380–383. https://doi.org/10.1007/s40617-015-0098-4

Fernand, J., Penrod, B., Fu, S., Whelan, C. & Medved, S. (2016). The effects of choice between nonpreferred foods on the food consumption of individuals with food selectivity. *Behavioral Interventions, 31,* 87–101. https://doi.org/10.1002/bin.1423

Field, D., M. Garland, and K. Williams. "Correlates of specific childhood feeding problems. *Journal of paediatrics and child health* 39.4 (2003): 299-304.

Fisher, W. W., Felber, J. M., Phillips, L. A., Craig, A. R., Paden, A. R., & Niemeier, J. J. (2019). Treatment of resistance to change in children with autism. Journal of Applied Behavior Analysis, 52, 974-993. https://doi.org/10.1002/jaba.588

Flanagan, J., Penrod, B., & Silbaugh, B.C. (2021). Further evaluation of contingency modeling to increase consumption of nutritive foods in children with autism and food selectivity. *Behavioral Interventions, 36*(4), 892-909. DOI: 10.1002/bin.1821

Fu, S. B., Penrod, B., Fernand, J. K., Whelan, C. M., Griffith, K., & Medved, S. (2015). The effects of modeling contingencies in the treatment of food selectivity in children with autism. *Behavior Modification, 39*(6), 771–784. org/10.1177/0145445515592639

Goday, P. S., Huh, S. Y., Silverman, A., Lukens, C. T., Dodrill, P., Cohen, S. S., . & Phalen, J. A. (2019). Pediatric feeding disorder: consensus definition and conceptual framework. *Journal of pediatric gastroenterology and nutrition, 68*(1), 124-129.

Greer, R. D., Dorow, L., Williams, G., McCorkle, N., & Asnes, R. (1991). Peer-mediated procedures to induce swallowing and food acceptance in young children. *Journal of Applied Behavior Analysis, 24*(4), 783–790. https://doi.org/10.1901/ jaba.1991.24-783

Groff, R. A., Piazza, C. C., Volkert, V. M., & Jostad, C. M. (2014). Syringe fading as treatment for feeding refusal. *Journal of Applied Behavior Analysis, 47,* 834-839. DOI: 10.1002/jaba.162

Hahn, T., Adams, W., & Williams, K. (2019). Is vitamin C enough? A case report of scurvy in a five-year-old girl and review of the literature. *BMC pediatrics, 19*(1), 1-6.

Hergüner, S., Keleşoğlu, F. M., Tanıdır, C., & Çöpür, M. (2012). Ferritin and iron levels in children with autistic disorder. *European journal of pediatrics, 171,* 143-146.

Hodges, A., Davis, T., Crandall, M., Phipps, L., & Weston, R. (2017). Using shaping to increase foods consumed by children with autism. *Journal of autism and developmental disorders, 47*(8), 2471–2479. https://doi.org/10.1007/s10803-017-3160-y

Hodges, A., Gerow, S., Davis, T. N., Radhakrishnan, S., Feind, A., O'Guinn, N., & Prawira, C. (2018). An initial evaluation of trial-based functional analyses of inappropriate mealtime behavior. *Journal of Developmental and Physical Disabilities, 30*(3), 391–408. https://doi.org/10.1007/s10882-018-9592-2

Ibañez, V. F., Peters, K. P., & Vollmer, T. R. (2021). A comparison of re-presentation and modified chin prompt to treat different topographies of liquid expulsion. *Journal of Applied Behavior Analysis, 54*(4), 1586-1607.

Ivy, J. W., & Williams, K. E. (2023). Using modeling to increase diet selection and teach mealtime behaviors. In J. H. Cihon, L. Tereshko, K. B. Marshall & M. J. Weiss (Eds.), *Behavior Analytic Approaches to Promote Enjoyable Mealtimes for Autistics/Individuals Diagnosed with Autism and their Families,* p. 229-255.. Vernon Press - Cognitive Science and Psychology.

Johnson, C. R., Brown, K., Hyman, S. L., Brooks, M. M., Aponte, C., Levato, L., … & Smith, T. (2019). Parent training for feeding problems in children with autism spectrum disorder: Initial randomized trial. *Journal of Pediatric Psychology, 44*(2), 164-175.

King, S., & Burch, T. (2020). Blending as a treatment for feeding disorders: a review of the literature. *Behavioral Interventions, 35*(4), 642-663. https://doi.org/10.1002/bin.1748.

King, H. C., Lewis, H., Martone, L. E., & Fischer, A. (2023). Fading procedures in treatment of mealtime behaviors. In J. H. Cihon, L. Tereshko, K. B. Marshall & M. J. Weiss (Eds.), *Behavior Analytic Approaches to Promote*

Enjoyable Mealtimes for Autistics/Individuals Diagnosed with Autism and their Families, p. 207-227. Vernon Press - Cognitive Science and Psychology.

Kozlowski, A. M., Taylor, T., Pichardo, D., & Girolami, P. A. (2016). The impact of emerging liquid preference in the treatment of liquid refusal. *Journal of Developmental and Physical Disabilities, 28*(3), 443–460. https://doi.org/10.1007/s10882-016-9482-4

Levin, D. S., Volkert, V. M., & Piazza, C. C. (2014). A multi-component treatment to reduce packing in children with feeding and autism spectrum disorders. *Behavior Modification, 38*(6), 940-963.

Luiselli, J.K., Ricciardi, J.N., & Gilligan, K. (2005). Liquid fading to establish milk consumption by a child with autism. *Behavioral Interventions, 20,* 155-163. https://doi.org/10.1002/bin.187

Marshall, K. B., & Cihon, & Jo. H. (2023). Mealtime goals: more than just consumption. In J. H. Cihon, L. Tereshko, K. B. Marshall & M. J. Weiss (Eds.), *Behavior Analytic Approaches to Promote Enjoyable Mealtimes for Autistics/Individuals Diagnosed with Autism and their Families,* p. 73-105. Vernon Press - Cognitive Science and Psychology.

McCormick, C., Hepburn, S., Young, G. S., & Rogers, S. J. (2016). Sensory symptoms in children with autism spectrum disorder, other developmental disorders and typical development: A longitudinal study. *Autism, 20*(5), 572-579.

Meguid, N. A., Anwar, M., Bjørklund, G., Hashish, A., Chirumbolo, S., Hemimi, M., & Sultan, E. (2017). Dietary adequacy of Egyptian children with autism spectrum disorder compared to healthy developing children. *Metabolic brain disease, 32,* 607-615.

Ministério da Saúde (2019). Guia alimentar para crianças brasileiras menores de 2 anos.*Secretaria de Atenção Primária à Saúde, Departamento de Promoção da Saúde.* Brasília.ISBN 978-85-334-2737-2

Mueller, M. M., Piazza, C. C., Moore, J. W., Kelley, M. E., Bethke, S. A., Pruett, A. E., et al. (2003). Training parents to implement pediatric feeding protocols. Journal of Applied Behavior Analysis, 36, 545–562.

Mueller, M. M., Piazza, C. C., Patel, M. R., Kelley, M. E., & Pruett, A. (2004). Increasing variety of foods consumed by blending nonpreferred foods into preferred foods. *Journal of applied behavior analysis, 37*(2), 159–170. https://doi.org/10.1901/jaba.2004.37-159

Najdowski, A. C., Wallace, M. D., Doney, J. K., & Ghezzi, P. M. (2003). Parental assessment and treatment of food selectivity in natural settings. *Journal of Applied Behavior Analysis, 36,* 383-386. DOI: 10.1901/jaba.2003.36-383

Page, S.V., Griffith, K., & Penrod, B. (2016). Reduction of rapid eating in an adolescent female with autism. *Behavior Analysis in Practice, 10,* 87-91. DOI: 10.1007/s40617-016-0143-y

Panerai, S., Ferri, R., Catania, V., Zingale, M., Ruccella, D., Gelardi, D., ... & Elia, M. (2020). Sensory profiles of children with autism spectrum disorder with and without feeding problems: A comparative study in sicilian subjects. *Brain Sciences, 10*(6), 336.

Penrod, B., Gardella, L., & Fernand, J. (2012). An evaluation of a progressive high-probability instructional sequence combined with low-probability demand fading in the treatment of food selectivity. *Journal of Applied Behavior Analysis, 45,* 527-537. DOI: 10.1901/jaba.2012.45-527

Penrod, B., Silbaugh, B. C., Page, S. V., & Moseman, M. (2021). Interventions to support feeding for individuals with intellectual and developmental disabilities. In P. Sturmey & R. Lang (Eds.), *Adaptive behavior strategies for individuals with intellectual and developmental disabilities*. Springer International Publishing. P. 21-46.

Petruzzelli, M. G., Marzulli, L., Margari, F., De Giacomo, A., Gabellone, A., Giannico, O. V., & Margari, L. (2020). Vitamin D deficiency in autism spectrum disorder: a cross-sectional study. *Disease Markers, 2020.*

Piazza, C. C., Fisher, W. W., Brown, K. A., Shore, B. A., Patel, M. R., Katz, R. M., Blakely-Smith, A. (2003). Functional analysis of inappropriate mealtime behaviors. *Journal of Applied Behavior Analysis, 36,*187-204. DOI: 10.1901/jaba.2003.36-187

Piazza, C. C., Patel, M. R., Santana, C. M., Goh, H.-L., Delia, M. D., & Lancaster, B. M. (2002). An evaluation of simultaneous and sequential presentation of preferred and nonpreferred food to treat food selectivity. *Journal of Applied Behavior Analysis, 35*(3), 259–270. DOI: 10.1901/jaba.2002.35-259

Pizzo, B., Coyle, M., Seiverling, L., Williams, K. (2012). Plate A-Plate B: use of sequential presentation in the treatment of food selectivity. *Behavioral Interventions, 27,*175-184. https://doi.org/10.1002/bin.1347

Reed, G. K., Piazza, C. C., Patel, M. R., Layer, S. A., Bachmeyer, M. H., Bethke, S. D., & Gutshall, K. A. (2004). On the relative contribution of noncontingent reinforcement and escape extinction in the treatment of food refusal. *Journal of Applied Behavior Analysis,37,* 27-41. DOI: 10.1901/jaba.2004.37-27

Rodrigues, J. V. S., Poli, M. C. F., Petrilli, P. H., Dornelles, R. C. M., Turcio, K. H., & Theodoro, L. H. (2023). Food selectivity and neophobia in children with autism spectrum disorder and neurotypical development: a systematic review. *Nutrition Reviews*, nuac112.

Rommel, N., De Meyer, A. M., Feenstra, L., & Veereman-Wauters, G. (2003). The complexity of feeding problems in 700 infants and young children presenting to a tertiary care institution. *Journal of pediatric gastroenterology and nutrition, 37*(1), 75-84.

Rubio, E. K., Borrero, C. S. W., & Taylor, T. (2015). Use of a side deposit to increase consumption in children with food refusal. Behavioral Interventions, 30(3), 231–246. https://doi.org/10.1002/bin.1404.

Rubio, E.K., Pichardo, D., & Borrero, C.S. (2017). Using backward chaining and a physical guidance delay to teach self-feeding. *Behavioral Interventions, 33,* 87-92. https://doi.org/10.1002/bin.1504

Saini, V., Kadey, H. J., Paszek, K. J., & Roane, H. S. (2019). A systematic review of functional analysis in pediatric feeding disorders. *Journal of Applied Behavior Analysis, 52*(4), 1161- 1175. https://doi.org/10.1002/jaba.63

Seiverling, L., Jusko, E., Rodriguez, J., Kuljanic, A. & Weaver, B. (2023). Multidisciplinary approaches to mealtime interventions. *Behavior Analytic Approaches to Promote Enjoyable Mealtimes for Autistics/Individuals Diagnosed with Autism and their Families,* P. 23-48. Vernon Press - Cognitive Science and Psychology.

Seiverling, L., Williams, K., Sturmey, P., & Hart, S. (2012). Effects of behavioral skills training on parental treatment of children's food selectivity. *Journal of Applied Behavior Analysis, 45*(1), 197–203. https://doi.org/10.1901/jaba.2012.45-197

Silbaugh, B.C., & Swinnea, S. (2019). Clinical evaluation of a behavioral intervention for packing. *Behavior Analysis: Research and Practice, 19,* 60–71. https://doi.org/10.1037/bar0000150

Silbaugh, B. C., Calderon, G. A., & Eslava, V. H. (2020). Effects of the high-probability instructional sequence in children with feeding disorders: a synthesis. *Behavior modification, 44*(6), 927–954. https://doi.org/10.1177/0145445519858273

Sira, B. K., & Fryling, M. J. (2012). Using peer modeling and differential reinforcement in the treatment of food selectivity. Education & Treatment of Children, 36(1), 91–100. https://doi.org/10.1353/etc.2012.0003

Sociedade Brasileira de Pediatria – Departamento Científico de Nutrologia (2018). Manual de Alimentação: orientações para alimentação do lactente ao adolescente, na escola, na gestante, na prevenção de doenças e segurança alimentar. Sociedade Brasileira de Pediatria. ISBN: 978-85-88520-29-5

Tarbox, J., Schiff, A., Najdowski, A. C. (2010). Parent-implemented procedural modification of escape extinction in the treatment of food selectivity in a young child with autism. *Education and Treatment of Children, 33,* 223-234. https://doi.org/10.1353/etc.0.0089

Taylor, T. (2020) Increasing food texture and teaching chewing for a clinical case within the home setting in Australia. *Learning and Motivation, 71*(1), 1-14. https://doi.org/10.1016/j.lmot.2020.101651

Tereshko, L., Bowman, K., & Weiss, M. J. (2023). Increasing family involvement through caregiver training. In J. H. Cihon, L. Tereshko, K. B. Marshall & M. J. Weiss (Eds.), *Behavior Analytic Approaches to Promote Enjoyable Mealtimes for Autistics/Individuals Diagnosed with Autism and their Families,* p. 321-343.. Vernon Press - Cognitive Science and Psychology.

Tomioka, K., Nishiyama, M., Tokumoto, S., Yamaguchi, H., Nozu, K., & Nagase, H. (2021). Behavioral Therapy for Children with Avoidant/Restrictive Food Intake Disorder Dependent on Tube or Oral Enteral Nutrient Formula: A Feasibility Study. *Kobe J. Med. Sci, 67*(4), E155-E160.

Trejo, M.J., & Fryling, M.J. (2018). Comparing two variations of the high-probability instructional sequence to improve food consumption with a child with autism. *Behavioral Interventions, 33*(4), 448-454. https://doi.org/10.1002/bin.1639

Valentino, A.L., LeBlanc, L.A., & Raetz, P.B. (2018). Evaluation of stimulus intensity fading on reduction of rapid eating in a child with autism. *Journal of Applied Behavior Analysis, 51,* 177-182. DOI: 10.1002/jaba.433.

Wang, Z., Ding, R., & Wang, J. (2020). The association between vitamin D status and autism spectrum disorder (ASD): a systematic review and meta-analysis. *Nutrients, 13*(1), 86.

Wardle, J., Cooke, L. J., Gibson, E. L., Sapochnik, M., Sheiham, A., & Lawson, M. (2003). Increasing children's acceptance of vegetables; a randomized trial of parent led exposure. *Appetite, 40,* 155–162.

Wardle, J., Herrera, M. L., Cooke, L., & Gibson, E. L. (2003). Modifying children's food preferences: The effects of exposure and reward on acceptance of an unfamiliar vegetable. *European Journal of Clinical Nutrition, 57,* 341–348.

Whipple, Heather, Scherr, Ryan, & Kozlowski, Alison M. (2020). Simultaneous presentation to decrease packing in a child with a feeding disorder. *Behavior Analysis in Practice, 13*(1), 97-204 https://doi.org/10.1007/s40617-019-00360-7

Wilder, D. A., Normand, M., & Atwell, J. (2005). Noncontingent reinforcement as treatment for food refusal and associated self-injury. *Journal of Applied Behavior Analysis, 38*(4), 549 – 553. https://doi.org/10.1901/jaba.2005.132-04

Williams, K. E., Adams, W., Sanchez, K., & Hendy, H. (2023). Associations between behavioral inflexibility, sensory sensitivity, and feeding problems in a clinical sample. *Journal of Developmental and Physical Disabilities, 35*(4), 589-605.

Williams, K., Adams, W., & Creek, L. (2019). The Combined Effects of Immediate and Delayed Positive Reinforcement to Increase Consumption of Solid Food: A Brief Report. *Developmental Neurorehabilitation, 22*(8), 576-580.

Williams, K. E., Gibbons, B. G., & Schreck, K. A. (2005). Comparing selective eaters with and without developmental disabilities. *Journal of Developmental and Physical Disabilities, 17*, 299-309.

Williams, K. E., & Seiverling, L. J. (2018). Neophobia in children with special needs: Selective eating and its treatment. *Food Neophobia*, 351-371.

Zulkifli, M. N., Kadar, M., Fenech, M., & Hamzaid, N. H. (2022). Interrelation of food selectivity, oral sensory sensitivity, and nutrient intake in children with autism spectrum disorder: A scoping review. *Research in Autism Spectrum Disorders, 93*, 101928.

Recursos

Alimentação saudável — Ministério da Saúde (www.gov.br)

É obesidade infantil? — Ministério da Saúde (www.gov.br)

GUIA ALIMENTAR PARA CRIANÇAS BRASILEIRAS MENORES DE 2

ANOS.pdf — Ministério da Saúde (www.gov.br)

Caderno (www.gov.br)

Instrumento de triagem e rastreamento de problemas alimentares:
https://www.dropbox.com/scl/fo/gn3ycdu972627khqfrjtz/h?rlkey=2z32yrl80qppv4hyko8wdlodm&dl=0

CAPÍTULO 16

HABILIDADES ORAIS-MOTORAS NAS DIFICULDADES ALIMENTARES PEDIÁTRICAS: AVALIAÇÃO E INTERVENÇÃO

Ms. Natany Ferreira Silva

Universidade Federal de São Carlos (UFSCar)

É importante que todas as crianças tenham acesso à alimentação segura, à nutrição adequada e a refeições prazerosas, de modo que todo seu potencial de crescimento, desenvolvimento e socialização seja maximizado (Souza & de Sousa, 2023). No entanto, conforme Gosa et al. (2020) discutem, cerca de 1% das crianças na população em geral e, até 80% dos bebês e crianças com algum fator médico em seu histórico, como o nascimento pré-termo ou comprometimento da estrutura/função dos sistemas gastrointestinal, cardiorrespiratório e neurológico, podem ter dificuldades alimentares, o que pode tornar o ato de comer muito difícil e/ou doloroso.

Crianças com Transtorno do Espectro Autista (TEA) podem apresentar dificuldades alimentares como seletividade alimentar, recusa alimentar, comportamentos estressantes na hora das refeições, problemas orais-motores, incluindo dificuldade em mastigar, dificuldade em engolir comprimidos, problemas de baba, vômito e engasgo (Şahan et al., 2021).

As etiologias complexas e heterogêneas das dificuldades alimentares infantis[1], especialmente quando são comorbidades de transtornos do neurodesenvolvimento, pressupõem a avaliação e intervenção de uma rede de profissionais como fonoaudiólogos, terapeutas ocupacionais, fisioterapeutas, analistas do comportamento, nutricionistas, psicólogos, assistentes sociais, enfermeiras e médicos.

O fonoaudiólogo é o profissional com treinamento e expertise nos aspectos anatômicos, de desenvolvimento e fisiológicos das habilidades orofaciais (Gosa et al., 2020). O analista do comportamento, por sua vez, possui expertise em uma abordagem sistemática baseada em dados, ideal para identificar as variáveis que influenciam o comportamento nas refeições (Ibañez et al., 2020). Além disso, analistas do comportamento comumente têm forte base empírica para o ensino de habilidades, incluindo habilidades motoras (Demchak, 1993), como aquelas envolvidas no processo de alimentação.

Em consideração à temática central desta obra, o presente capítulo fornece uma justificativa para o trabalho colaborativo entre fonoaudiólogos e analistas do comportamento na oferta de serviços para indivíduos com desafios alimentares e para suas famílias. A atuação colaborativa entre profissionais destas duas disciplinas é referendada por renomadas associações internacionais como a *Association for Behavior Analysis International* (ABAI) e a *American Speech-Language-Hearing-Association* (ASHA), especialmente quando se trata da intervenção em indivíduos com TEA.

---

[1] Recentemente o consenso *"Pediatric feeding disorder-consensus definition and conceptual framework"*, de autoria de Goday et al. (2019), classificou as dificuldades alimentares infantis como distúrbio alimentar pediátrico (DAP). O Conselho Federal de Fonoaudiologia (CFFa), seguindo o consenso de Goday et al. (2019), publicou um documento denominado "Diretrizes que dispõem sobre a Atuação Fonoaudiológica nos Distúrbios Alimentares Pediátricos" (2022) e tem por objetivo fornecer informações para auxiliar o fonoaudiólogo a ampliar sua visão sobre essa atuação.

Após uma breve introdução sobre os marcos do desenvolvimento alimentar, este capítulo apresentará os principais déficits orais-motores observados em crianças com dificuldades alimentares. Em seguida, o foco será direcionado para a avaliação clínica e intervenção nas habilidades orais-motoras de alimentação realizadas pelo fonoaudiólogo, destacando-se a importância da análise do comportamento para a programação de ensino. Além disso, ao abordar essas questões, enfatizaremos a importância da colaboração entre fonoaudiólogos e analistas do comportamento.

Desenvolvimento das habilidades alimentares

Comer é uma habilidade motora que se desenvolve por meio de uma progressão sequencial de habilidades e padrões de movimento, tornando-se progressivamente mais complexa (Manno et al., 2005; Arvedson et al., 2019; Gosa et al., 2020). A alimentação bem-sucedida é influenciada por vários fatores, incluindo uma boa coordenação entre sucção, deglutição e respiração.

O reflexo de sucção não nutritiva e o reflexo de deglutição estão presentes na maioria dos fetos por volta das 11 e 27 semanas de gestação, respectivamente (Shipley & McAfee, 2021). Entretanto, o reflexo de sucção vigoroso caracterizado por movimentos da língua de dentro para fora, em que o bebê suga o que se aproxima de sua boca, desaparece por volta dos quatro meses de idade. Em seu lugar, surge a resposta de sucção que envolve movimentos da língua de cima para baixo e a participação ativa dos lábios, resultando em uma crescente dissociação dos movimentos destas estruturas (Arvedson & Lefton-Greif, 2019). Se o bebê não desenvolver a resposta de sucção com sucesso antes do desaparecimento do reflexo de sucção, ele pode não adquirir controle voluntário sobre essa resposta (Manno et al., 2005).

Entre os quatro e os seis meses de idade, o bebê adquire boa mobilidade da coluna vertebral, uma caixa torácica mais ampla (necessária para a coordenação respiratória adequada durante a fala e deglutição) e a capacidade de sentar-se com apoio (Arvedson & Lefton-Greif, 2019), estando assim preparado para a transição do aleitamento materno para a introdução de alimentos sólidos.

De acordo com Arvedson et al. (2019), nos primeiros 4 a 6 meses de vida dos bebês, a alimentação consiste principalmente de líquidos fornecidos por meio do bico. A transição ocorre por volta dos 6 meses, quando são introduzidos alimentos macios e coados com colher. Entre os 7 e 8 meses, a evolução das texturas continua com a introdução de purês mais grossos e petiscos dissolvíveis, estimulando a mastigação e o desenvolvimento oral motor.

A língua, que anteriormente movia-se de cima para baixo, adquire um padrão de movimento lateral, o que é fundamental para mover o alimento de um lado para o outro da boca e agrupá-lo na linha média da língua antes da deglutição (Morris & Klein, 2000).

O tempo de trânsito oral, que abrange desde o início da ingestão até a conclusão da deglutição, e o tempo total dedicado à alimentação também são relevantes para compreendermos o desenvolvimento das habilidades alimentares. Segundo Flabiano-Almeida et al. (2014), o tempo de trânsito oral para alimentos líquidos é de até 2 segundos para crianças de 7 a 14 meses, até 3 segundos para crianças de 15 a 48 meses e maior que 4 segundos para crianças acima de 4 anos. No caso de alimentos pastosos, o tempo de trânsito oral deve ser cerca de 6 segundos, enquanto para alimentos sólidos, varia de acordo com o tipo de alimento, tamanho e volume do bolo alimentar. O tempo total de alimentação para líquidos, a depender da quantidade, pode ser de 2 a 20 minutos e para alimentos pastosos e sólidos, pode variar entre 20 e 30 minutos (Flabiano-Almeida et al., 2014).

Espera-se que crianças nascidas a termo, saudáveis e sem condições clínicas associadas consumam uma variedade de alimentos com diferentes texturas durante os primeiros dois anos de vida, começando com o início das erupções dentárias (Gosa et al., 2020). Além disso, a expectativa é que até os quatro anos de idade, as crianças desenvolvam um padrão de mastigação semelhante ao de adultos (Alaimo et al., 2022).

O desenvolvimento das habilidades alimentares, assim como outras habilidades motoras, é influenciado pela prática e não depende apenas da maturação. Qualquer evento que limite as oportunidades de praticar as habilidades alimentares para que a criança se torne um alimentador oral eficiente e eficaz, como a não modificação de utensílios, sabores e texturas, pode resultar na manutenção de um padrão oral-motor, inibindo o progresso em direção a habilidades mais avançadas, ao mesmo tempo que restringe as experiências internas de fome e saciedade que ocorrem após uma alimentação oral (Manno et al., 2005; Ibañez et al., 2020).

Déficits orais-motores em crianças com dificuldades alimentares

Crianças que enfrentam desafios alimentares podem apresentar dificuldades na deglutição. Conforme definido pela ASHA, a disfagia pode ocorrer em uma ou mais das quatro fases[1] da deglutição e pode resultar em aspiração – que é a entrada de alimento, líquido ou saliva nas vias respiratórias — e fluxo retrógrado de alimento para a cavidade nasal.

Alguns sintomas da disfagia são relativamente mais evidentes, como tosse e/ou engasgo durante ou após a deglutição (Manno et al., 2005). Entretanto existem outros sinais e sintomas que podem ser observados, a depender da(s) fase(s) da deglutição afetada(s), a idade e nível de desenvolvimento da criança. Esses sinais podem incluir o (a) arqueamento das costas, (b) dificuldades respiratórias durante a alimentação, (c) choro durante as refeições, (d) dificuldade em mastigar alimentos com textura apropriada para a idade (possivelmente cuspir, reter na boca ou engolir alimentos parcialmente mastigados), (e) dificuldade em iniciar a deglutição, dificuldade em controlar secreções (incluindo salivação excessiva não relacionada à dentição), (f) recusa demonstrada por caretas faciais, rubor facial, dedos abertos ou afastamento da cabeça da fonte de alimento, (f) doenças respiratórias frequentes, (g) perda de comida/líquido da boca ao comer, (h) refeições ou lanches que se estendem por mais de 30 minutos, (i) recusa de alimentos de certas texturas, marcas, cores ou outras características distintivas, (j) atraso no desenvolvimento de um padrão maduro de deglutição ou mastigação; (k) vômito (além do típico "cuspir" para bebês); (l) congestão nasal, entre outros (ASHA).

Prematuridade, alimentação enteral e atrasos no neurodesenvolvimento têm o potencial de exercer um impacto no padrão oral para alimentação. Em algumas das crianças com esse perfil, pode não haver um comprometimento motor na fase faríngea da deglutição, mas sim um comprometimento na função oral-motora.

A disfunção oral-motora, ou comprometimento na função oral-motora, ocorre devido à redução da força, coordenação e amplitude de movimento e pode ser caracterizada por ingestão ineficiente, alimentação desordenada, mau controle de líquidos e alimentos, formação e propulsão lenta ou ine-

[1] As quatro fases da deglutição são: (1) preparatória oral: fase voluntária na qual o alimento ou líquido entra e se movimenta na boca; (2) trânsito oral: fase voluntária que se inicia com a propulsão do bolo alimentar pela língua e finaliza com o início da deglutição; (3) fase faríngea: fase iniciada com uma deglutição voluntária, que, por sua vez, impulsiona o bolo alimentar através da faringe por meio de uma contração involuntária dos músculos constritores da faringe e (4) fase esofágica: fase involuntária durante a qual o bolo alimentar é transportado para o estômago por meio do processo de peristaltismo esofágico (Arvedson, 2008).

ficaz do bolo alimentar, engasgos durante a formação do bolo alimentar e resíduos pós-deglutição (Goday et al., 2019), o que, em outras palavras, pode significar dificuldade ou ausência completa de lateralização da língua para manipular e formar o bolo alimentar, assim como dificuldade ou ausência completa de mastigação.

Observam-se alterações na mandíbula como pouca estabilidade (a estabilidade da mandíbula é fundamental para permitir que a língua execute movimentos diversos dentro da boca), grandes aberturas da mandíbula, protrusão da mandíbula ou invariabilidade nos movimentos da mandíbula (p. ex., a abertura da boca para quebrar um biscoito difere da abertura necessária para morder um hambúrguer), retração labial ou protrusão do lábio inferior, protrusão ou retração (língua puxada para trás e para cima na boca) da língua, padrão assimétrico de movimento (língua só consegue mover a comida para um lado da boca) e respostas como morder a colher, retrair a cabeça para remover o alimento da colher, além de manutenção de uma postura de boca aberta, que impede o fechamento dos lábios em torno da colher (Arvedson et al., 2019; Flanagan, 2008).

Um exemplo de disfunção oral-motora seria uma criança de 8 anos que apresenta um padrão de amassar o alimento contra o palato como preparação para engolir, um padrão esperado no desenvolvimento típico para bebês de 6 meses, quando são expostos pela primeira vez a alimentos semissólidos.

Alterações sensoriais como aversão oral, separação de alimentos de diferentes texturas (por exemplo, separar pedaço de fruta em iogurte), retenção de alimentos debaixo da língua ou na bochecha evitando engolir (*packing*)[1], tolerância apenas dos próprios dedos na boca e recusa de escovação de dentes também podem ser observadas (Arvedson, 2008) em disfunções orais-motoras.

Um estudo retrospectivo conduzido por Field et al. (2003), que envolveu crianças com dificuldades alimentares, revelou que quase metade delas (44%) apresentava atrasos orais-motores, que incluíam problemas na mastigação, movimentos da língua, fechamento dos lábios e outros movimentos relacionados à alimentação. Além disso, 225 dessas crianças (64%) foram identificadas com deficiências no desenvolvimento. Uma revisão de escopo recente, realizada por Maffei et al. (2023), mostrou que a maioria dos estudos incluídos (81%) relatou anormalidades orais-motoras significativas em indivíduos com TEA, destacando que muitos problemas alimentares resultam de condições médicas, questões congênitas ou desafios no desenvolvimento que afetam o comportamento da criança e do cuidador, como também observado por Field et al. (2003).

Avaliação fonoaudiológica da alimentação

Uma perspectiva "da criança como um todo" é fundamental para a avaliação clínica da alimentação. Portanto, nenhum profissional deveria avaliar e/ou intervir com crianças com problemas de alimentação a partir da visão de uma única disciplina. A colaboração de uma equipe interdisciplinar, composta por profissionais reunidos em um só lugar, ao mesmo tempo, otimiza a comunicação e a tomada de decisões (Arvedson et al., 2019).

Neste capítulo, como mencionado anteriormente, será enfatizado o papel do fonoaudiólogo na avaliação e intervenção de questões relacionadas à alimentação. Entretanto, salientamos a importância de profissionais de diversas especialidades adquirirem conhecimento sobre os padrões esperados

[1] Packing consiste em manter o alimento aceito na boca por tempo prolongado durante as refeições e pode estar associado à textura, à preferência alimentar ou a custo de resposta associado à mastigação ou à formação de bolo alimentar (Silbaugh & Swinnea, 2019; Rivero & Borrero, 2019). Esse comportamento pode atrapalhar o ritmo e a conclusão de uma refeição, bem como levar ao aumento do risco de asfixia, ingestão ineficiente de alimentos e líquidos e aumento do estresse do cuidador (Silbaugh et al., 2018).

de desenvolvimento alimentar, a fim de compreenderem o processo de avaliação de maneira mais abrangente.

A avaliação fonoaudiológica da alimentação deve contemplar (a) a revisão de histórico médico e de histórico da alimentação, (b) a observação direta da alimentação, (c) a avaliação da postura e da respiração, (d) a avaliação das estruturas orofaciais, (e) a avaliação das funções orais-motoras da alimentação e (f) a avaliação de problemas sensoriais da alimentação (Arvedson, 2008; Seiverling et al., 2022; Arvedson et al., 2019; Williams & Fox, 2007; Goday et al., 2019).

Revisão de histórico médico e de histórico da alimentação

A avaliação referente à revisão do histórico médico e alimentar é uma etapa essencial que deve ser conduzida por qualquer profissional de saúde que preste serviços a crianças com dificuldades alimentares. Durante a entrevista com os pais ou responsáveis das crianças com dificuldades alimentares, é importante incluir perguntas relacionadas ao histórico pré-natal, perinatal e pós-natal, uma vez que essas questões podem fornecer pistas sobre o início dos problemas de alimentação. É crucial realizar investigação sobre alterações nos sistemas gastrointestinais, cardio respiratório e neurológico (Arvedson, 2008).

De acordo com Seiverling et al. (2022), é aconselhável que a entrevista com pais ou cuidadores contenha perguntas sobre quantidade de leite consumido nas mamadas, tempo de duração das mamadas, ganho de peso nos três primeiros meses de vida, início da alimentação com colher e a reação da criança, variedade de sabores introduzidos, introdução de alimentos mastigáveis e reação da criança, bem como a introdução do uso do copo.

Observação direta da alimentação

A observação direta do comportamento alimentar é crucial na avaliação comportamental, conforme destacado por Ibañez et al. (2020) e revela-se de extrema importância para os profissionais de fonoaudiologia (Arvedson, 2008). Portanto, considerando uma abordagem colaborativa na avaliação, é recomendável que ela seja conduzida simultaneamente por um ou mais especialistas, como o fonoaudiólogo e o analista do comportamento.

A observação da alimentação de crianças com desafios alimentares permite uma avaliação em um contexto o mais próximo máximo possível da rotina alimentar usual delas. Dessa forma, é possível coletar dados sobre tempo total de alimentação, tempo de trânsito oral, quantidade de deglutições para um único bolo alimentar, características dos alimentos consumidos, além de interações entre os pais ou cuidadores com a criança durante estes períodos (Arvedson, 2008).

Avaliação da postura e da respiração

O exame clínico da deglutição e da alimentação deveria iniciar com a observação geral da postura corporal (Arvedson et al., 2019). A avaliação do alinhamento biomecânico se faz relevante quando se trata de crianças que fazem uso de dispositivos eletrônicos durante as refeições e de crianças com problemas respiratórios recorrentes.

Um padrão de respiração pela boca ao invés do nariz pode influenciar na frequência cardiorrespiratória e exercer uma influência significativa na postura, bem como no recrutamento dos músculos da cabeça e do pescoço. Diante de desafios respiratórios, o organismo recorre automaticamente aos músculos da cabeça e do pescoço, incluindo os músculos da língua e da mandíbula, para facilitar a respiração. Isso pode resultar em uma postura de cabeça inclinada para a frente, prejudicando a estabilidade postural e, consequentemente, afetando a deglutição, conforme destacado por Manno et al. (2005).

Observar a postura da criança durante as refeições em colaboração com um terapeuta ocupacional proporcionará a oportunidade de recomendar um sistema de assento que promova a segurança da alimentação.

Avaliação das estruturas orofaciais

A incorporação de protocolos na prática fonoaudiológica é amplamente recomendada como uma ferramenta essencial para avaliação e monitoramento dos resultados da intervenção, embora sejam ainda relativamente escassos, como observado por Gurgel et al. (2015). Alguns dos instrumentos nacionais de avaliação em motricidade orofacial[1] e disfagia utilizados na área pediátrica incluem o Protocolo de Avaliação Miofuncional Orofacial com Escores – AMIOFE-E lactentes (6-24 meses) (Medeiros et al. 2021), o Protocolo MMBGR – lactentes e pré-escolares (Medeiros et al. 2022) e o Protocolo de Avaliação Clínica da Disfagia Pediátrica (PAD-PED) (Flabiano-Almeida et al., 2014), que aborda risco para disfagia.

A inspeção visual das estruturas da boca permite a identificação de qualquer anormalidade estrutural oral que possa interferir na sucção, na mastigação e na deglutição (Arvedson et al., 2019). A avaliação das estruturas orofaciais inclui observação da postura em repouso, da força e do movimento dos lábios, língua e bochecha, além de avaliação dos dentes, palato duro e palato mole.

Um fechamento labial inadequado devido a alterações no tônus e movimento dos lábios pode interferir na pressão intra oral durante os processos de sucção e deglutição. De maneira semelhante aos lábios, as bochechas com alteração de tônus podem não desempenhar eficazmente sua função de reter o alimento dentro da cavidade bucal durante a mastigação.

Nos casos em que a criança apresenta hipotonia de língua, ela pode ter dificuldades em lateralizá-la durante o processo de mastigação, não conseguindo levar o alimento até os molares utilizando a ponta e a lateral da língua ou ainda não conseguindo retirar alimentos do vestíbulo oral (espaço entre os dentes e as bochechas) antes ou após a deglutição. Por outro lado, uma língua com hipertonia pode se apresentar retraída durante a apresentação dos alimentos (Arvedson et al., 2019).

Avaliação das funções orais-motoras da alimentação

A avaliação das funções orais-motoras da alimentação de crianças compreende a análise das habilidades de sucção, deglutição e mastigação. A função de sucção é avaliada durante o uso de mamadeira, canudo ou copo. A avaliação da mastigação ocorre durante a ingestão de alimentos sólidos e semissólidos. Já a avaliação da deglutição é realizada durante a ingestão de alimentos líquidos,

[1] A Motricidade Orofacial é a área da Fonoaudiologia que estuda a musculatura dos lábios, língua, bochechas e face e as funções a elas relacionadas, como a respiração, sucção, mastigação, deglutição e fala (Sociedade Brasileira de Fonoaudiologia, 2012).

pastosos e sólidos/semissólidos, utilizando diferentes vias de oferta como mamadeira, copo, canudo ou talheres/mãos, respectivamente, conforme indicado por Medeiros et al. (2022).

Durante a avaliação da mastigação e da deglutição com o consumo de alimentos pastosos, sólidos/semissólidos, além dos aspectos que serão descritos a seguir, deve-se avaliar como ocorre a captação do alimento da colher. A captação adequada da colher consiste na resposta de retirar o alimento dela com os lábios sem que haja escape oral anterior, ao passo que a captação inadequada consiste na resposta de não ocluir os lábios para retirar o alimento da colher e usar a língua ou os dentes ao invés do lábio (Flabiano-Almeida et al., 2014).

A seguir, apresentamos, brevemente, o que o fonoaudiólogo deve avaliar em cada uma das funções orais-motoras de alimentação baseado nos protocolos de Medeiros et al. (2021), Medeiros et al. (2022) e Flabiano-Almeida et al. (2014).

- Sucção: A avaliação da sucção de líquidos finos, apresentados na mamadeira ou no canudo, deve investigar (a) a presença de vedamento labial ou a ocorrência de escape pelas comissuras labiais (áreas localizadas nos cantos direito e esquerdo da boca), (b) a preensão adequada ou inadequada do bico da mamadeira/canudo, (c) a relação entre sucções e deglutições, (d) a presença de pausas adequadas ou a ausência de pausas, (e) a coordenação sucção-respiração-deglutição ou incoordenação, (f) o tempo de trânsito oral e (g) a presença ou ausência de elevação da laringe. Ressalta-se que a elevação de laringe desempenha um papel importante na deglutição, sendo caracterizada por uma resposta automática e protetora que garante que os alimentos e líquidos sejam direcionados para o esôfago em direção ao estômago, em vez de entrarem na traqueia, o que poderia levar à aspiração e problemas respiratórios. A ausência de elevação laríngea deve resultar na interrupção da apresentação de alimentos e encaminhamento para realização de um exame de imagem da deglutição[1]. Na avaliação específica da habilidade da sucção de líquidos finos apresentados em um copo, investiga-se a preensão adequada do copo ou preensão inadequada do copo e a presença de escape oral pelas comissuras, o movimento de sorver (termo que descreve o ato de consumir líquidos, como bebidas, sopas ou caldos, por meio de sucção ou ingestão pela boca) ou despejamento do líquido na cavidade oral e a frequência de sorções/deglutições.
- Mastigação: a avaliação da mastigação deve contemplar (a) a mordida (ou incisão, que se refere ao primeiro corte do alimento com os dentes), (b) o movimento de abertura da mandíbula para introdução dos alimentos na boca, (c) o movimento de fechamento da mandíbula para fins de fechamento dos lábios após introdução do alimento, (d) a trituração completa ou parcial dos alimentos e tempo destinado à tarefa de trituração, (e) o padrão mastigatório caracterizado por movimentos de rotação de mandíbula e lateralização de língua e lábios ocluídos (esperados após os 3 anos) ou por movimentos verticais de mandíbula e amassamento do alimento pela língua contra o palato (*mashing*), podendo não haver oclusão de lábios (esperado antes dos 3 anos), (f) o ritmo mastigatório ou movimentos desorganizados, além de ruído, contrações musculares e movimentos corporais não esperados (movimento da cabeça, por exemplo).

---

[1] Arvedson (2008) recomenda exames de imagem como videofluoroscopia da deglutição, avaliação endoscópica da deglutição por fibra óptica e análise da fisiologia da deglutição por meio da ultrassonografia.

- Deglutição: na avaliação da deglutição deve ser avaliada (a) a postura dos lábios, se adequadamente fechados durante o ato de engolir, se parcialmente fechados ou abertos, (b) a postura da língua, se contida dentro da boca como o esperado, se interposta entre os dentes ou em contato com o lábio superior e inferior. Outros sinais de alteração incluem: movimento de cabeça para trás, deslize de mandíbula, tensão da musculatura facial, escape de alimento, engasgo e tosse antes e durante a deglutição, ruído, refluxo nasal, dor ao engolir, além de resíduos na boca após a deglutição. Para crianças que apresentam sinais de aspiração durante a deglutição ou que estão em risco de aspiração, é fundamental a realização de exames de imagem da deglutição (Williams & Fox, 2007), considerando a impossibilidade de visualização direta do que ocorre nas fases faríngea e esofágica da deglutição. Avaliações de imagem da deglutição são extremamente importantes também na investigação de aspiração silente ou silenciosa, que consiste na penetração de saliva ou alimento abaixo do nível das pregas vocais, sem sintomas de tosse ou engasgos (Curado et al., 2005).

Sheppard (2008) recomenda a utilização de uma análise de tarefas dos componentes motores da alimentação como uma referência para avaliação e descrição do desempenho oral motor. A Tabela 1 apresenta os comportamentos relacionados à fase preparatória oral da deglutição, sendo uma ferramenta útil para avaliação da alimentação e delineamento de objetivos de intervenção por fonoaudiólogos e analistas do comportamento.

Tabela 1. Análise de tarefas da alimentação – fase preparatória oral da deglutição

Componente da tarefa	Comportamento
Regulação do ritmo de alimentação	Regula o tamanho da porção Regula a taxa de ingestão
Orientação	Alinha a boca com a porção que se aproxima Abre a boca para o tamanho e forma da porção Movimenta-se em direção à porção
Recepção	Remove a porção do local ao qual está inserida (remover da colher, lamber, morder)
Contenção	Controla a porção para impedir que ela caia da boca, nos lábios ou na parte de trás da língua
Processamento do bolo	Mastiga a porção e /ou mistura com saliva para ajustar a viscosidade para facilitar a deglutição
Transporte oral	Movimenta a comida na boca para formar o bolo Movimenta o bolo para iniciar o reflexo de deglutição

Fonte: Adaptado de "Using motor learning approaches for treating swallowing and feeding disorders: A review" de J. J. Sheppard, 2008, *Lang Speech Hear Serv Sch, 39*(2), p. 229.

Avaliação de problemas sensoriais da alimentação

Da mesma forma que ocorre na avaliação de postura, recomenda-se que a avaliação de problemas sensoriais da alimentação seja conduzida de forma colaborativa com um terapeuta ocupacional.

A interação dos sistemas motor e sensorial resulta em respostas proativas e reativas às informações sensoriais do ambiente, por exemplo, os sinais táteis, cinestésicos e proprioceptivos. Além disso, os sistemas (motor e sensorial) também respondem às informações sensoriais internas do corpo, tais como fome e saciedade (Manno et al., 2005).

Crianças com TEA podem ter hipo ou hipersensibilidade sensorial. Arvedson et al. (2019) comentam que crianças com respostas hipossensíveis podem demonstrar preferência por alimentos que proporcionem estímulo oral mais saliente, como alimentos de sabores fortes, texturas crocantes e/ou temperaturas extremas. Podem apresentar também salivação excessiva, tendência a encher a boca com muita comida ou não perceberem quando há comida no próprio rosto, além de demonstrarem dificuldades nas funções de sucção ou mastigação porque não estão recebendo estímulos sensoriais apropriados para apoiar essas habilidades.

Por outro lado, Arvedson e colaboradores (2019) ressaltam que crianças com respostas hipersensíveis podem reagir exageradamente a estímulos gustativos, à temperatura e à manipulação tátil dentro e ao redor da região da boca, que se manifestam como hipertonicidade ou movimentos motores inesperados. A hipersensibilidade oral pode ser um sintoma notado em crianças com histórico de dificuldades respiratórias, esofagite, esofagite eosinofílica ou doença do refluxo gastroesofágico.

Logo, o fonoaudiólogo desempenha um papel importante na avaliação de problemas sensoriais da alimentação, investigando se os alimentos preferidos por uma criança com desafios alimentares estão relacionados à sensibilidade, preferência ou habilidade (Seiverling et al., 2022).

Intervenção fonoaudiológica

Após a avaliação fonoaudiológica da alimentação, o fonoaudiólogo é capaz de realizar uma descrição das habilidades orais-motoras da criança, suas sensibilidades e preferências e determinar como elas estão impactando a alimentação e desenvolver um plano de intervenção abrangente (Flanagan, 2008). A intervenção em alimentação deve ser iniciada **após** a identificação e estabilização de problemas médicos, assegurando que a criança seja a mais receptiva possível às intervenções propostas (Manno et al., 2005).

Uma das primeiras medidas a serem tomadas pelo fonoaudiólogo é a modificação da postura. Suporte para cabeça e/ou pés, juntamente com uma postura ereta, podem melhorar a estabilidade da mandíbula, reduzir a protrusão ou retração da língua ou da mandíbula e melhorar o movimento dos lábios (Shipley & McAfee, 2021; Wilson et al., 2021).

Além das modificações posturais, outras opções de intervenções fonoaudiológicas incluem modificações na dieta, incluindo textura; mudanças no momento das refeições; utilização de e/ou mudança de equipamentos e utensílios; manobras; biofeedback; exercícios orais-motores; técnicas de estimulação sensorial; treinamento de cuidador e prática funcional consistente (Sheppard, 2013; Wilson et al., 2021; Silva, 2021).

É fundamental destacar que a estimulação e os exercícios orais-motores não são um objetivo de intervenção em si mesmos, mas sim um meio de alcançar funções orais-motoras seguras (Manno et al., 2005). Desse modo, a meta no contexto da intervenção fonoaudiológica em alimentação, não deveria ser simplesmente imitar ou realizar uma quantidade determinada de movimentos de língua, mas sim utilizar essas ações como um meio para alcançar a resposta desejada de "manipular a comida na boca para formar o bolo alimentar" (Sheppard, 2008).

Intervenções orais motoras

A intervenção oral-motora é um termo abrangente que engloba várias técnicas distintas com aplicações diversas em contextos clínicos. Tal intervenção tem múltiplas finalidades, incluindo o aprimoramento da força e do controle dos movimentos durante a alimentação, o estímulo ao início da alimentação por via oral e a melhoria do desempenho na alimentação oral (Howe, 2018).

No contexto da intervenção oral motora encontram-se os exercícios orais-motores (EOM), que podem ser divididos em ativos ou passivos. EOMs são constituídos por movimentos de lábios ou de língua utilizados para melhorar a força e/ou resistência e a função (Gosa & Dodrill, 2017). Os exercícios ativos incluem amplitude de movimento ativa, alongamento e treinamento de força. Por outro lado, os exercícios passivos requerem pouca ação dos aprendizes que recebem o tratamento e incluem massagem, carícias, estimulação, batidas, vibração e exercícios passivos de amplitude de movimento (Arvedson et al., 2010a).

Ainda no contexto da intervenção oral motora, a estimulação sensorial (ES) envolve atividades de estimulação sensorial do complexo da boca (p. ex., lábios, língua, mandíbula) com a intenção de melhorar a sensação, movimento e/ou função (Wilson et al., 2021).

Além dos EOM e da ES, pode ser parte da intervenção oral motora a intervenção focada na prática funcional (PFC). Esta consiste consiste na prática funcional da habilidade alvo com técnica e rotina consistentes, fundamental em deficiências neuromotoras e privação de prática adequada e suficiente (Sheppard, 2013).

Estudos recentes de revisão sistemática e de revisão de escopo demonstraram que as intervenções orais-motoras são promissoras para melhorar a alimentação/deglutição em bebês prematuros (Arvedson et al., 2010a). Ao mesmo tempo, tais revisões apontaram que não há evidências suficientes para determinar os efeitos dos EOM em crianças com déficits sensório-motores orais e problemas de deglutição (Arvedson et al., 2010b) e para fornecer resultados conclusivos sobre a eficácia de qualquer tipo específico de terapia oral-motora para crianças com comprometimento neurológico (Morgan et al., 2012). Estudos mais recentes, como o de Wilson et al. (2021), fornecem evidências preliminares de eficácia das intervenções sensório-motoras para o ensino de mastigação em populações específicas. Outro estudo, realizado por Shorland et al. (2021), demonstra um crescente corpo de evidências para o uso de terapia miofuncional orofacial dentro de equipes multidisciplinares para pessoas com dificuldades de comunicação e deglutição (Shorland et al., 2021). Em resumo, apesar de haver dados que as intervenções orais-motoras podem ser promissoras, ainda são necessários mais dados para que diretrizes mais precisas possam ser descritas.

Intervenções comportamentais para problemas orais-motores

Diante da falta de uma base sólida de evidências das intervenções orais-motoras para os desafios alimentares de crianças, Gosa e Dodrill (2017) recomendam que os fonoaudiólogos apliquem os princípios da prática terapêutica científica, estabelecendo metas específicas e mensuráveis para os clientes, determinando técnicas terapêuticas com base nas melhores evidências disponíveis, implementando essas técnicas, monitorando os resultados em relação às metas e adaptando as técnicas conforme necessário para alcançar os objetivos da intervenção.

Esses princípios, que constituem a base de qualquer prática baseada em evidência (Sackett et al., 1996), estão perfeitamente alinhados com a oferta de serviços baseada em análise do comportamento aplicada (ABA) para aprendizes com TEA e outros atrasos no neurodesenvolvimento, evidenciando a importância da colaboração entre essas duas especialidades (Association for Behavior Analysis International, n.d.). Utilizar ferramentas da ABA, por exemplo, a coleta sistemática de dados, a operacionalização de objetivos e o uso de princípios e procedimentos de ensino eficazes fortalecem a prática terapêutica científica do profissional de fonoaudiologia e podem resultar em processos mais apropriados a cada aprendiz (p. ex., Breaux & Smith, 2023). Analistas do comportamento também podem aprender com fonoaudiólogos sobre marcos do desenvolvimento da alimentação, sobre as funções orais-motoras e sobre como alterações no desenvolvimento podem impactá-las.

Manno et al. (2005) ressaltam que as intervenções comportamentais para problemas orais-motores são caracterizadas por análise de tarefas, manipulação da condição antecedente e consequências claras por completar ou não a tarefa. Para Demchak (1993), o ensino de habilidades motoras, assim como outros novos comportamentos, é realizado por meio de procedimentos que manipulam antecedentes e consequências como parte de um pacote de tratamento. Em resumo, a integração entre disciplinas, sob uma ótica similar acerca de como novos comportamentos podem ser aprendidos, pode auxiliar em intervenções relacionadas a dificuldades alimentares.

Integrando intervenções orais-motoras e intervenções comportamentais

A seguir será abordado como intervenções orais-motoras e intervenções comportamentais podem ser integradas em uma atuação colaborativa entre fonoaudiólogo e analista do comportamento. O objetivo final de tais intervenções é o ensino de padrões orais-motores eficazes, considerando alguns dos déficits orais-motores observados em crianças com TEA e/ou atrasos no neurodesenvolvimento.

Aversão oral

Atividades de estimulação sensorial podem ser benéficas para crianças que demonstram respostas aversivas a novos alimentos, texturas e sabores. Considerando o componente aversivo de tarefas de estimulação sensorial, recomenda-se que procedimentos comportamentais baseados em antecedentes como o esvanecimento da demanda (Bachmeyer-Lee et al., 2023) sejam utilizados.

As técnicas de estimulação sensorial são diversas e podem incluir estimulação térmico-tátil-gustativa (p. ex., um cotonete gelado com limão) ou estimulação tátil (p. ex., uma escova NUK™) aplicada na língua, na gengiva e/ou nas bochechas, internamente ou ao redor da boca (ASHA). Para aumentar gradualmente a demanda, à medida que a criança demonstra tolerância à estimulação atual, sugere-se, como sequência de estimulação tátil NUK™, iniciar com a estimulação nas bochechas, seguida pela estimulação ao redor da boca, estimulação nos lábios, toque rápido na ponta da língua, toque mais vigoroso na ponta da língua, toque rápido na parte central da língua, toque mais vigoroso na parte central da língua e, por fim, toque nas bordas laterais da língua, por exemplo. Em alguns casos, alguns indivíduos podem não tolerar a estimulação tátil iniciando nas bochechas, sendo necessário iniciar a estimulação em partes mais distais da face, como mãos ou membros superiores.

Descoordenação dos movimentos

Crianças com desafios alimentares que apresentam um quadro de hipotonia, podem ter dificuldade na estabilidade dinâmica da mandíbula e da língua, bem como em movimentos graduados da mandíbula, lábios e língua, influenciando diretamente sua capacidade de comer e beber (Howe, 2018). Quadros de hipotonia pressupõem a realização de exercícios isométricos de motricidade orofacial, que envolvem a contração dos músculos orofaciais (Torres & César, 2019) sem movimento físico, ou seja, mantendo uma posição específica, como exercício labial de "bico", exercício de bochecha de "inflar bochechas" e o exercício de língua de "pressionar a língua contra o céu da boca". Procedimentos de modelação podem ser úteis para crianças que sabem imitar, assim como procedimentos de modelagem para reforço diferencial de aproximações sucessivas dos exercícios modelados pelo terapeuta (Cooper et al., 2020).

Um exemplo de intervenção para quadro de hipotonia foi o estudo de Kumin et al. (2001). Os autores descreveram um tratamento oral-motor abrangente e domiciliar para abordar baixo tônus muscular em quatro crianças com Síndrome de Down. Massagens orais, exercícios orais-motores passivos e ativos durante atividades de morder, mastigar e beber e exercícios para gradação da mandíbula utilizando canudos e itens de sopro evidenciaram melhora nas funções orais-motoras de comer, beber e falar no pós-teste.

Para aumentar a consciência oral e o promover o movimento separado da língua em relação a mandíbula, Flanagan (2008) sugeriu massagens com a NUK™ envolvendo pressionar a metade frontal da língua, mover a língua até o topo da boca, empurrar a língua dentro da boca de dez a trinta vezes e empurrar a língua em direção aos dentes laterais. De acordo com a autora, atividades como chupar pirulitos também podem melhorar o movimento da língua.

Apesar das evidências clínicas das estratégias descritas por Kumin et al. (2001) e Flanagan (2008), há evidências científicas limitadas que apoiam sua eficácia (Howe, 2018). Por isso, é necessário enfatizar a recomendação de que os fonoaudiólogos apliquem os princípios da prática terapêutica científica (Gosa & Dodrill, 2017).

Protrusão de língua (impulso persistente da língua)

A protrusão de língua ou impulso persistente da língua costuma resultar na expulsão da comida pela boca (Ibañez et al., 2020). O estudo de Gibbons et al. (2007) combinou intervenções orais-motoras e comportamentais para tratar uma criança de 6 anos com Síndrome de Down que apresentava recusa alimentar e protrusão de língua. O procedimento consistiu na apresentação da comida com a NUK™, realizando pressão na língua, com reapresentação do alimento em caso de expulsão e reforço positivo quando as respostas da criança eram de acordo com o esperado. O pacote de tratamento utilizado neste estudo foi eficaz (a) na eliminação da alimentação por sonda de gastrostomia, (b) na diminuição da recusa alimentar da criança e (c) na redução da protrusão da língua após 175 sessões de alimentação durante 24 dias de tratamento, evidenciando os efeitos da combinação de técnicas orais-motoras e comportamentais.

Para aprendizes com protrusão de língua, é importante posicionar o bolo no meio da língua, de modo que a criança precise apenas elevar a língua para engolir. Esse fato é destacado por Ibañez et al. (2020) quando sugerem o procedimento de inserir uma pequena porção de comida com uma colher pequena dentro da boca, girar a colher 180º dentro da boca, colocar a colher no meio da língua e deslizar delicadamente a colher em direção aos lábios, tomando cuidado para não pressionar demasiadamente e provocar engasgos.

Ausência de fechamento labial ao redor de talheres ou canudo

Atividades de sopro, como bolhas e apitos, facilitam o fechamento dos lábios (Flanagan, 2008). Ibañez et al. (2020) sugerem que se use uma dica em que o cuidador ou terapeuta utilize o dedo indicador suavemente sobre o lábio superior e o polegar sob o lábio inferior da criança para solicitar que ela feche a boca em resposta à colher ou o canudo, atentando-se para o uso de força excessiva durante a dica.

Ausência de lateralização da língua

Para consumir alimentos de maior textura, o aprendiz precisa adquirir movimento lateral da língua e aumento do movimento da mandíbula para manipular, esmagar e transportar adequadamente o alimento (Roche et al. 2011). O estudo pioneiro de Gisel (1994) examinou os efeitos de intervenções orais-motoras nas medidas antropométricas de crianças com dificuldade alimentar moderada e paralisia cerebral. A intervenção envolveu o ensino de lateralização de língua, controle labial e vigor na mastigação. O processo de ensino de lateralização da língua consistiu em três etapas: inicialmente, uma pequena quantidade de pasta de amendoim era colocada na borda lateral da língua, alternando entre o lado direito e o esquerdo para incentivar a resposta alvo de movimentar a língua em direção ao lado estimulado. Em seguida, a pasta de amendoim era colocada na parte interior da bochecha e a resposta alvo era a criança movimentar a língua para remover a pasta de amendoim antes de engolir. Finalmente, quando os critérios de aprendizagem das etapas anteriores eram alcançados, o estímulo era colocado nos cantos dos lábios, e a resposta alvo era a criança movimentar a língua para fora da cavidade oral, retirar o alimento e deglutir. Os resultados do estudo tiveram limitações, porém o procedimento proposto pode ser valioso para orientar fonoaudiólogos e analistas do comportamento quando houver necessidade de ensino de lateralização de língua.

Ausência de mastigação

À medida que a criança desenvolve a lateralização da língua com o alimento pastoso familiar, o próximo passo é avançar a textura para consistência de purê ou mastigável macio (Roche et al., 2011). Taylor (2020) propõe uma escala de progressão de textura de alimentos com oito níveis crescentes de dificuldade de mastigação com exemplos que podem facilitar a seleção de alimentos para ensino de mastigação pelo fonoaudiólogo e pelo analista do comportamento.

Alaimo et al. (2023) realizaram estudo de revisão sistemática que investigou intervenções analítico comportamentais para ensinar e melhorar habilidades de mastigação. Oito estudos preencheram os critérios para serem incluídos na revisão, dos quais cinco demonstraram controle experimental. Apenas um estudo relatou a realização de avaliação oral-motora e os demais relataram que um fonoaudiólogo ou médico determinou a segurança para consumo de alimentos que demandavam mastigação. A intervenção realizada em todos os estudos era composta por múltiplos componentes e envolvia reforçamento diferencial, extinção de fuga, modelação, instruções verbais, ajuda física, modelagem, esvanecimento e redistribuição. Alaimo et al. recomendam que estudos futuros investiguem a combinação de estratégias comportamentais e intervenções orais-motoras realizadas por fonoaudiólogos para ensino da complexa habilidade oral-motora da mastigação.

O estudo de Silbaugh e Swinnea (2019) avaliou os efeitos de um tratamento multicomponente sobre o comportamento de *packing* de uma menina com TEA e seletividade alimentar. Os resultados sugeriram que a manipulação na textura e o uso de um *chaser*[1], combinados com a não remoção da colher, com instruções e com reforço diferencial com alimentos de alta preferência diminuiu o *packing* e melhorou a alimentação. *Chasers*, manipulações na textura dos alimentos e redistribuição dos alimentos consumidos com a colher ou com a NUK™ podem compensar os déficits orais-motores, reduzindo o custo de resposta associado à deglutição ou funcionando como uma operação abolidora da evitação de engolir (Silbaugh & Swinnea, 2019).

Considerações finais

Este capítulo apresentou os marcos do desenvolvimento da alimentação e os principais déficits orais-motores observados em crianças com dificuldades alimentares. Além disso, apresentou aspectos da avaliação clínica e da intervenção nas habilidades orais-motoras de alimentação realizadas pelo fonoaudiólogo. Destacou-se a importância da análise do comportamento como uma ciência com forte apoio empírico para a intervenção nas dificuldades alimentares pediátricas (Silbaugh, Swinnea & Penrod, 2018) e para o ensino de habilidades motoras (Demchak, 1993), sugerindo-se a necessidade da atuação conjunta do fonoaudiólogo e do analista do comportamento.

Dada a especificidade e os riscos que podem estar envolvidos na intervenção em alimentação, todas as especialidades envolvidas devem ter amplo conhecimento sobre todo o processo de alimentação e cada especialidade deve tomar decisões baseadas em seu escopo de prática e de competência, e guiar-se por suas diretrizes profissionais (Arvedson et al., 2019).

O fonoaudiólogo pode fornecer a avaliação inicial das habilidades orais-motoras e fornecer consultoria colaborativa para o analista do comportamento desenvolvendo um protocolo oral-motor a ser seguido como parte do tratamento. A avaliação oral- motora pode auxiliar no direcionamento de ensino de habilidades orais- motoras específicas, necessárias para a alimentação, que foram identificadas em tal avaliação (Seiverling et al., 2022). Ao mesmo tempo, analistas do comportamento podem fornecer consultoria colaborativa para profissionais de fonoaudiologia ajudando-os a operacionalizar respostas alvo, estabelecer metas específicas e mensuráveis, bem como colaborar com o monitoramento do desempenho do aprendiz.

A avaliação e o delineamento da intervenção nos comportamentos de alimentação de forma compartilhada entre o fonoaudiólogo e o analista do comportamento pode garantir que os componentes do tratamento contemplem o melhor das evidências científicas de cada especialidade, promovendo o sucesso da intervenção, o bem estar dos clientes e das famílias (Silva, 2021), além de evitar sobreposição de trabalho e maiores custos financeiros para as famílias.

Referências

Alaimo, C., Seiverling, L., & Jones, E. A. (2023). Teaching the skill of chewing from a behavior analytic approach: a systematic review. *Behavior Modification, 47*(4), 822-844.

Almeida, F. C. F., Bühler, K. E. B., & Limongi, S. C. O. (2014). *Protocolo de avaliação clínica da disfagia pediátrica (PAD-PED).* Pró-fono.

[1] *Chasers* podem ser alimentos líquidos ou sólidos, fornecidos após a mastigação de um alimento sólido mais difícil (Rivero & Borrero, 2019).

American Speech-Language-Hearing Association. (n.d.). *Pediatric Feeding and Swallowing.* https://www.asha.org/practice-portal/clinical-topics/pediatric-feeding-and-swallowing/

Arvedson, J. C. (2008). Assessment of pediatric dysphagia and feeding disorders: clinical and instrumental approaches. *Developmental disabilities research reviews, 14*(2), 118-127.

Arvedson, J. C., & Lefton-Greif, M. A. (2019). Anatomy, Embryology, Physiology, and Normal Development. In: J.C. Arvedson, L. Brodsky, & M. A. Lefton-Greif, M. A, (Eds.), *Pediatric swallowing and feeding: Assessment and management.* (pp. 11-73). Plural Publishing.

Arvedson, J. C., Lefton-Greif, M. A., & Reigstad, D. (2019). Clinical Swallowing and Feeding Assessment. In: J.C. Arvedson, L. Brodsky, & M. A. Lefton-Greif, M. A, (Eds.), *Pediatric swallowing and feeding: Assessment and management.* (pp. 261-329). Plural Publishing.

Arvedson, J., Clark, H., Lazarus, C., Schooling, T., & Frymark, T. (2010a). Evidence-based systematic review: effects of oral motor interventions on feeding and swallowing in preterm infants. *Am J Speech Lang Pathol, 19*(4), 321-40.

Arvedson, J., Clark, H., Lazarus, C., Schooling, T., & Frymark, T. (2010b). The effects of oral-motor exercises on swallowing in children: an evidence-based systematic review. *Developmental Medicine & Child Neurology, 52*(11), 1000-1013.

Association for Behavior Analysis International. (n.d.). *Interprofessional Collaborative Practice Between Behavior Analysts and Speech-Language Pathologists.* https://www.abainternational.org/constituents/practitioners/interprofessional-collaborative-practice.aspx

Bachmeyer-Lee, M. H., Kirkwood, C. A., & Sheehan, C. M. Treating Mealtime Difficulties in Children. In J. L. Matson. (Ed). (2023) *Handbook of Applied Behavior Analysis: Integrating Research into Practice* (pp. 739-758). Springer International Publishing.

Breaux, C. A., & Smith, K. (2023). Assent in applied behaviour analysis and positive behaviour support: ethical considerations and practical recommendations. International journal of developmental disabilities, 69(1), 111–121. https://doi.org/10.1080/20473869.2022.2144969

Conselho Federal de Fonoaudiologia (2022). *Diretrizes que dispõem sobre a Atuação Fonoaudiológica nos Distúrbios Alimentares Pediátricos.* https://fonoaudiologia.org.br/wp-content/uploads/2022/04/Diretrizes-A-Atuacao--Fonoaudiologica-Nos-Disturbios-Alimentares-Pediatricos.pdf

Cooper, J. O., Heron, T. E., & Heward, W. L. (2020). *Applied behavior analysis.* Pearson UK.

Curado, A. D. F., Garcia, R. S. P., & Di Francesco, R. C. (2005). Investigação da aspiração silenciosa em portadores de paralisia cerebral tetraparética espástica por meio de exame videofluoroscópico. *Revista CEFAC, 7*(2), 188-197.

Demchak, M. (1993). A review of behavioral procedures to teach motor skills to individuals with severe disabilities. *Journal of Behavioral Education, 3*(4), 339-361.

Field, D., Garland, M., & Williams, K. (2003). Correlates of specific childhood feeding problems. *Journal of paediatrics and child health, 39*(4), 299-304.

Flanagan, M. A. (2008). *Improving speech and eating skills in children with autism spectrum disorders: An oral-motor program for home and school.* AAPC Publishing.

Gibbons, B. G., Williams, K. E., & Riegel, K. E. (2007). Reducing tube feeds and tongue thrust: Combining an oral–motor and behavioral approach to feeding. *The American journal of occupational therapy, 61*(4), 384-391.

Gisel, E. G. (1994). Oral-motor skills following sensorimotor intervention in the moderately eating-impaired child with cerebral palsy. *Dysphagia, 9*, 180-192.

Goday, P. S., Huh, S. Y., Silverman, A., Lukens, C. T., Dodrill, P., Cohen, S. S., ... & Phalen, J. A. (2019). Pediatric feeding disorder: consensus definition and conceptual framework. *Journal of pediatric gastroenterology and nutrition, 68*(1), 124.

Gosa, M. M., Dodrill, P., Lefton-Greif, M. A., & Silverman, A. (2020) A multidisciplinary approach to pediatric feeding disorders: roles of the speech-language pathologist and behavioral psychologist. *American Journal of Speech-language Pathology, 29*(2S), 956-966.

Gosa, M., & Dodrill, P. (2017). Pediatric dysphagia rehabilitation: Considering the evidence to support common strategies. *Perspectives of the ASHA Special Interest Groups, 2*(13), 27-35.

Gurgel, L. G., Kaiser, V., & Reppold, C. T. (2015). A busca de evidências de validade no desenvolvimento de instrumentos em Fonoaudiologia: revisão sistemática. *Audiology-Communication Research, 20*, 371-383.

Howe, T. H. Oromotor therapy. In J. Ongkasuwan & E. H. Chiou. (2018) *Pediatric Dysphagia: Challenges and Controversies* (119-134). Springer International Publishing.

Ibañez, V. F., Peterson, K. M., Crowley, J. G., Haney, S. D., Andersen, A. S., & Piazza, C. C. (2020). Pediatric prevention: Feeding disorders. *Pediatric Clinics, 67*(3), 451-467.

Kumin, L., Von Hagel, K. C., & Bahr, D. C. (2001). An effective oral motor intervention protocol for infants and toddlers with low muscle tone. *Infant Toddler Intervention, 11*(3/4), 181-200.

Maffei, M. F., Chenausky, K. V., Gill, S. V., Tager-Flusberg, H., & Green, J. R. (2023). Oromotor skills in autism spectrum disorder: A scoping review. *Autism Research*, 1-39.

Manno, C. J., Fox, C., Eicher, P. S., & Kerwin, M. E. (2005). Early oral-motor interventions for pediatric feeding problems: What, when and how. *Journal of Early and Intensive Behavior Intervention, 2*(3), 145.

Morgan, A. T., Dodrill, P., & Ward, E. C. (2012). Interventions for oropharyngeal dysphagia in children with neurological impairment. *Cochrane Database of Systematic Reviews*, (10).

Morris, S. E., & Klein, M. D. (2000). *Pre-feeding skills: a comprehensive resource for mealtime development*. San Antonio: Tsb/Harcourt.

Rivero, A. M., & Borrero, C. S. (2020). Evaluation of empirical pretreatment assessments for developing treatments for packing in pediatric feeding disorders. *Behavior Analysis in Practice, 13*, 137-151.

Roche, W. J., Eicher, P. S., Martorana, P., Berkowitz, M., Petronchak, J., Dzioba, J., & Vitello, L. (2011). An oral, motor, medical, and behavioral approach to pediatric feeding and swallowing disorders: An interdisciplinary model. *Perspectives on Swallowing and Swallowing Disorders (Dysphagia), 20*(3), 65-74.

Sackett, D. L., Rosenberg, W. M., Gray, J. A., Haynes, R. B., & Richardson, W. S. (1996). Evidence based medicine: what it is and what it isn't. BMJ (Clinical research ed.), 312(7023), 71–72. https://doi.org/10.1136/bmj.312.7023.71

Şahan, A. K., Öztürk, N., Demir, N., Karaduman, A. A., & Serel Arslan, S. (2021). A comparative analysis of chewing function and feeding behaviors in children with autism. *Dysphagia*, 1-6.

Seiverling, L., Jusko, E., Rodriguez, J., Kuljanic, A., Weaver, B. Multidisciplinary Approaches to Mealtime Interventions. In J. H. Cihon, L. Tereshko, K. B. Marshal & M. J. Weiss. (Eds). (2023) *Behavior Analytic Approaches to Promote Enjoyable Mealtimes for Autistics/Individuals Diagnosed with Autism and their Families.*

Sheppard, J. J. (2008). Using motor learning approaches for treating swallowing and feeding disorders: A review. *Lang Speech Hear Serv Sch, 39*(2), 227-236.

Sheppard, J. J. Rehabilitative Maneuvers and Exercise In R. Shaker, C. Easterling, P. C. Belafsky, G.N. Postma. (Eds). (2013) *Manual of diagnostic and therapeutic techniques for disorders of deglutition.* (pp. 319-348). Springer Science & Business Media.

Shipley, K. G., & McAfee, J. G. (2021). *Assessment in speech-language pathology: A resource manual.* Plural Publishing.

Shortland, H. A. L., Hewat, S., Vertigan, A., & Webb, G. (2021). Orofacial myofunctional therapy and myofunctional devices used in speech pathology treatment: a systematic quantitative review of the literature. *American journal of speech-language pathology, 30*(1), 301-317.

Silbaugh, B. C., & Swinnea, S. (2019). Clinical evaluation of a behavioral intervention for packing. *Behavior Analysis: Research and Practice, 19*(1), 60.

Silbaugh, B. C., Swinnea, S., & Penrod, B. (2018). Synthesis of applied behavior analytic interventions for packing in pediatric feeding disorders. *Behavior Modification, 42*(2), 249-272.

Silva, N. F. Incorporando procedimentos e estratégias da terapia ABA em intervenções sensório-motoras orais nos Transtornos Alimentares Pediátricos. In: C. P. Duarte. (Ed.). (2021) *Transtornos Alimentares Pediátricos no TEA.* (pp. 74-91). Memnon.

Sociedade Brasileira de Fonoaudiologia (2012). *Respostas para perguntas frequentes na área de motricidade orofacial.* https://www.sbfa.org.br/portal2017/themes/2017/faqs/faq_motricidade_orofacial.pdf

Souza, L.B.P., & Sousa, N.H. de. (2023). Nutrição escolar: Promovendo a igualdade e o desenvolvimento infantil por meio da alimentação saudável. *Revista Ibero-Americana de Humanidades, Ciências e Educação, 9*(9), 1090–1100. https://doi.org/10.51891/rease.v9i9.11250

Taylor, T. (2020). Increasing food texture and teaching chewing for a clinical case within the home setting in Australia. *Learning and Motivation, 71*, 101651.

Torres, G. M. X., & César, C. P. H. A. R. (2019). Fisiologia do exercício na motricidade orofacial: conhecimento sobre o assunto. *Revista CEFAC, 21.*

Williams, K. E., & Foxx, R. M. (2007). *Treating eating problems of children with autism spectrum disorders and developmental disabilities.* Austin, TX: Pro-Ed.

Wilson, E., Simione, M., & Polley, L. (2021). Paediatric oral sensorimotor interventions for chewing dysfunction: A scoping review. *International Journal of Language & Communication Disorders, 56*(6), 1316-1333.

CAPÍTULO 17

INTERVENÇÃO COMPORTAMENTAL AO TRANSTORNO DO ESPECTRO AUTISTA IMPLEMENTADA VIA CUIDADORES

Dr. Romariz da Silva Barros

Universidade Federal do Pará e INCT-ECCE

Dr. Adriano Alves Barboza

University of Nebraska Medical Center

Dr. Álvaro Júnior Melo e Silva

Universidade Federal do Pará e INCT-ECCE

O termo Transtorno do Espectro Autista (TEA) nomeia uma variedade de casos de transtornos do neurodesenvolvimento caracterizados por déficits de interação e de comunicação social e pela presença de comportamentos estereotipados e/ou interesse restrito (Manual Diagnóstico e Estatístico dos Transtornos Mentais; DSM-5; APA, 2014). Um dos desafios da intervenção aos casos de TEA é a grande variabilidade interindividual no nível de comprometimento. De fato, muitos diferentes aspectos do comportamento verbal e do repertório social dos indivíduos podem ser afetados e, cada um deles, em diferentes níveis quando comparados caso a caso. Com a ajuda de instrumentos (como escalas de avaliação baseadas na observação direta do comportamento), é comum os especialistas classificarem cada caso como leve, moderado ou severo, levando em consideração o comprometimento nos diversos campos do desenvolvimento humano e, consequentemente, o nível de suporte necessário para cada indivíduo (APA, 2014).

Considerando os aspectos anteriormente mencionados, em particular para os casos de comprometimento moderado a severo, as formas de intervenção mais bem-sucedidas são aquelas caracterizadas como precoces (iniciadas por volta dos 2 ou 3 anos de idade), intensivas (tão próximo quanto possível de 40 horas semanais), duradouras (mantidas por volta de 2 anos), abrangentes (incluindo a maior variedade de repertórios possível e a maior variedade de ambientes nos quais o indivíduo funciona) e individualizadas (intervenção amplamente coerente com o repertório do indivíduo, considerando as áreas de maior prioridade de cada caso e os níveis de domínio em cada repertório que está sob foco) (Lovaas, 1987; Sallows & Graupner, 2005).

A Análise do Comportamento Aplicada (ABA, do inglês Applied Behavior Analysis), conforme descrito no Capítulo 3, é o ramo aplicado da Análise do Comportamento (ver Moore & Cooper, 2003), e tem sido internacionalmente conhecida como uma ciência aplicada (com dimensões definidoras muito peculiares, conforme Baer et al., 1968) que tem contribuído fortemente para o desenvolvimento de formas efetivas de intervenção ao TEA (National Autism Center, 2015). As intervenções analítico-comportamentais ao TEA invariavelmente incluem as características mencionadas no parágrafo anterior. Sua efetividade vem sendo constatada ao longo de décadas, inclusive se comparada a outras formas de intervenção (Howard et al., 2014).

Infelizmente, considerando essas mesmas características, a intervenção analítico-comportamental é inacessível à maioria dos indivíduos diagnosticados com TEA em países em desenvolvimento como o Brasil. De fato, a intervenção intensiva, precoce e duradoura, implementada de forma individualizada, requer grande disponibilidade de pessoal treinado para esse fim. A fragilidade das redes públicas de educação e de assistência à saúde soma-se a isso, de forma a tornar o acesso à intervenção analítico-comportamental (ou de qualquer outra natureza) ao TEA difícil de generalizar para toda a população afetada no Brasil.

Uma alternativa dentro desse quadro de dificuldades pode ser a intensificação da participação de cuidadores devidamente treinados para implementação de parte dos planos de intervenção (O'Dell, 1974). O que está sendo aqui nomeado de plano de intervenção (ou currículo) — ver Greer (2002) e Greer e Ross (2008), para uma discussão sobre a importância da individualização do ensino — é o conjunto de procedimentos de intervenção articulados que focam nos déficits e excessos comportamentais identificados na avaliação inicial de cada criança e que respeitam uma hierarquia de prioridades de intervenção, bem como atingem um nível ideal de abrangência.

Na direção de explorar a viabilidade, a eficácia e a eficiência da intervenção implementada via cuidadores no Brasil, um conjunto articulado de pesquisas experimentais vem sendo desenvolvido na Universidade Federal do Pará. Esses estudos constituem um projeto integrado de ensino, pesquisa e extensão universitária chamado APRENDE (Atendimento e Pesquisa sobre Aprendizagem e Desenvolvimento - Núcleo de Teoria e Pesquisa do Comportamento). As pesquisas sobre intervenção via cuidador vêm enfocando e produzindo importantes progressos, em duas frentes: a busca de procedimentos para o treinamento conceitual e prático (na aplicação de programas de ensino) dos cuidadores (enquanto pessoas leigas) e a avaliação experimentalmente controlada da eficiência da intervenção implementada via cuidadores.

Nossa primeira experiência nessa direção foi o estudo desenvolvido por Borba (2014). O estudo incluiu uma etapa inicial na qual se ensinaram conceitos básicos da Análise do Comportamento aos cuidadores, enquanto se procedia à habituação das respectivas crianças ao ambiente da pesquisa e se fazia a avaliação do repertório comportamental de entrada dessas crianças. Os tópicos introduzidos aos cuidadores abrangiam: 1) Conceitos básicos em comportamento operante; 2) Antecedentes e consequências comportamentais (i.e., tríplice contingência); 3) Processos de fortalecimento (i.e., reforçamento) e 4) enfraquecimento (i.e., extinção ou punição) do comportamento; 5) controle de estímulos; e 6) comportamento verbal. A formação conceitual de cuidadores nesse contexto é desafiadora em função de fatores como a diversidade de repertório de entrada entre pais de crianças diagnosticadas com TEA. Nessa nossa primeira experiência, isso já ficou claro. Dentre nossos participantes, havia um pai com nível superior completo (inclusive com doutorado em História) e outros sem o nível médio completo e com um repertório básico de compreensão de leitura.

Felizmente, a Análise do Comportamento tem instrumental que, a nosso ver, pode ser eficiente para lidar também com essa situação sendo um deles, e aquele que utilizamos, o sistema personalizado de instrução ou "Método Keller" (1999). O método Keller, para dizer de forma bem concisa, consiste em uma metodologia de aprendizagem centrada no aluno e nas suas peculiaridades. O conteúdo (ou as habilidades) a ser ensinado é dividido em passos graduais. Para cada passo, é desenvolvido um material didático que deve ser apropriado, quanto ao seu nível de dificuldade e completude, ao nível de repertório dos estudantes. Uma avaliação de repertório para cada passo também é desenvolvida de maneira que se possa verificar, antes de prosseguir para um próximo passo, se o estudante domina totalmente o que foi planejado para o passo corrente. A beleza desse método é que cada estudante pode progredir no seu próprio ritmo (considerando as diferenças interindividuais de repertório inicial), mas todos vão chegar ao fim tendo mostrado excelência de aprendizagem em todos os elementos planejados para serem ensinados. E foi assim que procedemos.

Os cuidadores-estudantes, no início dos trabalhos, ouviram uma explicação sobre como ia funcionar o estudo e, em seguida, receberam o material didático por nós desenvolvido (ver Borba, 2014, Anexo 4) para o primeiro passo da formação conceitual. Embora nem todas as iniciativas de intervenção via cuidadores incluam a formação conceitual como etapa inicial, na intervenção aqui descrita, ela foi executada como forma de aumentar a compreensão dos cuidadores sobre o que estavam fazendo (ver Lerman et al., 2004; Lerman et al., 2008 para outros exemplos de iniciativas que incluíram a formação conceitual). Eles podiam estudar o material da forma como achassem melhor e, no horário reservado para a formação conceitual, poderiam tirar dúvidas à vontade com o pesquisador e com os monitores disponíveis na sala. À medida que iam se considerando preparados, eram individualmente submetidos a uma avaliação simples, oral ou escrita, para verificar se haviam aprendido os conceitos fundamentais do passo em que se encontravam. No caso afirmativo, recebiam elogios e o material didático do segundo passo. No caso negativo, recebiam mais instrução e/ou material de leitura suplementar.

Quando todos haviam dominado um determinado passo, uma aula expositiva dialogada era ministrada sobre aquele passo, com a inclusão de recursos audiovisuais e com grande incentivo à participação de todos, já que, pelo critério de aprendizagem na etapa de estudo, eles sabiam o suficiente sobre o que aquela aula tratava. A formação conceitual de cuidadores, pela influência do Método Keller, foi mais um "ensinar a estudar" do que "exposição de conteúdo". Essa primeira experiência de formação conceitual funcionou bem, com algumas dificuldades em alguns passos, em especial com os participantes com repertório de entrada muito rudimentar. Isso nos encorajou a repetir a experiência num momento seguinte.

Alguém pode se perguntar se, de fato, a formação conceitual é necessária para se proceder a intervenção implementada por cuidadores. À primeira vista, a resposta pode ser "não". De fato, cuidadores podem implementar muito bem protocolos de intervenção simplificados, sem a formação conceitual. Contudo, até por coerência com as dimensões definidoras da ABA, é fundamental que as pessoas que aplicam procedimentos de intervenção analítico-comportamentais conheçam seus conceitos e princípios básicos. Obviamente, uma discussão mais aprofundada sobre isso deveria estar focada na formação de profissionais, mesmo no seu nível mais básico. Estamos tratando aqui da coparticipação de pais numa intervenção que é completamente dirigida por um profissional (pesquisador, nesse caso). Para além dessa questão, acreditamos que o domínio de terminologia básica ajuda muito nossa comunicação com os cuidadores e até sua adesão (na medida em que compreendem o que está ocorrendo) ao longo da intervenção. Além disso, podemos concordar que conceitos da Análise do Comportamento fazem parte de conhecimento útil a qualquer cidadão e o fato de o projeto desenvolver-se numa universidade e dentro de um programa de extensão universitária lança muitos pontos a favor de se proceder essa formação conceitual. Nos casos de serviços públicos ou privados de intervenção ao TEA, a inclusão ou não de formação conceitual aos pais é uma decisão de gestão.

Após essa etapa, os cuidadores aprenderam sobre os programas de ensino especificamente voltados para suas crianças (programas estes já desenvolvidos com base na avaliação inicial das crianças, que correu em paralelo à formação conceitual). Eles passaram a praticar conosco a aplicação desses programas (i.e., *role-play*) e finalmente passaram a aplicá-los com suas próprias crianças. Nesse primeiro estudo, os repertórios a serem ensinados eram basicamente de colaboração, o que chamamos naquela ocasião de repertórios-requisito (p. ex., contato visual, rastreamento visual, atender ao nome, sentar-se, esperar). Com exceção do ensino de contato visual, o sucesso da intervenção nesse nível foi total (ver Borba, 2014, Estudo 1).

É possível que o insucesso com o ensino de contato visual tenha decorrido da nossa inexperiência em estabelecer uma sequência de aprendizagem mais favorável. O procedimento consistia em chamar a atenção da criança para um item (usualmente um comestível) apresentado bem na frente dos olhos do experimentador e, quando a criança olhava para o item, ele era removido dessa posição. Se algum contato visual com os olhos dos experimentadores era verificado, o item era disponibilizado para a criança. O aumento da duração desse contato era gradativamente feito, a depender do cumprimento dos requisitos do passo anterior. Respostas de contato visual têm como consequência intrínseca o acesso visual à face do outro. É possível que o condicionamento de vozes e faces previamente ao treino de contato visual pudesse ter aumentado a eficiência do treino realizado. Assim, no treino de contato visual, a resposta-alvo (olhar para o rosto do outro) produziria acesso à face e à voz do experimentador que já teriam alguma função reforçadora condicionada estabelecida e, portanto, poderiam manter as respostas de contato visual.

É importante destacar que o ensino de contato visual, dentro dos procedimentos implementados pelo APRENDE, tornou-se objetivo de intervenção com base em avaliações abrangentes e discussões da área sobre a contribuição de tal resposta como importante para o aprendizado de outras. À medida que novos estudos são publicados, continuamos a discutir a necessidade (ou não) do ensino desse e de outros repertórios, com o objetivo de garantir um melhor desenvolvimento global dos aprendizes. Para mais discussões sobre contato visual em indivíduos com TEA, ver Madipakkam et al. (2017).

Os cuidadores, que frequentavam o laboratório, e as crianças prosseguiram para estudos sobre a intervenção implementada por cuidadores no ensino de repertório verbal, com sucesso semelhante ao obtido no ensino de repertórios-requisito (ver Borba et al., 2015).

Essa nossa primeira experiência nos mostrou a viabilidade e a eficácia da intervenção analítico-comportamental centrada na implementação por pais e/ou cuidadores. Ela também nos incentivou a repeti-la com atenção especial a uma avaliação mais cuidadosa, do ponto de vista da pesquisa, para a formação de cuidadores e seu efeito sobre o repertório das crianças. Nossa segunda experiência basicamente repetiu a primeira com alguns controles experimentais que permitiram, por exemplo, tornar a fase de ensino conceitual uma pesquisa experimental. A formação conceitual anteriormente descrita foi replicada por Ferreira (2015) com alterações mínimas no material didático e na dinâmica da aplicação do método de ensino, além de fundamentalmente introduzir uma medida prévia de domínio dos mesmos conceitos e uma medida posterior idêntica (pós-teste) do mesmo repertório. Esse estudo confirmou a adequação do método Keller para ensino conceitual básico de Análise do Comportamento para pais/cuidadores de crianças diagnosticadas com TEA, mesmo considerando a diversidade de características e de repertório de entrada dos participantes.

O estudo de Ferreira et al. (2016) implementou treino de aplicação de tentativas discretas com os mesmos participantes anteriormente mencionados. Eles foram submetidos à medida prévia de sua proficiência nessa habilidade. Foram então submetidos a treino que incluiu, nesta ordem, observação, *role-play* com feedback imediato e vídeo-feedback. Então, os participantes foram submetidos a um pós-teste. Em todas essas etapas, os participantes eram avaliados ou treinados em interações com confederados (experimentadores treinados que demonstravam respostas semelhantes a uma criança com atraso no desenvolvimento), para não expor suas crianças à implementação de procedimentos com baixa integridade. Os dados obtidos por Ferreira et al. (2016) mostraram que os cuidadores apresentaram ganhos elevados de precisão de implementação de tentativa discreta após a exposição ao treino. Esses dados, juntamente com os dos estudos de Borba (2014) e Borba et al. (2015) nos mostraram a viabilidade e a eficácia de nossos programas de treinamento de cuidadores. Eles também nos mostraram a necessidade de investir na sua eficiência. Em outras palavras, estávamos convencidos de que, mesmo nas condições de grande diversidade socioeconômica e cultural encontrada entre as famílias captadas no Sistema Único de Saúde de uma capital do norte do Brasil, podíamos obter grandes avanços no repertório dos cuidadores (eficácia), mas com um esforço e um investimento de carga-horária quase tão pesado quanto a intervenção direta ao repertório das crianças (o que representa uma certa ineficiência). Era preciso empreender pesquisa aplicada sobre formas de alavancar a eficiência do treino de cuidadores. O próximo conjunto de estudos por nós empreendido tomou essa direção, além de estender, ao estudo do repertório das crianças, o mesmo rigor experimental de avaliação de eficácia da intervenção sobre o desempenho dos cuidadores.

Assim, dentro da perspectiva de ensinar cuidadores a implementar programas de intervenção, nosso próximo desafio foi aumentar sua eficiência. A eficácia já havia sido documentada nos trabalhos anteriormente citados. Porém, para que pudéssemos pensar em propor a disseminação de modelos de intervenção com essas características, seria necessário que o treino de cuidadores fosse realizado com menos custos e menor carga horária presencial do Analista do Comportamento. Um desafio adicional foi alcançar esses objetivos, mantendo o grau de eficácia dos procedimentos implementados. Ao alcançar isso, o profissional Analista do Comportamento poderia, então, aumentar o seu alcance de disseminação.

Nesse sentido, o trabalho de Barboza et al. (2015) se propôs a avaliar o efeito de um procedimento de videomodelação instrucional sobre as habilidades de aplicação de programas de intervenção em três cuidadores de crianças diagnosticadas com TEA. Procedimentos anteriores utilizavam a videomodelação geralmente agrupada a outros tipos de ensino, como *role-play*, *feedback* ou manuais autoinstrucionais (Catania et al., 2009; Horrocks, 2010; Nielsen et al., 2009; Vladescu et al., 2012). Portanto, até então, o efeito isolado da videomodelação era pouco relatado na literatura. No procedimento de videomodelação instrucional, características de outros tipos de ensino foram incorporadas nos próprios vídeos utilizados (a partir do uso de legendas, narrações e destaques visuais, sinalizando estímulos específicos para os quais o participante deveria atentar). O procedimento integra bem a instrução e a exemplificação.

Após a avaliação das habilidades iniciais das crianças com o uso do instrumento *Verbal Behavior Milestones Assessment and Placement Program* (VB-MAPP; Sundberg, 2008), foram selecionados programas de ensino compatíveis com as necessidades de cada criança cuja implementação seria ensinada aos cuidadores. O VB-MAPP foi utilizado para selecionar os programas das crianças, cuja implementação seria ensinada diretamente aos adultos, e para selecionar os programas de generalização de implementação para os adultos. Assim, o treinamento podia ser o mais correspondente possível à realidade que os cuidadores enfrentariam ao implementar os programas com seus filhos. O desempenho inicial dos cuidadores foi avaliado (linha de base) e o treino, em sua fase inicial, foi feito com confederados, implementando os programas de intervenção. Dentro das necessidades de cada criança, tomamos o cuidado de selecionar um programa com exigência de respostas vocais e um outro com exigência de respostas motoras, com o objetivo de apresentar diversas situações de aplicação.

Durante as simulações, os confederados seguiam um *script* de acertos e erros e, assim, verificávamos se os cuidadores conseguiam implementar adequadamente cada unidade de ensino, a partir de um *checklist* de avaliação da integridade de implementação. As respostas exigidas em cada tentativa envolviam a apresentação correta de estímulos antecedentes, a espera pela resposta da criança e a implementação adequada de consequências (o que poderia envolver tanto a apresentação de elogios e itens de preferência da criança, no caso de acerto, quanto a implementação de um procedimento de ajuda ou de correção, no caso de erro), de acordo com o modelo de ensino por tentativas discretas, o qual foi descrito em detalhes no Capítulo 12.

Após a realização de algumas sessões de linha de base (avaliação inicial) e estabilização do desempenho dos participantes, o procedimento de videomodelação instrucional foi implementado. Foram elaborados quatro vídeos. Um primeiro vídeo tratava de como implementar uma avaliação de preferências (conforme o procedimento proposto por CARR et al., 2000). Os vídeos seguintes falavam, respectivamente, sobre: 1. "O que é o modelo de ensino por tentativas discretas, e como aplicá-lo"; 2. "Como implementar procedimentos de ajuda"; 3. "Como implementar procedimentos de correção". Após os participantes assistirem os vídeos instrucionais, pudemos observar um aumento médio de 45% na precisão de implementação dos programas de intervenção, em relação aos dados obtidos nas sessões iniciais (sessões nas quais não havia treino via videomodelação instrucional). Portanto, com o uso de videomodelação instrucional, houve aumento de precisão de aplicação, com baixíssimo investimento e carga horária de instrução individualizada. Como a literatura discute a necessidade de maiores níveis de precisão na implementação de programas de intervenção (Digennaro et al., 2007), outros elementos foram programados para aumentar tal precisão.

Foram programados dois níveis de *feedback*, caso os participantes não atingissem critério de aprendizagem (90% de precisão) após três sessões de videomodelação instrucional (pesquisas subsequentes devem elevar esse critério para 100% como forma de reduzir ao mínimo o impacto negativo sobre a intervenção acarretado por falhas de implementação). No Nível 1 de *feedback*, os participantes recebiam instruções verbais sobre aspectos que eles poderiam aprimorar em relação à aplicação. No Nível 2 de *feedback*, eram realizados ensaios (ou seja, *role-plays*), juntamente com feedback imediato, sobre a aplicação dos programas. Nenhum dos participantes precisou receber feedback Nível 2. Dois dos três participantes receberam *feedback* Nível 1, porém este não durou mais do que 5 minutos para cada participante, o que ainda sustenta a redução de custos e carga horária de treinamento para a implementação das intervenções.

Após alcance de critério de aprendizagem, foi solicitado que os cuidadores implementassem um programa novo, selecionado a partir do Plano de Ensino Individualizado (PEI) de cada criança, durante uma fase chamada de "Generalização". Todos os participantes mostraram precisão de implementação acima de 80% nesse programa, o que mostra que as habilidades ensinadas por meio do procedimento de videomodelação instrucional podem ser recombinadas para a aplicação de novos programas de intervenção. Uma sessão adicional foi então conduzida, na qual cada cuidador aplicou pela primeira vez os programas com sua criança. A precisão média foi de 87%, o que comprova a utilidade do treino realizado para a implementação de programas de intervenção num contexto prático aplicado, ao mesmo tempo em que indica a necessidade de um programa continuado de manutenção e de elevação da integridade de implementação.

Pensando em possíveis aplicações de um modelo de treino parental em um serviço público, por exemplo, contabilizamos o tempo de duração das sessões presenciais e das sessões de videomodelação (em que o Analista do Comportamento não estava presente). Pudemos observar que a carga horária presencial e a carga horária não presencial atingiram proporções semelhantes. O treino foi realizado em, no máximo, 6 horas para cada participante. A eficiência do nosso programa de treinamento de habilidades práticas do cuidador havia aumentado significativamente. A essa altura, já não estávamos praticando o ensino conceitual como um requisito para a participação dos pais.

Enquanto um instrumento a ser utilizado no serviço público brasileiro, nossa hipótese é de que esse treinamento pode ser realizado numa carga horária ainda menor, mas mantendo-se a coleta de linha de base (ainda que em um número reduzido de sessões), para que se possa ter mais certeza de que as intervenções foram as responsáveis pelas mudanças nos comportamentos-alvo. Um estudo futuro poderá avaliar a aplicabilidade desse instrumento no serviço público e em larga escala.

Após propor um modelo de treinamento de cuidadores, que possibilitou aumento na precisão de aplicação de programas de intervenção, nosso próximo passo foi avaliar o efeito da intervenção via cuidadores no desempenho das crianças. Nesse sentido, Silva et al. (2019) implementaram uma intervenção analítico comportamental via cuidadores de classe socioeconômica baixa e média-baixa. Um cuidadoso planejamento experimental foi aplicado para verificar o efeito da aplicação de programas de ensino/intervenção pelo cuidador sobre o desempenho da criança nos programas alvo. Os mesmos cuidadores que participaram do estudo de Barboza et al. (2015) prosseguiram no estudo de Silva et al. (2019), que agora incluía também suas respectivas crianças. O VB-MAPP (Sundberg, 2008) continuou sendo o instrumento de avaliação que serviu para mapear o repertório comportamental da criança, bem como para definir os comportamentos a serem ensinados.

A intervenção foi conduzida integralmente pelo cuidador, que aplicou os programas de ensino em casa, diariamente. Os cuidadores também foram solicitados a comparecer três vezes na semana à universidade para sessões de supervisão. Nessas sessões de supervisão, o cuidador aplicava, em média, cinco tentativas de ensino de cada programa com sua criança. Essas sessões foram de fundamental importância pois, por meio delas, foi possível aferir diretamente a integridade de implementação dos programas de ensino no contexto da universidade e, ao mesmo tempo, sondar a precisão de aplicação do cuidador e o desempenho da criança em casa. Nesse sentido, os dados do desempenho da criança na universidade eram usados como uma espécie de controle para avaliar se os dados relatados pelo cuidador da aplicação em casa eram condizentes com o desempenho que nós observávamos diretamente na sessão, uma vez que as sessões em casa não foram gravadas. Na Figura 1, pode-se ver o desempenho das crianças em casa (triângulo cinza), na universidade (círculos preto e cinza); e a precisão de aplicação dos cuidadores na universidade (quadrado vazado).

Figura 1. Precisão de desempenho das díades cuidador-criança no programa "intraverbal de informações pessoais" nas fases de linha de base, intervenção, generalização (gen) e *follow*-up (f-u)

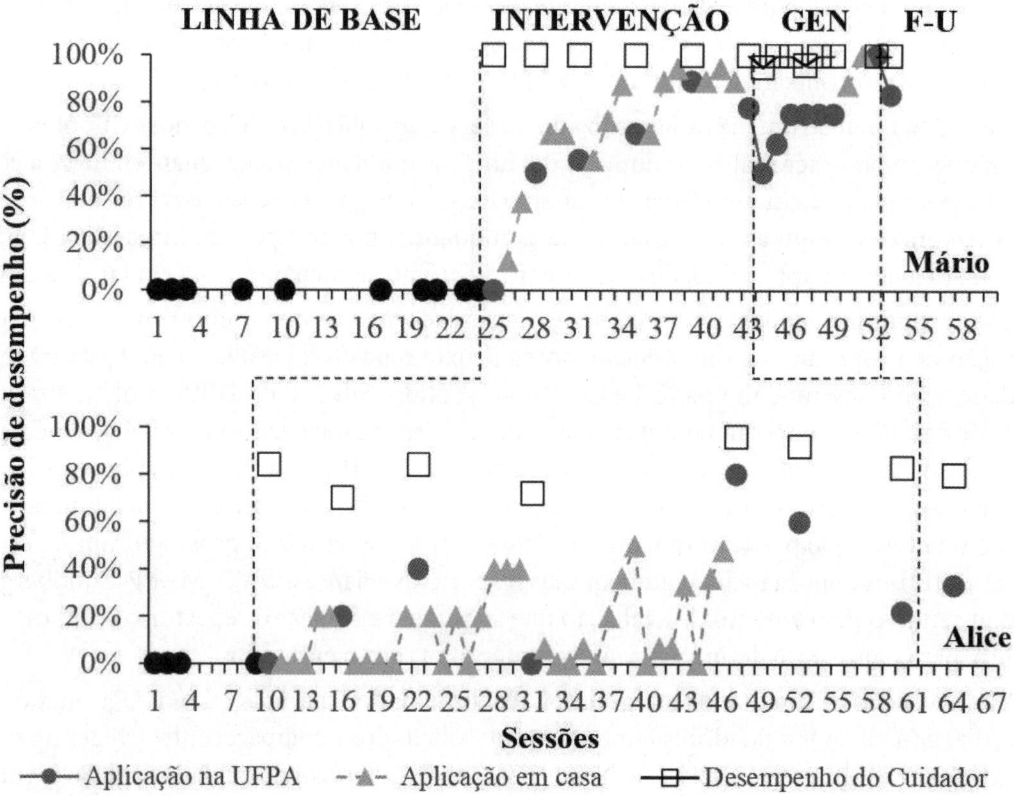

Fonte: A presente figura é uma composição da Figura 1 de Silva et al. (2019)

Os resultados do estudo de Silva et al. (2019) demonstram o aumento de desempenho das crianças em todos os comportamentos-alvo. De 5 a 48 sessões foram necessárias para as crianças aprenderem os comportamentos selecionados para a intervenção. Foi verificada menor oscilação (alternâncias entres percentagens altas e baixas no desempenho) e aumento mais acelerado na aquisição de desempenho das crianças cujos cuidadores apresentaram comparecimento às sessões de supervisão conforme o esperado (média superior a duas sessões por semana), assim como alta integridade na aplicação dos programas de ensino (desempenho superior a 96%). A Figura 1 exemplifica isso.

A presente figura é uma composição de partes da Figura 1 que consta em Silva et al. (2019). Os dados são referentes a dois participantes (Mário na porção superior da figura e Alice na porção inferior). A porção inicial de cada área de plotagem mostra os círculos preenchidos em preto com o desempenho de cada criança durante a de linha de base. Nessa fase, antes da intervenção, a precisão de desempenho de ambas as crianças mostra que o comportamento a ser ensinado tinha precisão de 0% de acertos. Iniciada a intervenção, os triângulos cinza referem-se a dados do desempenho da criança coletados em casa e registrados pelos cuidadores. Os dados em círculos cinza são dados controle de sessão realizadas pelos pais no contexto da universidade, sob a observação direta dos pesquisadores (portanto com maior confiabilidade). Os quadrados vazios mostram a integridade com que o cuidador aplicava as unidades de ensino.

É possível observar, pelo padrão de distribuição dos quadrados vazios e círculos cinzas, que a família de Mário apresentou forte adesão à intervenção, porque compareciam constantemente à sede do projeto e, portanto, submetiam-se mais frequentemente à avaliação e à instrução. Além disso, aplicavam constantemente os programas de ensino com sua criança. Como resultado disso, verifica-se uma curva de aprendizagem com pouquíssima oscilação para Mário e a aquisição do repertório com amplo sucesso. Com relação a Alice, há mais espaço entre os quadrados vazios, mostrando que a adesão à intervenção foi parcial. Os cuidadores de Alice compareciam à sede do projeto mais esporadicamente. Consequentemente, o progresso no desempenho da criança é discreto e cheio de oscilações.

A essa altura, nosso sucesso quanto à verificação da eficácia da intervenção implementada por cuidadores e nosso investimento em sua eficiência já nos permitia ver grande progresso e muitos frutos colhidos, nessa linha de investigação sobre a intervenção analítico-comportamental a crianças diagnosticadas com TEA. Outras questões foram então surgindo. Uma delas diz respeito a quão comparável é o efeito da intervenção implementada por cuidadores com o efeito da intervenção implementada por profissionais. Assim, antes de propor a adoção do modelo de intervenção implementada por cuidadores em larga escala a famílias que se enquadrem nesse padrão de intervenção, preocupou-nos investigar empiricamente o quão comparável é o seu resultado quando o confrontamos com o que poderia ser feito diretamente com a criança por profissionais.

Esse tipo de pergunta de pesquisa é particularmente intrincado de responder porque a primeira metodologia que se pensa para buscar resposta é por meio de estudos com diferentes grupos de crianças, com um grupo submetido a uma forma de intervenção e outro grupo submetido a outra. Entretanto, esse caminho é repleto de armadilhas deixadas pelas enormes diferenças interindividuais entre as crianças-participantes em potencial e pelas diferenças nas dificuldades de implementação de diferentes programas de ensino (com a mesma e entre crianças diferentes). Para uma discussão sobre esse e outros tipos de dificuldades metodológicas ver, por exemplo, Sidman (1988). Além disso, numa estratégia de comparação entre grupos de participantes, teríamos que ter fôlego para receber um número consideravelmente grande de crianças para tentar corrigir essas diferenças. Encontramos uma forma engenhosa de acessar resposta a essa importante questão, contornando as possíveis armadilhas anteriormente mencionadas. Oliveira et al. (submetido) conduziram um estudo no qual, para uma mesma criança, e para um mesmo programa de ensino, uma parte dos repertórios-alvo foi perseguida na forma de intervenção implementada pelo cuidador e outra parte foi implementada por profissionais em treinamento no nível de pós-graduação no APRENDE. Assim, o Programa 1, para a Criança A, começou a ser implementado com três alvos na modalidade "cuidador". Para essa mesma criança, o Programa 2 começou a ter três alvos implementados por profissionais. A implementação dos Programas 1 e 2 foi simultânea. Assim que os repertórios-alvo foram adquiridos, os profissionais passaram a implementar três alvos do Programa 1, e o cuidador passou a implementar três alvos do Programa 2. As condições de tratamento foram adicionalmente implementadas de maneira intercalada e o mesmo foi feito com outros pares de programas. Neste estudo, os dados dos participantes, para nossa surpresa, não mostraram diferenças significativas entre a implementação feita pelos profissionais e a implementação feita pelo cuidador, no que diz respeito a ganhos (e ritmo de ganhos) de repertório da criança. Porém, como estes são dados incipientes e há diversas variáveis envolvidas, não é possível fazer afirmações conclusivas acerca destes resultados.

Esses dados constituem uma importante confirmação da recomendação da intervenção implementada por cuidadores para, pelo menos, uma parte das famílias afetadas pelo TEA no Brasil. O estudo de Oliveira et al. (submetido) é uma importante peça de sofisticação de nossos esforços de pesquisa aplicada na direção de gerar conhecimento (baseado em evidência experimental) sobre a intervenção analítico-comportamental ao TEA implementada por pais/cuidadores.

Visando treinar cuidadores para implementarem estratégias de ensino mais naturalísticas (descrito em detalhes no Capítulo 13), Sena et al. (submetido) avaliaram o efeito de um pacote de treino composto por Videomodelação Instrucional e Interativa (VII), Automonitoramento com *Checklist* (AC) e *Feedback*, via telessaúde, sobre o desempenho dos cuidadores de implementar Ensino Incidental (EI) para mando e ouvinte a crianças com TEA. No componente VII, as quatro cuidadoras participantes do estudo, individualmente, assistiram a vídeos em que a experimentadora, atuando como uma profissional, implementava a estratégia de ensino incidental com um adulto que fazia o papel de uma criança com atraso no desenvolvimento. No vídeo, eram ressaltados todos os componentes do ensino incidental e eram dados exemplos de como implementar o procedimento. No componente AC, assistindo ao vídeo da sua aplicação mais recente, era solicitado às cuidadoras a avaliação do seu próprio desempenho, com base em um *checklist* de avaliação da implementação do EI. No componente *Feedback*, após assistir ao vídeo de aplicação das cuidadoras, com a utilização do *checklist*, a experimentadora fornecia *feedbacks* por mensagem de texto/áudio (*Feedback* Nível 1) ressaltando pontos positivos e falhas na aplicação do EI. A experimentadora também fornecia *feedbacks* instantâneos (*Feedback* Nível 2), conforme as cuidadoras aplicavam o EI com um adulto fazendo o papel de uma criança com atraso no desenvolvimento. Os componentes do pacote de treino foram realizados tanto para o programa de "Mando com Sentença" quanto para o de "Ouvinte Seguimento de Instruções".

Com a exposição aos três componentes do pacote, todas as cuidadoras atingiram critério de precisão para a aplicação de ambos os programas de ensino. Ainda, apresentaram alta precisão (acima de 90%) em um novo programa de ensino (Tato de Objetos Familiares), atestando a generalização do repertório. Também, foi verificada alta precisão de desempenho mesmo um mês após o término do treinamento (*Follow-Up*). Verificou-se que nenhum dos componentes (VII e AC) de forma isolada, nem em combinação, foi suficiente para o desempenho do participante atingir critério de precisão. A utilização de *feedback* foi crucial para as cuidadoras atingirem critério de precisão de aplicação. Dados semelhantes quanto à necessidade da exposição a *feedback* para se obter o desempenho esperado podem ser verificados na literatura (ver Barboza et al., 2016; Wu et al., 2023).

Após as cuidadoras serem treinadas a aplicar o EI no estudo anteriormente relatado, elas participaram do estudo de Carneiro et al. (no prelo). Neste estudo, que avaliou a implementação do EI, por profissionais e cuidadores, para o ensino do operante verbal mando a crianças diagnosticadas com TEA, além das quatro cuidadoras já mencionadas, mais seis cuidadores e duas profissionais implementaram programas de mando com as crianças. Para cada criança, foram selecionados dois de três possíveis programas de mando: "Mando por item", "Mando por ação" e "Mando por Informação". No programa "Mando por item", a resposta-alvo foi a vocalização do nome do item, e cada tentativa ocorreu da seguinte forma: o ambiente era previamente organizado pela experimentadora com itens de preferência da criança em locais visíveis, porém não acessíveis, como em estantes, armários, caixas transparentes entre outros locais. Essa organização de estímulos era feita, a fim de se estabelecer contexto para que operações motivadoras entrassem em vigor. Para o programa "Mando por ação", a resposta escolhida foi "licença", e em uma das estruturações de tentativas, o ambiente era organizado pela experimentadora com itens de preferência da criança com livre acesso. A criança escolhia um item e começava a manuseá-lo. Durante o manuseio do item, o aplicador colocava as mãos na frente do item, impedindo a continuidade do manuseio, e era aguardada a resposta da criança: "licença". Para o programa "Mando por informação", a resposta-alvo definida foi "cadê?". Em uma tentativa desse programa, era entregue à criança um item de preferência incompleto, por exemplo, um lápis sem papel, quebra-cabeça faltando peças etc. A partir da entrega do item, aguardava-se 5 segundos pela emissão da resposta-alvo.

Para todos os programas de ensino, na fase de intervenção, ajuda era fornecida para emissão da resposta-alvo. Ao longo da intervenção, a ajuda era esvanecida, a fim de se aumentar a probabilidade de ocorrência de respostas independentes (sem ajuda). Com base nos dados, foi possível constatar que antes da intervenção (linha de base) nenhum dos participantes apresentava as habilidades-alvo e, à medida que os aplicadores (profissionais e cuidadores) foram implementando os procedimentos de ensino, a precisão de desempenho das crianças foi aumentando até atingir precisão máxima. Também foi possível verificar a habilidade adquirida pelas crianças ocorrendo com outro aplicador, diferente do que conduziu a intervenção (fase de Generalização), bem como verificou-se alta precisão na habilidade adquirida mesmo após um mês do término da intervenção (fase de *Follow*-Up). Além disso, foi possível verificar que na intervenção realizada por profissionais foram necessárias em média 5,2 sessões de ensino para as crianças atingirem os critérios de aprendizagem, e na intervenção realizada por cuidadores foram necessárias, em média, 8,5 sessões. Por outro lado, os cuidadores implementaram uma média menor de tentativas de ensino para as crianças adquirirem as competências.

Esse é o estado da arte dessa linha de pesquisas em nosso laboratório. Apresentamos aqui um histórico de pesquisa dentro do qual partimos de uma busca pela adaptação de programas de intervenção via cuidador para a realidade da população atendida pelo SUS no norte do Brasil. A verificação de sua viabilidade foi imediatamente seguida pela busca de eficiência. Instrumentos, como o material didático para ensino conceitual, os vídeos instrucionais, as escalas simplificadas de avaliação de integridade da aplicação foram tornando-se apoios permanentes que hoje estão à disposição de qualquer Analista do Comportamento que queira repetir essa experiência na pesquisa ou no atendimento. Ainda há muito para onde progredir. Por exemplo, nosso modelo ainda não foi testado em situação ainda mais próxima do contexto aplicado, no qual a abrangência da intervenção (em termos de número de programas simultaneamente aplicados) deve ser maior. Como se comportariam os cuidadores e qual seria o progresso das crianças se oito ou 10 programas tivessem que ser levados a cabo ao mesmo tempo? Mesmo assim, o caminho até aqui percorrido é animador.

É possível pensar num modelo de serviço público que se inicia com grande intensidade presencial na sede do serviço e depois tem sua intensidade mantida mais fora (em casa) do que dentro do espaço do atendimento profissional. O forte foco inicial com a criança seria no pareamento social, na avaliação de repertório de entrada e no desenvolvimento de repertório de colaboração. Com o cuidador, seria a exposição ao programa estruturado de treinamento de cuidadores. Em um segundo momento, cuidador e criança seriam atendidos juntos, e uma fase de ensino prático teria lugar. Em um terceiro momento, gradualmente a presença das famílias na sede do atendimento seria reduzida (a uma vez por semana) e, assim, mais crianças poderiam ser engajadas no serviço. Claramente nem todas as famílias têm perfil para sucesso nessa forma de intervenção, mas uma boa parte poderia ser beneficiada por esse modelo, que é baseado nas evidências empíricas que temos produzido. De acordo com dados de nossos estudos, perfis de pais que provavelmente não se beneficiariam desse modelo incluem aqueles que não comparecem às supervisões e orientações conforme agendado (no caso dos estudos aqui apresentados, pelo menos duas vezes por semana) e não seguem as recomendações e programas conforme combinado e treinado. Esse perfil de pai dificilmente promoverá a melhora no desempenho de seus filhos sob esse modelo. Essa direção de pesquisa tem impacto direto sobre a possibilidade de disseminação com qualidade da Análise do Comportamento Aplicada ao TEA em países em desenvolvimento como o Brasil.

Uma outra frente de trabalho é a do desenvolvimento e avaliação de procedimentos e instrumentos que possam alavancar a atenção à criança diagnosticada com TEA nas escolas, considerando as condições concretas da escola pública brasileira, de um lado, e os ganhos assegurados por lei, como a presença de um facilitador. Nossa experiência com o treinamento de pais/cuidadores nos permite pensar que muito pode ser feito na mesma direção para preparar professor e facilitador, mas há muitas especificidades no ambiente escolar que constituem um desafio completamente novo.

Referências

ASSOCIAÇÃO DE PSIQUIATRIA AMERICANA. Manual diagnóstico e estatístico de transtornos mentais: DSM-5. Porto Alegre, RS: Artmed, 2014.

BAER, D. M.; WOLF, M. M.; RISLEY, T. R. Some current dimensions of applied behavior analysis. Journal of Applied Behavior Analysis, 1, 1968. p. 91-97.

BARBOZA, A. A. et al. Efeitos de videomodelação instrucional sobre o desempenho de cuidadores na aplicação de programas de ensino a crianças diagnosticadas com autismo. Acta Comportamentalia, 23, 2015. p. 405-421.

BORBA, M. M. C. et al. Intervenção via cuidadores para o ensino de tato com autoclítico em crianças com diagnóstico de autismo. Revista Brasileira de Análise do Comportamento, 11, 2015. p. 15-23.

BORBA, M. M. C. Intervenção ao autismo via cuidadores. 126f. 2014. Tese (Doutorado). Universidade Federal do Pará, Belém, PA, Brasil, 2014. Disponível em: <http://ppgtpc.propesp.ufpa.br/ARQUIVOS/teses/Marilu%20Borba%202014.pdf>. Acesso em: 23 ago. 2016.

CARNEIRO, J. R. S.; KEUFFER, S. I. C.; SILVA, A. J. M. Implementação de ensino incidental via profissionais e cuidadores a crianças autistas. Acta Comportamentalia. No prelo.

CARR, J. E.; NICHOLSON, A. C.; HIGBEE, T. S. Evaluation of a brief multiple-stimulus preference assessment in a naturalistic context. Journal of Applied Behavior Analysis, 33, 2000. p. 353-357.

CATANIA, C. N. et al. Video modeling to train staff to implement discrete-trial instruction. Journal of Applied Behavior Analysis, 42, 2009. p. 387-392.

COOPER, J. O.; HERON, T. E.; HEWARD, W. L. Applied behavior analysis. 2. ed. Upper Saddle River, NJ: Pearson/Merrill-Prentice Hall, 2007.

DIGENNARO, F. D.; MARTENS, B. K.; KLEINMANN, A. E. A comparison of performance feedback procedures on teachers' treatment implementation integrity and students' inappropriate behavior in special education classrooms. Journal of Applied Behavior Analysis, 40, 2007. p. 447-461.

FERREIRA, L. A. Ensino conceitual em ABA e treino de ensino por tentativas discretas para cuidadores de crianças com autismo. 77f. 2015. Dissertação (Mestrado). Universidade Federal do Pará, Belém, PA, Brasil, 2015. Disponível em: <http://ppgtpc.propesp.ufpa.br/ARQUIVOS/dissertacoes/Luciene%20Ferreira%20 2015.pdf>. Acesso em: 23 ago. 2016.

FERREIRA, L. A.; SILVA, A. J. M.; BARROS, R. S. Ensino de aplicação de tentativas discretas a cuidadores de crianças diagnosticadas com autismo. Perspectivas em Análise do Comportamento, 7, 2016. p. 101-103.

GREER, D. R. Designing teaching strategies: An Applied Behavior Analysis systems approach. New York, NY: Academic Press, 2002.

GREER, D. R.; ROSS, D. E. Verbal behavior analysis: Inducing and expanding new verbal capabilities in children with language delays. Boston, MA: Pearson Education, Inc, 2008.

HORROCKS, E. L. The effects of in-service teacher training on correct implementation of assessment and instructional procedures for teachers of individuals with profound multiple disabilities (Doctoral dissertation). Utah State University, Logan, Utah, USA, 104f. 2010. Disponível em: <https://digitalcommons.usu.edu/cgi/viewcontent.cgi?referer=https://www.google.com.br/&httpsredir=1&article=1583&context=etd>. Acesso em: 23 ago. 2016.

HOWARD, J. S. et al. Comparison of behavior analytic and ecletic early interventions for young children with autism after three years. Research in Developmental Disabilities, 35, 2014. p. 3326-3344.

KELLER, F. S. Adeus mestre. Revista Brasileira de Terapia Comportamental e Congnitiva, 1, 1999. p. 9-21.

LERMAN, D. C. et al. Further evaluation of a brief, intensive teacher-training model. Journal of Applied Behavior Analysis, 41, 2008. p. 243-248.

LERMAN, D. C. et al. Preparing teachers in evidence-based practices for young children with autism. School Psychology Review, 33, 2004. p. 510-526.

LOVAAS, O. I. Behavioral treatment and normal educational and intellectual functioning in young autistic children. Journal of Consulting and Clinical Psychology, 55, 1987 p. 3-9.

MADIPAKKAM, A. R., ROTHKIRCH, M., DZIOBEK, I., & STERZER, P. Unconscious avoidance of eye contact in autism spectrum disorder. Scientific reports, 7(1), 2017. 13378. https://doi.org/10.1038/s41598-017-13945-5

MOORE, J.; COOPER, J. O. Some proposed relations among the domains of behavior analysis. The Behavior Analyst, 26, 2003. p. 69-84.

NATIONAL AUTISM CENTER. Evidence-based practice and autism in the schools: An educator's guide to providing appropriate interventions to students with Autism Spectrum Disorder. 2. ed. Randolph, MA: Author, 2015. Disponível em: <http://www.nationalautismcenter.org/resources>. Acesso em: 26 ago. 2016.

NIELSEN, D.; SIGURDSSON, O. S.; AUSTIN, J. Preventing back injuries in hospital settings: The effects of video modeling on safe patient lifting by nurses. Journal of Applied Behavior Analysis, 42, 2009. p. 551-561.

O'DELL, S. Training parents in behavior modification: A review. Psychological Bulletin, 81, 1974. p. 418-433.

OLIVEIRA, J. S. C.; SILVA, A. J. M.; BARROS, R. S. Avaliando a eficiência do ensino por tentativas discretas via profissionais e cuidadores a crianças com TEA. Manuscrito submetido para publicação.

SALLOWS, G. O.; GRAUPNER, T. D. Intensive behavioral treatment for children with autism: four-year outcome and predictors. American Journal of Mental Retardation, 110, 2005. p. 417-428.

SENA, F. C. G. et al. Treino de cuidadores para implementação de ensino incidental a crianças com TEA. 2023. Manuscrito submetido para publicação.

SIDMAN, M. Tatics of scientific research: Evaluating experimental data in Psychology. Cambridge, MA: Cambridge Center for Behavioral, 1988.

SILVA, A. J. M. et al. Evaluating the efficacy of a parent-implemented autism intervention program in Northern Brazil. Trends in Psychology, 27, 2019. p. 523-532.

SUNDBERG, M. L. Verbal behavior milestones assessment and placement program: The VB-MAPP. Concord, CA: AVB Press, 2008.

VLADESCU, J. C. et al. The effects of video modeling with voiceover instruction on accurate implementation of discrete-trial instruction. Journal of Applied Behavior Analysis, 45, 2012. p. 419-423.

WU, S. V. et al. Efeito de um pacote de ensino sobre o desempenho de cuidadoras no treino de ocupações para crianças com TEA. Cadernos Brasileiros de Terapia Ocupacional, 31, 2023. p. 1-18.

CAPÍTULO 18

O ENSINO DA LINGUAGEM NA INTERVENÇÃO PARA CRIANÇAS COM TRANSTORNO DO ESPECTRO AUTISTA

Dr.ª Andresa A. De Souza, BCBA-D[1]

Dr. Caio F. Miguel, BCBA-D[2]

[1]University of Missouri-St. Louis

[2]California State University, Sacramento

A linguagem está intensamente presente nas atividades artísticas, no processo de aprendizagem, na resolução de problemas, na aquisição do conhecimento e nas relações sociais. O desenvolvimento da linguagem, ou minimamente, a capacidade de se comunicar funcionalmente, permite que a criança desenvolva inúmeros comportamentos adaptativos tais como pedir itens desejados, expressar sentimentos, desempenhar comportamentos sociais e acadêmicos, além de resolver problemas. Por conta disso, atrasos de linguagem podem acarretar o desenvolvimento de inúmeros comportamentos interferentes que podem ir de uma simples birra a autolesões graves (Sundberg & Michael, 2001). A inabilidade de expressar necessidades de forma vocal, por exemplo, leva a criança a desenvolver outras formas de ter acesso a objetos, locais e ações de outros que ela deseja. A criança interessada em ter acesso a um brinquedo favorito, pode, por exemplo, chorar em sua presença. Se os indivíduos ao seu redor proporcionarem à criança acesso ao brinquedo, ela acaba aprendendo a se comunicar por meio do choro. Assim, quanto mais tempo a criança passa sem aprender a se comunicar funcionalmente, maior a probabilidade de outras formas de comportamento se desenvolverem com tal função.

No caso do TEA, uma das características que define o transtorno é o comprometimento na comunicação que, frequentemente, manifesta-se por meio do atraso ou da ausência de linguagem falada (Mesquita & Pegoraro, 2013). Especificamente, observam-se dificuldades em utilizar a fala para fazer pedidos, expressar necessidades, descrever objetos, responder perguntas e iniciar e manter conversas com outros, o que pode desencadear comportamentos interferentes, como descrito anteriormente. Apesar do atraso na linguagem variar muito entre crianças com esse diagnóstico, na maioria dos casos existe um déficit de comunicação que dificulta a integração do indivíduo em seu ambiente social e acadêmico. Assim, tratamentos comportamentais sempre incluem o ensino de comunicação funcional (Eikeseth, Smith, Jahr, & Eldevik, 2007; Eldevik, Eikeseth, Jahr, & Smith, 2006; Howard, Sparkman, Cohen, Green, & Stanislaw, 2005, 2014; McEachin, Smith, & Lovaas, 1993; Sallows, & Gaupner, 2005), seja por meio da fala (Sundberg & Partington, 1998) ou outras modalidades (Bondy & Frost, 1994), conforme descrito no Capítulo 19.

Teorias tradicionais definem a linguagem como um sistema complexo e dinâmico de símbolos convencionais utilizados para o desenvolvimento e a expressão do pensamento (Kaderavek, 2011). Tais teorias descrevem o desenvolvimento da linguagem a partir da sua forma, conteúdo e uso. Forma diz respeito à produção de sons, à emissão de fonemas e à estruturação de frases; conteúdo se refere ao significado das palavras e frases; e, finalmente, uso refere-se a como as respostas são utilizadas em relação a cada contexto (Mousinho et al., 2008). Para a Análise do Comportamento Aplicada (ABA), a linguagem é vista como comportamento operante, ou seja, a linguagem se desenvolve por meio de interações que o indivíduo tem com sua comunidade. Em outras palavras, a linguagem é aprendida.

Comportamento verbal

Skinner usou o termo *comportamento verbal* para se referir a todos os tipos de comportamentos considerados comunicativos. Comportamento verbal é visto como um comportamento influenciado pelas mesmas variáveis ambientais que influenciam todos os outros comportamentos (Skinner, 1957). No caso, o comportamento verbal é especial por ser uma forma de comportamento social, já que é aprendido (e mantido) por meio da interação com o outro (o ouvinte). Durante o aprendizado, crianças emitem sons, incluindo choro, que produzem efeitos sobre o ambiente, já que pais ou cuidadores reagem a esses sons. Dependendo de como os pais reagem, o comportamento ocorre novamente, em contextos similares. Se a criança faz um som e a mãe a alimenta, no futuro, quando faminta, a criança fará o mesmo som. Nesse caso, a criança faz o papel do falante, e a mãe, o papel do ouvinte. No caso da língua portuguesa, inúmeras combinações de sons e símbolos escritos têm efeitos específicos sobre os ouvintes. Por exemplo, a frase "me dê um biscoito", seja falada ou escrita, ocorre quando estamos com fome ou com "vontade de comer biscoito", tipicamente na presença de alguém que supostamente pode nos oferecer algum. Assim a fome e a presença de um ouvinte são algumas das variáveis ambientais que influenciam essa fala, ou, em termos mais técnicos, essa "resposta[1] verbal." É importante ressaltar que a fala "me dê um biscoito" ocorre porque, em algum momento, ela produziu um efeito ou consequência no ambiente – no caso, a obtenção do biscoito - ou seja, o ouvinte aprendeu o significado do som "me dê um biscoito" e, assim, pode prover o biscoito ao falante (consequência). Veja que não somente o comportamento do falante, mas também o comportamento do ouvinte (dar o biscoito) deve ser ensinado diretamente. No caso, indivíduos considerados verbais são aqueles que se comportam tanto como falante quanto como ouvinte. Ou seja, eles ouvem (entendem) o que dizem como será discutido a seguir.

No exemplo anterior, a obtenção do biscoito (consequência) aumenta a probabilidade de que o falante peça o biscoito novamente no futuro, e, por isso, chamamos essa consequência de reforçadora. Assim, comportamento verbal pode ser definido como aquele comportamento cuja consequência reforçadora foi mediada por um ouvinte que aprendeu a responder especificamente a esse comportamento do falante (Skinner, 1957). A ABA se interessa pelas variáveis que favorecem o desenvolvimento e a manutenção do comportamento verbal, para que possa reproduzi-las e assim ensinar uma forma de comunicação funcional a indivíduos com TEA e outras deficiências e transtornos do desenvolvimento (Sundberg & Sundberg, 2011).

Vale a pena ressaltar que comportamento verbal não é necessariamente sinônimo de comportamento vocal, e vice-versa. A fala, a escrita, sistema de figuras, línguas de sinais, gestos, podem todos ser considerados comportamento verbal já que produzem o mesmo efeito sobre o ambiente (Catania, 2006). Por exemplo, usar a Língua Brasileira de Sinais (LIBRAS) para pedir um copo de água pode produzir o mesmo efeito do que a fala, "me dê um copo de água". Por outro lado, existem falas ou vocalizações que não são necessariamente verbais, como estereotipias vocais que ocorrem como forma de auto estimulação e não necessariamente como uma forma de comunicação (p. ex., Love, Miguel, Fernand, & LaBrie, 2012).

[1] O termo "resposta" é usado para especificar uma instância/ocorrência do comportamento. Por exemplo, o comportamento de "chamar o garçom" inclui respostas como "levantar o braço," dizer: "por favor, pode vir aqui?" etc.

Como descrito anteriormente, Skinner (1957) estabeleceu uma distinção entre o comportamento do falante e o do ouvinte. Para Skinner, tanto o falante como o ouvinte desempenham um papel fundamental nas interações que envolvem respostas verbais e, portanto, tanto a habilidade de falar (p. ex., fazer pedidos), como a de ouvir (p. ex., atender a pedidos de outros) precisam ser desenvolvidas com proficiência. Nessas interações, o falante é capaz de induzir outros a dizer ou a fazer certas coisas o que, em retorno, reforçam seu próprio comportamento, ou seja, o falante é capaz de modificar o comportamento do ouvinte, o que demonstra o efeito mais elementar do comportamento verbal (Catania, 2006). Em outras palavras, o falante é capaz de induzir o ouvinte a comportar-se de maneira que reforce o seu próprio comportamento (do falante). Para Skinner, o falante possui um conjunto de diferentes comportamentos (repertório verbal) que são produzidos em diferentes contextos. Esses comportamentos são denominados "operantes verbais" e são definidos a partir das variáveis que os precedem (antecedentes) e das que os seguem (consequências). Skinner descreveu seis operantes verbais básicos, ou unidades da linguagem: mando, ecoico, tato, intraverbal, textual e transcrição[1]. É importante ressaltar que os papéis de falante e ouvinte podem ser desempenhados pelo mesmo indivíduo, já que aquele que fala (ou escreve), também escuta (ou lê) o que está falando (ou escrevendo).

Os operantes verbais

Os operantes verbais (veja Tabela 1) são definidos a partir de suas variáveis antecedentes, do tipo de resposta envolvida e da consequência que segue a resposta. Os conceitos de *correspondência ponto-a-ponto* e *similaridade formal* são essenciais para a identificação dos operantes verbais. A correspondência ponto-a-ponto ocorre quando o início, o meio e o fim da variável antecedente correspondem ao início, ao meio e ao fim da resposta (Sundberg, 2020). Por exemplo, se alguém diz "chocolate" (variável antecedente) e a criança repete "chocolate", a resposta da criança possui correspondência ponto-a-ponto, pois o início, meio e fim correspondem com o estímulo antecedente[2]. Um outro exemplo de correspondência ponto-a-ponto é quando alguém diz "chocolate" na presença da palavra escrita chocolate. Nesse caso, a resposta vocal "chocolate" corresponde à variável antecedente chocolate que é apresentada na forma escrita. O outro conceito é o da similaridade formal, que ocorre quando a variável antecedente e a resposta do indivíduo possuem a mesma forma e se assemelham fisicamente. No primeiro exemplo anterior, a resposta da criança na forma vocal ("chocolate") possui similaridade formal com a variável antecedente que também é apresentada na forma vocal (alguém diz "chocolate"). Já no segundo exemplo, a resposta vocal "chocolate" não possui similaridade formal com a variável antecedente, que é apresentada na forma escrita.

O primeiro operante verbal descrito por Skinner (1957) é o . A palavra mando deriva de "comando" e descreve as respostas verbais utilizadas por alguém para pedir itens, informações, além de dar instruções, ordens e conselhos. Especificamente, o mando é uma resposta verbal que acontece sob a influência de uma necessidade ou privação (p. ex., fome, sede, falta de um brinquedo favorito). Em um exemplo mais específico, quando a criança está com sede e diz "água", ela especifica a consequência para sua resposta e o comportamento do adulto: entregar um copo de água para a criança. O mando não possui correspondência ponto-a-ponto ou similaridade formal com o estímulo antecedente pois o antecedente do mando é uma necessidade ou privação (operação motivacional[3]). O mando pode

[1] Skinner também descreveu o autoclítico, operante verbal secundário (Colombo & Souza, 2017), cuja descrição e discussão não se encontra contida no escopo deste capítulo, dados os seus objetivos.

[2] Partes ou subdivisões do estímulo antecedente controlam partes ou subdivisões da resposta (veja Carr & Miguel, 2013).

[3] Veja Miguel (2000, 2013) e Michael e Miguel (2020).

ocorrer em diferentes formas, por exemplo, a criança que chora porque, no passado, a mãe a pegou no colo, emite um mando (choro) que especifica a consequência: o comportamento da mãe (pegar no colo). É importante ressaltar que a criança não necessariamente está ciente do motivo de seu choro, ou seja, a criança não chora porque quer que a mãe a pegue no colo. Ela chora, porque, no passado, o choro produziu essa consequência reforçadora.

O mando é o primeiro operante verbal que os humanos desenvolvem (Bijou, 1993) e é muito importante para o desenvolvimento da fala. Inicialmente, o mando se apresenta na forma de choro até ser substituído por gestos, sons e finalmente palavras que fazem parte da comunidade verbal da criança. Além de permitir que a criança controle o acesso aos reforçadores, o mando também auxilia no desenvolvimento dos repertórios de falante e de ouvinte (Miguel, 2017; Sundberg, 2020). Mandos se tornam mais complexos conforme o repertório verbal da criança se desenvolve, por exemplo, fazer perguntas serve como mando para obter informações relevantes (p. ex., "A que horas vamos ao parque?"). Pessoas com linguagem limitada aprendem muito cedo a emitir mandos que, apesar de promoverem o acesso a reforçadores, podem não ser benéficos ao indivíduo e aos outros ao seu redor, como por exemplo agressões físicas e comportamentos autolesivos (Tiger, Hanley, & Bruzek, 2008).

Tabela 1. Os Operantes Verbais e suas Características

Operante	O que é?	Antecedente	Resposta	Consequência	Correspondência Ponto-a-Ponto	Similaridade Formal	Exemplo
Mando	Pedir itens reforçadores e informações; dar instruções, ordens e conselhos.	Operação motivacional	Vocal, gestual, língua de sinais, figuras	Específica	Não	Não	Dizer "água" quando está com sede
Ecoico	Repetir palavras ditas por outros.	Estímulo verbal vocal	Vocal	Reforço generalizado	Sim	Sim	Dizer "água" quando escuta "água"
Tato	Nomear objetos.	Estímulo não verbal	Vocal	Reforço generalizado	Não	Não	Dizer "água" quando vê um copo de água
Intraverbal	Responder perguntas e fazer comentários durante conversas.	Estímulo verbal	Vocal	Reforço generalizado	Não	Não	Dizer "água" quando alguém pergunta "O que você toma para matar a sede?"
Textual	Ler palavras escritas.	Estímulo verbal escrito	Vocal	Reforço generalizado	Sim	Não	Dizer " água" quando vê a palavra escrita "água"
Transcrição	Escrever palavras ditas por outros.	Estímulo verbal vocal	Escrita	Reforço generalizado	Sim	Não	Escrever "água" quando alguém diz "água"

Fonte: Tabela elaborada pelos autores

O comportamento é observado quando alguém repete sons, palavras ou frases ditas por uma outra pessoa. Por exemplo, a criança que diz «mamãe» após sua mãe dizer «mamãe» emitiu um ecoico; o comportamento da mãe constitui a variável antecedente verbal e a consequência que tipicamente segue o ecoico envolve reforçadores não específicos como expressões faciais (p. ex., a mãe sorrir), bater palmas, dizer «muito bem» etc. O ecoico, por definição, possui similaridade formal, ou seja, a variável antecedente e a resposta são similares. O ecoico também possui correspondência ponto-a-ponto, pois o início, meio e fim da resposta correspondem ao início, meio e fim da variável antecedente verbal. Procedimentos de aproximação à resposta (modelagem) podem ser utilizados para desenvolver o repertório de ecoico em crianças com poucas ou nenhuma vocalização (Lovaas, Koegel, Simmons, & Long, 1973). Nesse caso, o terapeuta pode iniciar o treino de ecoico aceitando qualquer aproximação que a criança consiga fazer e treinar melhores vocalizações até que a criança consiga emitir o ecoico completo da palavra. Por exemplo, a terapeuta diz "água" e fornece elogio se a melhor resposta criança for "áh." Em seguida, o terapeuta passa a exigir respostas mais difíceis, por exemplo, "ág", depois "ága", "águ" e, por fim, "água." O treino de ecoico possibilita que tais respostas, quando passam a ocorrer com maior frequência, possam servir como base para o ensino de outros operantes verbais, como o mando vocal. Por exemplo, durante o ensino de mando, quando o terapeuta observa que a criança se aproxima de um copo, ele pode dizer "água" para que a criança possa também dizer "água" e, assim, receber água como consequência. O ecoico é, na maioria das vezes, um dos primeiros operantes a serem ensinados como resposta vocal, particularmente nos casos em que a criança possui poucas ou nenhuma vocalização.

Outro operante verbal, o , é observado quando alguém dá nomes ou descreve as características físicas e funcionais de objetos e fenômenos no ambiente. Essas características podem se apresentar em diferentes modalidades: visuais, auditivas, olfativas, gustativas e táteis. Um exemplo de tato é a resposta da criança de dizer «maçã» quando a mãe lhe mostra uma maçã. Os critérios de similaridade formal e correspondência ponto-a-ponto da resposta não se aplicam ao tato já que a variável antecedente é um objeto, ação ou propriedade do ambiente. Tatos podem ser simples quando envolvem o nome de objetos (p. ex., mesa, suco, carro) e se tornam mais complexos quando envolvem adjetivos, preposições, advérbios e categorias relacionados ao objeto em questão. Por exemplo, a criança que escuta o barulho de um carro pode emitir o tato «carro» e o tato «veículo» (tato múltiplo; Miguel, Petursdottir, Carr, & Michael, 2005; Ribeiro & Miguel, 2020). Tatos são definidos como comportamentos que ocorrem na presença de variáveis não verbais (p. ex., objetos), reforçados por consequências não específicas. Por exemplo, quando estamos comendo algo e alguém nos pergunta "O que você está comendo?" (variáveis antecedentes), aprendemos a responder com o nome do alimento "macarrão." Nesse caso, a palavra "macarrão" pode ser definida como um tato, já que sua forma (o que foi dito) está sob controle de uma variável antecedente não verbal[1] (Miguel, 2016; Skinner, 1957).

O comportamento se refere a respostas verbais a outras palavras ou frases, ou seja, respostas a estímulos verbais[2] sem qualquer correspondência ponto-a-ponto. Responder perguntas, fazer comentários durante conversas, completar frases e músicas, podem ser considerados exemplos de comportamento intraverbal. A maioria das nossas interações comunicativas incluem comportamentos

---

[1] No exemplo anterior, a pergunta "O que você está comendo?" altera a probabilidade da resposta, mas não determina sua forma. A pergunta serve para indicar a oportunidade para uma resposta ocorrer, ou seja, se uma resposta deve ou não ocorrer. No caso, macarrão no prato determina qual (forma) resposta vai ocorrer.

[2] Estímulo verbal se refere ao produto auditivo ou visual do comportamento verbal. Por exemplo, dizer "te amo" é o comportamento verbal que produz o som "te amo" que serve como estímulo verbal que, por conseguinte, afeta o comportamento do ouvinte. No caso, escrever "te amo" é também um comportamento verbal que produz um estímulo visual (a palavra escrita) que também afeta o "ouvinte" (nesse caso o leitor).

intraverbais (Sundberg & Sundberg, 2011). Como descrito anteriormente, o intraverbal possui similaridade formal, porém não possui correspondência ponto-a-ponto com a variável antecedente. Um exemplo de comportamento intraverbal é dizer "10 anos" em resposta a "Quantos anos você tem?" ou dizer, "Eu adoro pizza" ao comentário "Eu fui a uma pizzaria ontem." O repertório intraverbal em crianças é muito simples no início, como por exemplo, completar sons que animais fazem (p. ex., "A vaca faz...muuu") e palavras que descrevem atividades diárias simples (p. ex., "Você escova seus... dentes"), e se torna mais complexo conforme a criança aprende (p. ex., "O que você come no café da manhã ou o que você bebe no café da manhã?"; De Souza et al., 2019; Sundberg & Sundberg, 2011). No caso de intraverbais mais complexos, diversos estímulos verbais antecedentes afetam a resposta, o que complica um pouco seu ensino. No exemplo anterior, a criança precisa, minimamente, distinguir entre os estímulos verbais "come" e "bebe"; além de atentar ao som "café da manhã" para responder a estas perguntas.

Entretanto, muitas respostas categorizadas como intraverbais estão provavelmente sob controle de outras variáveis e não somente de estímulos verbais (ver Palmer, 2016). Por exemplo, dizer "9840" ao ouvir "Quanto é 820 multiplicado por 12?" depende não só do estímulo verbal (a pergunta), mas de outros estímulos envolvidos em resolver o problema "de cabeça" ou em um pedaço de papel. Assim, a pergunta serve como um estímulo que evoca uma sequência de comportamentos encobertos (no caso de resolver o problema de cabeça) ou de escrita que em si produzem estímulos (visuais) que evocam a solução final. Nesse caso, podemos referir-nos a esse exemplo específico como um comportamento que está sob controle intraverbal, ao invés de nos referirmos a ele simplesmente como comportamento intraverbal, já que ele não é produto somente de um estímulo verbal (pergunta), mas de outros estímulos suplementares. O mesmo ocorre quando o indivíduo responde "pizza" a pergunta "o que você comeu domingo à noite?" Tal comportamento depende do indivíduo engajar-se em diversos comportamentos, em sua maioria encobertos, que o levam a visualizar a pizza ou a pizzaria. São esses estímulos visuais que evocam a resposta "pizza" e não apenas a pergunta que foi feita (Miguel, 2018). Assim, o termo comportamento intraverbal deve ser reservado para comportamentos mais simples que ocorrem exclusivamente sob controle do estímulo verbal, como dizer "já" ao ouvir "um, dois, três, e..." (LaFrance & Miguel, 2024).

O mando, o tato e o intraverbal são operantes essenciais para o desenvolvimento de habilidades sociais e de conversação em crianças. O mando possibilita que a criança faça perguntas e tenha acesso ao que deseja, o tato permite que a criança descreva e comente sobre objetos presentes no ambiente, além de descrever seus próprios eventos privados (p. ex., emoções), já o intraverbal garante que a criança possa responder perguntas, fazer comentários sobre a fala dos outros e falar sobre objetos que não estejam fisicamente presentes (Sundberg, 2020).

e são operantes verbais muito importantes no contexto acadêmico. Textuais são os comportamentos observados quando alguém lê palavras ou frases. Por exemplo, dizer «cachorro» quando se vê a palavra escrita *cachorro* em um livro. As caraterísticas que definem a resposta textual incluem a existência de correspondência ponto-a-ponto e a não similaridade formal entre a resposta e a variável antecedente, ou seja, a forma da resposta (vocal) é diferente da forma do estímulo antecedente (escrita). Para Skinner (1957), respostas textuais não implicam a compreensão do que se está lendo, e sim a resposta verbal de emitir sons na presença de um conjunto de letras. Por exemplo, alguém pode ser capaz de emitir comportamento textual (ou seja, ler) na presença da frase *otvoriti vrata*. Mas para que haja compreensão da leitura, essa pessoa precisa ter conhecimento do idioma croata, ou seja, ter sido treinada como ouvinte nessa língua (veja o conceito de nomeação bidirecional a seguir). A Transcrição inclui Ditado e Cópia de Texto, que são observados quando alguém escreve exatamente o que está sendo dito por outra pessoa ou lido por ela mesma, respectivamente. Por exemplo, escrever *Hoje é segunda-feira* quando a professora diz "Escreva no seu caderno: hoje é segunda-feira", ou quando a criança lê a frase escrita na lousa e a escreve. Tal como nas respostas textuais, na transcrição, existe correspondência ponto-a-ponto entre a variável antecedente e a resposta. O ditado e a cópia de texto se diferenciam em relação à similaridade formal. No ditado a resposta não possui similaridade formal com o antecedente verbal (a resposta é escrita e o antecedente é vocal), enquanto na cópia de texto a resposta e o antecedente verbal possuem a mesma forma (a resposta e o antecedente são escritos).

Comportamento verbal e a terapia baseada na ABA

O primeiro passo no ensino de comportamento verbal é a condução de uma avaliação de habilidades para identificar o repertório inicial da criança, ou seja, o que ela já sabe e não sabe fazer (vide Capítulo 9 para mais informações acerca de avaliação). A avaliação de habilidades é uma etapa essencial para o preparo de um programa de intervenção individualizado às necessidades de cada criança. Além disso, pode auxiliar na identificação dos níveis de ajuda necessários para que a criança responda da forma esperada, o tipo de comunicação mais adequado para o treino dos operantes verbais e quais estratégias de ensino devem ser utilizadas (Sundberg, 2008). Infelizmente, muitas das avaliações disponíveis não são baseadas na análise do comportamento e, portanto, não avaliam todos os operantes verbais descritos anteriormente (Esch et al., 2010). As duas avaliações comportamentais mais populares que avaliam o desempenho verbal de crianças com TEA são o *Assessment of Basic Language and Learning Skills* (ABLLS-R; Partington, 2006) e o *Verbal Behavior Milestones Assessment and Placement Program* (VB-MAPP; Sundberg, 2008). Ambos os instrumentos avaliam habilidades que são normalmente observadas em crianças com desenvolvimento típico até 4 ou 5 anos de idade. Mais recentemente, Esch (2023) expandiu a avaliação de ecóicos contida no VB-MAPP para desenvolver o *Early Echoic Skills Assessment and Program Planner* (EESA). O EESA é uma ferramenta de avaliação do repertório de comunicação que visa o ensino de linguagem vocal incluindo o desenvolvimento de articulação e ecóico. Já o *PEAK Relational Training System* (Dixon, 2014) se propõe a avaliar repertórios mais complexos, como relações verbais entre estímulos e inferências lógicas como "José é mais alto que Ronaldo, e Ronaldo é mais alto que Pedro, portanto, José é mais alto que Ronaldo". Apesar de identificarem comportamentos-alvo para a intervenção, até o momento, nenhum desses testes possui dados psicométricos ou de fidedignidade (Carr & Miguel, 2013).

Durante o preparo do plano de intervenção, é importante focar primeiramente em habilidades verbais básicas para que se possa formar uma base sólida para o desenvolvimento de habilidades mais complexas (Barbera, 2007; DeSouza et al., 2017; LaFrance & Miguel, 2024; veja também o Capítulo 10). Por exemplo, comportamentos simples, tais como ecoicos ou imitação vocal de duas ou três sílabas (p. ex., mesa, escola) são essenciais para o ensino de tatos e conversações simples (intraverbais). Isso porque, durante o ensino de tatos, por exemplo, a criança terá que repetir o nome da figura ou objeto que está aprendendo a nomear a primeira vez que a tarefa lhe for apresentada. Da mesma maneira, intraverbais simples tais como completar músicas e sons que animais fazem (p. ex., O cachorro faz ___) ajudam a criar um repertório de respostas a perguntas mais complexas (p. ex., Qual animal faz au-au?). Portanto, a avaliação de habilidades é um instrumento essencial para o delineamento de um programa de intervenção individualizado às necessidades de cada criança.

Em seguida, é importante definir o tipo ou a modalidade do comportamento comunicativo que será ensinado. Existem três possibilidades: vocal, língua de sinais e o uso de figuras e aparelhos de comunicação alternativa. Todos possuem vantagens e limitações; a escolha da modalidade vai depender do repertório inicial da criança, das suas limitações, assim como do ambiente em que ela vive (Carr & Miguel, 2013). A fala (vocal) é, com certeza, a primeira escolha nos planos de intervenção, pois além de poder ser compreendida extensamente pela comunidade verbal, é também socialmente aceita e flexível (Mirenda, 2003). A desvantagem da fala é que, se a criança não consegue produzir muitos sons ou ainda não for capaz de seguir instruções (p. ex., "Fale leite"), não se pode usar dica física para fazer com que a criança fale (DeRosa et al., 2015). Isso se torna particularmente difícil com crianças com pouco controle instrucional, ou seja, crianças que não têm um histórico de ouvir e de seguir instruções.

Pesquisas têm demonstrado que bebês, incluindo aqueles com risco de TEA, preferem reforço social na forma da fala materna, incluindo a imitação vocal de suas próprias falas (Neimy et al., 2020). Uma pesquisa conduzida por Neimy e Pelaez (2021) comparou os níveis de vocalizações de bebês com risco de TEA em três condições de interação com seus cuidadores. Na condição de fala materna contingente, cada vez que o bebê emitia uma vocalização, a mãe imediatamente apresentava uma breve fala materna por 1-2 s (p. ex., "Meu bebê, que lindo!"). Na condição de imitação vocal, cada vez que o bebê emitia uma vocalização, a mãe imediatamente repetia a vocalização do bebê (p. ex., "Ba ba ba"). Na condição de reforço não contingente, a mãe apresentava (a) uma declaração de fala materna ou (b) uma vocalização previamente emitida pelo bebê a cada 20 segundos. Os resultados mostraram que, no geral, todos os bebês emitiram mais vocalizações quando fala materna e imitação vocal eram apresentadas contingente à vocalização do bebê. Esses dados demonstram que o reforço social é potencialmente mais eficaz para aumentar a vocalização quando apresentado pelos cuidadores.

Procedimentos utilizados para induzir vocalizações em crianças com TEA incluem o *pareamento estímulo-estímulo* (Miguel et al., 2002) e *o paradigma de linguagem natural* (Charlop-Christy & LeBlanc, 1999). No caso do procedimento de pareamento, o terapeuta pode repetir sons ou palavras específicas, ao mesmo tempo que estimula a criança com atividades preferidas (p. ex., cócegas) ou comestíveis. O objetivo é tornar esses sons/palavras mais reforçadoras, para que a criança tente repeti-las espontaneamente (Shillingsburg et al., 2015).

Shillingsburg et al. (2015) conduziu uma revisão da literatura de estudos publicados de 1996 a 2014 que avaliaram os efeitos do pareamento estímulo-estímulo sobre os níveis de vocalizações em crianças com atrasos na linguagem. Em geral, os resultados demonstraram variação significativa na eficácia do procedimento. Os autores discutiram a necessidade de novos estudos para esclarecer a eficácia do pareamento estímulo-estímulo e examinar variações do procedimento que poderiam ser mais eficazes. Uma dessas variações é chamada de pareamento contingente à resposta (PCR). No PCR, o terapeuta inicia as tentativas quando a criança emite uma resposta de observação, geralmente uma resposta arbitrária, como por exemplo aplaudir ou apertar um botão. Durante as tentativas, o terapeuta espera a criança emitir a resposta de observação e imediatamente apresenta a vocalização-alvo juntamente com o item preferido. Ao exigir uma resposta de observação arbitrária para iniciar a tentativa, pode-se garantir que 1) a criança esteja prestando atenção e que 2) uma operação estabelecedora (Michael & Miguel, 2020) esteja presente para o acesso ao item preferido, já que essa resposta de observação pode ter uma função de mando. Lepper e Petturesdottir (2017) compararam os efeitos do PCR com os do pareamento estímulo-estímulo tradicional sobre os níveis de vocalizações em três crianças com TEA e vocalizações mínimas. Os resultados mostraram que o PCR foi mais eficaz do que o pareamento tradicional no aumento das vocalizações para todas as crianças.

No caso do paradigma de linguagem natural, o terapeuta se senta no chão com a criança com três brinquedos preferidos e pede para a criança escolher um. Quando a criança tenta pegar o brinquedo, o terapeuta bloqueia o acesso e demonstra para a criança como brincar com ele (p. ex., empurra o carrinho) por aproximadamente cinco segundos. Se a criança vocalizar, ela recebe o brinquedo. Se não vocalizar, o terapeuta vocaliza um som relevante àquele brinquedo (p. ex., vrum vrum) ou o nome do brinquedo (p. ex., "carro"). Se a criança repetir, ela recebe o brinquedo. Esse procedimento pode ser introduzido, pelo menos, três vezes e o critério do tipo de vocalização esperada pode ser modificado para que vocalizações cada vez mais complexas (p. ex., palavras completas, adjetivos, pedidos com o sujeito "Eu quero...") sejam esperadas da criança (modelagem; Charlop-Christy & LeBlanc, 1999). Se, durante esse procedimento, a criança não repetir a vocalização após várias tentativas, é importante que o terapeuta identifique outras vocalizações ou até mesmo respostas motoras (p. ex., apontar) que a criança emita com maior facilidade para serem utilizadas como forma de comunicação. É importante salientar que, se a criança emitir comportamento interferente, com ou sem vocalizações, ela não pode receber o brinquedo, pois não somente a vocalização, mas também o comportamento interferente pode ser reforçado e, assim, a criança vai aprender que esses comportamentos indesejáveis resultam no acesso aos itens que deseja.

Se a criança já apresenta vocalizações que podem ser a base para o desenvolvimento da fala, a primeira tarefa seria um programa de treino de ecoico para que se possa estabelecer controle instrucional sobre essas respostas vocais e assim utilizá-las como dica no treino de outros operantes verbais. Por exemplo, no ensino de tatos, o terapeuta apresenta um objeto e pede que a criança repita o nome do objeto (dica ecoica), o que, quando realizado, produz uma consequência reforçadora.

Língua de sinais é uma outra alternativa de comunicação, caso o desenvolvimento da fala seja inviável ou muito difícil de estabelecer. A vantagem de utilizar a língua de sinais é a portabilidade, ou seja, a criança pode utilizá-la em qualquer lugar e contexto. No entanto, o sucesso dessa topografia depende de que a comunidade em que a criança está inserida compreenda e responda apropriadamente aos sinais. Um dos pré-requisitos para o uso de linguagem de sinais é a imitação motora. Se a criança tem dificuldades em imitar movimentos diversos ou apresenta problemas de destreza motora, a linguagem de sinais não é recomendada (Tincani et al., 2021).

Outros sistemas de comunicação alternativa também podem ser utilizados para o ensino de comportamento verbal em crianças com TEA (Pereira et al., 2020). Um dos sistemas mais populares, talvez por conta de seu baixo custo, é o sistema baseado em troca de figuras, em inglês, *Picture Exchange Communication System* (PECS; Bondy & Frost, 1994; Miguel et al., 2000). Nesse sistema, crianças aprendem a selecionar e trocar figuras pelos objetos que elas representam. Ao contrário da língua de sinais, essas respostas são geralmente de fácil entendimento pela comunidade já que incluem figuras. No entanto, a portabilidade pode ser uma barreira, já que a criança pode enfrentar dificuldades em se comunicar caso não esteja com seu livro de PECS (ou um aparelho eletrônico, no caso de outra forma de comunicação simbólica). Importantes pré-requisitos para o uso do PECS (e outras formas de comunicação compostas por figuras) incluem discriminação condicional e a habilidade de parear figuras aos objetos que elas representam. É importante ressaltar que o uso de língua de sinais ou PECS no início do tratamento não impossibilita que a fala também seja estimulada. Não existe nenhuma evidência científica que mostre que PECS ou língua de sinais inibam o desenvolvimento da fala. Pelo contrário, pesquisas sugerem que a fala pode se desenvolver durante o uso dessas modalidades, desde que ela continue também sendo estimulada (Bishop et at., 2020; Charlop-Christy et al., 2002; Marckel et al., 2006). Outros sistemas de comunicação alternativa que têm sido amplamente disseminados são os dispositivos geradores de fala (DGF) que usam aparatos eletrônicos para associar figuras a palavras que são emitidas pelo dispositivo (Nascimento et al., 2023). DGFs são tipicamente implementados com aplicativos desenvolvidos especialmente para o ensino do repertório de comunicação por meio do uso de tablets. As pesquisas apontam que DGF são eficazes para ensinar mandos, tatos, intraverbais e vocalizações em geral em crianças com TEA desde que se utilizem de procedimentos de ensino baseados em evidências como treino de discriminação simples e condicional utilizando reforçamento diferencial e hierarquia de dicas (Bishop et al., 2020; Lorah et al., 202; Muharib & Alzrayer, 2017).

Em muitos casos, a intervenção comportamental se inicia com o treino em múltiplas modalidades de comunicação. Por exemplo, uma criança com pouca vocalização e com nenhum meio de comunicação pode começar sua intervenção utilizando um sistema de PECS ou DGF para que possa, em um curto prazo, aprender a pedir itens e indicar sua preferência, enquanto um programa de ecoico é implementado para o desenvolvimento desse repertório (p. ex., Bishop et al., 2020). Comumente, o ensino imediato de um repertório comunicativo (ou vários simultaneamente), tem, entre outras funções, a redução de comportamentos interferentes como agressões.

Independentemente da modalidade a ser ensinada, intervenções analítico-comportamentais focam no ensino de cada operante verbal, pois a aquisição de uma determinada palavra em um contexto (p. ex., pedir banana quando se quer uma), não significa que a criança também adquirirá a mesma palavra em um outro contexto (p. ex., dizer "banana" quando alguém perguntar o que ela está comendo). Para crianças com repertórios verbais básicos (p. ex., apenas repete sons e palavras de poucas sílabas, emite poucos mandos e emite tatos de apenas uma palavra) as diferentes respostas precisam ser ensinadas separadamente (Finn et al., 2012).

Skinner (1957) discutiu a questão da independência funcional dos operantes verbais e o fato de que a mesma palavra (p. ex., banana) pode ter funções diferentes, ou seja, a palavra "banana" pode ser emitida como um mando para se ter acesso à banana, ou como um tato, se alguém está comendo uma banana e outra pessoa pergunta "O que você está comendo?". Lamarre e Holland (1985), por exemplo, ensinaram crianças de 5 a 9 anos os tatos "na esquerda" e "na direita" para descrever a posição de objetos. Em seguida, eles testaram se as crianças conseguiriam usar os termos "na esquerda" e "na direita" para indicar os itens desejados (mandos). Para outras crianças, eles as ensinaram a pedir itens desejados posicionados "na esquerda" ou "na direita" e testaram habilidades de tato. Interessantemente, as crianças não foram capazes de responder corretamente durante os testes dos operantes que não foram diretamente ensinados[1]. Portanto, é importante que o plano de intervenção para crianças com TEA e outros atrasos do desenvolvimento tenha em vista todas as variáveis e condições que possam, eventualmente, influenciar a emissão do comportamento (Finn et al., 2012; Petursdottir et al., 2005). Ou seja, não basta apenas ensinar a criança a nomear uma bola (tato); é necessário que a criança aprenda também a pedir pela bola (mando), a responder perguntas cuja resposta correta é "bola" (intraverbal), e a selecionar a bola dentre outros objetos quando alguém disser "me dá a bola" (resposta de ouvinte). É importante que o plano de intervenção contenha programas que foquem em todos os operantes até que a criança demonstre transferência entre os operantes verbais. Em outras palavras, até que a criança consiga responder "bola" como tato sem nunca ter sido treinada diretamente, após simplesmente ter aprendido a palavra "bola" com um mando. Vários estudos (ex., De Souza et al., 2019; De Souza & Rehfeldt, 2013; Fiorile & Greer, 2007; Greer et al., 2005; Nuzzolo-Gomez &

[1] Para uma discussão sobre independência e dependência funcional, veja Gamba et al. (2015).

Greer, 2004) demonstraram que a instrução com exemplares múltiplos (LaFrance & Tarbox, 2020), ou seja, o ensino da mesma palavra em vários operantes verbais (ecoico, mando, tato, intraverbal), pode promover a emergência de novas respostas sem treino prévio implicando no aumento, a médio e longo prazo, dos ganhos da terapia.

Um outro fator a ser considerado no ensino dos operantes verbais é a técnica de ensino a ser utilizada. O ensino por tentativas discretas (DTT do inglês *discrete trial teaching*) e o ensino naturalístico (NT do inglês *naturalistic teaching*), descritos em detalhes nos Capítulos 12 e 13, respectivamente, são duas estratégias vastamente utilizadas para o treino de operantes verbais. No DTT, cada oportunidade de aprendizagem é programada pelo terapeut,a em um contexto estruturado de ensino e apresentada em várias tentativas, enquanto o NT envolve o ensino de habilidades em contexto natural no qual várias atividades da vida diária da criança (p. ex., refeições, brincadeiras, rotinas diárias) ocorrem (p. ex., escola, casa, carro). O DTT pode ser utilizado para estabelecer controle instrucional e para o ensino inicial de habilidades, enquanto o NT deve ser utilizado para aumentar a motivação da criança em responder e promover a generalização das respostas adquiridas em um contexto menos estruturado. O ideal é que ambas as técnicas de ensino sejam utilizadas para potencializar o aprendizado e a aquisição de repertório verbal (Geiger et al., 2012; Sundberg & Partington, 1999).

O sucesso de uma intervenção depende não somente da experiência e conhecimentos do terapeuta[1], mas também de um bom planejamento das habilidades a serem trabalhadas e a da identificação da melhor maneira para ensiná-las. É importante que as habilidades a serem ensinadas possam ser empregadas no dia a dia da criança, de maneira funcional e adaptativa. Isso pode derivar no aumento das chances dessas respostas entrarem em contato com as consequências reforçadoras no ambiente natural da criança e assim serem emitidas mais frequentemente. É importante ressaltar que a função do profissional é replicar ou simular com seus aprendizes as mesmas contingências de reforçamento presentes no desenvolvimento da linguagem em crianças típicas (Horne & Lowe, 1996; Miguel, 2016), que em sua maioria ocorrem em situações naturais.

Ensinando operantes verbais

Como qualquer outro comportamento, operantes verbais são ensinados de forma a minimizar os erros durante a aprendizagem, para que a criança goste de aprender (Touchette & Howard, 1984). Assim, terapeutas criam as condições necessárias para que o operante verbal ocorra, incluindo dicas e consequências reforçadoras para a sua aquisição.

A literatura é repleta de estudos que sugerem como ensinar imitação vocal ou comportamento ecoico (Kymissis & Poulson, 1990), o que geralmente inclui, inicialmente, o reforçamento de sons que a criança produz até que eles ocorram com maior frequência. A partir desse momento, o terapeuta passa a reforçar esses sons somente na presença de instruções para repeti-los. O ensino de imitação vocal com vários sons ou palavras leva a criança a aprender a imitar, ou seja, quando apresentada a instrução "diga...", a criança repete o que o terapeuta diz, mesmo se for uma palavra que ela nunca tenha ouvido. Essa habilidade de imitar, também chamada de repertório de *imitação generalizada*, é uma das habilidades mais importantes no desenvolvimento da linguagem, e pode ser utilizada como dica para o ensino dos outros operantes verbais como discutido anteriormente (veja Capítulo 10).

[1] Visite www.bacb.com para descrição das habilidades necessárias para a implementação e supervisão de programas comportamentais.

No caso do ensino de mando, por exemplo, terapeutas podem capturar ou programar tentativas de ensino (Sundberg & Partington, 1998). Tentativas capturadas são aquelas que ocorrem no ambiente natural, tipicamente guiadas ou iniciadas pela criança. Se a criança tenta se aproximar de um objeto (p. ex., uma bola), isso sugere que ela está motivada a obtê-la; é a situação ideal para ensiná-la a pedir "bola." Tentativas programadas são aquelas pré-planejadas pelo terapeuta, como propositadamente colocar objetos preferidos (p. ex., bola) à vista, mas fora do alcance da criança para criar motivação para obtê-los. Em ambos os casos, se a criança não sabe pedir "bola", o terapeuta pode utilizar o repertório ecoico da criança para que ela repita "bola" nessa situação, e, por conseguinte, receba a bola. Inicialmente, a dica ("fale bola") ocorre de imediato e o comportamento de repetir é reforçado com o acesso a bola. Gradualmente, essa dica é atrasada, e a partir do momento que a criança diz "bola" independentemente da dica, o terapeuta reforça diferencialmente esses comportamentos independentes (p. ex., a criança recebe a bola além de elogios) (Karsten & Carr, 2009). Esse atraso gradual de dicas, também se aplica ao ensino de outros comportamentos verbais, tais como tatos e intraverbais.

O procedimento mais usado para programar o ensino de mandos é chamado de *cadeia interrompida*[1] (Hall & Sundberg, 1987), no qual, após ensinar a criança a completar uma tarefa que inclui uma sequência (cadeia) de comportamentos (p. ex., fazer um sanduíche), um dos itens necessários para completar a sequência é removido ou não apresentado (p. ex., prato), criando a motivação na criança para aprender o mando adequado (p. ex., dizer "me dê o prato"). Como muitos dos comportamentos interferentes (p.ex., gritos, agressões) se desenvolvem como forma de produzir algo que a criança quer ou precisa, conforme o repertório verbal de mandos aumenta, comportamentos interferentes tendem a diminuir (p. ex., Carr & Durand, 1985).

Mandos por informação (MPI) consistem em respostas verbais que dão acesso às informações necessárias para acessar algo que a criança queira. Basicamente, todas as perguntas iniciadas por "Quem," "O quê," "Onde," "Quando," "Por que" e "Como" podem ser consideradas MPIs. A habilidade de se fazer esse tipo de pergunta é considerada fundamental já que, uma vez adquirida, proporciona acesso a novos reforçadores, contingências e ambientes que levam a mudanças comportamentais importantes (Cengher et al., 2022). O repertório de MPI exige também que a criança tenha habilidades de ouvinte adequadas para responder corretamente às informações recebidas e assim acessar o reforçador de interesse. Ou seja, elas precisam saber o que fazer com a informação. Crianças neurotípicas começam a emitir MPIs a partir dos dois anos de idade. Inicialmente, os MPIs são simples, como perguntar «O que é isso?» e aumentam em complexidade à medida que a criança se desenvolve, por exemplo, "O que vamos fazer depois da tarefa?" ou "Por que não posso ir na lanchonete?" (p. ex., Pyles et al., 2021).

Semelhante a outras respostas de mando, o MPI deve ser emitido apenas sob o controle de uma operação estabelecedora relevante ao acesso a um item ou atividade reforçadora. Ao planejar um programa para ensinar MPIs, é necessário garantir que a consequência seja, de fato, a informação que proporcionará acesso ao reforçador. Em um exemplo aplicado, Shillingsburg et al. (2014) ensinou três crianças com TEA a emitir MPIs Quem? e Qual? para acesso a itens preferidos. Quando as crianças emitiam um mando por um item favorito, o terapeuta dizia "Está com uma das suas professoras" ou "Está em uma das caixas." A criança foi ensinada a dizer "Com quem está?" e "Que caixa?" respectivamente. Os autores ensinaram cada pergunta separadamente em uma condição em que a operação estabelecedora estava presente (a informação para o acesso ao item reforçador não era fornecida até que a criança emitisse o MPI) e em uma condição em que a operação estabelecedora estava ausente

[1] Do inglês "interrupted chain".

(a informação para o acesso ao item reforçador era fornecida antes da criança precisar perguntar). Os resultados mostraram que as crianças somente pediam informações quando as necessitavam (quando a operação estabelecedora estava presente).

MPIs podem também ser utilizados para promover linguagem generativa (nova). Por exemplo, Invargsson e Hollobauh (2010) utilizaram MPI durante um programa de treino intraverbal com quatro meninos com TEA. Eles ensinaram as crianças a responder dizendo "Eu não sei, por favor, me diga" na presença de itens desconhecidos. Em uma das condições, o experimentador fazia perguntas que a criança já sabia responder como, "Qual é o seu nome?". Entretanto durante a condição de operação estabelecedora, perguntas desconhecidas, como por exemplo "Quanto é uma dúzia?" eram apresentadas e as crianças foram ensinadas a dizer "Eu não sei, por favor, me diga", o que era seguido pela informação dada pelo experimentador. Os resultados mostraram que as crianças não apenas aprenderam a emitir MPIs somente na condição com a operação estabelecedora, como também adquiriram outros comportamentos verbais novos a partir das informações fornecidas pelo terapeuta em resposta aos mandos. Os resultados dessas pesquisas mostram que o repertório de MPI não só torna possível o acesso a itens e atividades reforçadoras, mas também possibilita a aquisição de novas respostas verbais.

No caso de tatos, dicas ecoicas também podem ser utilizadas. Por exemplo, se o objetivo é ensinar a criança o tato de animais, o terapeuta apresenta a foto de um gato juntamente com a pergunta "Qual animal?" Imediatamente, o terapeuta fornece a dica ecoica, ou seja, o terapeuta diz "fale gato." Após várias tentativas em que a criança repetiu a dica ecoica, essa dica é atrasada e o terapeuta passa a reforçar tatos independentes da criança (Miguel & Kobari-Wright, 2013). Tipicamente, o ensino de tatos se inicia com objetos familiares e funcionais (itens preferidos, membros da família etc), passando a figuras, até chegar a funções de objetos (dizer "corta" na presença da tesoura), ações, categorias, preposições etc. (LeBlanc, Dillon, & Sautter, 2009).

Apesar do tato poder ser ensinado diretamente por meio de dicas ecóicas, crianças típicas aprendem a maioria dos tatos incidentalmente (Horne & Lowe, 1996; Miguel, 2016). Uma vez que as vocalizações de um cuidador a respeito de objetos ocasionem o comportamento de olhar para esses objetos (comportamento de ouvinte) e a imitação vocal da criança (comportamento ecóico), com o passar do tempo, objetos passam a evocar o tato da criança (Horne & Lowe, 1996). Assim, o estabelecimento dos repertórios de ouvinte e ecóico podem levar à aprendizagem incidental de tatos (Greer & Ross, 2008; Hawkins et al., 2009).

Comportamento textual e transcrição são essenciais no ensino de leitura e de escrita, e, portanto, não fazem parte de um programa inicial de ensino de linguagem. Para aprender estes comportamentos, pesquisas sugerem programas de discriminação condicional nos quais as crianças aprendem a selecionar letras mediante seu nome falado, a nomeá-las e a fazer a correspondência de cada letra com ela mesma (de Souza et al., 2009; Mackay, 1985; Saunders, 2011), já que a discriminação de letras pode levar à discriminação de palavras impressas (Stromer et al., 1993). Subsequentemente, crianças devem aprender a discriminar palavras, ortografia, discriminar a fala, abstrair fonemas e selecionar palavras impressas e imagens correspondentes na presença de seus nomes ditados (de Souza et al., 2009; Mackay, 1985; Saunders, 2011). Entretanto, estas habilidades devem ser ensinadas somente a partir do momento em que a criança possui um desempenho de nomeação bidirecional generalizado como será discutido a seguir.

Nomeação bidirecional

Apesar do termo nomeação ser utilizado em alguns casos como sinônimo de tato (p. ex., Olenick & Pear, 1980), ele é um termo técnico na análise do comportamento que se refere à habilidade de comportar-se como falante e ouvinte ao mesmo tempo (Horne & Lowe, 1996). Por exemplo, o terapeuta ensina uma criança a dizer "trem" na presença da figura de um trem. Posteriormente, quando o terapeuta diz "me dá o trem", a criança seleciona a figura do trem em meio a outras figuras sem ter sido ensinada diretamente, e vice-versa. O termo nomeação bidirecional (BiN, do inglês bidirectional naming) (Miguel, 2016, 2018) é usado para descrever a relação entre esses comportamentos de falante e ouvinte sob controle do mesmo estímulo-alvo.

Além dos comportamentos do falante (ou seja, operantes verbais), o comportamento do ouvinte é extremamente importante por nos habilitar a reagir ao comportamento verbal dos outros (p. ex., seguir instruções) e de nós mesmos (Greer & Ross, 2008; Horne & Lowe, 1996; Miguel, 2018). Indivíduos considerados "verbais" são aqueles que servem como ouvintes de seus próprios comportamentos (LaFrance & Miguel, 2024; Miguel, 2016; 2018). Por exemplo, não basta somente dizer "cachorro" na presença do animal que late, é preciso responder ao produto auditivo dessa fala, ou seja, ouvir e entender o que foi dito (a palavra "cachorro"). Esse "entendimento" é medido a partir de comportamentos como olhar, apontar, acariciar o cachorro quando se ouve a palavra ditada etc. e, na maioria dos casos, o significado da palavra deve ser ensinado diretamente. Ou seja, deve-se ensinar a criança a 1) dizer "cachorro" na presença de cachorros e suas representações (p. ex., figuras), 2) olhar e apontar para o cachorro e suas representações e 3) interagir com cachorros.

O repertório de BiN pode ser observado quando o comportamento de ouvinte e de falante é estabelecido a partir do ensino de somente um deles (Miguel & Petursdottir, 2009), ou seja, depois de ensinar a criança a selecionar a figura de um cachorro diante da palavra ditada (ouvinte), ela é capaz de dizer "cachorro" na presença da figura (tato), e vice-versa. Além disso, esse repertório permite que indivíduos aprendam a se comportar como falantes e como ouvintes incidentalmente (Hranchuck et al., 2019). O desenvolvimento do repertório de BiN em crianças típicas parece depender de várias outras habilidades mais básicas como 1) o estabelecimento de vozes e expressões faciais como estímulos discriminativos para observação e estímulos reforçadores para o olhar, 2) a habilidade de apontar e de olhar para onde os pais estão apontando e olhando (ou seja, controle conjunto); 3) repertório de ouvinte (ou seja, discriminação condicional auditiva- visual) e 4) comportamento ecoico. Esses repertórios permitem que as crianças olhem para os objetos que seus pais estão nomeando e, ao mesmo tempo, repitam o nome desses objetos. Essas interações estabelecem os objetos como estímulos discriminativos para o tato. Ou seja, crianças que desempenham os repertórios descritos anteriormente podem aprender incidentalmente, simplesmente quando ouvem outras pessoas falando sobre objetos que estão presentes (Miguel, 2016)

Já que BiN é definido pela capacidade de comportar-se como falante e como ouvinte, sua presença permite que crianças reajam como ouvintes (entendam) ao produto de seus próprios comportamentos verbais. Por conta disso, o repertório de BiN é necessário para que crianças compreendam o que estão lendo e escrevendo (Fiorile & Greer, 2007; Greer et al., 2005; Greer et al., 2007).

Além de possibilitar que indivíduos entendam o que estão falando ou lendo, a habilidade de responder como ouvinte e falante ao mesmo objeto (BiN) é fundamental por também servir como pré-requisito para o desenvolvimento de comportamentos intraverbais (Jennings & Miguel, 2017; Petursdottir & Haflidottir, 2009), mandos (Ribeiro, Elias, Goyos, & Miguel, 2010), comportamento governado por regras (Horne & Lowe, 1996), leitura e escrita (Greer et al., 2005), categorização (Lee, Miguel, Jennings, & Darcey, 2015), responder sob o controle de estímulos compostos por múltiplas propriedades (Ribeiro et al., 2015), raciocínio analógico (Miguel et al., 2015) e comportamentos relacionais (p. ex., "maior que", "menor que", etc; Diaz et al., 2020; Miguel, 2018; Morgan et al., 2021). Assim, BiN é tão importante quanto a imitação (ou repertório de ecoico) generalizada no desenvolvimento do comportamento verbal[1], e, portanto, deve ser priorizado em um programa de ensino de linguagem.

Procedimentos para o desenvolvimento de BiN consistem no ensino de comportamentos de falante (tato) e ouvinte (discriminação auditivo visual) usando a mesma palavra e objeto (alvo). Assim, o terapeuta pode ensinar a criança a tatear três figuras (p. ex., cachorro, gato e galinha) e, subsequentemente, testar se ela é capaz de selecionar a figura correta dado o nome da figura (p. ex., selecionar a figura da galinha dentre as outras duas figuras, quando ouvir o terapeuta dizer "galinha"). Se a criança não responder corretamente ao teste, o terapeuta deve ensinar diretamente o comportamento de ouvinte com essas mesmas figuras. Essa sequência de treino de tato, teste de ouvinte e treino de ouvinte deve ser seguida até que a criança responda corretamente ao teste de ouvinte na ausência de dicas ou reforço (Gilic & Greer, 2011; LaFrance & Tarbox, 2020; Miguel & Petursdottir, 2009).

Dicas para o ensino de comunicação

O sucesso de um programa de intervenção para o ensino de comunicação a crianças com TEA inclui não somente a escolha dos tipos de programas e procedimentos de ensino, mas também um conjunto de comportamentos do terapeuta durante as sessões. O terapeuta deve manter um comportamento positivo e motivador para a criança. Para isso, é importante que o terapeuta se correlacione com reforçamento para que a criança se motive a estar na presença do terapeuta e a seguir suas instruções (Barbera, 2007). No início, o terapeuta pode apresentar itens de preferência sem requerer esforço algum da criança. Em seguida, pode-se demandar comportamentos simples, que a criança consiga realizar facilmente, para que esses possam ser reforçados e para que ela entenda a relação entre seguir instruções do terapeuta e assim receber itens de preferência[2]. Além de correlacionar-se com reforçamento, é importante que o terapeuta evite dizer "Não" para a criança, tanto em contexto de ensino estruturado (p. ex., durante treino de intraverbais) quanto em contexto natural. Instruções na forma negativa (p. ex., "Não jogue o lixo no chão", "Não está certo") descrevem o que a criança não pode fazer, porém não indicam o que a criança deve fazer, ou seja, não ensina o comportamento alternativo apropriado. Substitua as instruções ou consequências envolvendo a palavra "Não" por instruções descritivas de comportamentos apropriados (p. ex., "Jogue o lixo na lixeira", "Isso é uma bola"). Pesquisas recentes sugerem que instruções e feedback mais complexos podem ser favoráveis, especialmente com crianças cujo comportamento verbal já está mais desenvolvido (Nottingham et al., 2015). Por exemplo, se a criança está aprendendo a dar nomes a objetos pertencentes a categorias e diz "vermelho, azul e amarelo" após o terapeuta apresentar a instrução "Me diz algumas cores" um exemplo de *feedback* complexo seria o terapeuta dizer "Muito bem! Verde e roxo também são cores." Uma outra dica é a de não utilizar o nome da criança para ganhar sua atenção antes de uma instrução, pois a criança pode correlacionar seu nome com demandas e com contextos de esforço.

Para aumentar a chance de sucesso durante programas de ensino estruturados e em demandas em contexto natural, é importante que a instrução seja sempre simples e direta. Para isso, o terapeuta

[1] Veja o conceito de cusp comportamental no Capítulo 10 (LaFrance).

[2] Veja Ribeiro e Sella (Capítulo 8 – Descobrindo as preferências da criança).

deve usar linguagem simples e adequada ao nível de compreensão da criança. Por exemplo, é muito provável que crianças com repertórios de falante e de ouvinte limitados não consigam seguir a instrução "Paulo, vamos ficar de pé para gente ir brincar." Uma instrução mais apropriada seria "Fique de pé." Além disso, instruções em forma de pergunta fornecem a opção de a criança responder "Não." Portanto, apresente instruções curtas e em forma de demanda (no modo imperativo afirmativo). É importante também que o terapeuta se direcione para a criança, fale claramente em alto tom e dê a instrução somente uma vez. Repetir muitas vezes a instrução vai ensinar a criança que ela não precisa escutar ou seguir a instrução assim que alguém lhe pedir para fazer algo. Se após 5 a 10 segundos a criança não completar a demanda apresentada, o terapeuta deve seguir o procedimento de correção ou de seguimento de instruções apropriado. Um procedimento muito utilizado para aumentar o seguimento de instruções cotidianas é conhecido como *instruções em três passos* (Tarbox et al., 2007). Nesse procedimento, o terapeuta segue a seguinte hierarquia até que a criança complete a instrução: (a) instrução verbal, (b) modelação do comportamento esperado e (c) ajuda física. Dessa maneira, se a criança não segue a instrução em até 5 segundos da instrução verbal (p. ex., "Guarde a bola"), o terapeuta mostra para a criança (modelação) o que se é esperado dela (p. ex., diz "Guarde a bola assim como eu. Agora é sua vez," mostra para a criança como guardar a bola e coloca a bola no local original para que a criança siga a instrução). Se a criança não seguir a instrução em até 5 segundos após o modelo, o terapeuta usa ajuda física para que a criança complete a instrução (p. ex., o terapeuta guia a criança para pegar e guardar a bola enquanto diz "Guarde a bola assim"). Se a criança seguir a instrução tanto após a instrução verbal como após a modelação do comportamento, o terapeuta pode reforçar o comportamento da criança com elogios ou itens preferidos. Se a criança precisar de ajuda física para completar a instrução, o terapeuta dá somente um *feedback* neutro (p. ex., "É assim que se guarda a bola") e inicia outra instrução.

O terapeuta deve sempre manter ao seu alcance os reforçadores da criança. Comportamentos em fase de aquisição, ou seja, respostas que ainda estão sendo ensinadas para criança, devem ser sempre reforçadas. O reforçamento deve ocorrer o mais rápido possível, assim que a criança responda, pois se muito tempo se passar entre a emissão do comportamento e a entrega do reforçador, outros comportamentos que podem ocorrer durante esse período (p. ex., autolesivos) serão reforçados. Por exemplo, imagine o cenário em que durante um programa de tato o terapeuta mostra um carrinho para a criança que corretamente diz "Carro." A terapeuta então se levanta para pegar o reforçador que não está ao seu alcance e, durante esse intervalo, a criança se morde. Ao entregar o reforcador, o terapeuta acidentalmente reforça o comportamento autolesivo. Para evitar que comportamentos interferentes sejam acidentalmente reforçados, o terapeuta deve manter o reforçador ao seu alcance em todos os momentos e entregá-lo após 1 ou 2 segundos da resposta apropriada. Para aumentar a motivação durante as tarefas, os reforçadores devem ser mantidos fora do alcance da criança ao longo da sessão, a fim de que a criança aprenda que é o terapeuta quem controla o reforçador e que o acesso depende do seguimento das instruções[1].

Como discutido anteriormente, o ensino de mandos é um dos primeiros objetivos no plano de intervenção já que diminui a chance de que comportamentos inapropriados, com a função de obter itens desejados, desenvolvam-se. Para isso, além de criar condições para que a criança emita mandos, é importante que o terapeuta esteja atento e responda a mandos espontâneos (mandos em que o terapeuta não perguntou "O que você quer?") que a criança possa apresentar tanto em contexto de

[1] Veja Ribeiro e Sella (Capítulo 8).

trabalho na mesinha como em contexto natural. Em situações em que a criança apresente um mando espontâneo, o terapeuta deve atender ao seu pedido (considerando que o item esteja disponível e seja apropriado que a criança o receba) o mais rápido possível para aumentar as chances que outros mandos espontâneos aconteçam no futuro. No caso de crianças que utilizam o PECs para pedir pelos reforçadores, é primordial que o livro do PECS esteja sempre ao alcance da criança para que ela tenha a oportunidade de emitir mandos espontâneos e assim comunicar suas vontades e necessidades.

Considerações finais

O ensino do comportamento verbal é sem dúvida de grande importância na intervenção para crianças com TEA e deve ser iniciado o mais cedo e com a maior intensidade possível. No entanto, o sucesso do programa intervenção depende não somente de quando se inicia a intervenção e de sua intensidade, mas também de como esses programas são implementados. Programas bem aplicados, com técnicas de ensino apropriadas que promovam o falar com compreensão podem promover a aquisição de habilidades e o desenvolvimento do repertório verbal da criança. Por outro lado, programas mal implementados e com técnicas de ensino inadequadas podem atrasar o aprendizado ou resultar em uma criança que não entende o que está falando (LaFrance & Miguel, 2024; Miguel, 2016, 2018).

As técnicas de ensino baseadas na análise do comportamento podem parecer simples, porém possuem uma complexidade que vai além dos pontos discutidos neste capítulo. Dessa maneira, a leitura deste capítulo não capacita o terapeuta a desenvolver e aplicar programas para o ensino do comportamento verbal sem prévia experiência e sem a supervisão de um profissional da área (veja LaFrance & Miguel, 2024). Além de possuir experiência e conhecimento na área, é muito importante que o terapeuta esteja sempre atualizado com a literatura por meio da leitura de periódicos da área e a da participação em congressos e conferências. Periódicos tais como *Journal of Applied Behavior Analysis, The Analysis of Verbal Behavior, Behavior Analysis in Practice e Revista Brasileira de Análise do Comportamento* são ótimas fontes para a pesquisa de procedimentos para o ensino de habilidades específicas. Atualmente, existem diferentes procedimentos descritos na literatura que, quando aplicados corretamente, podem promover o aprendizado de diversas habilidades. Porém, é importante entender que cada criança pode reagir de maneira diferente ao mesmo procedimento em função de seu repertório inicial, além de sua história de aprendizagem. Em outras palavras, o que funciona com uma criança não irá, necessariamente, funcionar com outras. Por isso, é o terapeuta precisa estar atento aos problemas e dificuldades que cada indivíduo apresenta e procurar supervisão de profissionais mais qualificados.

Referências

Barbera, M. L. (2007). *The verbal behavior approach.* London and Philadelphia: Jessica Kingsley.

Bijou, S. W. (1993). *Behavior analysis of child development.* Reno, NV: Context Press.

Bishop, S. K., Moore, J. W., Dart, E. H., Radley, K., Brewer, R., Barker, L., Quintero, L., Litten, S., Gilfeather, A., Newborne, B., & Toche, C. (2020). Further investigation of increasing vocalizations of children with autism with a speech-generating device. *Journal of Applied Behavior Analysis, 53*(1), 475–483. https://doi.org/10.1002/jaba.554

Bondy, A. S., & Frost, L. A. (1994). The picture exchange communication system. *Focus on Autism and Other Developmental Disabilities, 9,* 1-19.

Catania, A. C. (2006). Antecedents and consequences of words. *The Analysis of Verbal Behavior, 22,* 89-100.

Carr, E. G., & Durand, V. M. (1985). Reducing behavior problems through functional communication training. *Journal of Applied Behavior Analysis, 18,* 111-126.

Carr, J. E., & Miguel, C. F. (2013). The analysis of verbal behavior and its therapeutic applications. In G. J. Madden (Ed.), *APA Handbook of Behavior Analysis. Volume 2.* Washington D. C.: American Psychological Association.

Cengher, M., Bowman, M. D., Shawler, L. A., & Ceribo, S. M. S. M. (2022). A systematic review of mands for information. *Behavioral Interventions, 37*(3), 864–886. https://doi.org/10.1002/bin.1893

Charlop-Christy, M. H., Carpenter, M., Le, Loc., LeBlanc, L. A., & Kellet, K. (2002). Using the picture exchange communication system (PECS) with children with autism: assessment of PECS acquisition, speech, social--communicative behavior, and problem behavior. *Journal of Applied Behavior Analysis, 35,* 213-231.

Charlop-Christy, M. H., & LeBlanc, L. A. (1999). Naturalistic teaching strategies for acquisition, maintenance, and generalization in children with autism. In P. M. Ghezzi, W. L. Williams, & J. E. Carr (Eds.), *Autism: Behavior analytic perspectives*. Reno, NV: Context Press.

Dos Santos, B.C., & de Souza, C.B. (2017). Comportamento autoclítico: Características, classificações e implicações para a Análise Comportamental Aplicada. Revista Brasileira de Terapia Comportamental e Cognitiva, 19(4), 88-101. https://doi.org/10.31505/rbtcc.v19i4.1096

DeRosa, N. M., Fisher, W. W., & Steege, M. W. (2015). An evaluation of time in establishing operation on the effectiveness of functional communication training. *Journal of Applied Behavior Analysis, 48,* 115-130.

DeSouza, A. A., & Rehfeldt, R. A. (2013). Effects of dictation-taking and match-to-sample on listing and spelling responses in adults with intellectual disabilities. *Journal of Applied Behavior Analysis, 96,* 792-804.

DeSouza, A. A., Akers, J. S., & Fisher, W. W. (2017). Empirical application of skinner's verbal behavior to interventions for children with autism: A review. *The Analysis of Verbal Behavior,* 1–31. https://doi.org/10.1007/s40616-017-0093-7

DeSouza, A. A., Fisher, W. W., & Rodriguez, N. M. (2019). Facilitating the emergence of convergent intraverbals in children with autism. *Journal of Applied Behavior Analysis, 52*(1), 28–49. https://doi.org/10.1002/jaba.520

Diaz, J. E., Luoma, S. M. and Miguel, C. F. (2020), The role of verbal behavior in the establishment of comparative relations. *Journal of the Experimental Analysis of Behavior, 113*(2), 322-339. https://doi.org/10.1002/jeab.582

Dixon, M. R. (2014). *The PEAK relational training system: Direct training module*. Carbondale: Shawnee Scientific Press.

Eikeseth, S., Smith, T., Jahr, E., & Eldevik, S. (2007). Outcome for children with autism who began intensive behavioral treatment between ages 4 and 7: A comparison controlled study. *Behavior Modification, 31,* 264-278.

Eldevik, S., Eikeseth, S., Jahr, E., & Smith, T. (2006). Effects of low-intensity behavioral treatment for children with autism and mental retardation. *Journal of Autism Developmental Disorder, 36,* 211-224.

Esch, B. E. (2023). *Early echoic skills assessment and program planner: EESA*. Different Roads.

Esch, B. E., LaLonde K. B., & Esch J. W. (2010). Speech and language assessment: A verbal behavior analysis. *The Journal of Speech-Language Pathology and Applied Behavior Analysis, 5,* 166–191.

Finn, H. E., Miguel, C. F., & Ahern, W. H. (2012). The emergence of untrained mands and tacts in children with autism. *Journal of Applied Behavior Analysis, 45,* 265-280.

Fiorile, C. A., & Greer, R. D. (2007). The induction of naming in children with no prior tact responses as a function of multiple exemplar histories of instruction. *The Analysis of Verbal Behavior, 23,* 71–87.

Gamba, J., Goyos, C., & Petursdottir, A. I. (2015). (2015). The functional independence of mands and tacts: Has it been demonstrated empirically? *The Analysis of Verbal Behavior, 31,* 10-38.

Geiger, K. B., Carr, J. E., LeBlanc, L. A., Hanney, N. M., Polick, A. S., & Heinicke, M. R. (2012). Teaching receptive discrimination to children with autism: A comparison of traditional and embedded discrete trial teaching. *Behavior Analysis in Practice, 5,* 49-59.

Gilic, L., & Greer, R. D. (2011). Establishing naming in typically developing two-year-old children as a function f multiple exemplar speaker and listener experiences. *The Analysis of Verbal Behavior, 27,* 157– 177

Greer, R. D., & Ross, D. E. (2008). *Verbal behavior analysis: Introducing and expanding new verbal capabilities in children with language delays.* Boston, MA: Pearson Education, Inc. Greer, R. D., Yaun, L., & Gautreaux, G. (2005). Novel dictation and intraverbal responses as a function of a multiple exemplar instructional history. *The Analysis of Verbal Behavior, 21,* 99-116.

Grow, L., & LeBlanc, L. (2013). Teaching receptive language skills: recommendations for instructors. *Behavior Analysis in Practice, 6,* 56-75.

Hall, G., & Sundberg, M. L. (1987). Teaching mands by manipulating conditioned establishing operations. *The Analysis of Verbal Behavior, 5,* 41-53.

Hawkins, E., Kingsdorf, S., Charnock, J., Szabo, M., & Gautreaux, G. (2009) Effects of multiple exemplar instruction on naming. *European Journal of Behavior Analysis, 10*(2), 265-273. https://doi.org/10.1080/15021149.2009.11434324

Horne, P. J., & Lowe, C. F. (1996). On the origins of naming and other symbolic behavior. *Journal of the Experimental Analysis of Behavior, 65,* 185–241

Howard, J. S., Sparkman, C. R., Cohen, H. G., Green, G., & Stanislaw, H. (2005). A comparison of intensive behavior analytic and eclectic treatments for young children with autism. *Research in Developmental Disabilities, 26,* 359-383.

Howard, J. S., Stanislaw, H., Green, G., Sparkman., C. R., & Cohen, H. G. (2014). Comparison of behavior analytic and eclectic early interventions for young children with autism after three years. *Research in Developmental Disabilities, 35*(12), 3326-3344. https://doi.org/10.1016/j.ridd.2014.08.021

Hranchuk, K., Greer, D. R., & Longano, J. (2019). Instructional demonstrations are more efficient than consequences alone for children with naming. *The Analysis of Verbal Behavior, 35*(1), 1–20 (2019). https://doi.org/10.1007/s40616-018-0095-0

Ingvarsson, E. T., & Hollobaugh, T. (2010). Acquisition of intraverbal behavior: Teaching children with autism to mand for answers to questions. *Journal of Applied Behavior analysis, 43*(1), 1–17. https://doi.org/10.1901/jaba.2010.43-1

Jennings, A. M., & Miguel, C. F. (2017). Teaching intraverbal bidirectional naming to establish generalized equivalence class performances. *Journal of the Experimental Analysis of Behavior, 108*(2) , 269–289. https://doi.org/10.1002/jeab.277

Jennings, A. M., Vladescu, J. C., Miguel, C. F., Reeve, K. F., & Sidener, T. M. (2022). A systematic review of empirical intraverbal research: 2015–2020. *Behavioral Interventions, 37*(1), 79-104. https://doi.org/10.1002/bin.1815

Karsten, A. M. & Carr, J. E. (2009). The effects of differential reinforcement of unprompted responding on the skill acquisition of children with autism. *Journal of Applied Behavior Analysis, 42*, 327-334.

Kymissis, E., & Poulson, C. L. (1990). The history of imitation in learning theory: The language acquisition process. *Journal of Experimental Analysis of Behavior, 54*, 113-127.

LaFrance, D. L. & Miguel, C. F. (2024). Teaching language to children with autism spectrum disorder. In P. Sturmey. J. Tarbox, D. R. Dixon, & J. L. Matson (Eds.), *Handbook of Early Intervention for Autism Spectrum Disorders: Research, Practice, and Policy*. Second Edition. New York: Springer.

LaFrance, D. L., & Tarbox, J. (2020). The importance of multiple exemplar instruction in the establishment of novel verbal behavior. *Journal of Applied Behavior Analysis, 53*(1), 10–24. https://doi.org/10.1002/jaba.611

Lamarre, J., & Holland, J. G. (1985). The functional independence of mands and tacts. *Journal of the Experimental Analysis of Behavior, 43*, 5-19.

LeBlanc, L. A., Dillon, C. M., & Sautter, R. A. (2009). Establishing mand and tact repertoires. In R. A. Rehffeldt & Y. Barnes-Holmes (Eds). *Derived relational responding: Applications for learners with autism and other developmental disabilities.* Oakland: New Harbinger.

Lechago, S. A., Carr, J. E., Grow, L. L., Love, J. R., & Almason, S.M. (2010). Mands for information generalize across establishing operations. *Journal of Applied Behavior Analysis, 43*, 381-395.

Lee, G. P., Miguel, C. F., Darcey, E. K, & Jennings, A. M. (2015). A further evaluation of the effects of listener training on the emergence of speaker behavior and categorization in children with autism. *Research in Autism Spectrum Disorders, 19*, 72-81.

Lepper, T. L., & Petursdottir, A. I. (2017). Effects of response-contingent stimulus pairing on vocalizations of nonverbal children with autism. *Journal of Applied Behavior Analysis, 50*(4), 756–774. https://doi.org/10.1002/jaba.415

Lorah, E. R., Holyfield, C., Miller, J., Griffen, B., & Lindbloom, C. (2022). A systematic review of research comparing mobile technology speech-generating devices to other AAC modes with individuals with autism spectrum disorder. *Journal of Developmental & Physical Disabilities, 34*(2), 187–210. https://doi.org/10.1007/s10882-021-09803-y

Lovaas O. I., Koegel R., Simmons J. Q, & Long J. S. (1973). Some generalization and follow-up measures of autistic children in behavior therapy. *Journal of Applied Behavior Analysis*, 6, 131–166

Love, J. J., Miguel, C. F., Fernand, J. K., & LaBrie, J. K. The effects of matched stimulation and response interruption and redirection on vocal stereotypy. *Journal of Applied Behavior Analysis, 45*, 549–564

Marckel, J. M., Neef, N. A., & Ferreri, S. J. (2006). A preliminary analysis of teaching improvisation with the picture exchange communication system to children with autism. *Journal of Applied Behavior Analysis, 39*, 109-115.

McEachin, J. J., Smith, T., & Lovaas, O. I. (1993). Long-term outcome for children with autism who received early intensive behavioral treatment. *American Journal on Mental Retardation, 97,* 359-372.

Mesquita, W. S., & Pegoraro, R. F. (2013). Diagnóstico e tratamento do transtorno autístico em publicações brasileiras: Revisão de literatura. *Journal of Health Science Institute, 31,* 324-329.

Michael, J., & Miguel, C. F. (2020). Motivating operations. In J. O. Cooper, T. E. Heron, & W. L. Heward, *Applied behavior analysis. Third Edition.* (pp. 372-394). Pearson.

Miguel, C. F. (2000). O conceito de operação estabelecedora na análise do comportamento. *Psicologia: Teoria e Pesquisa, 16,* 259-268.

Miguel, C. F. (2013). Jack Michael's motivation. *The Analysis of Verbal Behavior, 29,* 3-11.

Miguel, C. F. (2016). Common and intraverbal bidirectional naming. *The Analysis of Verbal Behavior, 32, 125- 138.*

Miguel, C. F. (2017). The generalization of mands. *The Analysis of Verbal Behavio*r, 33(2), 191-204. https://doi.org/ 10.1007/s40616-017-0090-x

Miguel, C. F. (2018). Problem-solving, bidirectional naming, and the development of verbal repertoires. *Behavior Analysis: Research and Practice, 18*(4), 340–353. https://doi.org/10.1037/bar0000110

Miguel, C. F., Braga-Kenyon, P., & Kenyon, S. E. (2002). Uma introdução ao sistema de comunicação através da troca de figuras (PECS). Em W. Camargos (Ed.), *Transtornos invasivos do desenvolvimento Terceiro milenio.* (pp. 177-183). Brasilia, DF. CORDE.

Miguel, C. F., Carr, J. E., & Michael, J. (2002). The effects of a stimulus-stimulus pairing procedure on the vocal behavior of children diagnosed with autism. *The Analysis of Verbal Behavior, 18, 3-13.*

Miguel, C. F., Frampton, S. E., Lantaya, C. A., LaFrance, D. L., Quah, K., Meyer, C. S., Elias, N. C., & Fernand, J. K. (2015). The effects of tact training on the development of analogical reasoning. *Journal of the Experimental Analysis of Behavior, 104,* 96-118.

Miguel, C. F., & Kobari-Wright, V. V. (2013). The effects of tact training on the emergence of categorization and listener behavior in children with autism. *Journal of Applied Behavior Analysis, 46,* 669-673.

Miguel, C. F., & Petursdottir, A. I. (2009). Naming and frames of coordination. In R. A.

Rehfeldt, & Y. Barnes-Holmes (Eds.), *Derived relational responding: Applications for learners with autism and other developmental disabilities* (pp. 129-148). Oakland, CA: New Harbinger.

Miguel, C. F., Petursdottir, A. I., & Carr, J. E. (2005). The effects of multiple-tact and receptive-discrimination training on the acquisition of intraverbal behavior. *The Analysis of Verbal Behavior, 21,* 27-41.

Mirenda, P. (2003). Toward functional augmentative and alternative communication for students with autism: Manual signs, graphic symbols, and voice output communication aids. *Language, Speech, and Hearing Services in Schools, 34,* 203–216.

Morgan, G. A., Greer, R. D. & Fienup, D. M. (2021). Descriptive analyses of relations among bidirectional naming, arbitrary, and nonarbitrary relations. *The Psychological Record, 71,* 367–387. https://doi.org/10.1007/s40732-020-00408-z

Nascimento, F. R., Cruz, M. M., & Silva, T. M .(2023). No communication is not an alternative: The use of speech generator devices for students with autism. *Revista Teias, 24*(73), 129-147. https://doi.org/10.12957/teias.2023.74067.

Neimy, H., & Pelaez, M. (2021). Early interventions for infants at risk of autism spectrum disorder. In A. Maragakis, C. Drossel, & T. J. Waltz (Eds.), *Applications of behavior analysis in healthcare and beyond.* (pp. 77–111). Springer Nature Switzerland AG. https://doi.org/10.1007/978-3-030-57969-2_4

Neimy, H., Pelaez, M., Monlux, K., Carrow, J., Tarbox, J., & Weiss, M. J. (2020). Increasing vocalizations and echoics in infants at risk of autism spectrum disorder. *Behavior Analysis in Practice, 13*(2), 467–472. https://doi.org/10.1007/s40617-020-00413-2

Nottingham, C. L., Vladescu, J. C., & Kodak, T. M. (2015). Incorporating additional targets into learning trials for individuals with autism spectrum disorder. *Journal of Applied Behavior Analysis, 48*, 227–232.

Nuzzolo-Gomes, R., & Greer, D. (2004). Emergence of untaught mands or tacts of novel adjective-object pairs as a function of instructional history. *The Analysis of Verbal Behavior, 20*, 63-76.

Olenick, D. L., & Pear, J. J. (1980). The differential reinforcement of correct responses to probes and prompts in picture-name training with severely retarded children. *Journal of Applied Behavior Analysis, 13*, 77–89.

Palmer, D. C. (2016). On intraverbal control and the definition of the intraverbal. *The Analysis of Verbal Behavior, 32*(2), 96–106. https://doi.org/10.1007/s40616-016-0061-7

Partington, J. W. (2006). *The assessment of basic language and learning skills—revised*. Pleasant Hill: Behavior Analysts, Inc.

Pereira, E. T., Montenegro, A. C. de A., Rosal, A. G. C., & Walter, C. C. de F. (2020). augmentative and alternative communication on autism spectrum disorder: Impacts on communication. *CoDAS, 32*(6), e20190167. https://doi.org/10.1590/2317-1782/20202019167

Petursdottir, A. I., Carr, J. E., & Michael, J. (2005). Emergence of mands and tacts of novel objects among preschool children. *The Analysis of Verbal Behavior, 21*, 59-74.

Petursdottir, A. I., & HafliĐadóttir, R. D. (2009). A comparison of four strategies for teaching a small foreign-language vocabulary. *Journal of Applied Behavior Analysis, 42*, 685–690.

Pyles, M. L., Chastain, A. N., & Miguel, C. F. (2021). Teaching children with autism to mand for information using "Why?" as a function of denied access. *The Analysis Verbal Behavior, 37*(1), 17–34. https://doi.org/10.1007/s40616-020-00141-2

Ribeiro, D. M., Elias, N. C., Goyos, C., & Miguel, C. F. (2010). The effects of listener training on the emergence of tact and mand signs in individuals with intellectual disabilities. *The Analysis of Verbal Behavior, 26*, 65-72.

Ribeiro, D. M., & Miguel, C. F. (2020). The use of multiple-tact training to produce emergent categorization in children with autism. *Journal of Applied Behavior Analysis, 53*(3), 1769-1779. https://doi.org/10.1002/jaba.687

Ribeiro, D. M., Miguel, C. F. & Goyos, A. C. (2015). The effects of listener training on the discriminative control by elements of compound stimuli in children with disabilities. *Journal of the Experimental Analysis of Behavior, 104*, 48-62.

Sallows, G. O., & Graupner, T. D. (2005). Intensive behavioral treatment for children with autism: Four-year outcome and predictors. *American Journal on Mental Retardation, 110,* 417-438.

Shillingsburg, M. A., Bowen, C. N. & Valentino, A. L. (2014). Mands for information using "How" under EO-absent and EO-present conditions. *The Analysis of Verbal Behavior, 30,* 54-61.

Shillingsburg, M. A., Gayman, C. M. & Walton, W. (2016). Using Textual Prompts to Teach Mands for Information Using "Who?" *The Analysis of Verbal Behavior, 32,* 1-14.

Skinner, B. F. (1957). *Verbal behavior.* Cambridge, MA: Prentice Hall.

Sundberg, M. L. (2020). Verbal behavior. In J. O. Cooper, T. E. Heron, & W. L. Heward, *Applied behavior analysis* (3rd ed.) (pp. 526-547). Upper Saddle River, NJ: Merrill/Prentice Hall.

Sundberg, M. L. (2008) *Verbal behavior milestones assessment and placement program: The VB-MAPP.* Concord, CA: AVB Press.

Sundberg, M. L., & Michael, J. (2001). The benefits of Skinner ́s analysis of verbal behavior for children with autism. *Behavior Modifications, 25,* 698-724.

Sundberg, M. L., & Partington, J.W. (1998). *Teaching language to children with autism or other developmental disabilities.* Danville, CA: Behavior Analysts, Inc.

Sundberg, M. L., & Partington, J. W. (1999). The need for both discrete trial and natural environment language training for children with autism. In P. M. Ghezzi, W. L. Williams & J.E. Carr (Eds.) *Autism: Behavior analytic perspectives.* Reno, NV: Context Press.

Sundberg, M. L. & Sundberg, C. A. (2011). Intraverbal behavior and verbal conditional discrimination in typically developing children and children with autism. *The Analysis of Verbal Behavior, 27,* 23-43.

Shillingsburg, M.A., Hollander, D.L., Yosick, R.N, Bowen, C, Muskat, L. R. (2015). Stimulus-Stimulus Pairing to Increase Vocalizations in Children with Language Delays: a Review. The Analysis Verbal Behavior 31: 215.

Tarbox, R. S. F., Wallace, M. D., Penrod, B., & Tarbox, J. (2007). Effects of three-step prompting on compliance with caregiver requests. *Journal of Applied Behavior Analysis, 40,* 703-706.

Tiger, J. H., Hanley, G. P., & Bruzek, J. (2008). Functional communication training: A review and practical guide. *Behavior Analysis in Practice, 1,* 16-23.

Tincani, M., Miguel, C., Bondy, A., & Crozier, S. (no prelo). *Teaching verbal behavior.* In: W. W. Fisher, C. C. Piazza, & H. S. Roane (Eds.). Handbook of Applied Behavior Analysis 2nd Edition. NY: The Guilford Press.

Touchette, P. E., & Howard, J. S. (1984). Errorless learning: Reinforcement contingencies and stimulus control transfer in delayed prompting. *Journal of Applied Behavior Analysis, 17,* 175-188.

CAPÍTULO 19

UMA ABORDAGEM PRÁTICA AO TREINO DE COMUNICAÇÃO FUNCIONAL

Brian D. Greer, PhD, BCBA-D[1]

Daniel R. Mitteer PhD, BCBA-D [2]

Wayne W. Fisher PhD, BCBA-D [3]

Catherine B. Kishel PhD, BCBA-D[4]

Uma Abordagem Prática ao Treino de Comunicação Funcional

O Treino de Comunicação Funcional (do inglês, *Functional Communication Training*, FCT) é um tratamento com suporte empírico para comportamentos interferentes reforçados pelo comportamento de outros indivíduos (Greer et al., 2016; Hagopian et al., 1998; Rooker et al., 2013; Kurtz et al., 2011). Esses reforçadores "sociais", mantenedores de comportamentos interferentes, podem assumir uma variedade de formas. Por exemplo, muitos indivíduos que exibem comportamentos interferentes o fazem para fugir de atividades não preferidas (p. ex., demandas acadêmicas, atividades de vida diária, procedimentos médicos) (Beavers et al., 2013; Hanley et al., 2003; Iwata, Pace, et al., 1994). Esses indivíduos aprendem, ao longo do tempo, que uma maneira eficaz de atrasar, evitar, ou fugir de tais atividades não preferidas é exibir comportamentos interferentes. O comportamento interferente ocorre quando os cuidadores apresentam essas atividades não preferidas (p. ex., pedindo à criança que conclua sua lição de casa), devido a seu efeito sobre o ambiente social. Isto é, o comportamento interferente aumenta a probabilidade de um resultado preferido, que, nesse exemplo, consistiria em um retorno a uma situação sem demandas acadêmicas.

Outros reforçadores comuns para comportamentos interferentes socialmente mediados incluem o fornecimento de atenção por parte dos cuidadores e a entrega de alimentos, brinquedos, ou materiais de lazer preferidos (Beavers et al., 2013; Hanley et al., 2003). Quase toda e qualquer resposta a um comportamento interferente advinda de outro indivíduo pode, potencialmente, funcionar como reforçamento, mas nem todo interferente ocorre para mudar o ambiente social. O FCT é amplamente utilizado, e frequentemente eficaz, para tratar esse primeiro tipo de comportamento interferente

[1] Children's Specialized Hospital–Rutgers University Center for Autism Research, Education, and Services (CSH–RUCARES), Somerset, NJ, USA. Rutgers Brain Health Institute, Piscataway, NJ, USA. Rutgers Robert Wood Johnson Medical School, New Brunswick, NJ, USA.

[2] Children's Specialized Hospital–Rutgers University Center for Autism Research, Education, and Services (CSH–RUCARES), Somerset, NJ, USA. Rutgers Robert Wood Johnson Medical School, New Brunswick, NJ, USA.

[3] Children's Specialized Hospital–Rutgers University Center for Autism Research, Education, and Services (CSH–RUCARES), Somerset, NJ, USA. Rutgers Brain Health Institute, Piscataway, NJ, USA. Rutgers Robert Wood Johnson Medical School, New Brunswick, NJ, USA.

[4] Children's Specialized Hospital–Rutgers University Center for Autism Research, Education, and Services (CSH–RUCARES), Somerset, NJ, USA. Rutgers Brain Health Institute, Piscataway, NJ, USA. Rutgers Robert Wood Johnson Medical School, New Brunswick, NJ, USA

(aquele que é socialmente reforçado), mas há uma quantidade consideravelmente menor de pesquisas que corroborem a sua utilização com comportamentos interferentes automaticamente reforçados.

Uma vez que o FCT envolve ensinar ao indivíduo uma nova maneira de solicitar reforçamento ao invés de emitir um comportamento interferente, é primordial saber por que um interferente ocorre (isto é, determinar sua função) antes de iniciar o FCT. Intervenções baseadas em reforçamento (p. ex., o FCT) apresentam baixa probabilidade de eficácia se delineadas para tratar a função errada do comportamento interferente. Por exemplo, quando uma criança é ensinada a dizer, "*Pausa, por favor*", quando apresentada uma demanda de completar tarefas escolares, mas o comportamento interferente ocorre, na verdade, para conseguir a atenção do professor, o FCT pode resultar em um agravamento do comportamento. Por essas razões, uma análise funcional do comportamento interferente (Iwata et al., 1982/1994) frequentemente precede o FCT (para variações de procedimentos de análise funcional para ambientes profissionais, veja Iwata & Dozier, 2008). Antes de conduzir uma análise funcional ou tentar o FCT, uma avaliação de riscos deve ser completada, a fim de determinar a severidade do comportamento e elaborar cuidados para que haja segurança apropriada durante o processo de avaliação e de tratamento. Pode-se dar, então, continuidade a outros serviços, desde que os seus benefícios superem continuamente os seus riscos e desde que esses riscos sejam minimizados sempre que possível (Weeden et al., 2010).

Avaliação dos riscos e implementação de proteção

Betz e Fisher (2011) sugeriram que os profissionais, antes de iniciar uma análise funcional, conduzam entrevistas com os cuidadores para avaliar quando e como um comportamento interferente causou danos físicos, e para considerar o encaminhamento para uma avaliação por um professional médico (nos EUA, um médico ou enfermeiro), a fim de verificar se a autolesão é uma preocupação para encaminhamento médico para descartar uma etiologia médica (p. ex., otite média) e para garantir que a ocorrência continuada do comportamento não resultará em níveis inaceitáveis de dano tecidual agudo ou crônico. Etiologias médicas de autolesão devem ser tratadas por um professional médico antes de uma intervenção comportamental ser considerada. Uma autolesão ou qualquer outra topografia de comportamento interferente considerada perigosa demais para ocorrer repetidamente não deve ser exposta à análise funcional até que processos de segurança apropriados sejam desenvolvidos. Betz e Fisher sugeriram, ainda, que os profissionais desenvolvam um plano para (a) bloquear fisicamente ou utilizar equipamento de proteção para evitar comportamentos interferentes direcionados a órgãos vulneráveis (p. ex., forçar os dedos dentro dos olhos); (b) acolchoar superfícies duras ou utilizar um capacete para minimizar a lesão causada por bater a cabeça; e (c) encerrar quaisquer sessões que resultem na vermelhidão da pele ou em sangramento, retomando-as apenas quando a ferida se curar ou quando um plano para bloqueio de resposta tiver sido desenvolvido para evitar danos futuros. As sessões também devem ser encerradas se o indivíduo experimentar quaisquer complicações médicas (p. ex., perda de consciência, convulsão ou crise asmática). Os profissionais também devem considerar o uso de equipamento de proteção individual, conforme necessário, para se proteger de agressões severas (para recomendações, veja Fisher et al., 2013), bem como máscaras e visores para formar um escudo contra potenciais fluídos corporais, quando isso também for parte das preocupações (cf. Grace et al., 1994). Finalmente, todos os membros da equipe de avaliação e de tratamento devem ser treinados em como gerenciar comportamentos agressivos com segurança quando trabalhando com indivíduos altamente agressivos. Nós sugerimos que os profissionais utilizem as mesmas orientações quando iniciando o FCT, e que o façam sob a supervisão de um *Board Certified Behavior Analyst* (BCBA) com experiência na avaliação e tratamento de comportamentos interferentes. Por favor, vide o *Apêndice A* para a Escala de Severidade de Comportamento Destrutivo[1] que foi desenvolvida em nosso programa e publicada pela primeira vez em um capítulo de Fisher et al. (2013).

Considerações para selecionar o FCT em vez de outros tratamentos baseados em funções

O FCT é uma dentre diversas abordagens baseadas em função para tratar comportamentos interferentes. Outras abordagens incluem a apresentação do reforçador que mantém o comportamento em um esquema baseado no tempo (p. ex., uma vez a cada 30 segundos), e a apresentação do mesmo reforçador apenas quando transcorrido um período de tempo específico sem a ocorrência do comportamento interferente. Os profissionais devem considerar diversas variáveis ao selecionar uma abordagem de tratamento para um determinado indivíduo. A primeira consideração para a seleção do FCT é se o comportamento interferente é mantido por reforçamento social (ou seja, e gera mudança no comportamento de outra pessoa). Como observado anteriormente, o FCT possui maior suporte empírico quando implementado para comportamentos interferentes reforçados socialmente. Variações procedurais do FCT (descritas a seguir) dependem não apenas da identificação da função social do comportamento interferente, mas também das variáveis (sociais) exatas que o mantém. Outra consideração para a seleção do FCT é se o indivíduo se beneficiaria de um treino de comunicação independentemente do tratamento do comportamento interferente. Com frequência, indivíduos que exibem comportamentos interferentes apresentam dificuldades em consequências preferidas (p. ex., intervalo, atenção, brinquedos) de maneira socialmente apropriada. Tais indivíduos podem se beneficiar de um repertório de comunicação mais refinado, em adição à redução comportamento interferente possibilitada pelo FCT. No entanto, até mesmo indivíduos que apresentam um repertório de comunicação estabelecido podem se beneficiar dessa abordagem.

Alguns indivíduos apresentam comportamentos interferentes para evitar ou fugir de demandas não preferidas e podem raramente seguir instruções. Portanto, outra consideração para a seleção do FCT é se o indivíduo se beneficiaria do aprendizado de cumprir demandas apresentadas pelo cuidador (ou seja, treino de cooperação). Variações procedurais do FCT podem requerer que o indivíduo coopere com um número específico de demandas antes de apresentar uma oportunidade de solicitar uma pausa. Essa variação específica do FCT, frequentemente chamada de *FCT encadeado* (do inglês, *chained FCT*), incentiva a cooperação, o que pode ser benéfico para alguns indivíduos.

Diversos estudos de pesquisa têm demonstrado que evitar que o comportamento interferente produza o seu reforçador (p. ex., continuando a apresentar instruções, removendo a atenção ou itens preferidos) é um componente crítico para garantir a eficácia do tratamento para alguns indivíduos recebendo o FCT (Fisher et al., 1993; Hagopian et al., 1998). No entanto, outros pesquisadores conseguiram tratar, com sucesso, comportamentos interferentes mantidos por fuga com procedimentos similares aos utilizados no FCT, mas que não incluíam esse componente crítico, por meio da apresentação de após cooperação, enquanto o comportamento interferente continuava a produzir uma pausa (Carter, 2010; DeLeon et al., 2001; Fisher et al., 2005; Kodak et al., 2007; Lalli et al., 1999; Piazza et al., 1997). Os profissionais devem entender que descontinuar a relação entre o comportamento interferente e o reforçador (extinção) é provavelmente necessário para alguns indivíduos e, por isso, deveriam avaliar sua habilidade em remover de forma consistente o reforçador após o comporta-

[1] A utilização de tal Escala deve incluir uma citação de, ambos, os capítulos encontrados em Fisher et al. (2013) e aqui.

mento interferente, quando considerarem o FCT. Por exemplo, continuar a apresentar demandas não preferidas (extinção de respostas de fuga) quando um indivíduo grande e forte estiver emitindo agressão severa pode ser contraindicado (Pace et al., 1994). Em tais casos, disponibilizar reforçadores positivos de alta preferência após respostas de cooperação e/ou introduzir gradualmente tarefas não preferidas podem ser consideradas como alternativas para a extinção de respostas de fuga.

Seleção da Resposta de Comunicação Funcional

Após uma análise funcional, o primeiro passo do FCT é selecionar uma Resposta de Comunicação Funcional (do inglês, *Functional Communication Response*, FCR). Uma FCR diz respeito a um comportamento alternativo socialmente apropriado que produz o reforçador mantenedor do comportamento interferente. Os profissionais podem escolher, dentre uma variedade de topografias, aquela a ser ensinada durante o FCT. Por exemplo, você pode ensinar um indivíduo que exibe um comportamento interferente e foge de atividades não preferidas a utilizar uma resposta vocal (p. ex., "*Pausa, por favor*"), ou a trocar um cartão com as palavras escritas "*Pausa, por favor*". É importante considerar cuidadosamente a topografia da FCR quando delinear procedimentos de FCT para um determinado indivíduo, para garantir que a resposta seja aprendida rapidamente e reforçada prontamente por outros membros da comunidade verbal (Tiger et al., 2008).

Primeiramente, considere a topografia da FCR que seria apropriada para o indivíduo, tendo em vista suas habilidades de comunicação atuais. Se o indivíduo raramente falar, uma FCR vocal (p. ex., dizer, "*Pausa, por favor*") será mais difícil de ensinar do que uma resposta manual (p. ex., trocar ou tocar um cartão com figura). Além disso, a resposta de comunicação não deve ser excessivamente complicada ou trabalhosa (Horner & Day, 1991). Por exemplo, é provável que o indivíduo adquira mais rapidamente uma resposta vocal curta (p. ex., dizer, "*Pausa, por favor*") do que uma resposta vocal longa (p. ex., "*Com licença, eu gostaria de ter uma pausa em minhas atividades*"). Alternativamente, entregar um cartão com uma figura para um adulto em uma distância próxima seria menos trabalhoso do que fazer o mesmo com um adulto em uma distância maior. Se o indivíduo já possui meios de solicitar o reforçador (p. ex., já possuir uma história com troca de cartões com figuras), pode ser mais fácil utilizar uma resposta existente como FCR. A FCR deve ser fácil para o indivíduo engajar-se (proporcional as suas habilidades de comunicação) e passível de ser compreendida por outras pessoas na comunidade verbal.

Também é crítico determinar se você pode fornecer dicas para o indivíduo utilizar a FCR de forma consistente. Se o indivíduo fala, mas não imita comandos vocais de forma consistente quando solicitado a fazê-lo, selecionar uma FCR vocal pode se tornar problemático quando tentando ensinar essa resposta, especialmente durante situações que tendem a evocar comportamentos interferentes (momento em que a ocorrência da FCR é mais crítica). Por exemplo, fornecer dicas para um indivíduo com comportamento interferente mantido por fuga a dizer, "*Pausa, por favor*", no contexto de uma instrução acadêmica, pode não ocasionar a FCR se ele não imitar modelos vocais com prontidão. Se isso acontecer, o indivíduo pode ser exposto a longos períodos de tempo em que o reforçador (nesse caso, fuga) não esteja disponível, uma vez que a única forma de acessar o reforçador é emitir a FCR. Com frequência, tais condições evocam os comportamentos interferentes que, historicamente, produziram o reforçador sob essas mesmas condições ambientais.

A apresentação das condições ambientais que ocasionam o comportamento interferente é frequentemente chamada de *operação estabelecedora* (do inglês, *establishing operation*, EO). Uma EO é um evento que aumenta o valor de um reforçador e evoca o comportamento que tenha produzido tal reforçador no passado (Michael, 1982). Esses eventos podem incluir a apresentação de demandas (que aumenta a EO por fuga) ou a restrição de acesso à atenção ou a itens preferidos (que aumenta as EOs por atenção ou itens tangíveis, respectivamente). Dado que as EOs evocam respostas que tenham, historicamente, produzido o reforçador, o comportamento interferente é mais provável de ocorrer com exposições estendidas à EO em comparação com condições nas quais a EO é minimizada (DeRosa et al., 2015; Fisher et al., 2018). Portanto, é importante determinar se você pode, de maneira rápida e segura, fornecer dicas para a resposta de comunicação antes de selecioná-la como a FCR durante o FCT. Uma estratégia útil para selecionar a FCR envolve a utilização de uma resposta manual (p. ex., tocar ou trocar cartão com figura) que possa ser prontamente e consistentemente guiada por meio de dicas de mão-sobre-mão ou física, mesmo que o indivíduo consiga solicitar reforçadores vocalmente. Uma vez que o comportamento interferente do indivíduo tenha sido tratado com o FCT, outras respostas ou topografias mais complexas de FCR (p. ex., uma resposta vocal; requerer que o indivíduo se movimente por meio da sala para trocar um cartão com figura) podem ser exploradas.

Uma consideração final quando selecionar a FCR é avaliar a probabilidade de a FCR produzir reforçamento na comunidade (Tiger et al., 2008). Isto é, outras pessoas serão capazes de responder apropriadamente se o indivíduo emitir a FCR em um local público? FCRs que especificam o reforçador funcional podem ajudar a garantir que ela continue a produzir reforçamento em ambientes novos ou com pessoas novas. Por exemplo, um cartão com figura pode incluir o nome e imagem do reforçador funcional (p. ex., um cartão em que se leia *"iPad, por favor"*, e que apresente uma imagem de um iPad). Em resumo, uma FCR ideal é aquela que é fácil para o indivíduo emitir, limita a exposição à EO para o comportamento interferente, e resulta em reforçamento por outras pessoas na comunidade.

Procedimentos de pré-treino

Após selecionar a FCR, o próximo passo é ensinar o indivíduo a emitir a FCR, ao invés de se engajar no comportamento interferente, quando exposto a condições que tipicamente evocam o comportamento interferente (a EO). Embora existam muitos procedimentos para ensinar a FCR, nós utilizamos o procedimento de atraso progressivo de dicas descrito por Charlop et al. (1985). Essa abordagem de aprendizagem sem erros para o ensino da FCR envolve a simulação de múltiplas oportunidades de aprendizagem, nas quais o profissional (a) expõe o indivíduo à EO (apresentando uma instrução; removendo a atenção; removendo um item preferido); (b) imediatamente fornece dicas para a FCR (guiando o indivíduo para tocar ou trocar um cartão com figura), e (c) subsequentemente, de maneira imediata, entrega o reforçador após cada instância da FCR. Em nossa clínica, nós conduzimos essa sequência em sessões que consistem em 10 tentativas, e registramos o desempenho do indivíduo utilizando uma folha de registro similar àquela apresentada no Apêndice B. Nós iniciamos com um atraso de dicas de 0 segundos, ou seja, nós imediatamente fornecemos dicas para a FCR após expor o indivíduo à EO e, depois, entregamos o reforçador, também de maneira imediata. Nós registramos tais FCRs como *"com dica"*, para indicar que o profissional ajudou o indivíduo a completar a FCR em cada tentativa.

Nós continuamos conduzindo essas sessões de 10 tentativas com um atraso de dicas de 0 segundos até que duas sessões consecutivas transcorram com zero instâncias de comportamento interferente, momento no qual nós aumentamos o atraso de dicas de 0 segundos para 2 segundos. No atraso de dicas de 2 segundos, o terapeuta apresenta a EO e aguarda 2 segundos antes de dar a dica para o indivíduo para emitir a FCR. O reforçador deve ser entregue seguindo cada FCR, independentemente de se tratar de uma ocorrência com dicas ou independente. Se o indivíduo emitir a FCR antes da dica para fazê-lo, nós a pontuamos como uma FCR "*independente*" para aquela tentativa, para indicar que o indivíduo emitiu a FCR sem ajuda do profissional. O objetivo de se aumentar o atraso de dicas ao mesmo tempo em que o indivíduo é exposto à EO é o de transferir o controle de estímulo da FCR com dica do profissional para apenas a apresentação da EO.

Transcorridas outras duas sessões consecutivas sem o comportamento interferente, nós aumentamos novamente o atraso de dicas de 2 segundos para 5 segundos, e esse processo continua, progredindo de 5 segundos para 10 segundos e, então, de 10 segundos para 20 segundos, até que o indivíduo esteja, consistentemente, apresentando zero instâncias do comportamento interferente e altos níveis de FCRs independentes (p. ex., em ao menos 90% das tentativas). Alguns indivíduos requerem exposição adicional à EO (> 20 segundos) antes de adquirir a FCR de forma independente. O atraso de dicas para esses indivíduos pode continuar a aumentar enquanto as taxas de comportamento interferente permanecerem baixas. Aumentar o atraso de dicas quando o comportamento interferente estiver ocorrendo em taxas inaceitáveis pode agravar o problema. Se as taxas de comportamento interferente permanecerem baixas, no entanto, e o indivíduo estiver emitindo a FCR de forma consistente e independente nas condições ambientais relevantes (durante a EO), o passo final do pré-treino envolve remover a dica por completo e conduzir uma sessão de 5 ou 10 minutos de duração, na qual a EO permaneça presente, e apenas FCRs independentes produzam o reforçador.

Ao longo do pré-treino, nós não permitimos que o comportamento interferente produza o seu reforçador (extinção). Na perspectiva do indivíduo, o comportamento interferente não é mais eficaz para obter acesso ao seu reforçador. O procedimento de implementação da extinção depende da função do comportamento interferente do indivíduo (Iwata, Pace, Cowdery, et al., 1994), o que, novamente, evidencia a importância de se conduzir uma análise funcional do comportamento interferente antes de iniciar o FCT. Por exemplo, a extinção de um comportamento interferente que ocorre para remover atividades não preferidas implica no profissional continuar a apresentar essas atividades não preferidas quando o comportamento interferente ocorrer. Em contraste, a extinção de um comportamento interferente que ocorre para obter a atenção do cuidador envolve o profissional remover a atenção quando o comportamento interferente ocorrer (a resposta oposta de um cenário em que o comportamento interferente fosse reforçado por fuga). Implementar a extinção de maneira incorreta em qualquer desses dois exemplos provavelmente se constituiria em um reforçamento para o comportamento interferente, levando à sua ocorrência continuada. Estudos têm mostrado que os tratamentos com FCT implementados com extinção apresentam maior probabilidade de eficácia em comparação com aqueles que não incluem um componente de extinção (Fisher et al., 1993; Hagopian et al., 1998; Mazaleski et al., 1993; Zarcone et al., 1993). Desse modo, nós tentamos incluir a extinção para comportamentos interferente para todos os pacientes e todos os procedimentos de FCT. Por favor, veja o *Apêndice B* para informações passo-a-passo a respeito da implementação do pré-treino no FCT.

Uma vez que o indivíduo esteja consistentemente emitindo a FCR de maneira independente e na presença da EO, nós tipicamente nos certificamos que o FCT é um tratamento eficaz para o comportamento interferente do indivíduo realizando um retorno para as contingências de linha de base, nas quais o comportamento interferente produz o reforçador, e as FCRs resultam em extinção (ou seja, as contingências presentes nas condições relevantes de teste da análise funcional). Uma vez que demonstramos a reversão no responder (ou seja, aumento das taxas de comportamento interferente e diminuição no uso da FCR), nós retornamos para o FCT, reforçando, novamente, cada FCR e colocando o comportamento interferente em extinção. Os profissionais devem considerar conduzir uma avaliação similar àquela descrita anteriormente, para garantir a eficácia continuada do FCT como tratamento para o comportamento interferente (e que o comportamento interferente não tenha diminuído por alguma outra razão) antes de iniciar o empobrecimento do esquema de reforçamento para tornar o FCT mais prático para a implementação por parte dos cuidadores na casa e na escola da criança, bem como em ambientes da comunidade. Se o FCT se tornar ineficaz em qualquer momento durante essa avaliação ou depois dela, é importante avaliar outras modificações nos procedimentos de intervenção antes de iniciar ou continuar com o empobrecimento do esquema de reforçamento.

Empobrecimento do esquema de reforçamento

Após a demonstração inicial da eficácia do FCT, o próximo passo é começar a melhorar a praticidade da intervenção, tornando-a mais conducente para utilização fora do contexto clínico. Talvez a melhor abordagem para melhorar a praticidade do FCT é empobrecer o esquema de reforçamento para a FCR. No início do FCT, cada FCR resulta na apresentação, pelo profissional, do reforçador funcional. Esse esquema de reforçamento é, com frequência, chamado de *esquema de reforçamento contínuo* ou *esquema de reforçamento de razão fixa 1*, significando que cada instância da resposta produz o reforçador. Esse esquema de reforçamento denso é frequentemente impraticável para uso fora do contexto clínico, uma vez que os pais e os professores tendem a ser incapazes de aderir a tal plano de tratamento. Desse modo, cabe ao profissional modificar esse esquema de reforçamento.

O processo de empobrecimento do esquema de reforçamento envolve primeiramente introduzir e, então, gradual (p. ex., Hanley et al., 2001) ou rapidamente (p. ex., Betz et al., 2013; Fisher et al., 2015), prolongar os períodos de tempo nos quais a recém-ensinada FCR é exposta à extinção, enquanto o comportamento interferente continua a resultar em extinção. Assim como é esperado que o comportamento interferente se enfraqueça quando o profissional usa a extinção, também pode ser que a FCR sofra enfraquecimento durante períodos de não reforçamento. Esse enfraquecimento geral da FCR durante o empobrecimento do esquema de reforçamento é indesejado por pelo menos três razões. Primeiro, a FCR pode se extinguir e precisar ser reestabelecida. Segundo, uma diminuição na taxa da FCR pode levar a um declínio na frequência de reforçamento, uma vez que o indivíduo não possui outros meios de acessar o reforçador funcional (o comportamento interferente continua a não produzir o reforçador funcional). Terceiro, uma queda precipitada na taxa de reforçamento pode levar à recorrência do comportamento interferente (p. ex., Volkert et al., 2009), um fenômeno frequentemente referido como *ressurgência* (Briggs et al., 2018; Greer et al., 2016; Lieving et al., 2004). Por essas razões, é importante que os profissionais mantenham altas taxas de FCR quando o reforçador funcional estiver disponível ao longo do empobrecimento do esquema de reforçamento, e minimizando, ao mesmo tempo, taxas excessivamente altas de FCR enquanto o reforçador não estiver disponível. No entanto, a despeito dos tipos de erros que podem ocorrer com a FCR (ocorrer em altas taxas independentemente de quando o reforçador está ou não disponível ou ocorrer em taxas baixas, ou não existentes, mesmo que o reforçador esteja disponível), os profissionais devem sempre procurar garantir que o indivíduo entre em contato com o reforçamento de maneira frequente, reduzindo, assim, a probabilidade de ocorrência do comportamento interferente. Se as taxas de reforçamento decrescerem abruptamente ou gradualmente ao longo do tempo porque a utilização da FCR pelo indivíduo também declinar, o profissional deve considerar retornar para uma estratégia de fornecimento de dicas previamente eficaz para reestabelecer a FCR. Avaliações adicionais podem ser requeridas para garantir que o reforçador identificado continua a manter o comportamento interferente nos casos em que as tentativas de evocar a FCR forem malsucedidas no reestabelecimento de ocorrências independentes e consistentes dela.

O padrão de resposta desejado descrito anteriormente (FCRs ocorrendo de maneira consistente, mas apenas quando elas serão reforçadas) requer que o indivíduo discrimine quando o reforçamento está ou não disponível para a FCR. Para ensinar tal discriminação, nós utilizamos pistas salientes (p. ex., pulseiras coloridas), chamadas de *estímulos discriminativos*, para sinalizar a disponibilidade do reforçador funcional apresentando um estímulo singular (p. ex., uma pulseira azul), e apresentamos outro estímulo singular para sinalizar sua indisponibilidade (p. ex., uma pulseira amarela), ou, simplesmente, removemos oo primeiro estímulo (p. ex., removemos a pulseira azul e colocamo-la no bolso do profissional). Incorporar estímulos discriminativos durante o empobrecimento do esquema de reforçamento pode mitigar o potencial para ressurgência do comportamento interferente durante o empobrecimento (Fisher et al., 2020; Furhman et al., 2016); acelerar o processo de empobrecimento do esquema (Betz et al., 2013; Fisher et al., 2015); promover a generalização dos efeitos do tratamento (Fisher et al., 2015; Greer et al., 2019); e resultar em amplas reduções das taxas de comportamento interferente em comparação com a linha de base nos esquemas de reforçamento finais (Betz et al., 2013; Fisher et al., 2015; Greer, Fisher et al., 2016). Ademais, pesquisas recentes encontraram poucas evidências de que a apresentação de um estímulo correlacionado com a extinção seja aversiva (Odell et al., 2021). Portanto, nós sugerimos que os profissionais programem estímulos discriminativos quando tentando empobrecer o esquema de reforçamento para a FCR durante o FCT, independentemente se os períodos com reforçadores presentes e ausentes para a FCR ocorrem em um esquema baseado em tempo ou em resposta.

Métodos baseados em tempo

Métodos baseados em tempo para empobrecer o esquema de reforçamento envolvem a programação (e a sinalização por meio de estímulos discriminativos) de períodos de tempo específicos nos quais a FCR resultará e não resultará no reforçador funcional, enquanto o comportamento interferente continua a resultar em extinção ao longo da sessão. Esses intervalos se alternam, com o fim de um intervalo marcando o início de outro intervalo, seja do mesmo tipo de intervalo ou do tipo oposto, geralmente com não mais de dois intervalos do mesmo tipo ocorrendo consecutivamente. Por exemplo, o reforçador funcional pode estar disponível pelos primeiros 60 segundos da sessão, mas, então, pode se tornar indisponível por dois intervalos consecutivos de 240 segundos antes de se tornar disponível novamente. A progressão entre intervalos é baseada na passagem do tempo. Quando esses procedimentos são utilizados com estímulos discriminativos sinalizando cada tipo de intervalo, eles são chamados de *esquemas de reforçamento múltiplo* (Ferster & Skinner, 1957).

Esquemas de reforçamento múltiplo são comumente utilizados para empobrecer o esquema de reforçamento durante o FCT quando a função do comportamento interferente é a de obter acesso a consequências preferidas (p. ex., atenção, brinquedos), mas não quando o comportamento interferente ocorre para fugir ou evitar atividades não preferidas (p. ex., completar a lição de casa, limpar um cômodo). Esquemas múltiplos possuem um grande suporte empírico para sua utilização quando empobrecendo o esquema de reforçamento durante o FCT (Betz et al., 2013; Fisher et al., 1998; Fisher et al., 2015; Greer, Fisher, Saini, et al., 2016; Hagopian et al., 2011; Hanley et al., 2001; Rooker et al., 2013).

Os intervalos nos quais o reforçamento está ou não disponível durante um esquema múltiplo são frequentemente nomeados como *componentes* (p. ex., componente de reforçamento, componente de extinção), e existem ao menos duas formas de determinar a duração do componente de extinção quando iniciando o empobrecimento do esquema do FCT. A primeira forma envolve analisar a quantidade média de tempo entre instâncias do comportamento interferente na linha de base (Kahng et al., 2000) e, então, estabelecer a duração do componente de extinção do esquema múltiplo como sendo abaixo dessa média. A segunda forma envolve calcular a quantidade de tempo transcorrida antes da primeira instância do comportamento interferente ao longo das sessões de teste das condições relevantes da análise funcional (Lalli et al., 1997) e, então, estabelecer a duração do componente de extinção do esquema múltiplo como sendo abaixo desse valor. Quando em dúvida acerca da duração inicial do componente de extinção do esquema múltiplo, é preferível que se tome o caminho de selecionar uma duração mais curta ao invés de uma mais longa. Selecionar uma duração muito longa para o componente de extinção provavelmente produzirá uma explosão nas taxas de comportamento interferente (DeRosa et al., 2015; Fisher et al., 2018; Fisher et al., 2023). Por exemplo, uma duração inicial comum para o componente de extinção em um esquema múltiplo em nossa clínica é de 2 segundos, com o componente de reforçamento associado de 60 segundos.

Após diversas sessões de esquema múltiplo com baixas taxas de comportamento interferente (p. ex., uma redução de 90% em comparação com a linha de base) e altas taxas de FCR durante o componente de reforçamento, o esquema de reforçamento pode ser ainda mais empobrecido, aumentando-se a duração do componente de extinção em relação a do componente de reforçamento. Por exemplo, se a duração inicial do componente de extinção era de 2 segundos e a duração inicial do componente de reforçamento era de 60 segundos, nós aumentaríamos a duração do componente de extinção para 5 segundos, sem fazer mudanças na duração do componente de reforçamento. Se, em algum ponto durante o empobrecimento do esquema de reforçamento, houver uma explosão nas taxas de comportamento interferente, o profissional deve retornar para um esquema de reforçamento previamente eficaz, para reestabelecer o efeito do tratamento antes de um empobrecimento posterior do esquema, talvez fazendo-o de maneira mais lenta (p. ex., conduzindo sessões adicionais em cada esquema de reforçamento e/ou incorporando transições menores entre os passos na progressão do empobrecimento do esquema). Em nossa clínica, nós tipicamente progredimos para um esquema de reforçamento mais empobrecido após duas sessões consecutivas com baixas taxas de comportamento interferente e altas taxas de FCR ao longo do componente de reforçamento. Em contrapartida, nós frequentemente regredimos para um esquema de reforçamento previamente eficaz após três sessões com altas taxas de comportamento interferente ou baixas taxas de FCR durante o componente de reforçamento. Uma típica progressão no empobrecimento do esquema em nosso programa seria (duração do componente de reforçamento/duração do componente de extinção): 60/2, 60/4, 60/8, 60/15, 60/30, 60/60, 60/90, 60/120, 60/180, e 60/240. No entanto, essas progressões variam entre os indivíduos e são baseadas em seus desempenhos. Por exemplo, se não houver interrupção na eficácia do tratamento quando realizando a transição de 60/30 para 60/60, nós podemos "sondar" o desempenho sob um esquema de reforçamento ainda mais empobrecido (p. ex., 60/240), para determinar se cada passo no processo de empobrecimento do esquema é necessário.

Há algumas considerações importantes quando se empobrece o esquema de reforçamento no contexto do FCT. Primeiro, os profissionais devem ter consciência e cautela, a respeito da possibilidade do esquema de reforçamento se empobrecer muito rapidamente, uma vez que isso pode causar uma explosão nas taxas de comportamento interferente (DeRosa et al., 2015; Fisher et al., 2018; Fisher et al., 2023). Nós mantemos uma razão de pelo menos 1 segundo do componente de reforçamento para cada 4 segundos do componente de extinção (Roane et al., 2007). O esquema de reforçamento final denotado anteriormente (60/240) exemplifica essa razão. Com cada aumento subsequente do componente de extinção (p. ex., avançando de 240 segundos para 300 segundos), nós tipicamente aumentaríamos, também, a duração do componente de reforçamento (p. ex., de 60 segundos para 75 segundos nesse exemplo).

Uma segunda consideração no empobrecimento do esquema de reforçamento no contexto do FCT envolve prevenir que o comportamento interferente produza reforçamento acidentalmente, pela utilização do *changeover delay* (Herrnstein, 1961). O reforçamento acidental do comportamento interferente pode advir de pelo menos duas fontes em um esquema de reforçamento múltiplo. Primeiro, se, durante o componente de reforçamento, o comportamento interferente preceder imediatamente a FCR, entregar o reforçador após essa sequência de respostas (comportamento interferente seguido pela FCR) pode reforçar, ambos, o comportamento interferente e a FCR. Segundo, a transição do componente de extinção para o componente de reforçamento do esquema múltiplo pode reforçar o comportamento interferente se essa resposta ocorrer pouco antes da sinalização de que o reforçamento está, agora, disponível (p. ex., exibindo a pulseira azul). Para ajudar a mitigar o reforçamento acidental do comportamento interferente em um esquema múltiplo (p. ex., quando uma FCR ocorre imediatamente depois do comportamento interferente durante o componente de reforçamento), nós programamos um breve atraso (p. ex., 3 segundos), que deve transcorrer antes de uma FCR subsequente ser reforçada. Nós requeremos a ausência de comportamento interferente durante esse atraso e que o indivíduo emita outra FCR sem comportamento interferente coocorrente antes de entregarmos o reforçador funcional. Ademais, se o comportamento interferente ocorre imediatamente antes de uma transição do componente de extinção para o componente de reforçamento, nós atrasamos tal transição até que 3 segundos tenham transcorrido sem comportamento interferente.

Conforme observado anteriormente, esquemas múltiplos podem não ser a primeira escolha dos profissionais que buscam empobrecer o esquema de reforçamento utilizando durante o FCT quando a função do comportamento interferente é a de fugir ou evitar atividades não preferidas. Essa função do comportamento interferente é, com frequência, melhor tratada com métodos baseados em resposta, que promovem a cooperação ou tolerância com relação as atividades não preferidas mantenedoras do comportamento interferente.

Métodos baseados em respostas

Métodos baseados em resposta para o empobrecimento do esquema de reforçamento se diferem dos métodos baseados em tempo no sentido de que a transição do componente de extinção para o componente de reforçamento é dependente de algum aspecto do comportamento do indivíduo. Essa abordagem para o empobrecimento do esquema de reforçamento é particularmente útil quando tratando o comportamento interferente que é reforçado pela remoção contingente de atividades não preferidas, mas os métodos baseados em resposta também podem ser úteis quando os procedimentos de FCT são delineados para tratar comportamentos interferentes mantidos pelo acesso à atenção, materiais preferidos, ou outras formas de reforçamento social positivo. Por exemplo, o profissional pode decidir que aumentar os níveis de cooperação é necessário para determinado indivíduo que exibe agressão quando solicitado a completar tarefas escolares. O esquema de reforçamento, nesse caso, pode consistir em fornecer pausas nas tarefas escolares apenas depois de o indivíduo ter cumprido um número crescente de demandas e, então, podido uma pausa por meio da FCR, *"Pausa, por favor"*. No entanto, com outro indivíduo que é rápido em exibir agressão quando brinquedos preferidos são removidos, o mesmo profissional pode decidir que ele apenas atenderá FCRs (p. ex., *"Brinquedos, por favor"*) que ocorrerem seguindo a ausência de comportamento interferente por um período de tempo pré-determinado. Cada um desses dois cenários evidencia abordagens diferentes para o empobrecimento do esquema de reforçamento que envolvem, ambos, métodos baseados em resposta. No primeiro cenário, a cooperação com demandas acadêmicas deve ocorrer antes de a FCR resultar em reforçamento (uma pausa) e, no segundo cenário, a ausência de comportamento interferente deve ocorrer antes de a FCR resultar em reforçamento (acesso a brinquedos preferidos).

Os esquemas de reforçamento que requerem responder (p. ex., cooperação com demandas acadêmicas) para, então, acessar outros períodos de tempo em que outra resposta (p. ex., a FCR) produzirá reforçamento são frequentemente chamados de *esquemas encadeados* (Ferster & Skinner, 1957). Os esquemas encadeados de reforçamento são particularmente úteis quando empobrecendo esquemas de reforçamento para comportamentos interferentes reforçados por fuga de demandas não preferidas, já que a cooperação com essas mesmas demandas não preferidas é requerida antes de o profissional sinalizar a disponibilidade do reforçador funcional (uma pausa). O FCT implementado em um esquema encadeado para comportamentos interferente mantidos por fuga pode não apenas ensinar o indivíduo a utilizar uma resposta alternativa mais apropriada (a FCR), mas também melhorar os níveis de cooperação com os mesmos tipos de demanda que, historicamente, resultaram no comportamento interferente.

Outro método baseado em resposta para o empobrecimento do esquema de reforçamento envolve sinalizar a disponibilidade do reforçador funcional apenas depois que o indivíduo não tenha exibido comportamento interferente por um período de tempo pré-determinado. A exigência de uma contingência de omissão para uma resposta-alvo é, com frequência, chamada de *reforçamento diferencial de outros comportamentos* (em inglês, *differential reinforcement of other behavior*, DRO). Uma vez que os esquemas de DRO ocasionam a disponibilidade do reforçamento pela FCR apenas após a ausência do comportamento interferente, tais esquemas garantem que a entrega do reforçador funcional não reforce o comportamento interferente acidentalmente, de maneira similar ao *changeover delay* descrito anteriormente. Um comportamento interferente que ocorre imediatamente e com uma taxa alta sob a apresentação da EO pode persistir, por conta de sua associação temporal com a entrega do reforçador funcional, se o profissional não desenvolver e implementar procedimentos explícitos para agir contra esse fenômeno. Os procedimentos de DRO podem ajudar a garantir que o comportamento interferente não persista, instituindo contingências explícitas para minimizar sua ocorrência. Similarmente, os esquemas de DRO podem ser adequados para o empobrecimento do esquema de reforçamento para comportamentos interferentes mantidos por fuga ou esquiva de eventos não preferidos que não possuem um início e final distintos. Para situações que não requerem um ato explícito de cooperação, mas somente que o indivíduo tolere uma atividade não preferida (p. ex., sentar-se calmamente na cadeira de um dentista), um esquema de DRO pode ser uma estratégia razoável para empobrecer o esquema de reforçamento enquanto tratando o comportamento interferente com o FCT.

Outras recomendações listadas anteriormente para o empobrecimento de esquemas de reforçamento por meio de métodos baseados em tempo também são apropriadas quando utilizando métodos baseados em resposta. Em nossa clínica, por exemplo, nós iniciamos o empobrecimento do esquema de reforçamento com um esquema de reforçamento relativamente denso/rico, a despeito de termos selecionado uma estratégia baseada em tempo ou em resposta. Com esquemas encadeados, nós tendemos a focar em uma única instância de cooperação como o primeiro passo do empobrecimento do esquema. Então, nós aumentamos gradualmente a exigência de respostas (quantas instâncias de cooperação devem ocorrer para o profissional sinalizar o reforçamento para a FCR) apenas após observar baixas taxas de comportamento interferente com o esquema de reforçamento anterior. Uma consideração importante para o empobrecimento do esquema de reforçamento quando utilizando um esquema encadeado consiste em monitorar, de perto, os níveis de cooperação e empobrecer o esquema apenas se tal aspecto estiver alto (p. ex., cooperação com pelo menos 4 a cada 5 demandas, ou 80%). Proceder para um esquema de reforçamento relativamente mais empobrecido quando a cooperação estiver baixa pode resultar no indivíduo ser exposto a longos períodos de tempo sem acesso ao reforçador funcional, o que pode resultar na recorrência do comportamento interferente (Greer et al., sob revisão; Shahan & Greer, 2021).

Estímulos discriminativos também podem ser facilmente incorporados ao empobrecimento do esquema de reforçamento para comportamentos interferentes utilizando um método baseado em resposta. Por exemplo, o profissional pode exibir uma figura do indivíduo completando tarefas escolares, colocando essa foto sobre a carteira do indivíduo, enquanto se espera que ele trabalhe. Após cooperar com o número pré-determinado de demandas, o profissional pode remover essa figura e substitui-la por uma fotografia do indivíduo realizando um intervalo para sinalizar a disponibilidade de uma pausa. Os profissionais podem incorporar estímulos discriminativos similares para sinalizar a disponibilidade e a não disponibilidade do reforçador funcional quando utilizando um esquema de DRO.

Estímulos concorrentes também podem ser facilmente incorporados quando empobrecendo o esquema de reforçamento utilizando um esquema múltiplo ou encadeado. Para incorporar estímulos concorrentes, o profissional deve conduzir uma avaliação de estímulos concorrentes (em inglês, *competing stimulus assessment*, CSA) para identificar itens que resultem em altos níveis de engajamento apropriado e baixos níveis de comportamento interferente (Piazza et al., 1998). Tais estímulos podem, então, ser apresentados de maneira não contingente (disponibilizados livremente) durante o componente de extinção de um esquema múltiplo ou encadeado. Pesquisas recentes têm demonstrado que fornecer acesso a estímulos concorrentes durante o componente de extinção pode facilitar o empobrecimento do esquema de reforçamento (Fuhrman et al., 2018; Miller et al., 2021).

Em adição, métodos baseados em resposta utilizados para empobrecer o esquema de reforçamento durante o FCT podem incorporar procedimentos similares aos que foram descritos anteriormente para os métodos baseados em tempo, no que diz respeito a (a) selecionar o esquema de reforçamento inicial (p. ex., examinando o número médio de respostas de cooperação antes de o comportamento interferente ocorrer na linha de base); (b) "sondar" o desempenho em um esquema de reforçamento relativamente mais empobrecido, se os efeitos do tratamento não sofrerem interrupção após mudanças prévias no esquema de reforçamento; (c) examinar as durações relativas de tempo gasto no componente de reforçamento em comparação com o tempo gasto no componente de extinção, para manter uma razão de ao menos 1:4; e (d) incorporar um *changeover delay* para esquemas encadeados (p. ex., solicitando outra instância de cooperação sem um comportamento interferente concomitante antes de sinalizar a disponibilidade de uma pausa das demandas). Recursos adicionais e materiais suplementares a respeito do empobrecimento do esquema de reforçamento durante o FCT podem ser encontrados no *Apêndice C*.

Procedimentos suplementares

Para alguns indivíduos, o FCT com extinção pode não ser suficiente para manter reduções significativas nas taxas de comportamento interferente quando o esquema de reforçamento começar a se aproximar daquele que seria praticável em casa, na escola, e em ambientes da comunidade (Fisher et al., 1993; Greer et al., 2016; Hagopian et al., 1998; Rooker et al., 2013). Para esses indivíduos, pode ser necessário suplementar os procedimentos de FCT, adicionando fontes alternativas de reforçamento e/ou estabelecendo punição para os comportamentos interferente.

Reforçamento alternativo

Pesquisadores têm utilizado o termo "reforçamento alternativo" para descrever uma ampla variedade de procedimentos delineados para diminuir a taxa de uma resposta-alvo (p. ex., comportamentos interferentes). Alguns desses procedimentos incluem: (a) entregar o reforçador funcional (aquele que mantém a resposta-alvo) após a ocorrência de uma segunda resposta ou resposta alternativa (p. ex., os procedimentos de FCT em si) (Nevin et al., 1990); (b) entregar, também, o reforçador funcional seguindo a ausência da resposta-alvo ou de acordo com um esquema baseado em tempo (Rooker et al., 2013); (c) entregar outro reforçador funcional (secundário) juntamente com o reforçador funcional primário (p. ex., fuga para atenção e brinquedos preferidos; Piazza et al., 1997); e (d) implementar muitos dos procedimentos mencionados anteriormente, mas com um reforçador substituto que não esteja relacionado à função do comportamento interferente (p. ex., Greer et al., 2016). Com tantos usos diferentes do termo "reforçamento alternativo", pode ser difícil saber qual procedimento seria apropriado para utilização com um determinado indivíduo. A resposta para essa pergunta pode ser encontrada, com frequência, nas tendências do comportamento interferente do indivíduo dentro das sessões. Por exemplo, se o comportamento interferente estiver ocorrendo, primariamente, quando o reforçador funcional não estiver disponível (enquanto a EO estiver presente), pode ser razoável entregar um reforçador substituto (ou um reforçador funcional secundário) durante esses períodos de tempo, para competir com o comportamento interferente. Se, por outro lado, o comportamento interferente estiver ocorrendo, predominantemente, quando o profissional estiver entregando o reforçador funcional primário, pode ser prudente entregar um reforçador substituto (ou um reforçador funcional secundário) juntamente com o reforçador funcional primário, para competir com o comportamento interferente ocorrendo em tais momentos. Outros usos mais elaborados do reforçamento alternativo (p. ex., FCT com DRO, FCT com reforçamento não contingente) podem ser explorados se o comportamento interferente apresentar probabilidade de ser neutralizado pela entrega dos reforçadores alternativos (substitutos ou funcionais) durante períodos de tempo que tendem a evocar comportamentos interferentes durante o FCT. Independentemente de como os procedimentos de reforçamento alternativo forem preparados, é importante garantir que o comportamento interferente não esteja temporalmente associado com a entrega do reforçador alternativo, já que isso pode, acidentalmente, reforçar o comportamento interferente. O uso de changeover delays, conforme descrito anteriormente, podem ser utilizados para ajudar a minimizar essa possibilidade.

Punição

Outra abordagem para diminuir altas taxas de comportamentos interferentes que podem persistir durante o FCT com extinção consiste na remoção do reforçador funcional após ocorrências da resposta problemática (ou seja, *timeout* do reforçamento), ou no planejamento de uma forma alternativa de punição. A *punição* refere-se à remoção (punição negativa) ou apresentação (punição positiva) de um estímulo, contingente à resposta, que resulte na redução da frequência daquela resposta. Por exemplo, dar as costas e ignorar a criança por 30 segundos após uma agressão provavelmente puniria o comportamento interferente reforçado por acesso à atenção do cuidador. Similarmente, o cuidador poderia remover um brinquedo preferido por 30 segundos após um comportamento autolesivo reforçado pelo acesso a itens tangíveis preferidos. Entregar, com rapidez, múltiplas demandas não preferidas contingentes ao comportamento interferente provavelmente puniria um comportamento interferente mantido por fuga. Todos esses exemplos de punição e, mais especificamente, de *timeout*, são considerados como abordagens baseadas em função para reduzir comportamentos interferentes, à medida em que cada um deles envolve o profissional manipulando apenas as variáveis que mantém o comportamento interferente. Tipicamente, os procedimentos de punição devem ser considerados apenas depois que múltiplos procedimentos baseados em reforçamento tenham sido implementados sem sucesso. No entanto, quando a punição é necessária para produzir ou manter reduções clinicamente significativas na taxa do comportamento interferente, as abordagens baseadas em função devem ser avaliadas primeiro. Nós recomendamos, aos leitores interessados, a revisão detalhada de Lerman e Vorndran (2002), para outras considerações quando contemplando a utilização de abordagens baseadas, ou não, em função, para punição, quando tratando comportamentos interferentes.

Avaliação da manutenção e da generalização

Uma vez que nós tenhamos desenvolvido um conjunto eficaz de procedimentos de FCT e empobrecido o esquema de reforçamento para a FCR, tornando-o prático para uso pelos cuidadores, nós precisamos assegurar que o tratamento permanecerá eficaz ao longo do tempo e por meio de contextos diferentes. O termo *manutenção* se refere à continuidade dos efeitos do tratamento ao longo do tempo (p. ex., semanas, meses, anos), mas também pode descrever quão bem o tratamento se mantém quando desafiado (Nevin & Wacker, 2013; Wacker et al., 2011). Por exemplo, um desafio comum para o tratamento envolve um decréscimo na integridade do tratamento (a aderência do cuidador aos procedimentos de FCT prescritos). Esquemas de reforçamento excessivamente empobrecidos constituem um tipo de diminuição na integridade do tratamento. Tais desafios ao tratamento ocorrem naturalmente (p. ex., quando um cuidador é incapaz de entregar o reforçador funcional conforme prescrito devido ao cuidado com um irmão doente). Recentes pesquisas aplicadas, no entanto, têm investigado maneiras de manter a eficácia do tratamento quando o FCT é desafiado (p. ex., Fuhrman et al., 2016; Mace et al., 2010; Wacker et al., 2011; para uma revisão recente, veja Kimball et al., 2023). Por exemplo, Wacker et al. (2011) descobriram que uma exposição continuada ao FCT permite a continuidade dos efeitos do tratamento ao longo de prolongados períodos de tempo de extinção para a FCR; Fuhrman et al. (2016) e Fisher et al. (2020) descobriram que continuar a sinalizar a não disponibilidade do reforçamento para a FCR durante um desafio em extinção similar levou a menos ressurgência do comportamento interferente em comparação ao mesmo desafio sem sinalização.

Nós recomendamos que os profissionais avaliem a manutenção sob condições que se aproximem daquelas programadas ao longo da avaliação do tratamento do indivíduo, bem como sob situações mais desafiadoras. Desafios programados para o FCT devem simular os que são prováveis de ocorrer no ambiente típico do indivíduo. Por exemplo, um profissional pode desenvolver um conjunto final de procedimentos de FCT para um comportamento interferente mantido por acesso a brinquedos eletrônicos preferidos. Embora o FCT possa ser eficaz sob condições típicas, haverá, indubitavelmente, momentos nos quais as baterias do dispositivo eletrônico se esgotarão e precisarão ser recarregadas. Em tal situação, o indivíduo pode ser exposto a períodos de tempo muito mais longos sem o reforçador funcional do que no esquema prescrito pelo profissional. Conduzir sessões diárias de FCT que utilizem estímulos discriminativos (p. ex., esquemas múltiplos e esquemas encadeados) deve melhorar a manutenção dos efeitos do tratamento sob condições típicas e mitigar a recorrência de comportamentos interferente durante situações mais desafiadoras.

O segundo objetivo que sucede o desenvolvimento de um conjunto bem-sucedido de procedimentos de FCT refere-se a garantir que os efeitos do tratamento se generalizem para outros cuidadores e outros ambientes. Um potencial problema que pode surgir é o de o FCT ser eficaz quando implementado pelo profissional na sala de terapia em que foi desenvolvido, mas não quando o cuidador tenta implementar o tratamento em casa. Em nossa clínica, nós delineamos as sessões de FCT de modo a potencializar a generalização para diferentes ambientes e indivíduos. Nós tentamos organizar o ambiente de uma forma que se aproxime do ambiente típico para o qual gostaríamos que o tratamento fosse generalizado (programando estímulos em comum; Stokes & Baer, 1977). Por exemplo, se o desejo do cuidador fosse que o indivíduo completasse tarefas de autocuidado sem exibir comportamentos interferente, nós tipicamente solicitaríamos, aos cuidadores, que fornecessem os materiais relevantes para a tarefa (p. ex., algumas das roupas atuais do indivíduo, escova de dentes e de cabelo), de tal modo que estaríamos trabalhando com materiais de tarefa similares aos utilizados em cada. Nós também teríamos múltiplos terapeutas conduzindo sessões de tratamento de maneira concomitante, para minimizar a probabilidade de que os efeitos do tratamento ocorram apenas na presença de um terapeuta em particular (*training loosely*[1]) (Stokes & Baer, 1977).

Estímulos discriminativos também podem se mostrar úteis quando estendendo o FCT para além do contexto de treinamento original. Por exemplo, o FCT conduzido dentro de um esquema de reforçamento múltiplo pode ser prontamente transferido entre terapeutas e ambientes, com pouca interrupção à eficácia do tratamento (Fisher et al., 2015). Continuar a sinalizar a disponibilidade e a não disponibilidade de reforçamento para a FCR durante o FCT também pode permitir uma transferência rápida dos efeitos do tratamento de terapeutas para cuidadores (Greer et al., 2019). Desse modo, incorporar estímulos discriminativos no contexto de treinamento do FCT também pode facilitar os resultados da generalização quando esses estímulos também são utilizados por outros cuidadores e em outros ambientes.

Considerações finais

O FCT é um tratamento com suporte empírico para comportamentos interferentes socialmente reforçados que envolve ensinar ao indivíduo um meio alternativo de obter acesso ao reforçador mantenedor do comportamento interferente. Antes de iniciar o FCT, no entanto, os profissionais devem avaliar os riscos associados ao comportamento interferente e garantir que proteções suficientes sejam utilizadas. Uma vez considerado seguro, o primeiro passo para o FCT é selecionar uma resposta de comunicação alternativa (funcional), ou FCR, que substituirá o comportamento interferente (FCT com

[1] Nota da tradutora: neste texto, optou-se por manter o termo *training loosely* em inglês pela ausência de traduções para o português consideradas apropriadas. *Training loosely* significa que "o ensino é conduzido com relativamente pouco controle sobre os estímulos apresentados e sobre as respostas corretas permitidas de forma que se maximize a amostragem de dimensões relevantes à transferência para outras situações e para outras formas de comportamento" (Stokes & Baer, 1977, p. 357).

extinção). A FCR deve ser fácil para o indivíduo desempenhar, possível de ser guiada pelo profissional (por meio de dicas), e compreensível por outras pessoas da comunidade. Depois, o profissional ensina a FCR por meio do arranjo de múltiplas oportunidades de aprendizagem nas quais a EO para o comportamento interferente é apresentada, a dica para a FCR é imediatamente fornecida, e o reforçador funcional também é imediatamente entregue após a resposta. O profissional, então, introduz um breve atraso antes de fornecer dicas para a FCR, e aumenta esse atraso de maneira gradual, até que o indivíduo esteja emitindo a FCR independentemente, momento no qual o profissional descontinua o procedimento de dicas. Após uma demonstração inicial da eficácia do FCT como tratamento para o comportamento interferente, o profissional começa, então, a tornar os procedimentos de FCT mais práticos para implementação pelos cuidadores, por meio do processo de empobrecimento do esquema de reforçamento e pela inclusão de estímulos discriminativos salientes para sinalizar a disponibilidade e a não disponibilidade do reforçador funcional para a FCR. Procedimentos suplementares (p. ex., reforçamento alternativo e/ou punição) podem ser necessários com alguns indivíduos, para garantir que a eficácia do tratamento seja sustentada. O profissional deve, então, assegurar que tais efeitos do tratamento por FCT se mantenham ao longo do tempo e quando forem desafiados, bem como que eles se generalizem por meio de cuidadores e ambientes. As contribuições de cuidadores, professores, e outras partes interessadas ao longo desse processo ajudam a garantir uma abordagem individualizada e socialmente válida para a avaliação e tratamento de comportamentos interferente.

Referências

Betz, A. M., & Fisher, W. W. (2011). Functional analysis: History and methods. In W. W. Fisher, C. C. Piazza, & H. S. Roane (Eds.), *Handbook of behavior analysis*. (pp. 206-225). Guilford Publishing.

Betz, A. M., Fisher, W. W., Roane, H. S., Mintz, J. C., & Owen, T. M. (2013). A component analysis of reinforcer-schedule thinning during functional communication training. *Journal of Applied Behavior Analysis, 46*(1), 219-241. https://doi.org/10.1002/jaba.23

Briggs, A. M., Fisher, W. W., Greer, B. D., & Kimball, R. T. (2018). Prevalence of resurgence of destructive behavior when thinning reinforcement schedules during functional communication training. *Journal of Applied Behavior Analysis, 51*(3), 620–633. https://doi.org/10.1002/jaba.472

Beavers, G. A., Iwata, B. A., & Lerman, D. C. (2013). Thirty years of research on the functional analysis of problem behavior. *Journal of Applied Behavior Analysis, 46*(1), 1-21. https://doi.org/10.1002/jaba.30

Carter, S. L. (2010). A comparison of various forms of reinforcement with and without extinction as treatment for escape-maintained problem behavior. *Journal of Applied Behavior Analysis, 43*(3), 543-546. https://doi.org/10.1901/jaba.2010.43-543

Charlop, M. H., Schreibman, L., & Thibodeau, M. G. (1985). Increasing spontaneous verbal responding in autistic children using a time delay procedure. *Journal of Applied Behavior Analysis, 18*(2), 155-166. https://doi.org/10.1901/jaba.1985.18-155

Deleon, I. G., Neidert, P. L., Anders, B. M., & Rodriguez-Catter, V. (2001). Choices between positive and negative reinforcement during treatment for escape-maintained behavior. *Journal of Applied Behavior Analysis, 34*(4), 521-525. https://doi.org/10.1901/jaba.2001.34-521

DeRosa, N. M., Fisher, W. W., & Steege, M. W. (2015). An evaluation of time in establishing operation on the effectiveness of functional communication training. *Journal of Applied Behavior Analysis, 48*(1), 115-130. https://doi.org/10.1002/jaba.180

Ferster, C. B., & Skinner, B. F (1957). *Schedules of reinforcement*. Appleton-Century-Crofts.

Fisher, W. W., Adelinis, J. D., Volkert, V. M., Keeney, K. M., Neidert, P. L., & Hovanetz, A. (2005). Assessing preferences for positive and negative reinforcement during treatment of destructive behavior with functional communication training. *Research in Developmental Disabilities, 26*(2), 153-168. https://doi.org/10.1016/j.ridd.2004.01.007

Fisher, W. W., Fuhrman, A. M., Greer, B. D., Mitteer, D. R., & Piazza, C. C. (2020). Mitigating resurgence of destructive behavior using the discriminative stimuli of a multiple schedule. *Journal of the Experimental Analysis of Behavior, 113*(1), 263–277. https://doi.org/10.1002/jeab.552

Fisher, W. W., Greer, B. D., & Fuhrman, A. N. (2015). Functional communication training. *Archives of Practitioner Resources for Applied Behavior Analysts*. Western Michigan University. https://wmich.edu/autism/resources.

Fisher, W. W., Greer, B. D., Fuhrman, A. M., & Querim, A. C. (2015). Using multiple schedules during functional communication training to promote rapid transfer of treatment effects. *Journal of Applied Behavior Analysis, 48*(4), 713-733. https://doi.org/10.1002/jaba.254

Fisher, W. W., Greer, B. D., Mitteer, D. R., Fuhrman, A. M., Romani, P. W., & Zangrillo, A. N. (2018). Further evaluation of differential exposure to establishing operations during functional communication training. *Journal of Applied Behavior Analysis, 51*(2), 360–373. https://doi.org/10.1002/jaba.451

Fisher, W. W., Greer, B. D., Shahan, T. A., & Norris, H. M. (2023). Basic and applied research on extinction bursts. *Journal of Applied Behavior Analysis, 56*(1), 4–28. https://doi.org/10.1002/jaba.954

Fisher, W. W., Kuhn, D. E., & Thompson, R. H. (1998). Establishing discriminative control of responding using functional and alternative reinforcers during functional communication training. *Journal of Applied Behavior Analysis, 31*(4), 543-560. https://doi.org/10.1901/jaba.1998.31-543

Fisher, W. W., Piazza, C., Cataldo, M., Harrell, R., Jefferson, G., & Conner, R. (1993). Functional communication training with and without extinction and punishment. *Journal of Applied Behavior Analysis, 26(1)*, 23-36. https://doi.org/10.1901/jaba.1993.26-23

Fisher, W. W., Piazza, C. C., & Fuhrman, A. M. (2022). Developing a severe behavior program: A tool kit. https://docs.autismspeaks.org/behavior-program/

Fisher, W. W., Rodriguez, N. M., Luczynski, K. C., & Kelley, M. E. (2013). The use of protective equipment in the management of severe behavior disorders. In D. D. Reed, F. D. DiGennaro Reed, & J. K. Luiselli (Eds.), *Handbook of Crisis Intervention and Developmental Disabilities* (pp. 87-105). Springer.

Fuhrman, A. M., Fisher, W. W., & Greer, B. D. (2016). A preliminary investigation on improving functional communication training by mitigating resurgence of destructive behavior. *Journal of Applied Behavior Analysis, 49* (4), 884-899 https://doi.org/10.1002/jaba.338

Fuhrman, A. M., Greer, B. D., Zangrillo, A. N., & Fisher, W. W. (2018). Evaluating competing activities to enhance functional communication training during reinforcement schedule thinning. *Journal of Applied Behavior Analysis, 51*(4), 931–942. https://doi.org/10.1002/jaba.486

Grace, N., Ahearn, W., & Fisher, W. W. (1994). Behavioural programme to reduce the risk of hepatitis B virus transmission. *The Lancet, 343*(8899), 737. https://doi.org/10.1016/S0140-6736(94)91621-7

Greer, B. D., Fisher, W. W., Romani, P. W., & Saini, V. (2016). Behavioral momentum theory: A tutorial on response persistence. *The Behavior Analyst 39*, 269-291 https://doi.org/10.1007/s40614-016-0050-0.

Greer, B. D., Fisher, W. W., Briggs, A. M., Lichtblau, K. R., Phillips, L. A., & Mitteer, D. R. (2019). Using schedule-correlated stimuli during functional communication training to promote the rapid transfer of treatment effects. *Behavioral Development, 24*(2), 100–119. https://doi.org/10.1037/bdb0000085

Greer, B. D., Fisher, W. W., Saini, V., Owen, T. M., & Jones, J. K. (2016). Functional communication training during reinforcement schedule thinning: An analysis of 25 applications. *Journal of Applied Behavior Analysis, 49*(1), 105-121. https://doi.org/10.1002/jaba.265

Greer, B. D., Shahan, T. A., Irwin Helvey, C., Fisher, W. W., Mitteer, D. R., & Fuhrman, A. M. (under review). Resurgence of destructive behavior following decreases in alternative reinforcement: A prospective analysis.

Hagopian, L. P., Boelter, E. W., & Jarmolowicz, D. P. (2011). Reinforcement schedule thinning following functional communication training. *Behavior Analysis in Practice, 4*(1), 4-16. https://doi.org/10.1007/BF03391770

Hagopian, L. P., Fisher, W. W., Thibault-Sullivan, M., Acquisto, J., & LeBlanc, L. A. (1998). Effectiveness of functional communication training with and without extinction and punishment: A summary of twenty-one inpatient cases. *Journal of Applied Behavior Analysis, 31*(2), 211-235. https://doi.org/10.1901/jaba.1998.31-211

Hanley, G. P., Iwata, B. A., & McCord, B. E. (2003). Functional analysis of problem behavior: A review. *Journal of Applied Behavior Analysis, 36*(2), 147-185. https://doi.org/10.1901/jaba.2003.36-147

Hanley, G. P., Iwata, B. A., & Thompson, R. H. (2001). Reinforcement schedule thinning following treatment with functional communication training. *Journal of Applied Behavior Analysis, 34*(1), 17-38. https://doi.org/10.1901/jaba.2001.34-17Herrnstein, R. J. (1961). Relative and absolute strength of response as a function of frequency of reinforcement. *Journal of the Experimental Analysis of Behavior, 4*(2), 267-272. https://doi.org/10.1901/jeab.1961.4-267

Horner, R. H., & Day, H. (1991). The effects of response efficiency on functionally equivalent competing behaviors. *Journal of Applied Behavior Analysis, 24*(4), 719-732. https://doi.org/10.1901/jaba.1991.24-719

Iwata, B. A., Dorsey, M. F., Slifer, K. J., Bauman, K. E., & Richman, G. S. (1994). Toward a functional analysis of self-injury. *Journal of applied behavior analysis, 27*(2), 197-209. https://doi.org/10.1901/jaba.1994.27-197

Iwata, B. A., & Dozier, C. L. (2008). Clinical application of functional analysis methodology. *Behavior Analysis in Practice, 1*(1), 3-9. https://doi.org/10.1007/BF03391714

Iwata, B. A., Pace, G. M., Cowdery, G. E., & Miltenberger, R. G. (1994). What makes extinction work: An analysis of procedural form and function. *Journal of Applied Behavior Analysis, 27*(1), 131–144. https://doi.org/10.1901/jaba.1994.27-131

Iwata, B. A., Pace, G. M., Dorsey, M. F., Zarcone, J. R., Vollmer, T. R., Smith, R. G., Rodgers, T.A., Lerman, D. C., Shore, B.A., Mazaleski, J. L., Goh, H., Cowdery, G.E., Kalsher, M. J., McCosh, K.C., & Willis, K. D. (1994). The functions of self-injurious behavior: An experimental–epidemiological analysis. *Journal of Applied Behavior Analysis, 27*(2), 215–240. https://doi.org/10.1901/jaba.1994.27-215

Kahng, S. W., Iwata, B. A., DeLeon, I. G., & Wallace, M. D. (2000). A comparison of procedures for programming noncontingent reinforcement schedules. *Journal of Applied Behavior Analysis, 33*(2), 223-231. https://doi.org/10.1901/jaba.2000.33-223

Kimball, R. T., Greer, B. D., Fuhrman, A. M., & Lambert, J. M. (2023). Relapse and its mitigation: Toward behavioral inoculation. *Journal of Applied Behavior Analysis, 56*(2), 282–301. https://doi.org/10.1002/jaba.971

Kodak, T., Lerman, D. C., Volkert, V. M., & Trosclair, N. (2007). Further examination of factors that influence preference for positive versus negative reinforcement. *Journal of Applied Behavior Analysis, 40*(1), 25-44. https://doi.org/10.1901/jaba.2007.151-05

Kurtz, P. F., Boelter, E. W., Jarmolowicz, D. P., Chin, M. D., & Hagopian, L. P. (2011). An analysis of functional communication training as an empirically supported treatment for problem behavior displayed by individuals with intellectual disabilities. *Research in Developmental Disabilities, 32*(6), 2935-2942. https://doi.org/10.1016/j.ridd.2011.05.009

Lalli, J. S., Casey, S. D., & Kates, K. (1997). Noncontingent reinforcement as treatment for severe problem behavior: Some procedural variations. *Journal of Applied Behavior Analysis, 30*(1), 127-137. https://doi.org/10.1901/jaba.1997.30-127

Lalli, J. S., Vollmer, T. R., Progar, P. R., Wright, C., Borrero, J., Daniel, D., Barthold, C.H., Tocco, K., &May, W. (1999). Competition between positive and negative reinforcement in the treatment of escape behavior. *Journal of Applied Behavior Analysis, 32(3)*, 285-296. https://doi.org/10.1901/jaba.1999.32-285

Lerman, D. C., & Vorndran, C. M. (2002). On the status of knowledge for using punishment: Implications for treating behavior disorders. *Journal of Applied Behavior Analysis, 35*(4), 431-464. https://doi.org/10.1901/jaba.2002.35-431

Lieving, G. A., Hagopian, L. P., Long, E. S., & O'Connor, J. (2004). Response-class hierarchies and resurgence of severe problem behavior. *The Psychological Record, 54*, 217-233. https://doi.org/10.1007/BF03395495

Mace, F. C., McComas, J. J., Mauro, B. C., Progar, P. R., Taylor, B., Ervin, R., & Zangrillo, A. N. (2010). Differential reinforcement of alternative behavior increases resistance to extinction: Clinical demonstration, animal modeling, and clinical test of one solution. *Journal of the Experimental Analysis of Behavior, 93*(3), 349-367. https://doi.org/10.1901/jeab.2010.93-349

Mazaleski, J. L., Iwata, B. A., Vollmer, T. R., Zarcone, J. R., & Smith, R. G. (1993). Analysis of the reinforcement and extinction components in DRO contingencies with self-injury. *Journal of Applied Behavior Analysis, 26*(2), 143-156. https://doi.org/10.1901/jaba.1993.26-143

Michael, J. (1982). Distinguishing between discriminative and motivational functions of stimuli. *Journal of the Experimental Analysis of Behavior, 37*(1), 149-155. https://doi.org/10.1901/jeab.1982.37-149

Miller, S. A., Fisher, W. W., Greer, B. D., Saini, V., & Keevy, M. D. (2022). Procedures for determining and then modifying the extinction component of multiple schedules for destructive behavior. *Journal of Applied Behavior Analysis, 55*(2), 463–480. https://doi.org/10.1002/jaba.896

Nevin, J. A., Tota, M. E., Torquato, R. D., & Shull, R. L. (1990). Alternative reinforcement increases resistance to change: Pavlovian or operant contingencies? *Journal of the Experimental Analysis of Behavior, 53*(3), 359-379. https://doi.org/10.1901/jeab.1990.53-359

Nevin, J. A., & Wacker, D. P. (2013). Response strength and persistence. In G. J. Madden, W. V. Dube, T. D. Hackenberg, G. P. Hanley, & K. A. Lattal (Eds.), *APA handbook of behavior analysis, Vol. 2: Translating principles into practice* (pp. 109-128). American Psychological Association.

Odell, A. J., Greer, B. D., Fuhrman, A. M., & Hardee, A. M. (2021). On the efficacy of and preference for signaling extinction in a multiple schedule. *Behavioral Development, 26*(2), 43–61. https://doi.org/10.1037/bdb0000104

Pace, G. M., Ivancic, M. T., & Jefferson, G. (1994). Stimulus fading as treatment for obscenity in a brain-injured adult. *Journal of Applied Behavior Analysis, 27*(2), 301-305. https://doi.org/10.1901/jaba.1994.27-301

Piazza, C. C., Fisher, W. W., Hanley, G. P., Remick, M. L., Contrucci, S. A., & Aitken, T. L. (1997). The use of positive and negative reinforcement in the treatment of escape-maintained destructive behavior. *Journal of Applied Behavior Analysis, 30*(2), 279-298. https://doi.org/10.1901/jaba.1997.30-279

Piazza, C. C., Fisher, W. W., Hanley, G. P., Leblanc, L. A., Worsdell, A. S., Lindauer, S. E., & Keeney, K. M. (1998). Treatment of pica through multiple analyses of its reinforcing functions. *Journal of Applied Behavior Analysis, 31*(2), 165–189. https://doi.org/10.1901/jaba.1998.31-165

Roane, H. S., Falcomata, T. S., & Fisher, W. W. (2007). Applying the behavioral economics principle of unit price to DRO schedule thinning. *Journal of Applied Behavior Analysis, 40*(3), 529-534. https://doi.org/10.1901/jaba.2007.40-529

Rooker, G. W., Jessel, J., Kurtz, P., & Hagopian, L. P. (2013). Functional communication training with and without alternative reinforcement and punishment: An analysis of 58 applications. *Journal of Applied Behavior Analysis, 46*(4), 708-722. https://doi.org/10.1002/jaba.76

Shahan, T. A., & Greer, B. D. (2021). Destructive behavior increases as a function of reductions in alternative reinforcement during schedule thinning: A retrospective quantitative analysis. *Journal of the Experimental Analysis of Behavior, 116*(2), 243–248. https://doi.org/10.1002/jeab.708

Stokes, T. F., & Baer, D. M. (1977). An implicit technology of generalization. *Journal of Applied Behavior Analysis, 10*(2), 349-367. https://doi.org/10.1901/jaba.1977.10-349

Tiger, J. H., Hanley, G. P., & Bruzek, J. (2008). Functional communication training: A review and practical guide. *Behavior Analysis in Practice, 1*, 16-23. https://doi.org/10.1007/BF03391716

Volkert, V. M., Lerman, D. C., Call, N. A., & Trosclair-Lasserre, N. (2009). An evaluation of resurgence during treatment with functional communication training. *Journal of Applied Behavior Analysis, 42*(1), 145-160. https://doi.org/10.1901/jaba.2009.42-145

Wacker, D. P., Harding, J. W., Berg, W. K., Lee, J. F., Schieltz, K. M., Padilla, Y. C., Nevin, J.A., & Shahan, T. A. (2011). An evaluation of persistence of treatment effects during long-term treatment of destructive behavior. *Journal of the Experimental Analysis of Behavior, 96*(2), 261-282. https://doi.org/10.1901/jeab.2011.96-261

Weeden, M., Mahoney, A., & Poling, A. (2010). Self-injurious behavior and functional analysis: Where are the descriptions of participant protections? *Research in Developmental Disabilities, 31*(2), 299-303. https://doi.org/10.1016/j.ridd.2009.09.016

Zarcone, J. R., Iwata, B. A., Hughes, C. E., & Vollmer, T. R. (1993). Momentum versus extinction effects in the treatment of self-injurious escape behavior. *Journal of Applied Behavior Analysis, 26*(1), 135-136. https://doi.org/10.1901/jaba.1993.26-135

Apêndice A – Escala de Severidade de Comportamento Destrutivo

Nome da criança: ______________________________

Nome do avaliador: ______________________________

Data de nascimento da criança: ___/___/___ **Data de hoje:** ___/___/___

Parte I: impacto físico do comportamento desafiador

O **COMPORTAMENTO DE RISCO PARA LESÕES** envolve o engajamento frequente em comportamentos perigosos sem o reconhecimento de potenciais riscos, tais como: (a) escalar objetos onde uma queda é provável; (b) atravessar a rua sem observar os carros; (c) puxar objetos em direção a si mesmo; (d) tocar fios elétricos, fogões ou outros itens perigosos; (e) beber ou comer fluidos ou itens perigosos (p. ex., produtos de limpeza, medicamentos, fertilizantes); (f) colocar um saco sobre sua própria cabeça ou (g) enrolar cordas no pescoço.

Frequência do comportamento interferente:

Idade de início:

Topografias: escalar itens de mobília; correr para longe dos pais sem permissão ou sem observar os carros; puxar objetos para si mesmo; tocar itens perigosos; beber fluidos perigosos (detergente).

Faixa de gravidade (selecionar todas que se aplicam):

□ Nível 1	=	*Comportamento de risco para lesões* não resultando em: (a) marcas no corpo; (b) queimaduras; (c) engasgo; (d) vômito; (e) asfixia; (f) fuga dos cuidadores, dentro de vista e facilmente recuperável.
□ Nível 2	=	*Comportamento de risco para lesões* resultando em: (a) vermelhidão da pele ou inchaço leve; (b) queimadura de primeiro grau; (c) engasgo leve; ou (d) fuga dos cuidadores, fora de vista mas facilmente recuperável.
□ Nível 3	=	*Comportamento de risco para lesões* resultando em: (a) arranhões leves, machucados pequenos ou rasos na pele, inchaço leve a moderado; (b) queimadura de segundo grau; (c) vômito ou asfixia significativa; ou (d) fuga dos cuidadores, fora de vista e difícil de recuperar.
□ Nível 4	=	*Comportamento de risco para lesões* resultando em: (a) cicatrizes, dano tecidual duradouro, desfiguração; (b) queimadura de terceiro grau; (c) envenenamento; (d) perda de consciência; ou (e) fuga dos cuidadores, que requeira envolvimento de forças da lei.

Antecedentes comuns:

Estratégias comportamentais utilizadas atualmente:

Estratégias proativas utilizadas atualmente:

A **AGRESSÃO** envolve empurrar ou bater com força em outras pessoas com partes do corpo (p. ex., empurrar; bater; chutar; dar cabeçadas); bater em outras pessoas com objetos; ou arranhar, beliscar ou morder outras pessoas.

Frequência do comportamento interferente:

Idade de início:

Topografias:

Faixa de gravidade (selecionar todas que se aplicam):

□ Nível 1	=	*Agressão* não resultando em: (a) marcas no corpo e (b) golpes perto ou em contato com os olhos.
□ Nível 2	=	*Agressão* resultando em: (a) vermelhidão da pele e/ou (b) inchaço leve.
□ Nível 3	=	*Agressão* resultando em: (a) arranhões leves, (b) machucados pequenos ou rasos na pele, e/ou (c) inchaço moderado a severo.
□ Nível 4	=	*Agressão* envolvendo golpes perto ou em contato com os olhos, ou resultando em: (a) arranhões que deixem cicatrizes, (b) machucados na pele que deixem cicatrizes, e/ou (c) trauma resultando em ossos quebrados, dano tecidual duradouro, ou desfiguração.

Antecedentes comuns:

Estratégias comportamentais utilizadas atualmente:

Estratégias proativas utilizadas atualmente:

A **DESTRUIÇÃO DE PROPRIEDADE** envolve bater, chutar, arremessar, virar de cabeça para baixo, rasgar, cortar, desfigurar, queimar, ou pisotear objetos que não tenham sido feitos para tais propósitos.

Frequência do comportamento interferente:

Idade de início:

Topografias:

Faixa de gravidade (selecionar todas que se aplicam):

□ Nível 1	=	*Destruição de propriedade* resultando em disrupção de propriedade, mas sem danos permanentes a itens de papel, brinquedos, materiais de ensino, mobílias, veículos ou prédios.
□ Nível 2	=	*Destruição de propriedade* resultando em dano a itens de papel ou outros objetos leves.
□ Nível 3	=	*Destruição de propriedade* resultando em (a) quebra de lápis, brinquedos de plástico, copos, ou outros itens quebráveis, e/ou (b) arranhões ou marcas permanentes em mobílias, paredes, carros etc.
□ Nível 4	=	*Destruição de propriedade* resultando em danos estruturais a mobílias, carros, paredes etc.

Antecedentes comuns:

Estratégias comportamentais utilizadas atualmente:

Estratégias proativas utilizadas atualmente:

COMPORTAMENTO AUTOLESIVO: golpear, arranhar, esfregar, cutucar ou morder, com força, as próprias partes do corpo, de tal modo que a repetição do comportamento ao longo do tempo cause, ou causará, lesões corporais (p. ex., bater, chutar, beliscar, arranhar ou morder a si mesmo, cutucar os olhos); bater partes do corpo contra objetos (p. ex., bater a cabeça).

Frequência do comportamento interferente:

Idade de início:

Topografias:

Faixa de gravidade (selecionar todas que se aplicam):

□ Nível 1	=	*Comportamento autolesivo* não resultando em: (a) marcas visíveis no corpo, e (b) golpes perto ou em contato com os olhos.
□ Nível 2	=	*Comportamento autolesivo* resultando em: (a) vermelhidão da pele, e/ou (b) inchaço leve.
□ Nível 3	=	*Comportamento autolesivo* resultando em: (a) arranhões leves, (b) machucados pequenos ou rasos na pele, e/ou (c) inchaço moderado a severo.
□ Nível 4	=	*Comportamento autolesivo* envolvendo golpes perto ou em contato com os olhos, ou resultando em (a) arranhões que deixam cicatrizes, (b) machucados na pele que deixam cicatrizes, e/ou (c) trauma envolvendo ossos quebrados, dano tecidual duradouro, ou desfiguração.

Antecedentes comuns:

Estratégias comportamentais utilizadas atualmente:

Estratégias proativas utilizadas atualmente:

A **PICA** envolve a ingestão persistente e repetitiva de itens não comestíveis (itens que não deveriam ser ingeridos), tais como mosquitos, bitucas de cigarro, itens de vestuário, moedas, sujeira, alimentos que foram derrubados no chão, grama, folhas, flocos de tinta, pelos de animais etc.

Frequência do comportamento interferente:

Idade de início:

Itens comumente ingeridos:

Faixa de gravidade (selecionar todas que se aplicam):

□ Nível 1	=	*Pica* que não envolva nenhum dos seguintes: (a) itens sólidos com mais de 1,27 centímetros de diâmetro (p. ex., moedas, botões grandes), (b) itens pontiagudos (p. ex., alfinetes, grampos de grampeador), (c) itens contaminados (p. ex., itens da lata de lixo ou cinzeiro, flocos de tinta), ou (d) itens tóxicos ou venenosos (p. ex., medicamentos, cola).
□ Nível 2	=	*Pica* envolvendo: (a) itens sólidos com mais de 1,27 centímetros de diâmetro (p. ex., moedas, botões grandes), mas não pontiagudos, contaminados, ou itens tóxicos ou venenosos.
□ Nível 3	=	*Pica* envolvendo itens pontiagudos, contaminados, tóxicos ou venenosos, mas sem necessidade de atenção médica emergencial (p. ex., telefonando para o médico para receber orientação).
□ Nível 4	=	*Pica* envolvendo itens pontiagudos, contaminados, tóxicos ou venenosos, e que requeira atenção médica emergencial.

Antecedentes comuns:

Estratégias comportamentais utilizadas atualmente:

Estratégias proativas utilizadas atualmente:

O **COMPORTAMENTO DISRUPTIVO** envolve gritar, choramingar, xingar, fazer ameaças, fazer birra, cuspir, induzir o vômito, incontinência urinária ou fecal proposital, ou aderência rígida a rotinas/comportamentos estereotipados persistentes.

Frequência do comportamento interferente:

Idade de início:

Topografias:

Faixa de gravidade (selecionar todas que se aplicam):

□ Nível 1	=	*Disruptivos* não interferem nas atividades diárias e o indivíduo consegue participar delas inteiramente. Os comportamentos disruptivos ocorrem ao longo de menos de 25% do total de horas acordado. Manipulações ambientais menores são requeridas para evitar disruptivos e o redirecionamento de tais comportamentos é fácil.
□ Nível 2	=	*Disruptivos* interferem nas atividades diárias, de tal modo que a participação do indivíduo seja limitada em alguns momentos (viagens são evitadas ou inviáveis, devido aos altos níveis de comportamentos). Os comportamentos disruptivos ocorrem ao longo de mais de 25%-50% do total de horas acordado. Manipulações ambientais são requeridas para evitar disruptivos e o redirecionamento de tais comportamentos é administrável.
□ Nível 3	=	*Disruptivos* interferem nas atividades diárias, de tal modo que a participação do indivíduo seja limitada na maioria do tempo (viagens são evitadas ou inviáveis, devido aos altos níveis de comportamentos). Os comportamentos disruptivos ocorrem ao longo de mais de 50%-75% do total de horas acordado. Manipulações ambientais moderadas são requeridas para evitar disruptivos e o redirecionamento de tais comportamentos é difícil, mas possível.
□ Nível 4	=	*Disruptivos* interferem nas atividades diárias, de tal modo que o indivíduo não consegue participar completamente (viagens são evitadas ou inviáveis, devido aos altos níveis de comportamentos). Os comportamentos disruptivos ocorrem ao longo de mais de 75% do total de horas acordado. Manipulações ambientais significativas são requeridas para evitar disruptivos e o redirecionamento de tais comportamentos é difícil.

Antecedentes comuns:

Apêndice B – Treino de Comunicação Funcional: Protocolo de Pré-Treino

Preliminar

Antes da sessão, certifique-se de que você organizou um ambiente seguro para conduzir a sessão. Prepare a área de treinamento, removendo quaisquer materiais potencialmente perigosos (p. ex., tesouras, utensílios de escrita que possam perfurar a pele) e outros materiais desnecessários (p. ex., garrafas de bebida, outros brinquedos). Se preciso, prepare os equipamentos de proteção necessários (p. ex., protetores para braço acolchoados, capacete acolchoado), ou mantenha-os dentro do seu alcance em caso de emergência. Certifique-se de ter suprimentos adequados (p. ex., dispositivos de tablet completamente carregados, numerosos materiais acadêmicos) para conduzir a sessão.

Treinamento progressivo para atraso de dicas

1. Se utilizar uma resposta de comunicação funcional (FCR) manual, tal como uma troca de cartão com figura, coloque os materiais de comunicação ao alcance do braço do indivíduo e mais próximo da mão dominante do mesmo.
2. Na folha de registro, escreva o número da sessão ao lado de "Sessão #", e circule "0" para o atraso de dicas.
3. Inicie a tentativa 1 apresentando a operação estabelecedora (EO).
   a. Para função de atenção, interrompa a apresentação de atenção.
   b. Para função de fuga, apresente o evento não preferido (p. ex., uma instrução acadêmica).
   c. Para uma função de tangível, restrinja o acesso ao item tangível.
4. Dê a dica para a FCR imediatamente.
   a. Se utilizar uma FCR manual, guie, fisicamente, a mão do indivíduo para completar a FCR (p. ex., te entregar os materiais de comunicação).
   b. Se utilizar uma FCR vocal, modele a FCR (p. ex., "*Diga, 'Pausa, por favor'*").
5. Forneça o reforçador imediatamente após a FCR (emitida independentemente ou por meio de dicas).
   a. Para função de atenção, forneça 20 segundos de atenção.
   b. Para função de fuga, forneça uma pausa de 20 segundos.
   c. Para função de tangível, forneça 20 segundos de acesso ao item tangível.
6. Na folha de registro, circule "com dica" para indicar que você forneceu dicas para a FCR, e circule "Sim" ou "Não" para indicar se o comportamento interferente ocorreu durante a tentativa. Utilize o espaço "observações" para registrar qualquer outra informação relevante (p. ex., "O comportamento interferente ocorreu durante o intervalo de reforçamento").

7. Complete os passos 3-6 para as 9 tentativas restantes.

8. Calcule as porcentagens de resposta (tipo de FCR e presença de comportamento interferente) ao longo das tentativas para cada coluna, dividindo o número de itens circulados por 10 e, então, multiplicando por 100. Por exemplo, se houve 5 tentativas marcadas com "Sim" para comportamento interferente, elas seriam calculadas como 50%.

9. Após duas sessões consecutivas nas quais nenhum comportamento interferente ocorreu, aumente o atraso de dicas (p. ex., de 0 segundos para 2 segundos).

    a. Se o indivíduo emitir a FCR de maneira independente, entregue o reforçador (veja 5a-5c) e marque "Independente" na folha de registro.

    b. Se o comportamento interferente permanecer baixo, continue a aumentar o atraso de dicas até que o indivíduo utilize a FCR de maneira independente em todas as tentativas.

    c. Se o comportamento interferente aumentar, diminua o atraso de dicas. Se, mais tarde, o comportamento interferente retornar para níveis baixos ao longo de duas sessões consecutivas, aumente o atraso novamente.

10. Se o comportamento interferente ocorrer, espere que uma FCR ocorra (seja por meio de dicas ou independentemente) sem comportamento interferente. Durante esse tempo, continue a apresentar a EO. Por exemplo, se você estiver conduzindo um FCT para uma função de tangível e o indivíduo bater em você imediatamente antes de emitir a FCR, espere ao menos alguns segundos e, então, reforce outra instância independente da FCR que ocorreu sem o comportamento interferente. Se a duração do atraso de dicas já tiver passado (p. ex., 5 segundos para o atraso de dicas de 5 segundos), aguarde 3 segundos e forneça a dica para a FCR. Não entregue o reforçador imediatamente após o comportamento interferente, a despeito da ocorrência da FCR.

    a. O objetivo desse procedimento é evitar o emparelhamento do comportamento interferente com a eventual entrega do reforçador. Por exemplo, sem esse procedimento, um indivíduo pode aprender uma cadeia de comportamento que consista na exibição do comportamento interferente e, em seguida, da FCR, a fim de produzir o reforçador.

Exemplo de Folha de Registro

Sessão #:					
Atraso da Dica (circule um): 0 2 5 10 20					
Tentativa	**FCR**		**Comportamento interferente?**		**Observações**
1	Independente	Com dica	Sim	Não	
2	Independente	Com dica	Sim	Não	
3	Independente	Com dica	Sim	Não	
4	Independente	Com dica	Sim	Não	
5	Independente	Com dica	Sim	Não	
6	Independente	Com dica	Sim	Não	
7	Independente	Com dica	Sim	Não	
8	Independente	Com dica	Sim	Não	
9	Independente	Com dica	Sim	Não	
10	Independente	Com dica	Sim	Não	
Total % % % %					

Apêndice C – Recursos adicionais e materiais suplementares

Recursos em Análise do Comportamento Aplicada para o Profissional (em inglês)

O Departamento de Psicologia da Western Michigan University mantém uma ampla variedade de excelentes recursos e materiais de treinamento delineados para analistas do comportamento que estão disponíveis on-line, gratuitamente, no *site* a seguir: https://wmich.edu/autism/resources. As temáticas variam de avaliações e tratamento de comportamentos autolesivo (Dr. Brian Iwata) ao tratamento de comportamentos habituais (Dr. Douglas Wood), e incluem, ambos, documentos escritos (manuais de tratamento) e apresentações e demonstrações gravadas e, vídeo.

Dois desses módulos de aprendizagem são baseados no Treino de Comunicação Funcional (FCT):

https://wmuace.com/videos/functional-communication-research/

https://wmuace.com/videos/functional-communication-clinical/

O *site* também contém um manual de tratamento para o FCT (Fisher, Greer, & Fuhrman, 2015):

https://sites.rutgers.edu/rucares/wp-content/uploads/sites/652/2021/04/Functional-Communication-Training-FCT.pdf

Por fim, o *site* contém diversos vídeos curtos de treinamentos.

Pré-Treino do FCT (Tangível):

https://www.youtube.com/watch?v=_DGl4h_Dcyg&t=30m55s

FCT Múltiplo (Tangível):

https://www.youtube.com/watch?v=_DGl4h_Dcyg&t=43m51s

FCT Múltiplo com Restrição de Resposta (Tangível):

https://www.youtube.com/watch?v=_DGl4h_Dcyg&t=50m16s

Outros vídeos suplementares de treinamento (em português e inglês)

Nós criamos vídeos curtos adicionais de treinamento para destacar outros procedimentos do FCT. Esses vídeos também estão disponíveis on-line, gratuitamente.

Inglês

Pré-Treino do FCT (Atenção): https://youtu.be/uPgCLp29sgE

Pré-Treino do FCT (Fuga): https://youtu.be/cWDmnCv2eWs

FCT Múltiplo (Atenção): https://youtu.be/rzoI7KfhMaY

FCT Encadeado (Fuga): https://youtu.be/GoAf9zeyy4k

Português

Pré-Treino do FCT (Atenção): https://youtu.be/8ZOgzJNu9l4

Pré-Treino do FCT (Fuga): https://youtu.be/s0G-W124QSU

FCT Múltiplo (Atenção): https://youtu.be/vi3br7e6dlI

FCT Encadeado (Fuga): https://youtu.be/LH3uoc8auEE

SOBRE OS AUTORES

Dr. Adriano A. Barboza, BCBA-D

Pós-Doutorado pelo Instituto Munroe-Meyer, na Universidade de Nebraska. Doutorado e Mestrado pela Universidade Federal do Pará, com estágios na Utah State University. Analista do Comportamento Certificado em nível de Doutorado pelo Behavior Analyst Certification Board (BACB-D). Seus interesses clínicos e de pesquisa focam no uso de tecnologias para aprimoramento de intervenções e treinamentos em Análise Comportamental Aplicada, bem como prevenção e gestão de comportamentos desafiadores em indivíduos com atraso no desenvolvimento.

E-mail: adrianobarboza1@gmail.com

Dr. Alexandre Dittrich

Psicólogo, Doutor em Filosofia pela Universidade Federal de São Carlos, pesquisador e docente do Departamento de Psicologia da Universidade Federal do Paraná e da Pós-Graduação em Psicologia da mesma universidade, fundador e membro do GT "Pesquisa Teórica em Análise do Comportamento" da ANPEPP (Associação Nacional de Pesquisa e Pós-Graduação em Psicologia).

E-mail: alexandredittrich@gmail.com

Mestre Allyne Marcon-Dawson, BCBA

Psicóloga, Mestre em Ciência do Comportamento Aplicada pela California State University – Sacramento (CSUS), com certificação BCBA. Dezesseis anos de experiência trabalhando com diversos desafios alimentares, iniciados no Laboratório Comportamental Pediátrico da CSUS. Subsequentemente, trabalhou na Clínica Pediátrica de Recuperação Alimentar do hospital da University of California Davis Medical Center. Em 2010, iniciou seus trabalhos na Clinic 4 Kidz, que fornece tratamento interdisciplinar para casos severos de transtornos pediátricos de alimentação. Em 2015, começou a atender pacientes no Brasil, a supervisionar e a colaborar com profissionais atendendo múltiplos desafios alimentares.

E-mail: coreaccomplishments@gmail.com

Dr. Álvaro Júnior Melo e Silva

Psicólogo, Mestre e Doutor em Psicologia pela Universidade Federal do Pará (UFPA). Pós-Doutorado na UFPA e na Universidade de São Paulo (USP). Professor Adjunto da UFPA e do Instituto Nacional de Ciência e Tecnologia sobre Comportamento, Cognição e Ensino (INCT-ECCE). Temas de interesse: comportamento verbal; intervenção direta e via cuidadores a crianças com TEA, eficiência de procedimentos para treinamento de cuidadores e profissionais dedicados a pessoas diagnosticadas com TEA e a pessoas idosas.

E-mail: alvarojunior.4@hotmail.com

Dra. Ana Carolina Sella, BCBA-D, QBA

Possui certificação pela Behavior Analyst Certification Board e pela Qualified Applied Behavior Analysis Credentialing Board. Doutora pela Universidade Federal de São Carlos, após estágio sanduíche na Universidade do Kansas, onde completou um segundo mestrado, em Ciências Aplicadas do Comportamento. Pós-doutora em Psicologia Comportamental para Transtornos do Espectro do Autismo, pelo Centro Médico de Nebraska. Suas áreas de expertise incluem linguagem, design instrucional e gerativídade. É revisora e publica em periódicos de Psicologia e Educação, nacionais e internacionais, com ênfase em populações especiais.

E-mail: ana.sella@cedu.ufal.br

Dr. Ana Dueñas, BCBA-D

É uma analista do comportamento certificada em nível de doutorado (BCBA-D) e professora na San Diego State University (SDSU). Doutora em Educação Especial pela Michigan State University e Mestre em autismo e transição para a vida adulta pela SDSU. A Dra. Ana é interessada ema bordar disparidades na provisão de serviços para carentes famílias de criança, desenvolvendo e testando praticas educacionais e clínicas culturalmente informadas. Já publicou seus trabalhos em diferentes periódicos de análise do comportamento e relacionados à educação.

E-mail: duenasan@msu.edu

Dr. André A. B. Varella, BCBA-D

Psicólogo, mestre em Educação Especial (UFSCar), doutor em Psicologia (UFSCar), com período sanduíche na Universidade de Nevada, em Reno e pós-doutorado no Laboratório de Estudos do Comportamento Humano (UFSCar). É certificado como analista do comportamento, a nível de doutorado (BCBA-D). É diretor do iABA - Instituto de Análise do Comportamento Aplicada, um instituto especializado em intervenções baseadas na ABA para pessoas com TEA e outros transtornos do desenvolvimento. André Varella também atua como pesquisador associado do INCT-ECCE (Instituto Nacional de Ciência e Tecnologia sobre Comportamento Cognição e Ensino), desenvolvendo pesquisas na área do autismo e ABA.

E-mail: andreabvarella@gmail.com

Dra. Andresa De Souza, BCBA-D

É professora na University of Missouri – St. Louis e coordenadora do programa de pós-graduação em Análise do Comportamento Aplicada. Ela completou seu mestrado na Southern Illinois University, seu doutorado na University of Nebraska Medical Center, e seu pós-doutorado no Marcus Autism Center e Emory University. Tem experiência em intervenção precoce para indivíduos com TEA e outros atrasos do desenvolvimento, avaliação e intervenção de comportamento problema e avaliação diagnóstica de TEA. Seus interesses de pesquisa envolvem estratégias para o ensino de linguagem e habilidades de comunicação para crianças com TEA, habilidades pré-acadêmicas e treinamento de pais.

E-mail: andresasouza@yahoo.com

Dra. Ariene Coelho Souza, BCBA, CABA-BR

Doutora e Mestre em Psicologia Experimental – Análise do Comportamento pela Universidade de São Paulo; Especialista em Terapia Comportamental pelo Instituto de Terapia por Contingências de Reforçamento – ITCR/ Campinas – SP. Psicóloga pela Escola Bahiana de Medicina e Saúde Pública. Professora convidada dos Cursos de Especialização em Análise Aplicada do Comportamento aos Transtornos do Espectro Autista e Atrasos do Desenvolvimento no Instituto Par – SP e Curso de Especialização em Terapia Comportamental – USP- SP. Trabalha com Atendimento e Consultoria a pessoas com Desenvolvimento Atípico.

E-mail: arienecoelho@gmail.com

Dra. Azure Pellegrino, BCBA-D

É professora e diretora do programa de Mestrado em Análise do Comportamento Aplicada na Fresno Pacific University em Fresno, California. Sua expertise se concentra em procedimentos de intervenção precoce, treinamento de equipes e gerenciamento de performance.

E-mail: azure.pellegrino@aggiemail.usu.edu

Dr. Brian Greer, BCBA-D

É o diretor do Programa de Comportamento Severo no Children's Specialized Hospital–Rutgers University Center for Autism Research, Education, and Services (CSH–RUCARES). É professor titular no Departamento de Pediatria e um membro central do Brain Health Institute na Rutgers University. Seus interesses de pesquisa incluem a avaliação e tratamento de comportamento destrutivo severe e a aplicação de modelos quantitativos do comportamento para melhorar a durabilidade de intervenções baseadas na função para tais comportamentos.

E-mail: brian.greer@unmc.edu

Dr. Bruno Angelo Strapasson

Possui graduação em Psicologia pela Universidade Federal do Paraná (2004), mestrado em Psicologia do Desenvolvimento e Aprendizagem pela Universidade Estadual Paulista (2008) e doutorado em Psicologia (Psicologia Experimental) pela Universidade de São Paulo (2013). Atualmente é professor Adjunto do Departamento de Psicologia da Universidade Federal do Paraná e pesquisador com ênfase nas áreas de história e teoria do Behaviorismo, Análise do Comportamento e metaciência.

E-mail: brunoastr@gmail.com

Dra. Cássia Leal da Hora, BCBA, CABA-BR

Psicóloga, Doutora em Psicologia Experimental: Análise do Comportamento, pela PUC-SP e Mestre em Psicologia Experimental, pela USP-SP. Suas áreas de especialização incluem Análise do Comportamento Aplicada, Autismo e treinamento para prestadores de serviços. Realiza pesquisas como professora do programa de Mestrado Profissional em Análise do Comportamento Aplicada do Instituto Par – Ciências do Comportamento. Publica em revistas de Psicologia e Educação Especial e é revisora ad-hoc de periódicos científicos. É acreditada pela ABPMC, Supervisora CABA-Br e BCBA.

Dr. Caio F. Miguel, BCBA-D

Psicólogo pela Pontifícia Universidade Católica de São Paulo(1997), mestre e doutor em Psicologia pela Western Michigan University(2004). Atualmente é Professor da California State University, Sacramento. Membro de corpo editorial da Behavioral Interventions, da The Analysis of Verbal Behavior, do Journal of Applied Behavior Analysis, do The Psychological Record, da Revista Brasileira de Análise do Comportamento. Tem experiência na área de Psicologia, com ênfase em análise do comportamento. Atuando principalmente nos seguintes temas: comportamento verbal e nomeação.

E-mail: miguelc@csus.edu

Catherine B. Kishel, Ph.D., BCBA-D

Pós-doutoranda no Programa de Comportamento Severo no Children's Specialized Hospital-Rutgers University Center for Autism Research, Education, and Services (CSH-RUCARES). Seus interesses de pesquisa incluem a avaliação e o tratamento de comportamento desafiador e treinamento de cuidadores.

Dra. Christiana Gonçalves Meira de Almeida

Psicóloga, especialista em Psicologia da Saúde, mestre em Psicologia do Desenvolvimento e Aprendizagem, títulos obtidos pela Universidade Estadual Paulista (UNESP). Doutora em Psicologia pela Universidade Federal de São Carlos (UFSCar) com estágio de doutorado pela University of Kansas. Possui experiência como psicóloga clínica com atendimento a crianças, adolescentes e adultos, experiência como docente no ensino superior, e já foi coordenadora de serviços-escola em psicologia das Faculdades Integradas de Ourinhos. Atualmente, trabalha como terapeuta ABA fazendo atendimento domiciliar e em consultório. É professora de cursos de Pós-graduação Lato Sensu e vice-coordenadora da FUNDAÇÃO PANDA.

E-mail: chris_gma@hotmail.com

Dr. Daniel R. Mitteer, Ph.D., BCBA-D

É professor no Programa de Comportamento Severo no Children's Specialized Hospital – Rutgers University Center for Autism Research, Education, and Services (CSH– RUCARES), onde ele supervisiona casos envolvendo a avaliação e tratamento de comportamento destrutivo severo. Seus principais interesses de pesquisa são melhorar procedimentos de avaliação e tratamento para comportamento destrutivo severo, encorajar adesão de cuidadores às recomendações comportamentais e disseminar tutoriais de desenvolvimento profissional úteis para analistas do comportamento atuantes.

E-mail: dan.mitteer@unmc.edu

Dra. Daniela Canovas, BCBA-D

Psicóloga e Mestre pela Universidade Federal de São Carlos (UFSCar) e Doutora em Psicologia Experimental pela Universidade de São Paulo (USP). No doutorado realizou estágio no exterior na Columbia University, sob supervisão do Prof. Dr. Douglas Greer. Analista do Comportamento Certificada nível doutorado (Board Certified Behavior Analyst - BCBA-D®), tem publicações na área de controle e equivalência de estímulos e atua como revisora de artigos científicos. Possui experiência com supervisão clínica de casos em intervenção precoce e infantil e treinamento e supervisão de profisionais. Atualmente é Coordenadora do Curso de Pós-Graduação em Análise do Comportamento Aplicada (ABA) do IEPSIS e Consultora Clínica no Grupo Método.

E-mail: danielacanovas@gmail.com

Dra. Daniela M. Ribeiro

Analista do comportamento acreditada pela Associação Brasileira de Ciências do Comportamento (ABPMC). Pós-doutora em Psicologia, doutora e mestre em Educação Especial e graduada em Pedagogia, pela UFSCar. Atualmente, é docente do Centro de Educação da Universidade Federal de Alagoas e pesquisadora do INCT-ECCE. É autora de artigos científicos publicados em renomados periódicos da área da Análise do Comportamento. Suas pesquisas têm como foco o ensino de habilidades de linguagem para crianças com Transtorno do Espectro Autista e o ensino de profissionais para a aplicação de procedimentos derivados da Análise do Comportamento Aplicada.

E-mail: danimribeiro@yahoo.com.br

Dra. Danielle LaFrance, BCBA-D

Possui mais de 23 anos de experiência em análise do comportamento. Tem experiência em diversas organizações, liderando equipes clínicas, dando mentoria e provendo desenvolvimento profissional continuado, suporte e monitoramento, assim como desenvolvimento sistemas que permitam a ampliação dos serviços e qualidade do tratamento. É autora de diversos artigos de pesquisa revisados por pares e capítulos de livro e provê serviços à área através de responsabilidades editoriais e como revisora. Seus interesses profissionais incluem comportamento verbal, programação generativa, práticas baseadas em evidência, discriminação e treino de equipe.

E-mail: danielle.lafrance@hotmail.com

Dra. Evelyn Kuczynski

Pediatra e Psiquiatra da Infância e da Adolescência. Doutora em Medicina pela Faculdade de Medicina da Universidade de São Paulo (FMUSP), com aprimoramento em Terapia Comportamental - Cognitiva. Pesquisadora voluntária do Laboratório de Distúrbios do Desenvolvimento do Instituto de Psicologia da USP. Médica assistente do Serviço de Psiquiatria da Infância e da Adolescência do Instituto de Psiquiatria do Hospital das Clínicas da FMUSP/SP. Psiquiatra da Secretaria de Saúde do Estado (SP), comissionada como psiquiatra interconsultora junto ao Instituto de Tratamento do Câncer Infantil (vinculado ao Departamento de Pediatria da FMUSP/SP). Atua, principalmente, nas seguintes áreas: transtornos do desenvolvimento, oncologia pediátrica, epilepsia infantil e qualidade de vida.

E-mail: ekuczynski@uol.com.br

Dr. Francisco Baptista Assumpção Jr.

Livre Docente em Psiquiatria pela Faculdade de Medicina da Universidade de São Paulo (FMUSP). Mestre e Doutor em Psicologia Clínica pela Pontifícia Universidade Católica de São Paulo (PUC-SP). Professor Associado do Instituto de Psicologia da Universidade de São Paulo (IPUSP). Membro da Academia de Medicina de São Paulo (cadeira 103) e da Academia Paulista de Psicologia (cadeira 17).

E-mail: cassiterides@bol.com.br

Dr. Joshua Plavnick, BCBA-D

Professor associado no Departamento de Aconselhamento, Psicologia Educacional e Educação Especial (CEPSE) e diretor do programa de Pós-Graduação Certificado em Análise do Comportamento Aplicada da Universidade Estadual de Michigan (MSU). Seu foco de trabalho está em aplicações de teorias da aprendizagem comportamentais e observacionais para o desenvolvimento e avaliação de programas instrucionais para aprendizes com Transtorno do Espectro Autista (TEA) e deficiência intelectual.

E-mail: plavnick@msu.edu

Dr. Keith Williams, BCBA

Diretor do Programa de Alimentação na Penn State Hershey Medical Center. É psicólogo e Analista do Comportamento Certificado. O Dr Williams tem mais do que 70 publicações, incluindo três livros sobre problemas de alimentação na infância e nutrição pediátrica. Também é Professor de Pediatria na Penn State College of Medicine

Dra. Lidia Postalli

Mestre e Doutora em Educação Especial e graduada em Psicologia pela Universidade Federal de São Carlos (UFSCar). É professora do Departamento de Psicologia da Universidade Federal de São Carlos e pesquisadora do Instituto Nacional de Ciência e Tecnologia sobre Comportamento, Cognição e Ensino (INCT-ECCE).

E-mail: lidiapostalli@yahoo.com.br

Dra. Maria Carolina Correa Martone

Terapeuta ocupacional, mestre pela PUC-SP e Doutora pela Universidade Federal de São Carlos. Residência no New England Center for Children, 2008-2009. É professora de cursos de Pós-graduação Lato Sensu e vice coordenadora da FUNDAÇÃO PANDA (Programa de Apoio ao Desenvolvimento e Aprendizagem). Consultora em ABA para famílias e treinamento para pais e profissionais.

E-mail: carolina.martone@uol.com.br

Dra. M. Y. Savana Bak, BCBA-D

Doutora pela Universidade Estadual de Michigan. Possui certificação pela Behavior Analyst Certification Board. Seus interesses de pesquisa atuais se focam em 1) intervenções na comunicação para crianças autistas usando dados de linguagem multi-modais do ambiente natural da criança e 2) dando suporte para comunidades advogarem por intervenções culturalmente responsivas.

E-mail: bakmoon@msu.edu

Mestre Natany Ferreira Silva

Possui graduação em Fonoaudiologia pela Pontifícia Universidade Católica de Goiás (2011), especialização em Análise do Comportamento Aplicada ao autismo e atrasos no desenvolvimento (2017) e mestrado em Educação Especial, ambos pela Universidade Federal de São Carlos (2021). Atualmente cursa doutorado em Educação Especial pela Universidade Federal de São Carlos. Tem experiência em

Fonoaudiologia e Educação Especial nos seguintes temas: aquisição de leitura e escrita, escolarização inclusiva e distúrbios alimentares pediátricos

Dr. Rafael Augusto Silva

Fundador do Grupo Método Intervenção Comportamental, é mestre e doutor em psicologia pela USP. Supervisionou a primeira intervenção ABA para comportamentos agressivos severos em um Hospital Psiquiátrico brasileiro. Autor do curso "Segurança em Crises Agressivas" e do livro "Análise Funcional para o Tratamento do Autismo". Atua como diretor de Ensino e Pesquisa no Grupo Método, consultor e professor de pós-graduação. Contribuiu com a formação de milhares de profissionais e publicou estudos em renomados periódicos científicos

Dra. Raquel do Nascimento Amaral

Graduada em Enfermagem pela Universidade da Grande Dourados (2008), especialista em Unidade de Terapia Intensiva pela Universidade de Maringá (2010), mestre em Psicologia (2017) pela Universidade Católica Dom Bosco e doutora em Saúde Pública na Universidade de Ciências Empresariais e Sociais (Buenos Aires, Argentina). Experiência vasta assistencial em setores diversos hospitalares, com ênfase em unidades críticas - UTI. Possui experiência na docência e em diversos cargos como, no Núcleo de Segurança do paciente e Comissão de Controle de Infecção Hospitalar. Atualmente atua na docência em Universidades, atuando em disciplinas de alta complexidade, saúde mental, saúde coletiva e fundamentos de enfermagem.

E-mail: raquelnamaral@gmail.com

Dra. Regina Basso Zanon

Psicóloga pela Universidade Regional do Noroeste do Estado do Rio Grande do Sul (UNIJUI). Mestre e Doutora em Psicologia pelo Programa de Pós-Graduação em Psicologia da UFRGS. Atualmente é Professora do Curso de Psicologia da Universidade Federal da Grande Dourados (UFGD). Pesquisadora e docente do Programa de Pós Graduação em Psicologia da UFGD. Tem experiência no ensino, pesquisa, extensão e em cargos de gestão em instituições públicas e privadas. Interessa-se pelas áreas da Psicologia do Desenvolvimento e da Psicologia Cognitiva, com especial interesse no Transtorno do Espectro Autista, intervenções e seus impactos na família e inclusão escolar

Dr. Romariz Barros

PPsicólogo e Mestre em Psicologia pela Universidade Federal do Pará (UFPA). Doutor em Psicologia Experimental pela Universidade de São Paulo com Pós-Doutorado na University of Massachusetts Medical School-Shriver Center. Professor Titular da UFPA e do Instituto Nacional de Ciência e Tecnologia sobre Comportamento, Cognição e Ensino (INCT-ECCE). Temas de interesse: controle de estímulos e classes de equivalência; procedimentos de ensino a crianças diagnosticadas com autismo; eficiência de procedimentos para capacitação de pais e profissionais dedicados a pessoas diagnosticadas com TEA.

E-mail: romarizsb@gmail.com

Dr. Thomas S. Higbee, BCBA-D

Professor e Chefe de Departamento no Departamento de Special Education and Rehabilitation Counseling Department da Utah State University, onde trabalha desde 2002. Ele também é Diretor Executivo do Programa Autism Support Services: Education, Research, and Training (ASSERT) que é um programa de intervenção comportamental intensiva e precoce para crianças pequenas no espectro do autismo, fundado pelo Dr. Higbee em 2003. Sua pesquisa é focada em dar suporte a crianças no espectro do autismo e com deficiências do desenvolvimento relacionadas ao espectro, assim como dar suporte a cuidadores e profissionais que amam e dão suporte a estas crianças.
E-mail: tom.higbee@usu.edu

Dr. Wayne Fisher, BCBA-D

É o Professor Catedrático de Pediatria do Henry Rutgers Endowed Professor of Pediatrics, Diretor do Rutgers University Center for Autism Research, Education, and Services (RUCARES), e Investigador Principal do New Jersey Autism Center of Excellence. Sua pesquisa tem se focado em diversas linhas interseccionadas, incluindo modelos matemáticos do comportamento, avaliações de preferência, responder com escolhas e a avaliação e tratamento do autismo e de comportamento desafiador severo. Já publicou mais do que 220 manuscritos revisados por pares e possui apoio de financiamentos federais quase-contínuos por mais de 25 anos.
E-mail: wfisher@unmc.edu